Terapia cognitivo-comportamental baseada em processos

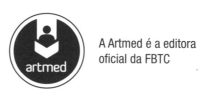

A Artmed é a editora oficial da FBTC

Steven C. Hayes, PhD, é foundation professor no Departamento de Psicologia da University of Nevada, Reno. É autor de 44 livros e mais de 600 artigos científicos, e na sua carreira tem focado na análise da natureza da linguagem e cognição humanas e sua aplicação à compreensão e ao alívio do sofrimento humano e à promoção da prosperidade humana. Foi presidente da Association for Behavioral and Cognitive Therapies (ABCT) e da Association for Contextual Behavioral Science, entre outras. Já recebeu inúmeras premiações, incluindo o Impact of Science on Application Award, da Society for the Advancement of Behavior Analysis, e o Lifetime Award da ABCT.

Stefan G. Hofmann, PhD, é professor no programa clínico do Departamento de Ciências Psicológicas e do Cérebro da Boston University, onde dirige o Psychoterapy and Emotion Research Laboratory (PERL). Sua pesquisa foca no mecanismo de mudança no tratamento, traduzindo descobertas das neurociências em aplicações clínicas, emoções e expressões culturais da psicopatologia. Foi presidente da Association for Behavioral and Cognitive Therapies (ABCT) e da International Association for Cognitive Psychotherapy. É editor-chefe da *Cognitive Therapy and Research* e editor associado da *Clinical Psychological Science*. É autor de muitos livros, incluindo *Introdução à terapia cognitivo-comportamental contemporânea* e *Emotion in therapy*.

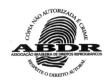
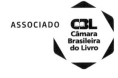

H418t Hayes, Steven C.
   Terapia cognitivo-comportamental baseada em processos : ciência e competências clínicas / Steven C. Hayes, Stefan G. Hofmann ; tradução: Sandra Maria Mallmann da Rosa ; revisão técnica: Wilson Vieira Melo. – Porto Alegre : Artmed, 2020.
   vi, 354 p. : il. ; 25 cm.

   ISBN 978-65-81335-05-2

   1. Terapia cognitivo-comportamental – Psicoterapia. 2. Psicologia. I. Hofmann, Stefan G. II. Título.

CDU 159.9:616.89

Catalogação na publicação: Karin Lorien Menoncin – CRB 10/2147

Steven C. **Hayes**
Stefan G. **Hofmann**

Terapia cognitivo-comportamental baseada em processos

ciência e competências clínicas

Tradução
Sandra Maria Mallmann da Rosa

Revisão técnica
Wilson Vieira Melo
Presidente da Federação Brasileira de Terapias Cognitivas (FBTC – Gestão 2019-2021).
Mestre em Psicologia Clínica pela Pontifícia Universidade Católica do Rio Grande do Sul (PUCRS).
Doutor em Psicologia pela Universidade Federal do Rio Grande do Sul (UFRGS).

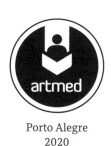

Porto Alegre
2020

Obra originalmente publicada sob o título
Process-based CBT: the science and core clinical competencies of cognitive behavioral therapy
ISBN 9781626255968

Copyright © 2018 by Steven C. Hayes and Stefan G. Hofmann
Context Press
An imprint of New Harbinger Publications, Inc., 5674 Shattuck Avenue, Oakland, CA 94609
www.newharbinger.com

Gerente editorial
Letícia Bispo de Lima

Colaboraram nesta edição:

Coordenadora editorial
Cláudia Bittencourt

Capa
Paola Manica | Brand&Book

Preparação de originais
Maria Lúcia Badejo

Leitura final
Camila Wisnieski Heck

Editoração
Ledur Serviços Editoriais Ltda.

Reservados todos os direitos de publicação em língua portuguesa ao
GRUPO A EDUCAÇÃO S.A.
(Artmed é um selo editorial do GRUPO A EDUCAÇÃO S.A.)
Av. Jerônimo de Ornelas, 670 – Santana
90040-340 – Porto Alegre – RS
Fone: (51) 3027-7000 Fax: (51) 3027-7070

Unidade São Paulo
Rua Doutor Cesário Mota Jr., 63 – Vila Buarque
01221-020 – São Paulo – SP
Fone: (11) 3221-9033

É proibida a duplicação ou reprodução deste volume, no todo ou em parte, sob quaisquer formas ou por quaisquer meios (eletrônico, mecânico, gravação, fotocópia, distribuição na Web e outros), sem permissão expressa da Editora.

SAC 0800 703-3444 – www.grupoa.com.br

IMPRESSO NO BRASIL
PRINTED IN BRAZIL

Sumário

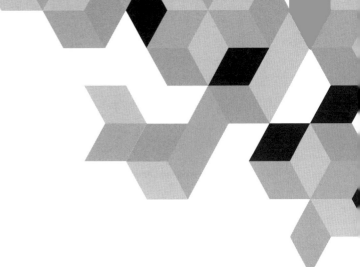

Introdução	1	5	Competência ética em terapias comportamentais e cognitivas	66
Steven C. Hayes, Stefan G. Hofmann			*Kenneth S. Pope*	

PARTE I

1. História e situação atual da TCC como uma terapia baseada em evidências 7
   Stefan G. Hofmann, Steven C. Hayes

2. A filosofia da ciência em sua aplicação à psicologia clínica 19
   Sean Hughes

3. A ciência na prática 36
   Kelly Koerner

4. A tecnologia da informação e o papel dinâmico da prática 53
   Gerhard Andersson

PARTE II

6. Processos comportamentais básicos 81
   Mark R. Dixon, Ruth Anne Rehfeldt

7. O que é cognição? Uma perspectiva funcional-cognitiva 95
   Jan De Houwer, Dermot Barnes-Holmes, Yvonne Barnes-Holmes

8. Emoções e regulação emocional 109
   Anthony Papa, Emerson M. Epstein

9 Neurociência relevante para os processos básicos em psicoterapia 121
   Greg J. Siegle, James Coan

10 Princípios evolucionistas da psicologia aplicada 141
   Steven C. Hayes, Jean-Louis Monestès, David Sloan Wilson

PARTE III

11 Manejo de contingências 155
   Stephen T. Higgins, Allison N. Kurti, Diana R. Keith

12 Controle de estímulos 166
   William J. McIlvane

13 Modelagem 176
   Raymond G. Miltenberger, Bryon G. Miller, Heather H. Zerger, Marissa A. Novotny

14 Autogerenciamento 184
   Edward P. Sarafino

15 Redução da excitação 193
   Matthew McKay

16 Enfrentamento e regulação emocional 205
   Amelia Aldao, Andre J. Plate

17 Solução de problemas 215
   Arthur M. Nezu, Christine Maguth Nezu, Alexandra P. Greenfield

18 Estratégias de exposição 225
   Carolyn D. Davies, Michelle G. Craske

19 Ativação comportamental 235
   Christopher R. Martell

20 Competências interpessoais 243
   Kim T. Mueser

21 Reavaliação cognitiva 256
   Amy Wenzel

22 Modificando crenças nucleares 267
   Arnoud Arntz

23 Desfusão cognitiva 277
   J.T. Blackledge

24 Cultivando a aceitação psicológica 286
   John P. Forsyth, Timothy R. Ritzert

25 Escolha e explicitação de valores 296
   Tobias Lundgren, Andreas Larsson

26 Prática de *mindfulness* 307
   Ruth Baer

27 Estimulando a motivação 318
   James MacKillop, Lauren VanderBroek-Stice, Catharine Munn

28 Tratamento e manejo de crises suicidas por uma perspectiva comportamental 327
   Katherine Anne Comtois, Sara J. Landes

29 Direções futuras em TCC e terapia baseada em evidências 336
   Steven C. Hayes, Stefan G. Hofmann

Índice 346

Introdução

Steven C. Hayes, PhD
Department of Psychology, University of Nevada, Reno

Stefan G. Hofmann, PhD
Department of Psychological and Brain Sciences, Boston University

O objetivo deste livro é apresentar os processos centrais da terapia cognitivo-comportamental (TCC) de uma forma que contemple as vertentes comportamentais, cognitivas e de aceitação e *mindfulness* dessa família de abordagens. Este livro é único não só em sua abrangência, mas também em seu intento de estabelecer os fundamentos para a real compreensão e um propósito comum entre essas vertentes e tradições.

Até onde temos conhecimento, este manual é o primeiro a ser amplamente baseado nos novos padrões de treinamento para o ensino de competências clínicas desenvolvidos pela Inter-Organizational Task Force on Cognitive and Behavioral Psychology Doctoral Education (Klepac et al., 2012). O que iremos referir aqui como "força-tarefa de treinamento", organizada sob os auspícios da Association for Behavioral and Cognitive Therapies (ABCT), reuniu representantes de 14 organizações durante quatro dias de reuniões presenciais e várias conferências telefônicas ao longo de dez meses nos anos de 2011 e 2012. As organizações abrangiam as vertentes e gerações de pensamento na prática cognitiva e comportamental, desde a Academy of Cognitive Therapy até a Association for Contextual Behavioral Science, e desde a International Society for the Improvement and Teaching of Dialectical Behavior Therapy até a Association for Behavior Analysis International.

Essa força-tarefa de treinamento estava encarregada de desenvolver diretrizes para a integração do ensino de doutorado e treinamento em psicologia cognitiva e comportamental nos Estados Unidos. O resultado foi uma revisão criteriosa da literatura contemporânea e recomendações concretas que servem como base para este livro.

Nenhum livro foi capaz de abranger todas as áreas que os padrões de treinamento abrangem. Decidimos deixar à parte questões relacionadas ao treinamento em métodos e avaliação em pesquisa, uma vez que já são suficientemente bem abordadas em obras existentes, e focamos em áreas que nos parecem envolver novas ideias e novas suscetibilidades que não estão bem representadas nas publicações existentes.

Na área de atitude científica, os padrões de treinamento da força-tarefa assumem duas posturas fortes: "A primeira proposição é que o estudo de doutorado em PCC [psicologia cognitiva e comportamental] inclui o trabalho fundacional na filosofia da ciência" (Klepac et al., p. 691), e a "segunda proposição é que a tomada de decisão ética é fundamental para a PCC e deve permear todos os aspectos da pesquisa e prática" (p. 692). Essas duas posturas estão interligadas na Parte I deste livro, que trata da natureza das terapias comportamentais e cognitivas, sendo retomadas em outros capítulos.

Até onde sabemos, este é o primeiro livro de TCC a explorar integralmente as implicações daquilo que os padrões de treinamento chamam de "'visões do mundo' cientificamente abrangentes" (p. 691). A força-tarefa de treinamento defende que o treinamento nas várias visões filosóficas do mundo subjacentes aos diferentes métodos cognitivos e comportamentais é a chave para a habilidade de se comunicar entre as suas várias vertentes, ondas e tradições:

> Muitos psicólogos podem não ter conhecimento dos pressupostos implícitos subjacentes ao seu trabalho, o que pode levar a confusão e controvérsias consideráveis de um tipo que impede o progresso na ciência em si. Diferentes filosofias da ciência (e especialmente as epistemologias representadas por esses sistemas filosóficos) conduzem não só a diferentes métodos de investigação, mas também a diferentes interpretações dos dados, incluindo algumas vezes diferentes interpretações desses mesmos dados. A falha em reconhecer diferenças nos pressupostos pré-analíticos pode provocar frustração tanto entre os acadêmicos quanto nos praticantes, que ficam desconcertados quando seus colegas não estão convencidos das implicações de certas observações clínicas ou achados de pesquisas. O desconhecimento dos próprios pressupostos filosóficos também impede o exame crítico e a comparação de filosofias alternativas da ciência (p. 691).

A força-tarefa listou 17 competências clínicas centrais de importância reconhecida e sugeriu que o foco da educação deveria ser no "treinamento nos princípios básicos por trás [dessas] intervenções" (p. 696). Tais princípios deveriam emergir de um conhecimento dos diversos domínios essenciais, como o conhecimento da teoria da aprendizagem, cognição, emoção, a relação terapêutica e neurociência.

Tais diretrizes são o foco principal desta obra, que inclui capítulos para todas as competências clínicas centrais mencionadas nos padrões e todos os domínios principais do processo, além de um capítulo sobre a ciência da evolução. Para cada competência clínica, os autores também procuraram focar nos processos e princípios centrais que justificam esses métodos.

Acreditamos que o exame da intervenção baseada em evidências à luz das ideias nos novos padrões de treinamento permite que o campo redefina a terapia baseada em evidências para focar no processo baseado em evidências com procedimentos baseados em evidências que atenuam os problemas e promovem a prosperidade das pessoas. Acreditamos que um foco na terapia baseada em processos poderá orientar o campo voltando-se para o futuro. A identificação de processos centrais nos possibilitará evitar as limitações de usar um protocolo para síndromes como a abordagem empírica principal para tratamento e, em vez disso, nos permitirá ligar diretamente o tratamento à teoria.

Esperamos que este livro seja um passo importante nessa direção. Pretendemos que sirva como referência e como texto para graduação em intervenção clínica para terapias comportamentais e cognitivas, definidas de forma ampla. Acreditamos que oferece aos praticantes, pesquisadores, internos e alunos uma visão aprofundada dos processos fundamentais envolvidos nas terapias comportamentais e cognitivas contemporâneas e, até certo ponto, na terapia baseada em evidências em termos mais gerais. O foco deste livro nas competências baseadas em evidências é concebido para fazer os leitores se afastarem um pouco dos protocolos mais específicos e competências que são valorizados com mais frequência em diferentes tratamentos *e adotarem os processos fundamentais que são comuns* a muitas abordagens apoiadas empiricamente. Nossa intenção é abranger as várias tradições e gerações de diferentes terapias comportamentais e cognitivas, respeitando o que é único em seus diferentes processos de pesquisa e desenvolvimento.

Este livro está dividido em três partes. A Parte I aborda a natureza das terapias comportamentais e cognitivas e inclui capítulos sobre a história do desenvolvimento da TCC – desde sua concepção como um novo modelo de tratamento desacreditado até sua posição na vanguarda das terapias baseadas em evidências, filosofia da ciência, ética e o papel dinâmico da prática. A Parte II foca nos princípios, domínios e áreas que servem como os fundamentos teóricos da TCC como uma coleção de tratamentos apoiados empiricamente; tais princípios, domínios e áreas incluem princípios comportamentais, cognição, emoção, neurociência e ciência da evolução. A Parte III discute as competências clínicas essenciais que compõem a maior parte das intervenções em TCC, incluindo manejo de contingências, controle de estímulos, modelagem, autogerenciamento, redução da excitação, enfrentamento e regulação emocional, solução de problemas, estratégias de exposição, ativação comportamental, competências interpessoais, reavaliação cognitiva, modificação de crenças nucleares, desfusão/distanciamento, melhora da aceitação psicológica, valores, *mindfulness* e abordagens integrativas, estratégias motivacionais e gerenciamento de crise. Cada capítulo sobre competências está focado no mediador e nos moderadores conhecidos que vinculam esses métodos aos domínios e princípios do processo descritos anteriormente no livro. Concluímos com um resumo do que aprendemos e as direções futuras para o campo.

Nós, os dois organizadores deste manual, parecemos uma dupla peculiar. Na verdade, *somos* uma dupla peculiar. Embora ambos tenhamos atuado como presidentes da ABTC, nossas origens filosóficas são bastante diferentes. Ambos somos considerados figuras proeminentes nas comunidades que representam os dois campos aparentemente opostos na TCC contemporânea: a terapia de aceitação e compromisso/TCC de nova geração (Hayes) e a TCC beckiana/mais tradicional (Hofmann). Depois de um começo turbulento, com incontáveis debates acalorados durante discussões em painéis (frequentemente semelhantes à versão acadêmica das lutas de boxe ou eventos de luta livre) e por escrito, nos tornamos amigos próximos e colaboradores. Temos trabalhado continuamente para identificar pontos em comum, ao mesmo tempo respeitando nossas diferenças e pontos de vista. Nosso objetivo sempre foi o mesmo: fazer avançar a ciência e a prática da intervenção clínica.

Devido à nossa posição em diferentes vertentes do campo, conseguimos reunir um grupo diversificado e excepcional de colaboradores. Eles foram capazes de combinar sua *expertise* para produzir este livro atual e inovador, que reúne o melhor da terapia comportamental, análise comportamental, terapia cognitiva e terapias baseadas na aceitação e *mindfulness*, enfatizando os processos fundamentais da mudança na intervenção que cada clínico deve conhecer. Esperamos que ele ajude a abrir caminho para uma nova era da terapia baseada em processos que irá fazer o campo avançar para além da sua era da mentalidade de silos em direção a uma era de progresso científico que impactará positivamente as vidas daqueles a quem servimos.

REFERÊNCIA

Klepac, R. K., Ronan, G. F., Andrasik, F., Arnold, K. D., Belar, C. D., Berry, S. L., et al. (2012). Guidelines for cognitive behavioral training within doctoral psychology programs in the United States: Report of the Inter-Organizational Task Force on Cognitive and Behavioral Psychology Doctoral Education. *Behavior Therapy,* 43(4), 687–697.

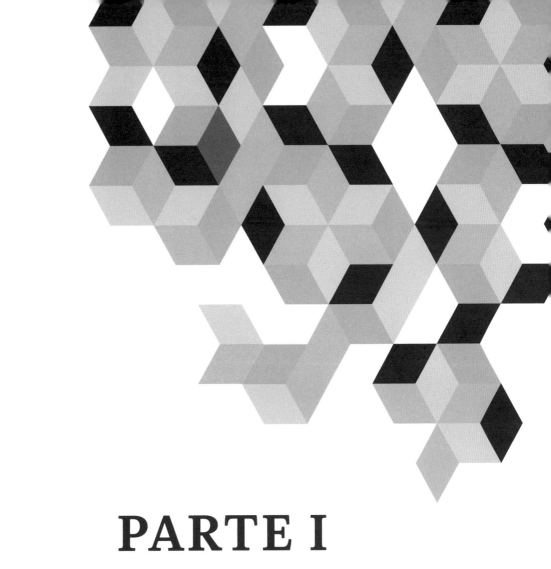

PARTE I

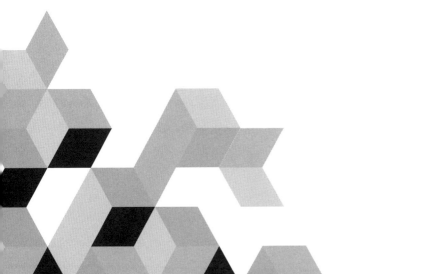

1
História e situação atual da TCC como uma terapia baseada em evidências

Stefan G. Hofmann, PhD
Department of Psychological and Brain Sciences, Boston University

Steven C. Hayes, PhD
Department of Psychology, University of Nevada, Reno

A Inter-Organizational Task Force on Cognitive and Behavioral Psychology Doctoral Education, organizada pela Association for Behavioral and Cognitive Therapies (Keplac et al., 2012), dá um passo importante na árdua jornada da psicologia clínica em direção a uma ciência aplicada madura. A Força-tarefa desenvolveu diretrizes para a educação integrada e o treinamento em psicologia cognitiva e comportamental em nível de doutorado nos Estados Unidos, o que, segundo nossa percepção, parece abrir importantes caminhos de treinamento.

Uma série de importantes processos de consenso marcou o desenvolvimento de abordagens de intervenção baseadas em evidências. Um marco importante nessa jornada foi a conferência de Boulder, em 1949, a qual reconheceu oficialmente que o treinamento em psicologia clínica deve enfatizar tanto a prática quanto a ciência da profissão (Raimy, 1950). Logo em seguida, em 1952, Hans-Jürgen Eysenck apresentou um sombrio desafio ao campo emergente da ciência psicológica clínica em sua revisão da eficácia das psicoterapias com adultos, concluindo que a psicoterapia não era mais efetiva no tratamento dos clientes do que a simples passagem do tempo:

> Em geral, certas conclusões são possíveis a partir desses dados. Eles falham em provar que a psicoterapia, freudiana ou não, facilita a recuperação de pacientes neuróticos. Eles mostram que aproximadamente dois terços de um grupo de pacientes neuróticos irão se recuperar ou melhorar de forma marcante dentro de aproximadamente dois anos após o início de sua doença, independentemente de serem tratados por meio de psicoterapia ou não. Essa cifra parece ser notavelmente estável entre as investigações, independentemente do tipo de paciente tratado, do padrão de recuperação empregado ou do método de terapia usado. Do ponto de vista do neurótico, esses números são encorajadores; do ponto de vista do psicoterapeuta, eles dificilmente podem ser chamados de muito favoráveis às suas alegações. (pp. 322-323)

Eysenck era conhecido por seu forte viés contra a psicanálise, e o desenvolvimento da terapia comportamental foi, ao menos em parte, uma tentativa de enfrentar seu desafio. O primeiro periódico de terapia comportamental, *Behaviour research and therapy*, surgiu em 1965, e, no espaço de alguns anos, a pergunta original de Eysenck – A psicoterapia funciona? – mudou para uma pergunta muito mais específica e difícil (Paul, 1969, p. 44): "Que tratamento, feito por quem, é mais efetivo para este indivíduo com este problema específico, e sob qual conjunto de circunstâncias, e como ele acontece?". Os terapeutas comportamentais e, posteriormente, os terapeutas cognitivo-comportamentais exploraram pelo menos parte dessa pergunta estudando protocolos de vários transtornos e problemas específicos.

Na época em que Smith e Glass (1977) realizaram a primeira metanálise de resultados de psicoterapia, eles conseguiram examinar 375 estudos, representando aproximadamente 25 mil sujeitos, e calcularam uma análise do tamanho do efeito baseada em 833 medidas do tamanho do efeito. Os resultados dessa análise expressiva mostram claras evidências da eficácia da psicoterapia além de meramente esperar. Em média, um paciente típico que recebeu alguma forma de psicoterapia estava em melhor condição do que 75% das pessoas não tratadas, e, de modo geral, as várias formas de psicoterapia (dessensibilização sistemática, modificação do comportamento, rogeriana, psicodinâmica, racional emotiva, análise transacional, etc.) foram igualmente efetivas.

Desde então, a pesquisa em psicoterapia evoluiu consideravelmente. Ocorreram melhorias nas metodologias clínicas e *design* de pesquisa, na nossa compreensão das diversas patologias, na nosologia psiquiátrica e nas técnicas de avaliação e tratamento. Agências governamentais, companhias de seguros e grupos que defendem os interesses dos pacientes começaram a demandar que as intervenções psicológicas fossem baseadas em evidências. Em conformidade com o movimento mais geral voltado para a medicina baseada em evidências (Sackett, Strauss, Richardson, Rosenberg, & Hayes, 2000), em psicoterapia o termo *prática baseada em evidências* considera as melhores evidências de pesquisa disponíveis da eficácia de um tratamento, as características específicas do paciente entre aqueles que recebem tratamento e a *expertise* clínica do terapeuta que realiza o tratamento (American Psychological Association Presidential Task Force on Evidence-Based Practice, 2006). Várias agências e associações no mundo inteiro começaram a compilar listas de métodos de psicoterapia baseados em evidências, tais como o National Registry of Evidence-Based Programs and Practices (NREPP) da US Substance Abuse and Mental Health Services Administration.

Em um passo altamente influente em 1995, a Society of Clinical Psychology (Divisão 12 da American Psychological Association) criou uma Força-tarefa de Promoção e Disseminação de Procedimentos Psicológicos com o objetivo de desenvolver uma lista de tratamentos psicológicos apoiados em pesquisas (RSPTs; os nomes anteriores para essa lista eram tratamentos apoiados em evidências e tratamentos baseados em evidências). Deve ser observado que a força-tarefa da Divisão 12 deliberadamente recrutou clínicos e pesquisadores de inúmeras e diferentes orientações teóricas, incluindo os pontos de vista psicodinâmico, interpessoal, cognitivo-comportamental e sistêmico, com o objetivo de evitar vieses de fidelidade (Ollendick, Muris, & Essau, no prelo).

A força-tarefa da Divisão 12 publicou seu primeiro relatório em 1995, no qual incluiu três categorias de RSPTs: (1) tratamentos bem estabelecidos, (2) tratamentos provavelmente eficazes e (3) tratamentos experimentais. Os tratamentos bem estabelecidos tinham de ser superiores a um placebo psicológico, droga ou outro tratamento, enquanto os tratamentos provavelmente eficazes tinham de ser superiores somente a uma lista de espera ou condição de controle com não tratamento. Os tratamentos bem estabelecidos também precisavam ter evidências de pelo menos duas equipes investigatórias diferentes, enquanto os tratamentos provavelmente eficazes deveriam ter evidências apenas de uma equipe investigatória. Além disso, a força-tarefa requeria que todos os tratamentos especificassem as características dos pacientes (como idade, sexo, etnia, diagnóstico, etc.) e que os manuais de tratamento explicassem as estratégias de tratamento específicas. Embora não estritamente necessário, a lista de RSPTs era em grande parte baseada em tratamentos para transtornos específicos definidos pelo *Manual diagnóstico e estatístico de transtornos mentais*[1] (DSM; American Psychiatric Association, 2000, 2013).

Por fim, era necessário que os tratamentos demonstrassem resultados clínicos em ensaios clínicos bem controlados ou em uma série de *designs* bem controlados de caso único. A qualidade dos *designs* tinha de ser tal que os benefícios observados não fossem devidos ao acaso ou a fatores de confusão, como a passagem do tempo, efeitos da avaliação psicológica ou a presença de diferentes tipos de clientes nas várias condições de tratamento (Chambless & Hollon, 1998). Esse sistema de categorização do tratamento pretendia ser um trabalho em andamento. Consistentemente com esse objetivo, a lista de RSPTs foi publicada *on-line* e é agora mantida e atualizada em http://www.div12.org/psychological-treatments/treatments.

Mais recentemente, os critérios para RSPTs foram revisados para incluir evidências de revisões metanalíticas de múltiplos ensaios em múltiplos domínios de funcionamento (Tolin, McKay, Forman, Klonsky, & Thombs, 2015). De todos os tratamentos, a terapia cognitivo-comportamental (TCC) tem, de longe, a maior base de evidências. Uma revisão da eficácia da TCC para os transtornos mentais preencheu facilmente uma grande série de manuais de três volumes (Hofmann, 2014b). Deve ser observado, no entanto, que alguns transtornos são mais responsivos aos métodos de TCC existentes do que outros. No caso dos transtornos de ansiedade, por exemplo, uma metanálise de estudos metodologicamente rigorosos, randomizados e controlados com placebo reportou que a TCC produz os maiores tamanhos de efeito para transtorno obsessivo-compulsivo e transtorno de estresse agudo, mas apenas tamanhos de efeito pequenos para transtorno de pânico (Hofmann & Smits, 2008). Além disso, alguns protocolos de TCC mostram especificidade para o transtorno; por exemplo, depressão se modifica para um grau significativamente menor do que ansiedade com um protocolo voltado para transtornos de ansiedade, e o inverso é verdadeiro para transtornos depressivos. Isso claramente contraria o argumento de que a TCC carece de especificidade para o tratamento. Ao mesmo tempo, essa e muitas outras metanálises mostram que existe muito espaço para melhorias com a TCC contemporânea (Hofmann, Asnaani, Vonk, Sawyer, & Fang, 2012).

Apesar da missão bem planejada e executada, o relatório da força-tarefa da Divisão 12 e seus tratamentos apoiados pela lista geraram debates e discussões acalorados. Alguns dos contra-argumentos focaram em temores de que o uso de manuais de tratamento levaria a intervenções mecânicas inflexíveis e a perda de criatividade e inovação no processo terapêutico. Outro argumento frequentemente apresentado era de que tratamentos que eram efetivos em contextos de pesquisa clínica talvez não pudessem ser transportados para contextos da prática clínica na "vida real" com clientes mais difíceis ou com comorbidades (para uma revisão, veja Chambless & Ollendick, 2001). A forte representação dos protocolos de TCC (em contraste com terapias psicodinamica-

---

[1] N. de T. A 5ª edição do *Manual diagnóstico e estatístico de transtornos mentais* (DSM-5) foi publicada no Brasil pela Artmed.

mente e humanisticamente orientadas) entre os tratamentos que satisfazem os critérios do RSPT também fomentou a intensidade dos debates. Uma preocupação importante para alguns psicoterapeutas era o alinhamento de tratamentos empiricamente apoiados com categorias diagnósticas específicas.

Por exemplo, considere a diferença entre TCC e terapias psicodinamicamente orientadas. Em vez de tentarem identificar e resolver conflitos ocultos, os profissionais de TCC podem encorajar os clientes a utilizar estratégias mais adaptativas para lidar com seus problemas psicológicos presentes. Como consequência dessa concordância relativa, os protocolos de TCC foram desenvolvidos para praticamente cada categoria do DSM e da décima revisão da *Classificação internacional de doenças e problemas relacionados à saúde* (CID-10; World Health Organization, 1992-1994).

Uma recente revisão da literatura identificou não menos do que 269 estudos metanalíticos que examinaram a TCC para quase todas as categorias do DSM (Hofmann, Asnaani et al., 2012). Em geral, a base de evidências da TCC é muito forte, especialmente para transtornos de ansiedade, transtornos somatoformes, bulimia, problemas de controle da raiva e estresse geral, porque os protocolos da TCC se alinham intimamente com as diferentes categorias psiquiátricas. Embora em geral seja eficaz, existem claras diferenças no grau de eficácia da TCC entre os transtornos. Por exemplo, transtorno depressivo maior e transtorno de pânico manifestam uma taxa relativamente alta de resposta ao placebo. Tais transtornos seguem um curso flutuante e recorrente, de modo que a questão importante não é tanto quais são os resultados no curto prazo, uma vez que muitos tratamentos podem funcionar inicialmente, mas o quanto os tratamentos são efetivos na prevenção de recaída e recorrência em mais longo prazo (Hollon, Stewart, & Strunk, 2006). O foco nos transtornos psiquiátricos definidos pelo DSM tem algumas vezes limitado a visão da TCC em suas medidas e aplicação. Por exemplo, com TCC, as medidas de prosperidade, qualidade de vida, pró-sociabilidade, qualidade dos relacionamentos ou outras questões que estão mais focadas no crescimento e na prosperidade estão frequentemente menos em foco, apesar do interesse do cliente em tais questões. Essa visão limitada é especialmente verdadeira para as medidas comportamentais, o que é lamentável, porque sabemos que alguns dos métodos usados em terapia baseada em evidências são aplicáveis a questões de saúde e prosperidade.

O foco nos transtornos levou à proliferação de protocolos específicos que podem dificultar o treinamento e limitar a integração da pesquisa e da literatura clínicas. Os profissionais podem acabar perdidos em um mar de métodos supostamente distintos, mas que com frequência se sobrepõem.

Essas questões de abrangência do foco, efeitos no longo prazo e proliferação de protocolos abordam algumas ideias fundamentais sobre a natureza do funcionamento psicológico e dos objetivos do tratamento. A reivindicação deste livro é a de que o campo precisa de uma correção no curso para fazer frente aos desafios do momento atual.

PROBLEMAS COM O MODELO BIOMÉDICO

O desenvolvimento e o refinamento dos modelos da TCC para os vários diagnósticos do DSM e da CID-10 permitiram que terapeutas e pesquisadores aplicassem técnicas de tratamento específicas a uma gama variada de psicopatologias. Entretanto, o alinhamento geral dos protocolos de TCC com o sistema de classificação dos transtornos mentais tem apresentado alguns inconvenientes (p. ex., Deacon, 2013). Por exemplo, classificar pessoas usando categorias diagnósticas psiquiátricas baseadas nos critérios com base nos sintomas presentes minimiza ou ignora os fatores contextuais e situacionais que contribuem para o problema (p. ex., Hofmann, 2014a). A TCC moderna com frequência enfatiza excessivamente técnicas para sintomas específicos à custa da teoria e da conceituação do caso, limitando, assim, o desenvolvimento futuro da TCC. A promoção da saúde e da pessoa como um todo pode deixar de ser um foco quando o pensamento sindrômico domina. A TCC não está em estado terminal; em vez disso, ela precisa continuar a evoluir com o tempo, gerando modelos testáveis (Hofmann, Asmundson, & Beck, 2013) e novas estratégias de tratamento (p. ex., Hayes, Follette, & Linehan, 2004).

Alguns autores argumentam que pesquisadores clínicos que desenvolvem intervenções baseadas em pesquisas ignoram em grande parte os fatores comuns (em oposição a estratégias de tratamento específicas) e que esses fatores são primariamente responsáveis pela mudança terapêutica (Laska, Gurman, & Wampold, 2014). Abordar essa questão como uma dicotomia parece ser um erro. Na verdade, é relativamente comum que pesquisadores clínicos que desenvolvem tratamentos empiricamente apoiados considerem esses fatores examinando os efeitos, por exemplo, da aliança terapêutica nos resultados. O impacto dos fatores comuns varia de transtorno para transtorno e, embora possa ser importante, isoladamente não é suficiente para produzir os efeitos máximos nos resultados do tratamento. Além disso, fatores relacionais podem ser responsivos aos mesmos processos psicológicos que os métodos baseados em evidências visam. Isso sugere que os processos teoricamente coerentes abordados pela TCC podem em parte justificar alguns fatores comuns. Por exemplo, a relação mediadora da aliança de trabalho não será mais significativa para os resultados se a flexibilidade psicológica de um cliente for acrescentada como um mediador adicional (p. ex., Gifford et al., 2011), sugerindo que a aliança terapêutica funciona, em parte, pela aceitação da modelagem, não julgamento e processos similares que podem ser visados nos métodos modernos de TCC.

Boa parte dos dados sobre a aliança terapêutica é correlacional e aponta para características relativamente imutáveis, como as variáveis do terapeuta. Os fatores comuns se tornam centrais para os profissionais, no entanto, quando são desenvolvidos métodos específicos para mudá-los e testados contra outros métodos baseados em evidências. Esse tipo de trabalho está apenas começando, e, para conduzirem-no melhor, os terapeutas precisam desenvolver teorias sobre a aliança terapêutica e sobre como modificá-la concretamente – precisamente os tipos de áreas em que a TCC e a terapia baseada em evidências podem ser úteis.

Está na hora de a psicologia clínica e a psiquiatria irem além da escolha de fatores comuns ou de tratamentos psicológicos baseados em evidências em uma análise do tipo todos ou nenhum (Hofmann & Barlow, 2014). Em vez disso, precisamos isolar e compreender os processos efetivos de mudança e analisar como melhor nos voltarmos para eles, com os fatores de relacionamento sendo tratados como um desses processos. Essa abordagem irá permitir que o campo focalize em qualquer questão que possa ajudar nossos clientes a melhorar suas vidas e ajudará a desenvolver nossa disciplina científica.

DEFININDO OS ALVOS DA PSICOTERAPIA E DA INTERVENÇÃO PSICOLÓGICA

Nos primórdios da terapia comportamental, problemas específicos ou alvos específicos de crescimento positivo frequentemente eram o objetivo da intervenção, mas, com o surgimento do DSM, transtornos sindrômicos e mentais se tornaram o foco. Cientistas clínicos se engajaram em um debate longo e acalorado sobre como melhor definir e classificar os transtornos mentais (p. ex., Varga, 2011).

A estrutura do DSM-5 e da CID-10 está firmemente alicerçada no modelo biomédico, pressupondo que os sinais e sintomas refletem entidades patológicas subjacentes e latentes. As primeiras versões desses manuais estavam fundamentadas na teoria psicanalítica, pressupondo que os transtornos mentais estão enraizados em conflitos profundos. Em contraste, as versões modernas implicam disfunções em processos genéticos, biológicos, psicológicos e desenvolvimentais como as causas primárias de um transtorno mental.

Uma definição sociobiológica proeminente do termo *transtorno mental* é "disfunção prejudicial" (Wakefield, 1992). O problema é considerado uma "disfunção" porque tê-lo significa que a pessoa não consegue desempenhar uma função natural conforme designado pela evolução; o problema é considerado "prejudicial" porque ele traz consequências negativas para a pessoa e a sociedade encara a disfunção de forma negativa.

Não causa surpresa que essa definição receba críticas porque não está claro como definir e determinar a função ou disfunção de um comportamento (p. ex., McNally, 2011). Os críticos iniciais (p. ex., Szasz, 1961) argumentavam que os transtornos psiquiátricos são simplesmente rótulos que a sociedade atribui a experiências humanas normais e representam construções sociais essencialmente arbitrárias sem qualquer valor funcional. O mesmo fenômeno que é considerado anormal em uma cultura ou em uma época histórica pode ser considerado normal ou até mesmo desejável em outra cultura ou em outra época histórica.

A definição oficial de *transtorno mental* no DSM é "uma síndrome caracterizada por distúrbio clinicamente significativo na cognição, na regulação emocional ou no comportamento de um indivíduo que reflete uma disfunção nos processos psicológicos, biológicos ou desenvolvimentais subjacentes ao funcionamento mental" (American Psychiatric Association, 2013, p. 20). Embora essa definição mencione especificamente processos psicológicos e desenvolvimentais como possíveis causas além das biológicas, a psiquiatria há muito tempo opera sobretudo dentro de uma estrutura biomédica.

A abordagem cognitivo-comportamental está mais comumente baseada em um modelo de diátese-estresse, o qual presume que os fatores de vulnerabilidade de um indivíduo, em combinação com fatores ambientais ou estressores particulares, podem levar ao desenvolvimento do transtorno. Essa perspectiva faz uma distinção essencial entre fatores *desencadeantes* (i.e., os fatores que contribuem para o desenvolvimento de um problema) e fatores *mantenedores* (i.e., os fatores que são responsáveis pela manutenção de um problema) (Hofmann, 2011). Esses dois conjuntos de fatores em geral não são a mesma coisa. Diferentemente de outros modelos teóricos dos transtornos mentais, a TCC, de modo geral, se preocupa mais com os fatores mantenedores, pois eles são os alvos de tratamentos efetivos para as deficiências atuais. Portanto, segundo uma perspectiva da TCC, classificar os indivíduos com base em fatores mantenedores provavelmente será de muito maior importância do que classificá-los com base unicamente nas vulnerabilidades, como os fatores genéticos ou circuitos cerebrais.

A ênfase está amplamente em consonância com a abordagem desenvolvimental da tradição comportamental, que pode não enfatizar as vulnerabilidades e os estressores, mas reconhece que os fatores históricos que conduziram a um problema podem ser diferentes dos fatores ambientais que o mantêm. A análise funcional está focada nos fatores mantenedores dos comportamentos atuais precisamente porque são estes que precisam mudar para melhorar a saúde mental de um indivíduo.

Por que classificar os transtornos mentais?

Os proponentes do DSM frequentemente apontam que um sistema de classificação psiquiátrica, não importa o quanto seja impreciso, é uma necessidade pelas seguintes razões: primeira, fornece ao campo uma linguagem comum para descrever indivíduos com problemas psicológicos. Isso tem grande valor prático porque simplifica a comunicação entre os profissionais e oferece um sistema de codificação para as companhias de seguros. Segunda, desenvolve a ciência clínica ao agrupar pessoas com problemas similares para identificar padrões comuns e isolar características que as distinguem de outros grupos. Terceira, essas informações podem ser usadas para melhorar tratamentos existentes ou desenvolver novas intervenções. Este último propósito é reconhecido pelo DSM-5, que afirma: "O diagnóstico de um transtorno mental deve ter utilidade clínica: ele deve ajudar os clínicos a determinar o prognóstico, planos de tratamento e os resultados potenciais do tratamento para seus pacientes" (American Psychiatric Association, 2013, p. 20). No entanto, apesar desses objetivos nobres, o DSM-5 ofereceu pouco material novo ou diferente de seus predecessores, provocando grande grau de insatisfação na comunidade médica e de pesquisa.

À parte as questões políticas e financeiras (o DSM é importante fonte de renda para a American Psychiatric Association), existem muitos problemas teóricos e conceituais com o DSM. Por exemplo, ele patologiza a normalidade usando pontos de corte arbitrários; um diagnóstico feito usando-se o DSM está meramente baseado no julgamento subjetivo de um clínico, em vez de em medidas objetivas; ele está excessivamente focado nos sintomas; suas categorias descrevem um grupo heterogêneo de indivíduos e um grande número de diferentes combinações de sintomas que definem o mesmo diagnóstico, e a maioria dos clínicos continua a usar o diagnóstico residual ("não especificado") porque a maioria dos clientes não se enquadra claramente em nenhuma das categorias diagnósticas, as quais são derivadas por acordo consensual dos especialistas (para uma revisão, veja Gornall, 2013).

Talvez um dos maiores problemas conceituais seja a comorbidade (i.e., a coocorrência de dois ou mais diagnósticos). A comorbidade é inconsistente com a noção básica de que os sintomas de um transtorno refletem a existência de uma entidade patológica latente. Se os transtornos fossem de fato entidades patológicas distintas, a comorbidade deveria ser uma exceção na nosologia. No entanto, os transtornos são comumente comórbidos. Por exemplo, entre os transtornos do humor e de ansiedade, o DSM-5 preconiza que praticamente toda a covariância considerável entre as variáveis latentes que correspondem aos seus construtos de depressão unipolar, transtorno de ansiedade generalizada, transtorno de ansiedade social, transtorno obsessivo-compulsivo e agorafobia pode ser explicada pelas dimensões de ordem superior do afeto negativo e positivo; isso sugere que os transtornos do humor e de ansiedade emergem de diáteses psicossociais e biológicas/genéticas compartilhadas (Brown & Barlow, 2009).

Observações como essas serviram de base para esforços recentes de desenvolvimento dos chamados protocolos de transdiagnóstico (Norton, 2012) ou tratamento unificado (Barlow et al., 2010) que atravessam as categorias diagnósticas para focar nas características fundamentais dos transtornos, com o objetivo de desenvolver tratamentos mais parcimoniosos e, talvez, mais potentes (Barlow, Allen, & Choate, 2004). Além disso, essa abordagem poderia compensar a desvantagem do treinamento dos clínicos em protocolos de TCC específicos para o transtorno, o que frequentemente provoca uma simplificação excessiva do sofrimento humano, inflexibilidade por parte do clínico e baixa aderência às práticas baseadas em evidências (McHugh, Murray, & Barlow, 2009).

CRITÉRIOS DE DOMÍNIO DA PESQUISA

Na tentativa de oferecer uma solução para os problemas com a nosologia associados ao DSM (e à CID-10), o Instituto Nacional de Saúde Mental (NIMH) desenvolveu a Iniciativa Critérios de Domínio da Pesquisa (RDoC), uma estrutura para classificação dos transtornos mentais baseada nas dimensões do comportamento observável e medidas neurobiológicas (Insel et al., 2010). Essa iniciativa é uma tentativa de fazer avançar o campo da psiquiatria por meio da criação de um sistema de classificação que conceitue as doenças mentais como transtornos cerebrais. Em contraste com os transtornos neurológicos com lesões identificáveis, os transtornos mentais são considerados transtornos com circuitos cerebrais anormais (Insel et al., 2010). Em vez de recorrer às impressões clínicas, resultando em categorias arbitrariamente definidas que abrangem grupos diagnósticos heterogêneos e sobrepostos, o NIMH sugere a integração dos achados das neurociências modernas para definir e diagnosticar os transtornos mentais (Insel et al., 2010).

O objetivo estabelecido desse projeto é desenvolver uma classificação para os transtornos mentais baseada nas dimensões biocomportamentais que permeiam os atuais diagnósticos heterogêneos do DSM. A estrutura da RDoC pressupõe que essas disfunções nos circuitos neurais podem ser identificadas com as ferramentas da neurociência clínica, incluindo eletrofisiologia, neuroimagem funcional e novos métodos para quantificação das conexões *in vivo*. A estrutura ainda pressupõe que os dados das neurociências genética e clínica irão produzir bioassinaturas que podem aumentar os sintomas e sinais clínicos usados para o manejo clínico. Por exemplo, no caso dos transtornos de ansiedade, o profissional do futuro utilizaria dados de imagem funcional ou estrutural, sequenciamento genômico e avaliações laboratoriais do condicionamento e extinção do medo para determinar um prognóstico e tratamento apropriado (Insel et al., 2010). O produto concreto da iniciativa RDoC é uma matriz que lista os diferentes níveis de análise (molecular, circuitos cerebrais, comportamental e sintomas) para definir construtos que são considerados os sintomas principais dos transtornos mentais.

Enquanto os neurocientistas de modo geral aplaudiram a iniciativa RDoC (Casey et al., 2013), outros a criticaram por várias razões. Por exemplo, o projeto enfatiza excessivamente certos tipos de processos biológicos, reduzindo os problemas de saúde mental a simples transtornos cerebrais (Deacon, 2013; Miller, 2010). Até agora, a RDoC tem apresentado utilidade clínica limitada porque sua intenção primária é desenvolver pesquisas futuras, não guiar a tomada de decisão clínica (Cuthbert & Kozak, 2013). Além disso, a iniciativa RDoC compartilha com o DSM o forte pressuposto teórico de que os problemas psicológicos ("sintomas") são causados por uma doença latente. No caso do DSM, as entidades patológicas latentes são medidas pelos relatos dos sintomas e impressões clínicas, ao passo que, no caso da RDoC, elas são medidas por testes comportamentais sofisticados (p. ex., testes genéticos) e instrumentos biológicos (p. ex., neuroimagem).

EM DIREÇÃO ÀS DIMENSÕES CENTRAIS EM PSICOPATOLOGIA

Nas últimas décadas, foi atingido progresso considerável na identificação das dimensões centrais da psicopatologia. A iniciativa RDoC propõe esse sistema de classificação dimensional. Igualmente, os psicólogos têm reconsiderado as dimensões da psicopatologia. Por exemplo, no caso dos transtornos emocionais, inúmeros autores identificaram a desregulação das emoções como um dos problemas transdiagnósticos centrais (Barlow et al., 2014; Hayes, Luoma, Bond, Masuda, & Lillis, 2006; Hayes, Strosahl, & Wilson, 1999; Hofmann, Asnaani et al., 2012; Hofmann, Sawyer, Fanng, & Asnaani, 2012). Isso é plenamente consistente com a pesquisa contemporânea das emoções, como o modelo de processo descrito por Gross (1998). O modelo das emoções de Gross do processo de geração da emoção postula que pistas relevantes para a emoção são processadas para ativar respostas fisiológicas, comportamentais e experienciais e que essas respostas são moduladas pelas tendências de regulação emocional. Dependendo do ponto no tempo em que uma pessoa se engaja na regulação emocional, as técnicas são estratégias focadas nos antecedentes ou na resposta. As estratégias de regulação emocional focadas nos antecedentes incluem reavaliação cognitiva, modificação da situação e mobilização da atenção e ocorrem antes da resposta emocional ter sido totalmente ativada. Em contraste, estratégias de regulação emocional focadas na resposta, tais como as estratégias para suprimir ou tolerar a resposta, são tentativas de alterar a expressão ou a experiência de uma emoção depois que a resposta foi iniciada.

Há muitas outras dimensões da patologia que permeiam os transtornos definidos pelo DSM, como afeto negativo, controle dos impulsos, controle da atenção, ruminação e preocupação, flexibilidade cognitiva, autoconsciência ou motivação baseada na abordagem, para citar apenas algumas. À medida que essas dimensões se tornaram mais centrais para a compreensão da psicopatologia, ficou mais claro que empregar de maneira mais flexível as estratégias que são mais apropriadas para determinado contexto e busca dos objetivos é o método mais adaptativo para o ajuste em longo prazo (Bonanno, Papa, Lalande, Westphal, & Coifman, 2004). Muitas formas de psicopatologia estão associadas a respostas de valência negativa, como medo, tristeza, raiva ou ansiedade, mas todas elas desempenham um papel positivo na vida. Nenhuma reação psicológica e nenhuma estratégia para abordar uma reação psicológica é consistentemente adaptativa ou mal-adaptativa (Haines et al., 2016). O objetivo da TCC moderna não é eliminar ou suprimir sentimentos, pensamentos, sensações ou memórias – é promover trajetórias de vida mais positivas. Aprender como melhor visar a processos relevantes que estimulam o crescimento e o desenvolvimento positivo é o desafio da ciência intervencionista moderna e o foco deste livro.

EM DIREÇÃO AOS PROCESSOS CENTRAIS EM TCC

Aparentemente, a questão fundamental da pesquisa em psicoterapia formulada por Hans-Jürgen Eysenk (1952), e depois revisada por Gordon Paul (1969), precisa ser revisada ainda mais uma vez. A questão central já não é mais se a intervenção funciona de maneira global, nem como tornar efetivas as decisões tecnológicas de maneira contextualmente específica. A primeira questão já foi respondida, e a ênfase tecnológica da segunda levou à proliferação de métodos que são difíceis de sistematizar de forma progressiva. Devido a sua falha em identificar entidades funcionalmente distintas, tanto o foco puramente sindrômico quanto a abordagem amplamente tecnológica precisam ser desenfatizados.

O movimento em direção à RDoC contém um aspecto-chave que parece ser adequado para este momento da evolução no campo da psicoterapia. A abordagem da rede complexa também oferece outra nova perspectiva potencialmente promissora sobre psicopatologia e tratamento (Hofmann, Curtiss, & McNally, 2016). Em vez de presumir que os transtornos mentais se originam de entidades patológicas subjacentes, a abordagem da rede complexa sustenta que esses transtornos existem devido a uma rede de elementos inter-relacionados. Uma terapia efetiva pode mudar a estrutura da rede de um estado patológico para um não patológico ao se voltar para os processos centrais. Assim como na análise funcional tradicional, precisamos entender a relação causal entre estímulos e respostas para identificar e focar nesses processos centrais da patologia e mudar de uma maneira contextualmente específica. *Designs* longitudinais estão permitindo que os clínicos desenvolvam medidas direcionadas e específicas que predizem o desenvolvimento da psicopatologia ao longo do tempo (p. ex., Westin, Hayes, & Andersson, 2008). Os clínicos podem visar a essas medidas para mudança usando métodos baseados em evidências e determinar o papel mediador da mudança nesses processos (p. ex., Westin, Hayes, & Andersson, 2009; Zettle, Rains, & Hayes, 2011).

Ao combinarem as estratégias, como RDoC, análise funcional, a abordagem da rede complexa e *design* longitudinal, os pesquisadores estão fazendo progresso na identificação dos processos centrais de mudança em psicoterapia e intervenção psicológica (Hayes et al., 2006). Com o crescente conhecimento dos componentes que movem os processos visados (p. ex., Levin, Hildebrandt, Lilli, & Hayes, 2012), os pesquisadores estão desenvolvendo esses fundamentos. O objetivo é conhecer quais processos biopsicossociais centrais devem ser visados com determinado cliente que tem determinado objetivo em determinada situação e, então, identificar os métodos componentes que mais provavelmente modificarão esses processos.

A identificação de processos centrais em psicoterapia guiará os psicoterapeutas no futuro. Esses processos nos permitirão evitar as limitações dos protocolos de tratamento baseados em um sistema diagnóstico rígido e arbitrário e associarão diretamente o tratamento à teoria. Essa visão é o que anima este livro – isto é, a criação de uma forma de TCC mais baseada no processo e de uma terapia baseada em evidências. Essa visão agrupa muitas tendências que já existem no campo e se fundamenta nos pontos fortes das muitas tradições e gerações de trabalho que compõem as abordagens das terapias cognitivo-comportamentais.

REFERÊNCIAS

American Psychiatric Association (2000). *Diagnostic and statistical manual of mental disorders: DSM-IV-TR* (4th ed., text revision). Washington, DC: American Psychiatric Association.

American Psychiatric Association (2013). *Diagnostic and statistical manual of mental disorders: DSM-5* (5th ed.). Washington, DC: American Psychiatric Association.

American Psychological Association Presidential Task Force on Evidence-Based Practice (2006). Evidence-based practice in psychology. *American Psychologist, 61*(4), 271–285.

Barlow, D. H., Allen, L. B., Choate, M. L. (2004). Toward a unified treatment for emotional disorders. *Behavior Therapy, 35*(2), 205–230.

Barlow, D. H., Ellard, K. K., Fairholm, C., Farchione, T. J., Boisseau, C. L., Ehrenreich-May, J. T., et al. (2010). *Unified protocol for transdiagnostic treatment of emotional disorders (treatments that work series)*. New York: Oxford University Press.

Bonanno, G. A., Papa, A., Lalande, K., Westphal, M., & Coifman, K. (2004). The importance of being flexible: The ability to both enhance and suppress emotional expression predicts long-term adjustment. *Psychological Science, 15*(7), 482–487.

Brown, T. A., & Barlow, D. H. (2009). A proposal for a dimensional classification system based on the shared features of the DSM-IV anxiety and mood disorders: Implications for assessment and treatment. *Psychological Assessment, 21*(3), 256–271.

Casey, B. J., Craddock, N., Cuthbert, B. N., Hyman, S. E., Lee, F. S., & Ressler, K. J. (2013). DSM-5 and RDoC: Progress in psychiatry research? *Nature Reviews: Neuroscience, 14*(11), 810–814.

Chambless, D. L., & Hollon, S. D. (1998). Defining empirically supported therapies. *Journal of Consulting and Clinical Psychology, 66*(1), 7–18.

Chambless, D. L., & Ollendick, T. H. (2001). Empirically supported psychological interventions: Controversies and evidence. *Annual Review of Psychology, 52*, 685–716.

Cuthbert, B. N., & Kozak, M. J. (2013). Constructing constructs for psychopathology: The NIMH research domain criteria. *Journal of Abnormal Psychology, 122*(3), 928–937.

Deacon, B. J. (2013). The biomedical model of mental disorder: A critical analysis of its validity, utility, and effects on psychotherapy research. *Clinical Psychology Review, 33*(7), 846–861.

Eysenck, H. J. (1952). The effects of psychotherapy: An evaluation. *Journal of Consulting Psychology, 16*(5), 319–324.

Gifford, E. V., Kohlenberg, B. S., Hayes, S. C., Pierson, H. M., Piasecki, M. P., Antonuccio, D. O., et al. (2011). Does acceptance and relationship focused behavior therapy contribute to bupropion outcomes? A randomized controlled trial of functional analytic psychotherapy and acceptance and commitment therapy for smoking cessation. *Behavior Therapy, 42*(4), 700–715.

Gornall, J. (2013). DSM-5: A fatal diagnosis? *BMJ, 346*: f3256.

Gross, J. J. (1998). Antecedent-and response-focused emotion regulation: Divergent consequences for experience, expression, and physiology. *Journal of Personality and Social Psychology, 74*(1), 224–237.

Haines, S. J., Gleeson, J., Kuppens, P., Hollenstein, T., Ciarrochi, J., Labuschagne, I., et al. (2016). The wisdom to know the difference: Strategy-situation fit in emotion regulation in daily life is associated with well-being. *Psychological Science, 27*(12), 1651–1659.

Hayes, S. C., Follette, V. M., & Linehan, M. M. (Eds.). (2004). *Mindfulness and acceptance: Expanding the cognitive-behavioral tradition.* New York: Guilford Press.

Hayes, S. C., Luoma, J. B., Bond, F. W., Masuda, A., & Lillis, J. (2006). Acceptance and commitment therapy: Model, processes, and outcomes. *Behaviour Research and Therapy, 44*(1), 1–25.

Hayes, S. C., Strosahl, K. D., & Wilson, K. G. (1999). *Acceptance and commitment therapy: An experiential approach to behavior change.* New York: Guilford Press.

Hesser, H., Westin, V., Hayes, S. C., & Andersson, G. (2009). Clients' in-session acceptance and cognitive defusion behaviors in acceptance-based treatment of tinnitus distress. *Behaviour Research and Therapy, 47*(6), 523–528.

Hofmann, S. G. (2011). *An introduction to modern CBT: Psychological solutions to mental health problems.* Oxford, UK: Wiley.

Hofmann, S. G. (2014a). Toward a cognitive-behavioral classification system for mental disorders. *Behavior Therapy, 45*(4), 576–587.

Hofmann, S. G. (Ed.). (2014b). *The Wiley handbook of cognitive behavioral therapy* (Vols. I–III). Chichester, UK: John Wiley & Sons.

Hofmann, S. G., Asmundson, G. J., & Beck, A. T. (2013). The science of cognitive therapy. *Behavior Therapy, 44*(2), 199–212.

Hofmann, S. G., Asnaani, A., Vonk, I. J., Sawyer, A. T., & Fang, A. (2012). The efficacy of cognitive behavioral therapy: A review of meta-analyses. *Cognitive Therapy and Research, 36*(5), 427–440.

Hofmann, S. G., & Barlow, D. H. (2014). Evidence-based psychological interventions and the common factors approach: the beginnings of a rapprochement? *Psychotherapy, 51*(4), 510– 513.

Hofmann, S. G., Curtiss, J., & McNally, R. J. (2016). A complex network perspective on clinical science. *Perspectives on Psychological Science, 11*(5), 597–605.

Hofmann, S. G., Sawyer, A. T., Fang, A., & Asnaani, A. (2012). Emotion dysregulation model of mood and anxiety disorders. *Depression and Anxiety, 29*(5), 409–416.

Hofmann, S. G., & Smits, J. A. J. (2008). Cognitive-behavioral therapy for adult anxiety disorders: A meta-analysis of randomized placebo-controlled trials. *Journal of Clinical Psychiatry, 69*(4), 621–632.

Hollon, S. D., Stewart, M. O., & Strunk, D. (2006). Enduring effects for cognitive behavior therapy in the treatment of depression and anxiety. *Annual Review of Psychology, 57*, 285–315.

Insel, T., Cuthbert, B., Garvey, M., Heinssen, R., Pine, D. S., Quinn, K., et al. (2010). Research domain criteria (RDoC): Toward a new classification framework for research on mental disorders. *American Journal of Psychiatry, 167*(7), 748–751.

Klepac, R. K., Ronan, G. F., Andrasik, F., Arnold, K. D., Belar, C. D., Berry, S. L., et al. (2012). Guidelines for cognitive behavioral training within doctoral psychology programs in the United States: Report of the Inter-Organizational Task Force on Cognitive and Behavioral Psychology Doctoral Education. *Behavior Therapy, 43*(4), 687–697.

Laska, K. M., Gurman, A. S., & Wampold, B. E. (2014). Expanding the lens of evidence-based practice in psychotherapy: A common factors perspective. *Psychotherapy, 51*(4), 467–481.

Levin, M. E., Hildebrandt, M. J., Lillis, J., & Hayes, S. C. (2012). The impact of treatment components suggested by the psychological flexibility model: A meta-analysis of laboratory-based component studies. *Behavior Therapy, 43*(4), 741–756.

McHugh, R. K., Murray, H. W., & Barlow, D. H. (2009). Balancing fidelity and adaptation in the dissemination of empirically-supported treatments: the promise of transdiagnostic interventions. *Behaviour Research and Therapy, 47*(11), 946–995.

McNally, R. J. (2011). *What is mental illness?* Cambridge, MA: Belknap Press of Harvard University Press.

Miller, G. A. (2010). Mistreating psychology in the decades of the brain. *Perspectives on Psychological Science, 5*(6), 716–743.

Norton, P. J. (2012). *Group cognitive-behavioral therapy of anxiety: A transdiagnostic treatment manual*. New York: Guilford Press.

Ollendick, T. H., Muris, P., Essau, C. A. (in press). Evidence-based treatments: The debate. In S. G. Hofmann (Ed.), *Clinical psychology: A global perspective*. Chichester, UK: Wiley-Blackwell.

Paul, G. L. (1969). Behavior modification research: Design and tactics. In C. M. Franks (Ed.), *Behavior therapy: Appraisal and status* (pp. 29–62). New York: McGraw-Hill.

Raimy, V. C. (Ed.). (1950). *Training in clinical psychology*. New York: Prentice Hall.

Sackett, D. L., Strauss, S. E., Richardson, W. S., Rosenberg, W., & Haynes, R. B. (2000). *Evidence-based medicine: How to practice and teach EBM* (2nd ed.). London: Churchill Livingstone.

Smith, M. L., & Glass, G. V. (1977). Meta-analysis of psychotherapy outcome studies. *American Psychologist, 32*(9), 752–760.

Szasz, T. (1961). *The myth of mental illness: Foundations of a theory of personal conduct*. New York: Hoeber-Harper.

Tolin, D. F., McKay, D., Forman, E. M., Klonsky, E. D., & Thombs, B. D. (2015). Empirically supported treatment: Recommendations for a new model. *Clinical Psychology: Science and Practice, 22*(4), 317–338.

Varga, S. (2011). Defining mental disorder: Exploring the "natural function" approach. *Philosophy, Ethics, and Humanities in Medicine, 6*(1), 1.

Wakefield, J. C. (1992). The concept of mental disorder: On the boundary between biological facts and social values. *American Psychologist, 47*(3), 373–388.

Westin, V., Hayes, S. C., & Andersson, G. (2008). Is it the sound or your relationship to it? The role of acceptance in predicting tinnitus impact. *Behaviour Research and Therapy, 46*(12), 1259–1265.

World Health Organization (1992–1994). *International statistical classification of diseases and related health problems: ICD-10* (10th rev., 3 vols.). Geneva: World Health Organization.

Zettle, R. D., Rains, J. C., & Hayes, S. C. (2011). Processes of change in acceptance and commitment therapy and cognitive therapy for depression: A mediational reanalysis of Zettle and Rains. *Behavior Modification, 35*(3), 265–283.

2

A filosofia da ciência em sua aplicação à psicologia clínica[1]

Sean Hughes, PhD
Department of Experimental Clinical and Health Psychology, Ghent University

INTRODUÇÃO

Imagine que três cientistas se aventuram para expandir os limites do conhecimento humano. O primeiro é um astronauta que se ocupa da análise de amostras do solo na superfície fria e escura da Lua. O segundo é um biólogo marinho que tenta encontrar formas de tornar os pinguins mais ativos e engajados em um grande aquário público. O terceiro é um primatologista profundamente interessado no comportamento de corte dos gorilas de costas prateadas que está se embrenhando em uma floresta tropical na África Central. Embora todos os três usem o método científico para entender um fenômeno específico, eles abordam seus objetivos de formas muito diferentes. As perguntas fundamentais em que estão interessados (p. ex., do que é composto o solo lunar? Como o comportamento de pinguins em cativeiro pode ser mudado? Como os primatas se comportam socialmente no meio selvagem?) irão guiar os procedimentos que eles usam, as teorias que eles geram, os tipos de dados que coletam e as respostas que, por fim, acham satisfatórias.

Em muitos aspectos, a ciência psicológica clínica enfrenta uma situação semelhante. Embora clínicos e pesquisadores estejam unidos por um objetivo compartilhado (entender como o sofrimento humano pode ser aliviado e o bem-estar promovido), frequentemente abordam esse objetivo de formas fundamentalmente diferentes. Alguns defendem que esse objetivo pode ser mais bem atingido por meio da detecção e da correção de crenças disfuncionais, esquemas cognitivos patológicos ou estilos falhos de processamento da informação subjacentes ao sofrimento psicológico (p. ex., Beck, 1992; Ellis & Dryden, 2007).

---

[1] A Ghent University Methusalem Grant BOF16/MET_V/002, apresentada a Jan De Houwer, respaldou a preparação deste capítulo. Correspondência referente a este capítulo deve ser encaminhada para sean.hughes@ugent.be.

Outros contrapõem que a melhor solução requer que contatemos e alteremos as funções dos eventos internos em vez de sua forma ou frequência particular (p. ex., Hayes, Strosahl, & Wilson, 1999; Linehan, 1993; Segal, Williams, & Teasdale, 2001). Nessa rica e densa selva de pesquisa clínica e teorização, diferentes tradições frequentemente se encontraram em feroz competição, com os proponentes de uma perspectiva defendendo a supremacia lógica de seus próprios procedimentos, achados, teorias e terapias, enquanto outros respondem com convicções igualmente e fortemente sustentadas (ver Reyna, 1995). Em um ambiente como esse, você pode se perguntar: *existe realmente uma "melhor" solução para o problema do sofrimento psicológico?* Como os clínicos e pesquisadores definem o que se qualifica como "melhor", e essa é uma escolha subjetiva ou objetiva? Como eles realmente determinam se dado procedimento, achado, teoria ou terapia é satisfatório ou ainda melhor do que os outros?

Mesmo que os pesquisadores em geral não operem no frio vácuo do espaço exterior, nos tanques de água de um aquário ou no interior úmido de florestas tropicais, suas atividades são realizadas dentro de um contexto maior, que guia seus valores e objetivos científicos. Um dos aspectos mais importantes desse contexto é sua visão filosófica de mundo. As visões de mundo especificam a natureza e o propósito da ciência, causalidade, dados e explicação. Elas definem o que consideramos o tema do nosso campo, quais serão nossas unidades de análise, os tipos de teorias e terapias que construímos e avaliamos, as metodologias que construímos e como os achados devem ser gerados e interpretados.

Perguntas sobre ontologia, epistemologia e axiologia podem parecer altamente abstratas e muito afastadas dos ensaios e atribulações cotidianas que fazem parte da pesquisa clínica e da prática terapêutica. A seguir, irei demonstrar como os pressupostos filosóficos são semelhantes ao ar que respiramos: tipicamente invisíveis, essenciais para nosso funcionamento diário e, no entanto, subestimados. Não existe um espaço privilegiado que permita que você evite essas questões: a sua visão do mundo silenciosamente molda como você age, influenciando as teorias, as terapias, as técnicas e os dados que você considera convincentes ou válidos (p. ex., Babbage & Ronan, 2000; Forsyth, 2016). Ela rege parte de seu comportamento, momento a momento, quando você interage com um cliente. Ao articular e organizar apropriadamente esses pressupostos, você tem acesso a um poderoso método de determinação da consistência interna de suas próprias visões científicas e assegura que seus esforços no desenvolvimento do conhecimento são progressivos – quando medidos contra seus objetivos científicos (clínicos).

Os esforços científicos devem ter critérios para avaliar justificativas teóricas e metodológicas concorrentes para que o progresso seja atingido. No entanto, os acadêmicos se engajam em discussões de um tipo diferente: debates que estão centrados na legitimidade, na primazia e no valor de uma tradição intelectual em relação um ao outro. Tais debates foram rotulados como "pseudoconflitos", uma vez que envolvem a aplicação de pressupostos filosóficos (e, dessa forma, de objetivos e valores científicos) da própria abordagem dos pressupostos, objetivos e valores dos outros (Pepper, 1942; Hayes, Hayes, & Reese, 1988). Por exemplo, terapeutas orientados para o comportamento podem desprezar o valor das representações de mediação mental e processos, tais como esquemas ou vieses cognitivos, considerando que tais construtos explanatórios são contrários (ou mesmo irrelevantes) ao seu próprio foco em variáveis manipuláveis e contextuais que podem facilitar a predição e a influência de eventos psicológicos. Igualmente, pesquisadores de orientação cognitiva podem encarar uma análise que omite referências ao mecanismo mental da mente como meramente descritiva e não explanatória. Como observa Dougher (1995), esses respectivos acadêmicos podem se perguntar por que suas contrapartes "persistem em assumir essas posições antiquadas ou erradas, por que eles insistem em deturpar a minha posição e por que não conseguem ver que tanto a lógica quanto os dados tornam sua posição claramente inferior" (p. 215). A falha em reconhecer as origens filosóficas dessas discussões frequentemente provoca "frustração, sarcasmo e até mesmo ataques pessoais sobre a competência intelectual ou acadêmica daqueles que sustentam posições alternativas" (p. 215).

Os cientistas psicológicos que são capazes de articular seus pressupostos filosóficos são mais capazes de identificar conflitos genuínos e produtivos dentro das tradições que fazem avançar a teoria e a pesquisa e podem evitar a perda de tempo em pseudoconflitos que tendem a ser degenerativos por natureza. Em outras palavras, avaliar as bases filosóficas de seu trabalho também permite que você se comunique sem dogmatismo ou arrogância com aqueles que têm pressupostos diferentes. Tal flexibilidade é central para o tema deste livro: ajudar as diferentes vertentes da terapia baseada em evidências a aprender a se comunicar entre as divisões filosóficas. Por essas e outras razões, um consórcio de organizações cognitivas e comportamentais recentemente acrescentou treinamento em filosofia da ciência aos padrões de treinamento para clínicos empíricos (Klepac et al., 2012).

Por fim, a literatura clínica abarca um número gigantesco de perspectivas que podem levar os alunos a adotar uma forma insípida de ecletismo, esperando que, ao se misturar todas as teorias e conceitos plausíveis, resultados terapêuticos ainda melhores sejam prováveis. Combinações disciplinadas de abordagens são possíveis e úteis, mas o resultado será confuso se as teorias e as terapias forem misturadas de forma inconsistente (porque os pressupostos filosóficos subjacentes foram mal compreendidos ou ignorados).

Este capítulo está dividido em três partes. A Parte 1 oferece uma breve introdução aos tópicos centrais da filosofia da ciência enquanto se aplicam àqueles que estão passando por treinamento clínico (exemplos de tratamentos mais extensos são Gawronski & Bodenhausen, 2015; Morris, 1988; Guba & Lincoln, 1994; entre muitos outros). Na Parte 2, abordo inúmeras visões de mundo que foram originalmente apresentadas por Stephen Pepper na década de 1940, com foco no mecanismo e no contextualismo em particular. Irei demonstrar como estas últimas visões de mundo provavelmente moldaram e continuam a impulsionar a psicologia clínica. Por fim, na Parte 3, considero os tópicos de seleção, avaliação, comunicação e colaboração da visão de mundo. Se os leitores, então, decidirem adotar uma perspectiva filosófica particular, farão isso com conhecimento das alternativas, de como essa decisão molda seu próprio pensamento e ações e como eles podem interagir com colegas que veem (ou constroem) o mundo de formas diferentes da sua.

PARTE 1: UMA BREVE INTRODUÇÃO À FILOSOFIA DA CIÊNCIA

A *ciência* se preocupa amplamente com o desenvolvimento de um corpo de conhecimento sistemático que está associado a evidências empiricamente derivadas (p. ex., Lakatos, 1978; Laudan, 1978). Esse sistema de conhecimento é construído com a intenção de entender e influenciar "padrões de relações entre fenômenos e processos do mundo experimentado" (Lerner & Damon, p. 70). *Filosofia da ciência* se refere aos fundamentos conceituais sobre os quais esse corpo de conhecimento sistemático é construído. Em vez de focar nas teorias, nos métodos e nas observações particulares que definem um domínio científico, a filosofia da ciência se ocupa da própria empreitada científica. O objetivo é descobrir os pressupostos que estão frequentemente implícitos (ou subestimados) na prática científica e que ditam seu curso (p. ex., como a ciência deve proceder, que métodos de investigação devem ser usados, o quanto de confiança deve ser colocada nos achados gerados e quais são os limites do conhecimento obtido). Dessa forma, a filosofia da ciência traz uma perspectiva a partir da qual examinar e potencialmente avaliar a ciência psicológica clínica.

Visões de mundo filosóficas

Uma *visão de mundo filosófica* pode ser definida como o conjunto coerente de pressupostos inter-relacionados que proporciona uma estrutura pré-analítica que abre caminho para a atividade científica ou terapêutica (ver Hayes et al., 1988; os termos intimamente relacionados são "paradigma", Kuhn, 1962; e "programa de pesquisa", Lakatos, 1978). Nossa visão de mundo é um sistema de crenças que descreve e prescreve quais dados, ferramentas, teorias, terapias, participantes e achados são aceitáveis ou inaceitáveis. As crenças básicas que fazem parte de uma visão do mundo tipicamente giram em torno do seguinte conjunto de perguntas inter-relacionadas, com as respostas a uma pergunta restringindo as respostas às outras.

A pergunta ontológica. A *ontologia* está amplamente relacionada com a natureza, a origem e a estrutura da realidade e do "ser". Em outras palavras, o que significa dizer que alguma coisa é "real", e é possível estudar a realidade de maneira objetiva? Muitas posturas ontológicas podem e devem ser assumidas. Para fins de ilustração, discutirei brevemente positivismo, pós-positivismo e construtivismo, dada sua proeminência na ciência psicológica, embora sejam possíveis outras perspectivas além dessas.

Positivismo é uma perspectiva reducionista e determinista que frequentemente envolve uma crença em "realismo ingênuo", a ideia de que existe uma realidade detectável que é governada por um sistema de leis e mecanismos naturais. Os modelos e teorias científicos são considerados úteis ou válidos na medida em que aumentam nossa capacidade de fazer afirmações que se referem a entidades ou relações em uma realidade independente da mente (i.e., verdade como correspondência). Esse tipo de "conhecimento é convencionalmente resumido na forma de generalizações fora do tempo e do contexto, algumas das quais assumem a forma de leis de causa e efeito" (Guba & Lincoln, 1994, p. 109). O próprio progresso científico envolve o desenvolvimento de teorias em que a natureza representacional gradualmente converge para uma única realidade.

O *pós-positivismo* também assume que existe uma realidade independente da mente, mas isso só pode ser imperfeitamente e probabilisticamente compreendido pelos humanos devido às suas habilidades intelectuais enviesadas e à natureza fundamentalmente intratável dos fenômenos. Os pós-positivistas acreditam que existe uma realidade independente da percepção e teorias a respeito, mas também argumentam que os humanos não podem conhecer essa realidade com total certeza (p. ex., ver Lincoln, Lynham, & Guba, 2011). Assim, todas as afirmações científicas sobre a realidade precisam ser submetidas a um exame minucioso para que seja possível convergir para uma compreensão da realidade que seja aceitável (embora nunca perfeita).

O *construtivismo*, diferentemente do positivismo e do pós-positivismo, assume uma postura ontológica relativista. Uma realidade independente da mente é substituída por uma construída: a realidade não existe independentemente de nossa percepção ou de nossas teorias sobre ela. Em vez disso, a interpretamos e a construímos com base em nossas experiências e interações com os ambientes sociais, experienciais, históricos e culturais nos quais estamos inseridos. As realidades construídas são maleáveis, diferem em seu conteúdo e sofisticação e não são "verdadeiras" no sentido absoluto da palavra. Embora os construtivistas tendam a reconhecer que os fenômenos existem, eles questionam até onde podemos conhecer racionalmente a realidade fora de nossas perspectivas (p. ex., ver Blaike, 2007; Lincoln et al., 2011; Von Glasersfeld, 2001). Em algumas formas dessa abordagem, os construtivistas simplesmente se recusam, por motivos pragmáticos, a ver as perguntas ontológicas como passíveis de serem respondidas, úteis ou necessárias (Hayes, 1997).

A pergunta epistemológica. A *epistemologia*, a teoria do conhecimento, se preocupa com a aquisição e a justificação do conhecimento (i.e., se conhecemos ou podemos conhecer alguma coisa, assim como a validade desse conhecimento e como chegamos a tê-lo). Isso envolve formular perguntas como: "Como podemos estar certos de que acumulamos conhecimento?" e "Como podemos distinguir esse conhecimento de uma crença?". Quando aplicado à ciência, "conhecimento" se refere a teorias, explicações e leis científicas, e "epistemologia" envolve responder perguntas como: "De que forma as evidências apoiam uma teoria?" ou "O que significa dizer que uma teoria é verdadeira ou falsa?" ou "A revisão e mudança da teoria é um processo racional ou irracional?". Mais uma vez, diferentes posturas podem ser assumidas na busca do conhecimento científico.

O positivismo adota uma posição dualista e objetivista: contanto que tenha acesso às metodologias apropriadas, o conhecedor (o cientista) pode ver objetivamente e registrar os eventos como eles "realmente são" e como eles "realmente funcionam". Esse processo não influencia o fenômeno de interesse, nem o fenômeno influencia o conhecedor. As situações em que o conhecedor influencia o conhecido (ou vice-versa) representam ameaças à validade, e o conhecedor implementa estratégias para reduzir ou eliminar as fontes potenciais de contaminação.

O pós-positivismo é qualificado como dualista/objetivista. Dada a forma imperfeita como o mundo é visto e registrado, o dualismo é desenfatizado: as observações são aceitas como propensas ao erro e sempre estão abertas a crítica. A teoria é, em última análise, suscetível de ser revisada e aberta à substituição por um conjunto diferente de categorias e relações. Contudo, o objetivismo ainda é o "ideal regulatório" ao qual o cientista aspira (Lincoln et al., 2011). As análises científicas são consideradas "verdadeiras" ou "válidas" na medida em que nos permitem convergir para uma compreensão acurada (embora imperfeita) da realidade (i.e., verdade é correspondência). Tais análises estão baseadas na ideia de que (a) o conhecimento pode ser mais bem obtido por meio da identificação de regularidades e relações causais entre os mecanismos componentes que constituem a realidade; (b) essas regularidades e relações serão mais fáceis de identificar quando o cientista e o fenômeno não contaminarem um ao outro; e (c) o método científico é a melhor ferramenta que o cientista tem para minimizar essa contaminação. Assim, o propósito dos modelos e teorias é oferecer explicações gerais que estão organizadas logicamente e que têm ligações claramente estabelecidas com o mundo observável. Essas explicações se estendem além da observação de eventos individuais e têm função heurística e preditiva.

Por fim, o construtivismo é transacional e subjetivo. Ele defende que os achados são obtidos por meio da interação do conhecedor e do conhecido e, como tal, eles são literalmente criados enquanto o empreendimento científico se desenvolve. Nesse aspecto, o conhecimento é subjetivo na medida em que não existe uma localização objetiva a partir da qual ver ou obter conhecimento (e mesmo que houvesse, não temos forma de acessá-lo). Assim, o conhecedor é um participante ativo em vez de um observador passivo na aquisição de conhecimento e no processo de justificação. A verdade não é a correspondência com alguma realidade subjacente, mas o ponto até onde uma análise particular ocasiona "trabalho bem-sucedido" ou é considerada viável. Como postula Von Glaserfeld: "Para o construtivista, conceitos, modelos, teorias... são viáveis se provarem ser adequados nos contextos em que foram criados" (1995, p. 4). Segundo a perspectiva construtivista, a ciência pode ser vista como "um corpo de regras para a ação efetiva, e existe um sentido especial em que poderia ser 'verdadeira' se produzir a ação mais efetiva possível" (Skinner, 1974, p. 235; ver também Barnes-Holmes, 2000).

A pergunta da axiologia. *Axiologia* se refere à relação entre conhecimento e valores humanos. Quando aplicada à ciência, envolve perguntas como: "Como esses valores estão relacionados aos fatos (científicos)?" e "Qual é o papel, se houver, que os valores do pesquisador desempenham no processo científico?". De acordo com o positivismo, o cientista vê a realidade através de um espelho de uma face: objetivamente e imparcialmente. Valores e vieses não têm lugar no processo científico, e devemos evitar a todo custo que influenciem nossa atividade. A implementação de metodologias apropriadas e controles conceituais assegura que os produtos científicos sejam isentos de valor.

O pós-positivismo assume uma postura similar se for qualificado: presume-se que todas as observações são carregadas de teoria. A busca pela verdade absoluta é abandonada, e o pesquisador aceita que as análises são guiadas pelas expectativas culturais, sociais, históricas e pessoais que ele traz para a empreitada (i.e., a ciência é carregada de valor). No entanto, o progresso é mais bem atingido se o cientista der o máximo de si para minimizar o impacto de tais fatores contaminantes sobre os argumentos teóricos e os achados empíricos.

Por fim, o construtivismo é dialético: dada a natureza variável e pessoal do mundo construído, não há uma localização objetiva a partir da qual a realidade possa ser independentemente observada ou registrada. O cientista não pode ser separado da disciplina, nem a teoria pode ser separada da prática. Assim, os valores são considerados um elemento integrante das interações entre o cientista e o fenômeno a ser estudado.

A pergunta da metodologia. Depois que o conhecedor (cientista) determinou o que pode ser conhecido, ele precisa identificar um conjunto de ferramentas que sejam apropriadas para gerar esse conhecimento. Não é *qualquer* metodologia que será suficiente. Para os positivistas, a metodologia deve ser experimental e manipulativa. Uma realidade independente da mente que possa ser objetivamente conhecida requer metodologias que possam explorar essa realidade livre do controle de fatores que causam confusão. Uma realidade independente da mente também requer que as "perguntas e/ou hipóteses sejam expressas de uma forma proposicional e sujeita a testes empíricos para verificá-las; as possíveis condições que podem causar confusão precisam ser cuidadosamente controladas [manipuladas] para evitar que os resultados sejam influenciados indevidamente" (Guba & Lincoln, 1994, p. 110).

Os pós-positivistas compartilham uma visão similar. No entanto, levando em conta que toda medida está sujeita a erro, o pesquisador precisa se engajar em um processo de *multiplismo crítico*, no qual faz muitas observações e medidas (que estão sujeitas a diferentes tipos de erro), para identificar fontes potenciais de erro, e então cria um controle para elas, dessa forma melhor se aproximando da realidade. Por meio da replicação independente, o cientista aprende mais sobre a validade ontológica de seu modelo. Isso, por sua vez, lhe possibilita engajar-se na falsificação (em vez de na verificação) das hipóteses e teorias.

O construtivismo questiona a ideia de que o conhecimento existe independentemente no mundo e de que procedimentos de medida objetivos podem ser projetados para capturar esse mundo. Toda informação está sujeita à interpretação por parte do pesquisador, e, como tal, a relação entre o pesquisador e a disciplina é um foco central da metodologia.

Pressupostos filosóficos são interativos. Observe que as perguntas sobre epistemologia, ontologia, axiologia e metodologia estão profundamente conectadas umas com as outras. "Visões da natureza do conhecimento interagem com visões da natureza da realidade: o que existe afeta o que pode ser conhecido, e o que achamos que pode ser conhecido frequentemente afeta o que achamos que existe" (Thagard, 2007, p. xi). Por exemplo, se aderirmos à crença de que existe uma realidade independente do pesquisador, então a investigação científica deve ser conduzida de uma forma que seja objetivamente separada. Isso possibilitará que o pesquisador descubra "como as coisas realmente são" e "como as coisas realmente funcionam". Isso, por sua vez, requer que o pesquisador identifique um conjunto de metodologias que sejam capazes de refletir a realidade objetiva de uma maneira pura ou relativamente não contaminada. Segundo essa perspectiva, as perguntas referentes à axiologia (valores) estão fora do âmbito da investigação científica legítima.

Conclusão. Quando articulamos nossos pressupostos filosóficos, estamos articulando o conjunto de decisões que tomamos antes de nos engajarmos na prática científica ou terapêutica. Essas decisões envolvem formular e responder perguntas que não são empíricas, mas de natureza pré-analítica (p. ex., que tipo de conhecimento queremos acumular e por quê? Como iremos organizar e construir esse sistema de conhecimento? O que se qualifica como "evidência real ou genuína" e como deve ser interpretada?). As respostas a essas perguntas formam a base sobre a qual o trabalho empírico é realizado. Assim como precisamos construir os alicerces antes que possamos construir uma casa estável, também precisamos estabelecer nossos pressupostos teóricos antes que possamos nos engajar em uma atividade científica que seja consistente e coerente.

PARTE 2: AS QUATRO VISÕES DE MUNDO DE PEPPER E SUA RELAÇÃO COM A PSICOLOGIA CLÍNICA

Embora as visões de mundo possam e tenham que ser categorizadas de muitas formas diferentes, o esquema de classificação de Pepper (1942) é útil para refletir sobre os componentes, os pressupostos e as preocupações que impulsionam a teoria e a pesquisa em diferentes áreas da psicologia clínica e aplicada.

A tese central de Pepper é a de que os humanos não são propensos a se engajar em pensamento abstrato complexo e tendem a se basear em diretrizes do senso comum ou "metáforas básicas" para sustentar suas posições filosóficas. Ele defende que as posições filosóficas principais e relativamente adequadas podem ser agrupadas em um dos quatro modelos centrais ("hipóteses sobre o mundo"): formismo, mecanicismo, organicismo e contextualismo. Cada um utiliza uma metáfora básica diferente como um tipo de guia em miniatura que sugere como o conhecimento deve ser justificado ou representado, como novos conhecimentos devem ser obtidos e como a verdade pode ser avaliada (para mais, ver Berry, 1984; Hayes et al., 1998; Hayes, 1993).

Essas visões de mundo são autônomas (porque seus pressupostos básicos são incomensuráveis) e permitem que o conteúdo em diferentes domínios do conhecimento seja descrito com precisão (i.e., aplicando um conjunto de princípios restritos a eventos específicos) e escopo (i.e., análises que explicam uma gama abrangente de eventos em uma variedade de situações). Seus critérios de verdade fornecem uma forma de avaliar a validade das análises científicas que emergem de uma visão de mundo particular. Na seção a seguir, examino cada uma dessas visões do mundo e depois discuto como elas estabelecem as bases para tipos particulares de pesquisa e prática clínica.

Formismo

A metáfora básica do formismo é a recorrência de formas reconhecíveis. Uma maneira fácil de pensar no formismo é que ele é uma forma de filosofia baseada na ação de nomear – ou seja, saber como caracterizar um evento particular. Por exemplo, os *smartphones* constituem uma classe ou categoria na qual se considera que "participam" muitas particularidades. A verdade ou validade de uma análise está baseada na correspondência simples: um membro individual tem características que correspondem às características da classe. Um tijolo não é um *smartphone* porque ele não é eletrônico, e você não pode fazer chamadas telefônicas com ele; um computador de mesa é eletrônico, e você pode fazer chamadas telefônicas com ele, mas ele não é um *smartphone*, em parte, porque não é portátil; e assim por diante. A tarefa dos cientistas é criar um conjunto abrangente de categorias ou nomes, e a verdade ou valor de suas ações podem ser determinados a partir da natureza exaustiva desse sistema categórico. "Se o sistema tem uma categoria para todos os tipos de coisas, e coisas para todas as categorias, então o sistema categórico é considerado correspondente a um mundo de coisas e eventos presumidos *a priori*" (Wilson, Whiteman, & Bordieri, 2013, p. 29). Quando aplicado à psicologia, o formismo sugere que os fenômenos podem ser entendidos atribuindo-se a eles classes ou tipos específicos, e por essa razão algumas nosologias ou teorias da personalidade fornecem bons exemplos de formismo.

Mecanicismo

Mecanicismo é uma variante mais sofisticada de formismo e possivelmente a posição em que se assenta a maior parte do trabalho empírico na psicologia contemporânea. Sua metáfora básica é a "máquina" do senso comum. Essa abordagem "presume o *status a priori* das partes, mas vai adiante para construir modelos que envolvem partes, relações e forças que animam tal sistema" (Wilson et al., 2013, p. 29). Quando aplicada à psicologia, o propósito da ciência é identificar as partes e suas relações (p. ex., construtos mentais, conexões neurológicas) que fazem a mediação entre o aporte (ambiente) e a resposta (comportamento) e identificar as condições ou forças operantes que são necessárias e suficientes para que os mecanismos funcionem com sucesso (p. ex., atenção, motivação, capacidade cognitiva, informação). (Observe que "mecanicismo" tem sido usado algumas vezes dentro da psicologia aplicada como um epíteto, significando "semelhante a um robô" ou "insensível". Este não é seu significado na filosofia da ciência, e não estou sugerindo qualquer conotação negativa quando utilizo o termo.)

Dentro de uma visão de mundo mecanicista, a causação é contígua: "um passo no mecanismo (p. ex., um estado mental) coloca em movimento o passo seguinte (p. ex., outro estado mental)" (De Houwer, Barnes-Holmes, & Barnes-Holmes, 2016; Cap. 7 deste livro). Formulado com maior precisão, o mecanicismo defende que os processos mentais operam segundo um conjunto restrito de condições, e estas estão separadas do (mas covariam com o) contexto ambiental no qual o comportamento é observado. Assim, a unidade de análise para os mecanismos (mentais ou psicológicos) é o elemento componente da máquina (p. ex., um processo, entidade ou construto). Embora alguns desses elementos sejam diretamente observáveis em princípio (p. ex., neurônios), em psicologia eles frequentemente são inferidos a partir de alterações no comportamento devido a interações do organismo com o ambiente (ver Bechtel, 2008).

Note-se que a metáfora central de uma máquina se aplica tanto ao conhecedor quanto ao que é conhecido. "O conhecedor se relaciona com o mundo produzindo uma cópia interna deste por meio da transformação mecânica. Essa posição epistemológica mantém tanto o conhecedor quanto o conhecido intactos e basicamente inalterados pela sua relação" (Hayes et al., 1988, p. 99). As análises são consideradas "verdadeiras" ou "válidas" quando a cópia interna da realidade (o modelo hipotético ou teoria) mapeia o mundo como ele é. Essa é uma versão mais elaborada dos critérios para verdade baseados na correspondência do formismo. O quanto um sistema particular reflete a realidade é avaliado pela extensão em que outros conhecedores independentes a corroboram por meio de verificação preditiva ou falsificação.

Como os mecanicistas veem a complexidade como construída a partir das partes, eles tendem a ser reducionistas. O objetivo da ciência é identificar as unidades mais básicas que preenchem as lacunas temporais entre um evento e outro (p. ex., representações mentais, comportamentos passados, atividade neural, emoções). Isso é tipicamente obtido pela construção de cópias da realidade (cópias internas) em que a verdade ou validade é determinada a partir de sua correspondência objetiva com essa realidade (p. ex., modelos mentais). Descrição e predição teórica constituem formas satisfatórias de explicação científica, uma vez que permitem que avaliemos a correspondência entre a teoria e a realidade. O resultado (ao menos em psicologia) é uma agenda de pesquisa em grande parte hipotético-dedutiva e guiada pela teoria, a qual minimiza os fatores distais (histórias de aprendizagem) e enfatiza o comportamento como o produto de agentes causais ou sistemas internos independentes.

Implicações clínicas. A extensão mais comum do pensamento mecanicista em psicologia clínica é a formulação de teorias e modelos que detalham os elementos componentes e as condições operantes da máquina mental, que faz a mediação entre o ambiente e o comportamento disfuncional. Em cada um dos casos, a origem e a solução para problemas clínicos podem ser encontradas nos elementos que compõem o sistema: por meio da adição, revisão e eliminação de mecanismos e/ou condições operantes, podemos impactar a probabilidade dos resultados clínicos. Levando em consideração um critério de verdade baseado na correspondência elaborada entre o sistema proposto e a realidade, o mecanicista considera essencial a verificação preditiva das teorias e terapias.

Esses pressupostos filosóficos são inerentes a muitas terapias cognitivas e comportamentais. Por exemplo, o impacto dos pareamentos do estímulo ou contingências operantes no início da terapia comportamental pode ser explicado pela formação e revisão das associações estímulo-resposta ou estímulo-estímulo (p. ex., ver Foa, Steketee, & Rothbaum, 1989). Igualmente, o impacto da terapia cognitiva (Beck, 1993; Mahoney, 1974) pode ser explicado pelos esquemas cognitivos, estilos falhos de processamento da informação, cognições irracionais ou pensamentos automáticos que são considerados mediadores na relação entre o aporte ambiental e a resposta emocional. Em consequência dessas explicações, o alvo da intervenção seria uma alteração na ocorrência desses eventos por meio da reestruturação, reavaliação, modificação de crenças nucleares, etc. (p. ex., Hofmann, 2011; ver os Caps. 21 e 22).

Organicismo

A metáfora básica na essência do organicismo é a do organismo em crescimento. Os organicistas veem o desenvolvimento orgânico iniciando de uma forma, crescendo e fazendo transição para um padrão esperado e, então, por fim, culminando em outra forma que seja inerente ao que era anteriormente. Considere, por exemplo, o processo orgânico por meio do qual uma semente se transforma em uma árvore. Existem regras de transição entre os estados ou fases, e estabilidade entre os períodos de mudança, mas, depois que as regras são identificadas e explicadas, os estados, as fases e a estabilidade são vistos como parte de um único processo coerente. Para explicar o presente e prever o futuro, precisamos entender as regras básicas que governam o desenvolvimento e como essas regras operam ao longo do tempo e no contexto (Reese & Overton, 1970; Super & Harkness, 2003).

O organicismo é teleológico. Assim como a semente pode ser um "vir a ser" de uma árvore, os estágios do desenvolvimento só fazem sentido se conhecermos para onde eles estão se dirigindo. O critério de verdade do organicismo é a coerência. "Quando uma rede de fatos inter-relacionados converge para uma conclusão, a coerência dessa rede torna a conclusão 'verdadeira'. Todas as contradições da compreensão se originam no conhecimento incompleto de todo o processo orgânico. Quando o todo é conhecido, as contradições são removidas, e o 'todo orgânico... é encontrado implícito nos fragmentos'." (Hayes et al., 1988, p. 100).

Os organicistas rejeitam a ideia de explicações de causa e efeito simples e lineares, preferindo uma abordagem mais sintética (interacional). Eles defendem que um sistema não pode ser entendido pela sua decomposição em seus elementos componentes. O todo não é uma combinação das partes individuais; em vez disso, o todo é básico, com as partes tendo significado apenas em relação ao todo. A identificação das partes ou estágios é, até certo ponto, um exercício arbitrário para o propósito da investigação, mas a ordem desses estágios, não. Por exemplo, "o ponto onde é traçada a linha que marca a diferença entre um bebê e uma criança pequena pode ser arbitrário, mas o fato de a primeira infância preceder a infância é não arbitrário, e presume-se que reflete a organização *a priori* do desenvolvimento" (Wilson et al., p. 30).

Contextualismo

A metáfora básica do contextualismo é o contínuo "ato no contexto". Os atos podem ser alguma coisa feita em e com um contexto atual e histórico e são definidos pelo seu propósito e significado. Os contextos podem "avançar para o exterior espacialmente para incluir todo o universo [...] [ou] recuar no tempo infinitamente para incluir o mais remoto antecedente, ou avançar no tempo para incluir a consequência mais tardia" (Hayes & Brownstein, 1986, p. 178). O ato no contexto não é uma descrição de algum evento estático que ocorreu no passado. Ao contrário, ele é uma atividade proposital que acontece aqui e agora dentro dos contextos físico, social e temporal. Assim, no contextualismo (como no mecanicismo e no organicismo), as relações e forças podem ser descritas. No entanto, a organização descrita dessas forças e relações não pressupõe que reflita alguma organização *a priori* do mundo (como é o caso no formismo ou no mecanicismo) nem alguma progressão em direção à "forma ideal" (como é o caso no organicismo). Ao contrário, falar das partes e relações é, por si só, a ação dos cientistas que operam em e com seus próprios contextos e para seus próprios propósitos (Hayes, 1993). Consequentemente, a atividade científica baseada no pensamento contextualístico (dentro da psicologia) não está relacionada às descrições do "mundo real", mas às "análises verbais que permitem que pesquisadores básicos e aplicados e profissionais prevejam e influenciem o comportamento dos indivíduos e grupos" (De Houwer, Barnes-Holmes, & Barnes-Holmes, 2016; Cap. 7 deste livro).

Note-se que um ato no contexto pode variar desde a postura de comportamento mais proximal (p. ex., ansiedade social quando o indivíduo interage com colegas aqui e agora) até sequências comportamentais temporalmente distais e remotas (p. ex., o impacto que uma experiência particular ocorrida há dois anos tem na escolha de participar ou não de uma reunião social daqui a alguns dias). O que traz ordem a essa gama de possibilidades é o objetivo pragmático de um analista (ver Barnes-Holmes, 2000; Morris, 1988; Wilson et al., 2013). A métrica da verdade não é correspondência nem coerência com uma realidade independente da mente, mas apenas algo que facilita trabalhar com sucesso (esse é o mesmo critério de verdade previamente mencionado na seção sobre construtivismo, e, de fato, os construtivistas são com frequência contextualistas).

Existem, no entanto, variedades de contextualismo científico. Para saber o que funciona com sucesso, devemos saber na direção do que estamos trabalhando: deve haver uma clara declaração *a priori* do objetivo ou intenção do cientista ou profissional (Hayes, 1993). Os contextualistas descritivos (dramaturgistas, psicólogos narrativos, pós-modernistas, construcionistas sociais) estão focados em análises que os ajudem a apreciar a participação da história e das circunstâncias no todo; os contextualistas funcionais estão tentando predizer e influenciar o comportamento com precisão, abrangência e profundidade (Hayes, 1993). Por causa disso, o contextualismo é relativista – o que é considerado verdadeiro difere de um cientista para outro com base nos respectivos objetivos.

Implicações clínicas. O contextualismo foca o pesquisador clínico e o profissional no significado e propósito dos pensamentos, sentimentos e ações de uma pessoa em determinado contexto. A psicologia humanista tende a ter uma posição contextualista descritiva na qual os terapeutas procuram avaliar a integralidade de um evento psicológico (Schneider, 2011). Muitas formas de métodos cognitivos e comportamentais modernos, como terapia de aceitação e compromisso (ACT; Hayes et al., 1999), psicoterapia analítica funcional (Kanter, Tsai, & Kohlenberg, 2010), terapia comportamental integrativa de casal (Jacobson & Christensen, 1998) e ativação comportamental (Jacobson, Martell, & Dimidjian, 2001), adotam conscientemente a essência de uma posição funcional-contextual. Outras, como terapia comportamental dialética (Linehanm 1993; Lynch, Chapman, Rosenthal, Kuo, & Linehan, 2006), terapia cognitiva baseada em *mindfulness* (Segal et al., 2001) e terapia racional-emotiva comportamental (Ellis & Dryden, 007), misturam a perspectiva contextual com elementos do pensamento mecanicista.

A ACT pode ser usada como um breve exemplo para ajudar a mostrar como o pensamento contextualístico direciona o cientista ou profissional para um caminho diferente das perspectivas mecanicistas. De forma mais ampla, a ACT não foca no conteúdo de um pensamento, não tenta manipular sua forma ou frequência, nem se preocupa com até que ponto ele é "real". Em vez disso, ela presta muita atenção à *função* que o pensamento, sentimento ou comportamento tem para o cliente em dado contexto. Considere o exemplo de um orador que se depara com o pensamento "Vou ter um ataque de pânico" enquanto anda em direção ao palco. Um terapeuta de ACT pode não supor que esse pensamento seja necessariamente prejudicial ou precise ser erradicado ou revisado. Em vez disso, ele pode perguntar: "Como você pode se relacionar com esse pensamento de uma maneira que estimule o que você deseja?".

O terapeuta adota essa abordagem porque ele vê as cognições, emoções, crenças e disposições como variáveis dependentes (ações), e não como as causas contíguas (definitivas) de outras variáveis dependentes, tais como o comportamento explícito. Para predizer e influenciar a relação entre, digamos, pensamento e comportamento explícito, o terapeuta precisa identificar as variáveis independentes que podem ser diretamente manipuladas para alterar essa relação, e – segundo a perspectiva do terapeuta – apenas variáveis contextuais estão abertas à manipulação direta (Hayes & Brownsein, 1986). Os mecanismos mentais (p. ex., associações na memória, esquemas, redes semânticas ou proposições) e as forças hipotéticas que os unem são (no mínimo) variáveis mais dependentes – elas não são causas funcionais. Esse mesmo critério de verdade (trabalho de sucesso) também se aplica a clientes que são "encorajados a abandonar qualquer interesse na verdade literal de seus próprios pensamentos ou avaliações [...] [e] em vez disso [...] são encorajados a adotar um interesse apaixonado e contínuo em como viver de acordo com seus valores" (Hayes, 2004, p. 647).

PARTE 3: ESCOLHA, AVALIAÇÃO E COMUNICAÇÃO ENTRE AS VISÕES DE MUNDO

Agora que já discuti inúmeras visões de mundo e como elas informam o pensamento e a prática clínica, você pode estar se fazendo um novo conjunto de perguntas sobre seleção, avaliação e comunicação. Por exemplo, exatamente como, quando e por que você decidiu aderir a uma visão de mundo particular, e seu sistema de crenças é melhor ou mais útil do que o de seus pares? Dadas as suas diferenças fundamentais, os proponentes de uma visão de mundo podem se comunicar e interagir com aqueles que adotam outra perspectiva? É para essas perguntas que me volto agora.

Escolha da visão de mundo

As pessoas podem acabar aderindo a uma visão de mundo particular por várias razões. Primeira, sua orientação filosófica (e, portanto, suas predileções teóricas) pode ser parcialmente determinada por diferenças individuais, como temperamento e atributos de personalidade (p. ex., Babbage & Ronan, 2000; Jonson, Germer, Efran, & Overton, 1988). Segunda, as visões de mundo podem não ser conscientemente escolhidas, mas implicitamente submetidas a nós pelos contextos científicos, culturais, históricos e sociais prevalentes em que estamos inseridos. Em outras palavras, os cientistas podem assimilar ou herdar a estrutura filosófica que embasa o espírito dominante de seu campo durante seu treinamento. Assim, a escolha da visão de mundo pode ser, até certo ponto, irracional (Pepper, 1942; Feyerabend, 2010; Kuhn, 1962; ver Lakatos, 1978, para argumentos centrados na seleção racional da pesquisa-programa). Por exemplo, uma previsão é implicitamente adotada como uma finalidade científica, e então as explicações mecanicistas (mentais) podem ser mais simples e "de senso comum". Se seu objetivo é predizer e influenciar o comportamento, uma posição contextual pode parecer mais valiosa. Terceira, as pessoas podem avaliar os diferentes tipos de resultados científicos que são produzidos quando diferentes visões de mundo são adotadas e efetivamente "fazer uma escolha pessoal" (Hayes, 1993, p. 18). A popularidade das visões de mundo parece mudar com o tempo, tanto dentro quanto entre as comunidades científicas (Kuhn, 1962). A ciência psicológica não é exceção, com uma variedade de paradigmas metateóricos, teorias e questões empíricas ganhando proeminência em um momento ou outro.

Avaliação da visão de mundo

Embora as convenções populares, disposições da personalidade ou questões de gosto possam guiar a escolha de uma visão de mundo particular, os padrões de avaliação aplicados a essa visão de mundo são especificados. Quando avaliamos um produto da atividade científica particular (p. ex., um achado, teoria ou terapia) como boa ou satisfatória, estamos basicamente perguntando se essa atividade é consistente ou coerente com as exigências internas de uma visão de mundo e com os consumidores do novo conhecimento.

Avaliando a própria visão de mundo. Uma razão para esclarecer seus próprios pressupostos filosóficos é que isso permite que você avalie sua atividade científica. Por exemplo, se adotamos uma posição positivista (realista), as teorias são "espelhos" que variam na medida em que refletem o mundo "como ele realmente é". A avaliação e o progresso, portanto, requerem que os padrões sejam aplicados à investigação científica que levou ao desenvolvimento de espelhos que melhor reflitam a realidade. Os pós-positivistas (realistas críticos) assumem uma posição similar (se qualificada), em que os pesquisadores desenvolvem teorias que são semelhantes a espelhos sujos contaminados por erro e viés. Os padrões de avaliação e progresso envolvem o polimento de espelhos teóricos de modo a remover a distorção para representar a realidade da maneira mais aproximada possível. Um pesquisador pode melhor testar uma afirmação de conhecimento desse tipo com um modelo hipotético-dedutivo de desenvolvimento da teoria, em que predições altamente precisas são ampliadas para domínios relativamente inexplorados (ver Bechtel, 2008; Gawronski & Bodenhausen, 2015).

O teste da teoria parece bem diferente se assumimos uma postura contextualista ou construtivista. Nessas visões de mundo, as teorias são meramente ferramentas com as quais atingimos algum fim. Considere como uma ferramenta de senso comum, digamos um martelo, pode ser avaliada: "Um martelo é um bom 'martelo' se permitir que o carpinteiro pregue um prego. Não faria sentido dizer que o martelo faz isso porque ele se refere acuradamente ao prego ou reflete o prego" (Wilson et al., 2013, p. 30). Igualmente, uma teoria é considerada boa se permite que o cientista atinja algum resultado desejado. Nesse caso,

a avaliação da teoria envolve a determinação da consistência com a qual os modelos ou teorias podem levar a intervenções úteis entre uma gama de situações (p. ex., ver Hayes, Barnes-Holmes, & Wilson, 2012; Long, 2013).

Avaliando a visão de mundo dos outros. Ao avaliar programas de pesquisa baseados em uma visão de mundo diferente da sua, é inerentemente dogmático aplicar critérios que emergem da sua própria visão de mundo. Uma grande quantidade de energia inútil e contraproducente foi gasta fazendo isso, tanto na ciência psicológica básica quanto na aplicada. Por exemplo, pesquisadores e terapeutas que aderem a uma perspectiva funcional-contextual podem questionar por que seus colegas são tão preocupados com peças do mecanismo mental e suas condições de operação, quando, ao fazerem isso, podem depreciar o papel que as histórias de aprendizagem e as variáveis contextuais desempenham no modo como os pensamentos levam a outras ações. Os mecanicistas podem rebater que os contextualistas não estão interessados no conhecimento científico – eles são meros "técnicos" ou "solucionadores de problemas" que manipulam o ambiente para produzir mudanças no comportamento sem qualquer apreciação dos mecanismos mediadores dessas mudanças.

O que deve ficar claro, no entanto, é que essas discussões são pseudoconflitos – uma tentativa por parte dos proponentes de que uma visão de mundo estabeleça seus próprios pressupostos filosóficos (e, dessa forma, os objetivos e valores científicos) como definitivamente certos e a visão de mundo dos outros como errada. No entanto, pressupostos filosóficos não podem ser comprovados como certos ou errados porque não são o resultado de evidências – eles definem o que deve ser considerado "evidência". Os padrões desenvolvidos dentro de determinada visão de mundo podem ser aplicados apenas aos produtos que emergem dessa abordagem (quase da mesma forma como as regras que fazem sentido dentro de um esporte – futebol – não podem ser usadas para reger a atividade de outro – digamos, basquete). Além disso, nenhuma visão de mundo se fortalece mostrando as fraquezas das outras posições.

Existem quatro formas legítimas de avaliação. Uma delas é melhorar os seus próprios produtos científicos quando comparados com os critérios apropriados a sua abordagem. Uma segunda forma é menos óbvia, mas profissionalmente útil e amistosa: entrar nos pressupostos dos colegas que diferem dos seus e então ajudá-los a melhorar os produtos científicos quando comparados com os critérios que são apropriados para esses pressupostos. Uma terceira forma é articular os pressupostos e propósitos que fundamentam sua atividade científica e (não avaliativamente) observar em que aspectos eles diferem dos outros. Por exemplo, você pode descrever a metáfora básica e o critério de verdade que adotou e como suas análises são realizadas a partir dessa perspectiva, sem insistir que outras com diferentes pressupostos façam o mesmo. Uma quarta abordagem é observar os objetivos e usos da ciência pelos seus consumidores (p. ex., financiadores governamentais, clientes) e avaliar objetivamente se os programas de pesquisa servem a esses fins.

Comunicação e colaboração entre os proponentes de diferentes visões de mundo

À luz do que foi dito anteriormente, você pode se perguntar se é possível que aqueles que aderem a uma visão de mundo se comuniquem e colaborem com aqueles de outra visão de mundo sem sacrifício de seus respectivos objetivos e valores no processo. A sabedoria adquirida em psicologia é a de que a comunicação entre as visões de mundo *não* é possível. Um exemplo concreto é a forma como os pesquisadores usam as mesmas palavras para se referir a conceitos diferentes (p. ex., "cognição" significa coisas muito diferentes para pesquisadores mentais mecanicistas e funcionais contextuais; ver Cap. 7 deste livro) ou usam palavras diferentes para se referir a uma ideia semelhante (p. ex., "alocação da atenção" ou "discriminação dos estímulos"). O resultado mais comum dessas dificuldades parece ser discutir a legitimidade científica percebida ou ignorar os frutos dos trabalhos dos colegas.

No entanto, existe uma maneira radicalmente diferente de pensar nessa situação, e ela ajuda a explicar por que o treinamento em filosofia da ciência é agora esperado dos profissionais. Se os objetivos científicos de visões de mundo diferentes forem ortogonais, isso também significa que elas não podem estar em conflito direto uma com a outra. Assim, não há motivo para que desenvolvimentos dentro de uma tradição não possam ser usados para aprofundar a agenda científica da outra. Este livro está organizado em torno dessa ideia nuclear. A terapia baseada em processos pode estar ligada a evidências de diferentes tradições. Por meio da valorização das diferenças legítimas, as diferentes vertentes ou ondas de terapia baseada em evidências podem se complementar.

Uma forma como as tradições diferentes podem obter cooperação científica é por meio da adoção de uma perspectiva metateórica conhecida como estrutura funcional-cognitiva (FC) (ver Cap. 7 para um tratamento detalhado). Segundo essa perspectiva, a ciência psicológica pode ser conduzida em dois níveis de análise diferentes, mas solidários: um nível funcional, que visa a explicar o comportamento em termos de elementos no ambiente, e um nível cognitivo, que visa a entender os mecanismos mentais pelos quais os elementos no ambiente influenciam o comportamento. A estrutura FC não interfere nos objetivos do pesquisador individual, nem julga esses objetivos ou as razões por trás deles. Em vez disso, ela procura uma interação mutuamente solidária. A pesquisa no nível funcional (contextual), por exemplo, pode fornecer conhecimento sobre as determinantes ambientais do comportamento, o que também pode ser usado para impulsionar a pesquisa mental e/ou restringir a teorização metal. Desde que cada abordagem permaneça comprometida com sua forma de explicação, o conhecimento adquirido em um nível pode ser usado para fomentar progresso no outro (De Houwer, 2011). Essa estrutura metateórica já proporcionou benefícios em várias áreas de pesquisa (para uma revisão recente, ver Hughes, De Houwer, & Perugini, 2016), e parece não haver razão para não a estender para a psicologia clínica e questões como as diferenças entre as vertentes da terapia comportamental e cognitiva (De Houwer, Barnes-Holmes, & Barnes-Holmes, 2016; ver também o Cap. 7).

CONCLUSÃO

O principal objetivo deste capítulo foi introduzir o tópico da filosofia da ciência em sua aplicação à psicologia clínica e aplicada. Os pressupostos filosóficos silenciosamente moldam e guiam nossa atividade científica e prática terapêutica. "Pressupostos ou 'visões de mundo' são como o lugar onde nos posicionamos. O que vemos e fazemos é em grande parte determinado pelo lugar a partir do qual vemos as coisas. Nesse aspecto, os pressupostos não são nem verdadeiros, nem falsos, mas, em vez disso, oferecem diferentes visões de diferentes paisagens." (Ciarrochi, Robb, & Godsell, 2005, p. 81). A valorização do papel dos pressupostos filosóficos modera e guia a interação amistosa no campo e constitui um contexto importante para a avaliação, a comunicação e a colaboração em pesquisa. Os pressupostos filosóficos fazem a diferença, seja no laboratório, seja no consultório de terapia.

REFERÊNCIAS

Babbage, D. R., & Ronan, K. R. (2000). Philosophical worldview and personality factors in traditional and social scientists: Studying the world in our own image. *Personality and Individual Differences, 28*(2), 405–420.

Barnes-Holmes, D. (2000). Behavioral pragmatism: No place for reality and truth. *Behavior Analyst, 23*(2), 191–202.

Bechtel, W. (2008). *Mental mechanisms: Philosophical perspectives on cognitive neuroscience.* New York: Routledge.

Beck, A. T. (1993). Cognitive therapy: Past, present, and future. *Journal of Consulting and Clinical Psychology, 61*(2), 194–198.

Berry, F. M. (1984). An introduction to Stephen C. Pepper's philosophical system via world hypotheses: A study in evidence. *Bulletin of the Psychonomic Society, 22*(5), 446–448.

Blaikie, N. (2007). *Approaches to social enquiry: Advancing knowledge.* Cambridge, UK: Polity Press.

Ciarrochi, J., Robb, H., & Godsell, C. (2005). Letting a little nonverbal air into the room: Insights from acceptance and commitment therapy part 1: Philosophical and theoretical underpinnings. *Journal of Rational-Emotive and Cognitive-Behavior Therapy, 23*(2), 79–106.

De Houwer, J. (2011). Why the cognitive approach in psychology would profit from a functional approach and vice versa. *Perspectives on Psychological Science, 6*(2), 202–209.

De Houwer, J., Barnes-Holmes, Y., & Barnes-Holmes, D. (2016). Riding the waves: A functional-cognitive perspective on the relations among behaviour therapy, cognitive behaviour therapy and acceptance and commitment therapy. *International Journal of Psychology, 51*(1), 40–44.

Dougher, M. J. (1995). A bigger picture: Cause and cognition in relation to differing scientific frameworks. *Journal of Behavior Therapy and Experimental Psychiatry, 26*(3), 215–219.

Ellis, A., & Dryden, W. (2007). *The practice of rational emotive behavior therapy* (2nd ed.). New York: Springer.

Feyerabend, P. (2010). *Against method* (4th ed.). New York: Verso Books.

Foa, E. B., Steketee, G., & Rothbaum, B. O. (1989). Behavioral/cognitive conceptualizations of post-traumatic stress disorder. *Behavior Therapy, 20*(2), 155–176.

Forsyth, B. R. (2016). Students' epistemic worldview preferences predict selective recall across history and physics texts. *Educational Psychology, 36*(1), 73–94.

Gawronski, B., & Bodenhausen, G. V. (2015). Theory evaluation. In B. Gawronski & G. V. Bodenhausen (Eds.), *Theory and explanation in social psychology* (pp. 3–23). New York: Guilford Press.

Guba, E. G., & Lincoln, Y. S. (1994). Competing paradigms in qualitative research. In N. K. Denzin & Y. S. Lincoln (Eds.), *The Sage handbook of qualitative research* (pp. 105–117). Thousand Oaks, CA: Sage Publications.

Hayes, S. C. (1993). Analytic goals and the varieties of scientific contextualism. In S. C. Hayes, L. J., Hayes, H. W., Reese, & T. R., Sarbin (Eds.), *Varieties of scientific contextualism* (pp. 11– 27). Oakland, CA: New Harbinger Publications.

Hayes, S. C. (1997). Behavioral epistemology includes nonverbal knowing. In L. J. Hayes & P. M. Ghezzi (Eds.), *Investigations in behavioral epistemology* (pp. 35–43). Oakland, CA: New Harbinger Publications.

Hayes, S. C. (2004). Acceptance and commitment therapy, relational frame theory, and the third wave of behavioral and cognitive therapies. *Behavior Therapy, 35*(4), 639–665.

Hayes, S. C., Barnes-Holmes, D., & Wilson, K. G. (2012). Contextual behavioral science: Creating a science more adequate to the challenge of the human condition. *Journal of Contextual Behavioral Science, 1* (1–2), 1–16.

Hayes, S. C., & Brownstein, A. J. (1986). Mentalism, behavior-behavior relations, and a behavior-analytic view of the purposes of science. *Behavior Analyst, 9*(2), 175–190.

Hayes, S. C., Hayes, L. J., & Reese, H. W. (1988). Finding the philosophical core: A review of Stephen C. Pepper's world hypotheses: A study in evidence. *Journal of the Experimental Analysis of Behavior, 50*(1), 97–111.

Hayes, S. C., Strosahl, K. D., & Wilson, K. G. (1999). *Acceptance and commitment therapy: An experiential approach to behavior change*. New York: Guilford Press.

Hofmann, S. G. (2011). *An introduction to modern CBT: Psychological solutions to mental health problems*. Oxford, UK: Wiley.

Hughes, S., De Houwer, J., & Perugini, M. (2016). The functional-cognitive framework for psychological research: Controversies and resolutions. *International Journal of Psychology, 51*(1), 4–14.

Jacobson, N. S., & Christensen, A. (1998). *Acceptance and change in couple therapy: A therapist's guide to transforming relationships*. New York: W. W. Norton.

Jacobson, N. S., Martell, C. R., & Dimidjian, S. (2001). Behavioral activation treatment for depression: Returning to contextual roots. *Clinical Psychology: Science and Practice, 8*(3), 255–270.

Johnson, J. A., Germer, C. K., Efran, J. S., & Overton, W. F. (1988). Personality as the basis for theoretical predilections. *Journal of Personality and Social Psychology, 55*(5), 824–835.

Kanter, J., Tsai, M., & Kohlenberg, R. J. (2010). *The practice of functional analytic psychotherapy*. New York: Springer.

Klepac, R. K., Ronan, G. F., Andrasik, F., Arnold, K. D., Belar, C. D., Berry, S. L., et al. (2012). Guidelines for cognitive behavioral training within doctoral psychology programs in the United States: Report of the Inter-Organizational Task Force on Cognitive and Behavioral Psychology Doctoral Education. *Behavior Therapy, 43*(4), 687–697.

Kuhn, T. S. (1962). *The structure of scientific revolutions*. Chicago: University of Chicago Press.

Lakatos, I. (1978). *The methodology of scientific research programmes*. Philosophical papers (Vol. 1). Cambridge, UK: Cambridge University Press.

Laudan, L. (1978). *Progress and its problems: Toward a theory of scientific growth*. Berkeley: University of California Press.

Lerner, R. M., & Damon, W. E. (Eds.). (2006). *Handbook of child psychology* (Vol. 1, theoretical models of human development, 6th ed.). Hoboken, NJ: Wiley.

Lincoln, Y. S., Lynham, S. A., & Guba, E. G. (2011). Paradigmatic controversies, contradictions, and emerging confluences, revisited. In N. K. Denzin & Y. S. Lincoln (Eds.), *The Sage handbook of qualitative research* (4th ed., pp. 97–128). Thousand Oaks, CA: Sage Publications.

Linehan, M. M. (1993). *Cognitive behavioral treatment of borderline personality disorder*. New York: Guilford Press.

Long, D. M. (2013). Pragmatism, realism, and psychology: Understanding theory selection criteria. *Journal of Contextual Behavioral Science, 2*(3–4), 61–67.

Lynch, T. R., Chapman, A. L., Rosenthal, M. Z., Kuo, J. R., & Linehan, M. M. (2006). Mechanisms of change in dialectical behavior therapy: Theoretical and empirical observations. *Journal of Clinical Psychology, 62*(4), 459–480.

Mahoney, M. J. (1974). *Cognition and behavior modification*. Cambridge, MA: Ballinger.

Morris, E. K. (1988). Contextualism: The world view of behavior analysis. *Journal of Experimental Child Psychology, 46*(3), 289–323.

Pepper, S. C. (1942). *World hypotheses: A study in evidence*. Berkeley: University of California Press.

Reese, H. W., & Overton, W. F. (1970). Models of development and theories of development. In L. R. Goulet & B. P. Baltes (Eds.), *Life-span developmental psychology: Research and theory* (pp. 115–145). New York: Academic Press.

Reyna, L. J. (1995). Cognition, behavior, and causality: A board exchange of views stemming from the debate on the causal efficacy of human thought. *Journal of Behavior Therapy and Experimental Psychiatry, 26*(3), 177.

Schneider, K. J. (2011). *Existential-integrative psychotherapy: Guideposts to the core of practice*. New York: Routledge.

Segal, Z. V., Williams, J. M. G., & Teasdale, J. D. (2001). *Mindfulness-based cognitive therapy for depression: A new approach to preventing relapse*. New York: Guilford Press.

Skinner, B. F. (1974). *About behaviorism*. New York: Alfred A. Knopf.

Super, C. M., & Harkness, S. (2003). The metaphors of development. *Human Development, 46*(1), 3–23.

Thagard, P. (2007). *Philosophy of psychology and cognitive science*. Amsterdam: Elsevier.

Von Glasersfeld, E. (1995). A constructivist approach to teaching. In L. P. Steffe & J. E. Gale (Eds.), *Constructivism in education* (pp. 3–15). Hillsdale, NJ: Lawrence Erlbaum.

Von Glasersfeld, E. (2001). The radical constructivist view of science. *Foundations of Science, 6*(1– 3), 31–43.

Wilson, K. G., Whiteman, K., & Bordieri, M. (2013). The pragmatic truth criterion and values in contextual behavioral science. In S. Dymond and B. Roche (Eds.), *Advances in relational frame theory: Research and application* (pp. 27–47). Oakland, CA: New Harbinger Publications.

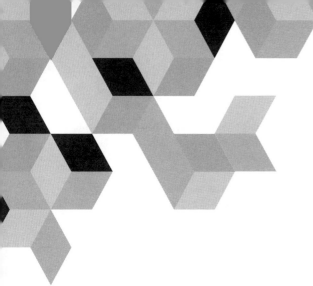

3
A ciência na prática

Kelly Koerner, PhD
Evidence-Based Practice Institute

A prática baseada em evidências (PBE) se originou na medicina para prevenir erros e melhorar os resultados na assistência à saúde (Sackett, Rosenberg, Gray, Haynes, & Richardson, 1996). Em psicologia, a PBE é definida como "a integração das melhores pesquisas disponíveis com a *expertise* clínica no contexto das características, cultura e preferências do paciente" (American Psychological Association Presidential Task Force on Evidence-Based Practice, 2006). Em uma abordagem baseada em evidências para a tomada de decisão (Spring, 2007a, 2007b), o profissional deve:

1. Formular perguntas importantes acerca da assistência a indivíduos, comunidades ou populações.
2. Obter as melhores evidências possíveis referentes à questão.
3. Avaliar criticamente a validade das evidências e sua aplicabilidade ao problema em questão.
4. Aplicar as evidências por meio do engajamento na tomada de decisão colaborativa referente à saúde com o(s) indivíduo(s) e/ou grupo(s) afetado(s). (A tomada de decisão apropriada integra o contexto, valores e preferências daquele que recebe a assistência, além dos recursos disponíveis, incluindo *expertise* profissional.)
5. Avaliar o desfecho e disseminar os resultados.

A PBE parece ser um processo simples: obter evidências relevantes, discuti-las com o cliente e, então, realizar a melhor prática. No entanto, isso requer que sejam transpostos dois conjuntos de desafios significativos: (1) encontrar e avaliar evidências relevantes para muitas decisões clínicas é difícil, e (2) o julgamento clínico é notoriamente falível.

DESAFIOS NO USO DA BASE DE EVIDÊNCIAS PARA INFORMAR AS DECISÕES CLÍNICAS

Para adotar uma abordagem baseada em evidências para tratar problemas específicos de um cliente, os profissionais devem se preparar revisando a literatura relevante para identificar as opções efetivas de avaliação e tratamento e avaliar reivindicações de evidências à medida que o conhecimento científico se acumula e evolui. No entanto, fazer isso pode ser difícil ou impossível.

As evidências de pesquisa chegam até nós mais facilmente do que jamais aconteceu antes: passivamente, pelo uso cotidiano das mídias sociais, ou ativamente, quando usamos uma ferramenta de busca para uma pergunta relacionada ao cliente específico. Em ambos os casos, no entanto, não é a qualidade ou os méritos das evidências de pesquisa que direcionam o que vemos. Artigos regularmente citados têm ainda maior probabilidade de ser citados, criando uma impressão de maior qualidade e mascarando outras evidências (o efeito Matthew; ver Merton, 1968). As ferramentas de busca concedem posições ainda mais altas na página com base em algoritmos não relacionados à qualidade das evidências.

Consequentemente, para uma avaliação equilibrada das evidências, os profissionais devem cada vez mais se basear em especialistas para refinar achados científicos em formatos rigorosamente selecionados e reunidos, como diretrizes práticas, listas de tratamentos empiricamente baseados, registros de procedimentos baseados em evidências e outros semelhantes. Os materiais reunidos pelos especialistas usam uma hierarquia baseada em evidências: metanálises e outras revisões sistemáticas de ensaios clínicos controlados e randomizados (ECCRs) no topo da lista, seguidas por ECCRs individuais e por formas mais fracas de evidências, como ensaios não randomizados, estudos observacionais, relatos de séries de casos e pesquisas qualitativas.

Essa hierarquia fixa baseada em evidências não só é controversa (Tucker & Roth, 2006), como também a literatura existente fornece poucas evidências para orientar a seleção de planos condicionais que têm alta chance de sucesso: se um cliente apresenta o marcador A, a intervenção B irá previsível e consistentemente produzir a mudança C? Por exemplo, digamos que uma mulher latina com 20 e tantos anos profissionalmente empregada procura tratamento para depressão. Com base nas evidências, a ativação comportamental poderia ser uma boa opção (Collado, Calderón, MacPherson, & Lejuez, 2016; Kanter et al., 2015). No entanto, se além da depressão a cliente tiver problemas comuns ocorrendo concomitantemente, como insônia ou conflito conjugal, a orientação estará ausente ou será confusa: algumas evidências guiam o profissional para tratar a insônia e a depressão concomitantemente (Manber et al., 2008; Stepanski & Rybarczyk, 2006), já outras evidências apoiam a combinação de tratamento para depressão e terapia conjugal para ajudar com a depressão e a satisfação conjugal (Jacobson, Dobson, Fruzzetti, Schmaling, & Salusky, 1991). Se forem acrescentados outros problemas, como álcool ou comportamento infantil em casa, a literatura fornece pouca ou nenhuma orientação. São escassas as evidências para informar diretamente a tomada de decisão, mesmo em esferas comuns, como aquelas relacionadas a tratamentos sequenciais *versus* combinados.

Em parte, a falta de dados para informar as decisões clínicas é uma consequência inevitável dos desafios da pesquisa. Ciência demanda tempo. O estudo da psicopatologia e da mudança psicoterapêutica é complexo. A necessidade do profissional de ter evidências multifacetadas poderá sempre ultrapassar o que é praticamente possível até mesmo na maior parte da agenda da pesquisa focada na prática. Porém, em aspectos importantes, a ausência de evidências para guiar as decisões clínicas de rotina se deve a problemas mais perniciosos com os métodos usados para conduzir a pesquisa em psicoterapia.

Por razões históricas, os métodos de pesquisa usados para estudar intervenções comportamentais se espelharam fortemente nos métodos e metáforas usados para desenvolver e testar medicamentos. Nesse modelo estagiado predominante da terapia como tecnologia, o estágio I consiste na ciência básica sendo traduzida em aplicações clínicas. O teste-piloto e os ensaios de viabilidade começam em tratamentos novos e não testados, e são desenvolvidos manuais de tratamento, programas de treinamento e medidas de aderência e competência. No estágio II, os ECCRs que enfatizam a validade interna avaliam a eficácia dos tratamentos promissores. No estágio III, tratamentos eficazes são submetidos a ensaios de eficácia e são avaliados em relação a sua validade externa e transportabilidade para contextos na comunidade (Rounsaville, Carroll, & Onken, 2001). Atualizações importantes revitalizaram o modelo estagiado (Onken, Carroll, Shoham, Cuthbert, & Riddle, 2014), mas escolas metodológicas guiadas pelo modelo levaram a consequências involuntárias para a base de evidências que interferem na sua utilidade ao guiar as decisões clínicas de rotina.

Um problema central é que a variável independente a ser estudada e aplicada em psicoterapia passou a ser definida quase unicamente como a unidade do manual de tratamento, e o foco do problema, no nível da síndrome psiquiátrica. O manual de tratamento codifica os procedimentos clínicos e sua ordem em um protocolo para ser repetido de modo padronizado entre os terapeutas e clientes de acordo com o transtorno. Os manuais que especificam protocolos para tratar depressão, insônia, problemas com álcool, problemas conjugais e déficits nas habilidades de parentalidade, por exemplo, podem ser relevantes para o caso apresentado como exemplo anteriormente, mas cada protocolo manualizado compreende muitas estratégias componentes. Psicoeducação, automonitoramento, aumento da motivação, etc., aparecem em quase todos os manuais. A maioria das estratégias componentes não é exclusiva de um manual específico, mas comum e duplicada entre os manuais. Protocolos específicos podem variar na maneira como enfatizam ou coordenam esses elementos componentes (Chorpita & Daleiden, 2010) – a forma como os procedimentos são escolhidos, repetidos ou aplicados seletivamente ou seu formato de aplicação – mesmo se os ingredientes básicos permanecerem os mesmos. Como os pesquisadores e terapeutas predominantemente consideram os manuais como *a* unidade de análise, eles ignoram o fato de que vários manuais contêm essencialmente os mesmos ingredientes. Cada manual é tratado como uma intervenção distinta com sua própria base de pesquisa armazenada (Corpita, Daleiden, & Weisz, 2005; Rotheram-Borus, Swendeman, & Chorpita, 2012).

Privilegiar estritamente os manuais como *a* unidade de intervenção e análise de acordo com o transtorno leva a problemas inesperados. Qualquer mudança feita em um protocolo manualizado pode ser um afastamento significativo. Mesmo que seja feita uma modificação para melhor se adequar às necessidades do cliente ou para estabelecer restrições, isso pode anular a relevância das evidências existentes. Para o pesquisador, essa "lista em constante expansão de manuais multicomponentes concebidos para tratar um amplo leque de síndromes e subsíndromes topograficamente definidas cria um problema de pesquisa fatorial que é cientificamente impossível de transpor [...] [e] torna cada vez mais difícil ensinar o que é sabido ou focar no que é essencial" (Hayes, Luoma, Bond, Masuda, & Lillis, 2006, p. 2). Para o profissional, a escolha se coloca entre seguir os manuais ao pé da letra, independentemente do contexto ou das apresentações e preferências do cliente, ou aceitar a responsabilidade por não saber os resultados que podem ser esperados se o tratamento adaptado se desviar do manual.

Integrar conhecimento e ciência na unidade de um "manual para um transtorno" enfatiza as diferenças entre os manuais, mesmo que existam componentes comuns sobrepostos. Os pesquisadores são incentivados para a inovação, mas como o ressarcimento se torna contingente à entrega de protocolos baseados em evidências, os profissionais são incentivados a alegar que estão realizando os tratamentos com fidelidade, independentemente de estarem ou não fazendo isso na prática. Assim, os desenvolvedores de tratamentos enfrentam pressão para desenvolver métodos de controle de qualidade para proteger o acesso dos clientes à versão genuína do tratamento, o que leva a procedimentos protetivos, como o registro de propriedade ou certificação do terapeuta. Tais procedimentos se alinham, então, com as identidades profissionais e a lealdade dos pesquisadores e praticantes com protocolos de marcas particulares em vez de com componentes efetivos vinculados à necessidade do cliente.

A justificativa para a rígida aderência a manuais específicos é que, quanto maior for a aderência e a competência do terapeuta na execução de um protocolo padronizado e validado, maior será a probabilidade de que os clientes recebam os ingredientes ativos do tratamento e, assim, obtenham os resultados desejados. Se essa premissa for verdadeira, então aderência e competência devem ser fortes preditores dos resultados, e maiores pacotes e protocolos devem, em geral, apresentar ingredientes curativos únicos relacionados à teoria.

As evidências de pesquisa disponíveis sustentam apenas fragilmente tal hipótese. Com algumas exceções, os pesquisadores não encontram de forma consistente correlações entre aderência ou competência e resultados do tratamento (Branson, Shafran, & Myles, 2015; Webb, DeRubeis, & Barber, 2010).

E, embora existam muitos estudos meditacionais bem-sucedidos consistentes com a teoria, também há muitos estudos grandes bem projetados que falharam em encontrar processos de mudança únicos e distintos relacionados à teoria (Morgenstern & McKay, 2007). Se mais foco foi colocado em componentes e procedimentos específicos, um foco nos processos de mudança poderia muito bem ter mais sucesso, porém o uso de grandes manuais como a unidade de análise interfere nessa possibilidade.

A adoção de conceitos e métodos da pesquisa e desenvolvimento em farmacoterapia produziu outros problemas. A ideia de dose-resposta de que uma dosagem de ingredientes ativos produz padrões uniformes e lineares de mudança no cliente não se enquadra nas grandes diferenças individuais nas respostas dos clientes observadas em pesquisa de psicoterapia. Os clientes diferem quanto ao fato de estarem realmente absorvendo o material e atingindo as mudanças desejadas nas cognições, emoções e competências e quanto a essas mudanças, por sua vez, levarem aos resultados desejados. Em consequência, ocorrem grandes diferenças individuais na resposta dos clientes, mesmo em tratamentos que foram padronizados e com terapeutas que apresentam alta aderência ao manual de tratamento (Morgenstern & McKay, 2007).

Igualmente, os terapeutas não são uniformes da mesma maneira que os comprimidos. Fatores não específicos que são comuns entre os protocolos, como a aliança terapêutica, foram vistos como "semelhantes à adesão a um medicamento, ou seja, é necessário um nível mínimo de engajamento entre terapeuta e paciente para que seja possível existir uma via para transmitir os elementos curativos específicos da abordagem" (Morgenstern & McKay, 2007, p. 102). Ao contrário, os terapeutas apresentam variabilidade significativa em vez de homogeneidade (Laska, Smith, Wislocki, Minami, & Wampold, 2013), o que pode impactar os resultados de formas específicas.

Para ilustrar, considere o trabalho de Bedics, Atkins, Comtois e Lineham (2012a, 2012b). Eles estudaram a relação entre aliança terapêutica e autolesão não suicida no tratamento realizado por terapeutas comportamentais e não comportamentais (2012a). Os índices globais da relação terapêutica não previram redução na autolesão não suicida. Em vez disso, as reduções estavam associadas à percepção do cliente de que o terapeuta mesclou aspectos específicos – afirmação, controle e proteção – da relação. Em um estudo complementar (2012b), eles encontraram que, entre os clientes com terapeutas especialistas não comportamentais, os níveis mais altos de afirmação do terapeuta percebidos estavam associados a *aumento* na autolesão não suicida. Os autores especularam que as afirmações dos terapeutas não comportamentais poderiam ter sido inadvertidamente programadas para reforçar a autolesão não suicida, enquanto os terapeutas comportamentais contingentemente ofereceram acolhimento e autonomia para a melhora. Esses achados ilustram os tipos de interações entre fatores específicos e não específicos que podem impactar o resultado. Os efeitos de tratamentos até mesmo cuidadosamente padronizados não são uniformes ou homogêneos, e métodos de pesquisa que forçam compreensões excessivamente simplificadas podem limitar o avanço científico.

Por fim, os processos sociais impulsionam fatores cruciais relacionados ao alcance, à adoção, à implantação e à viabilidade de uma PBE no nível organizacional (Glasgow, Vogt, & Boles, 1999). Historicamente, os estágios do modelo da psicoterapia como tecnologia avançam sequencialmente dos ensaios de eficácia para as avaliações da efetividade e só então para a disseminação e a implementação da pesquisa. Em consequência, a pesquisa sobre os fatores cruciais que influenciam a validade externa, a utilidade clínica e o alcance, a adoção, a implementação e a viabilidade da intervenção em contextos de rotina é conduzida muito mais tarde no processo de desenvolvimento (Glasgow et al., 1999). Poucas evidências encontram-se disponíveis para guiar os tomadores de decisão que se defrontam com restrições do contexto sobre o que podem e não podem mudar quando implementam uma PBE.

OS DESAFIOS DE CONFIAR NO JULGAMENTO CLÍNICO

A PBE, por definição, inclui o julgamento clínico, mas as lacunas nas evidências significam que muitas decisões clínicas estão baseadas unicamente no julgamento clínico com poucos dados para informá-las. Lamentavelmente, existem fragilidades conhecidas no julgamento clínico.

O livro de Daniel Kahneman *Rápido e devagar: duas formas de pensar* (2011) popularizou nosso conhecimento dessas fragilidades. Segundo a teoria do processo dual do autor, há dois modos de processamento da informação: o sistema 1, um modo rápido, associativo e de baixo esforço que usa atalhos heurísticos para simplificar a informação e atingir soluções suficientemente boas, e o sistema 2, um modo mais lento e baseado em regras que se baseia no raciocínio sistemático de alto esforço.

A heurística rápida e frugal do sistema 1 que nos ajuda a rapidamente simplificar situações complexas nos deixa propensos a uma profusão de vieses e erros de percepção e raciocínio. Kahneman conceitua os dois sistemas como hierárquicos e discretos e postula que o sistema 2, mais racional e consciente, pode restringir o sistema 1, irracional e inconsciente, para nos salvaguardar de vieses e erros. No entanto, dados experimentais mostram que tais sistemas são integrados, não discretos ou hierárquicos, ambos propensos a um "raciocínio motivado" (Kunda, 1990; Kahan, 2012, 2013a). Se o pensamento impressionista rápido não produzir a resposta que esperamos ou desejamos, temos a tendência a usar nossas habilidades de raciocínio mais lentas para combater as evidências em desacordo e buscar dados que sejam adequados às nossas motivações em vez de reconsiderarmos nossa posição (Kahan, 2013b).

Em algumas profissões, o próprio ambiente de trabalho pode corrigir esses problemas com o julgamento porque as rotinas de trabalho calibram os processos inconscientes do sistema 1 e os treinam para selecionar padrões suspeitos para a atenção da análise deliberada do sistema 2. Kahneman e Klein (2009) dão o exemplo de comandantes bombeiros experientes e enfermeiras em unidades de cuidados intensivos neonatais que, ao longo de anos de observação, estudo e questionamentos, tacitamente aprendem a detectar pistas que indicam padrões sutis e complexos relacionados aos resultados, como sinais de que um prédio irá desmoronar ou um bebê irá desenvolver uma infecção. As pistas em seus ambientes de trabalho sinalizam as prováveis relações entre as causas e resultados do comportamento (pistas válidas). Em tais ambientes de alta validade ou "gentis", existem relações estáveis entre pistas objetivamente identificáveis e eventos subsequentes, ou entre pistas e os resultados de possíveis ações. Métodos padronizados, *feedback* claro e as consequências diretas do erro tornam possível aprender tacitamente as regras desses ambientes. Palpites baseados em pistas inválidas provavelmente serão detectados e avaliados como erro. O reconhecimento dos padrões melhora. Para Kahneman e Klein (2009), podemos desenvolver habilidades excelentes e especializadas para a tomada de decisão, mas somente quando duas condições são satisfeitas:

1. O próprio ambiente é caracterizado por relações estáveis entre pistas objetivamente identificáveis e os eventos subsequentes ou entre pistas e os resultados de possíveis ações (i.e., um ambiente de alta validade).

2. Há oportunidades de aprender as regras do ambiente.

Em contraste, os ambientes nos quais a maior parte das terapias é praticada são ambientes de baixa validade ou "maléficos", que dificultam a aprendizagem tácita (Hogarth, 2001). As pistas são dinâmicas e não estáticas, a previsibilidade dos resultados é deficiente e o *feedback* é tardio, esparso e ambíguo. Os ambientes de prática da psicoterapia carecem de métodos padronizados, *feedback* claro e consequências diretas e, portanto, oferecem poucas possibilidades de aprender as regras sobre a relação entre o julgamento clínico, as intervenções e os resultados. Em consequência, a aprendizagem tácita e o desenvolvimento de *expertise* intuitiva são bloqueados, o que constitui uma receita para a confiança excessiva (Kahneman & Klein, 2009). Dentro de tais ambientes de baixa validade, o julgamento clínico tem um desempenho mais fraco do que os algoritmos lineares baseados em análise estatística. Mesmo que frequentemente errados, os algoritmos mantêm a acurácia acima do acaso ao detectarem e usarem pistas fragilmente válidas consistentemente, o que explica boa parte das vantagens de um algoritmo se comparado com pessoas (Karelaia & Hogarth, 2018). Sem rotinas estruturadas, os vieses heurísticos fora de nossa consciência funcionam como um foco automático, inconsciente, simplificando situações complexas. A percepção, a atenção e a solução de problemas são capturadas por um subgrupo dos elementos que estão bem a nossa frente. Em particular, sem as condições certas, provavelmente iremos incorrer no raciocínio motivado e nos vieses previsíveis definidos por Heath e Heath (2013):

- Estrutura reduzida: pensamos de forma binária sim/não em vez de "Quais são as formas como posso tornar X melhor?".
- Viés de confirmação: fingimos que queremos a "verdade", mas tudo o que desejamos é reafirmação.

- Emoção em curto prazo: nós "batemos para fazer espuma", mas os fatos não mudam.
- Confiança excessiva: pensamos que sabemos como as coisas irão se desdobrar no futuro mais do que realmente sabemos.

IMPROVISAÇÃO DISCIPLINADA: CRIE AMBIENTES GENTIS COM ESTRUTURAS HEURÍSTICAS

O que pode ser necessário é criar os ambientes gentis que Kahneman e Klein (2009) e Hogarth (2001) descrevem: melhores condições nos contextos de prática rotineira que apoiem a aprendizagem da relação entre o julgamento clínico, intervenções e resultados. Fazendo isso, os profissionais podem se engajar em improvisação disciplinada como cientistas aplicados, melhorando, assim, a probabilidade de bons resultados do cliente. Isso requer que os profissionais tenham não só conhecimento científico funcional, mas também rotinas estruturadas que corrijam a maioria dos problemas com o julgamento clínico. "Conhecimento científico funcional" significa conhecimento especializado relacionado a probabilidade e chance; as ferramentas para pensar cientificamente, e a propensão a fazer isso; a tendência a examinar exaustivamente as possibilidades; a tendência a evitar um pensamento pessoal; o conhecimento de algumas regras de raciocínio formal e informal; e boas habilidades de argumento-avaliação (Stanovich, West, & Toplak, 2011). Essa "programação mental" costuma ser adquirida aleatoriamente no treinamento profissional.

O restante deste capítulo detalha um pequeno conjunto de rotinas estruturadas que o profissional pode usar para corrigir os problemas mais comuns com julgamento clínico e, assim, regular melhor o processo de tomada de decisão e tornar possível a realização de PBE significativa. Em geral, cada rotina proposta ajuda a gerar pistas válidas para detectar e aprender acerca das relações estáveis entre as pistas objetivamente identificáveis e os subsequentes eventos, ou entre as pistas e os resultados das possíveis ações.

Muitas das rotinas envolvem o uso de uma heurística em uma rotina de trabalho deliberada e estruturada. Em vez de um foco inconsciente, a heurística funciona como um foco controlado manualmente (Heath & Heath, 2013) ou uma *checklist* que melhora o desempenho (Gawande, 2010). As heurísticas, quando usadas deliberadamente, oferecem estratégias gerais sobre como encontrar uma resposta ou produzir uma solução em um período razoável de tempo que seja "suficientemente boa" para resolver o problema em questão. Elas ajudam o profissional a encontrar o ponto ideal da otimização, totalidade, acurácia, precisão e tempo de execução. A lista de práticas rotineiras a seguir, feita facilmente em um fluxo de trabalho típico, sugere formas de padronizar os métodos e obter *feedback* claro que aumentam as oportunidades de aprender as regras sobre a relação entre julgamento clínico, intervenções e resultados.

Padronize as principais rotinas de trabalho

Considere estes três passos para padronizar as principais rotinas de trabalho para transformar um ambiente maléfico em um mais gentil, que seja suficientemente disciplinado para ajudá-lo a melhor detectar pistas válidas e maximizar sua habilidade de aprender com elas.

1. Use o monitoramento do progresso e outros métodos de avaliação

O monitoramento do progresso – coletar regularmente os dados sobre o funcionamento do cliente – é o passo mais importante na criação de um ambiente com pistas válidas que tornam a aprendizagem possível. Tanto faz se esse passo seja denominado monitoramento do processo, resultados baseados na medida ou evidências baseadas na prática; foi demonstrado que acompanhar as mudanças do cliente previne o abandono e o fracasso do tratamento, reduz a duração do tratamento e melhora os resultados (p. ex., Carlier et al., 2012; Goodman, McKay, & DePhilippis, 2013).

Quando possível, use medidas com normas padronizadas. Quando for necessária avaliação idiográfica (i.e., comparação das pessoas com elas mesmas), considere ferramentas como o dimensionamento do alcance de objetivos (Kiresuk, Smith, & Cardillo, 2014) ou uma abordagem dos "problemas principais", em que os clientes identificam os três problemas principais que importam para eles e classificam a gravidade dos problemas em uma escala de 0 a 10 semanalmente (Weiz et al., 2011). Além disso, considere a padronização de alguma avaliação funcional idiográfica usada. Tais heurísticas de avaliação padrão (se o problema-alvo for X, então use o método de avaliação Y) podem aumentar a velocidade e consistência com a qual os problemas são definidos, fornecendo uma compensação para as limitações do julgamento clínico.

Em particular, adote regras heurísticas sobre como usar dados de monitoramento do progresso para guiar decisões em que é provável que o viés seja mais alto. Por exemplo, considere uma rotina como exigência de uma mudança no plano de tratamento a cada 10 a 12 semanas se o cliente não teve no mínimo melhora de 50% nos sintomas usando uma medida validada (Unützer & Park, 2012).

De modo mais geral, obtenha rotineiramente dados padronizados de alta qualidade para informar as decisões. Considere a criação de rotinas invariantes usando métodos de avaliação baseados em evidências, como escalas amplas de classificação dos sintomas, para identificar problemas presentes e fatores de manutenção, seguidas por escalas de classificação específicas mais profundas e, então, entrevistas clínicas padronizadas (ver Christon, McLeod, & Jensen-Doss, 2015, para mais sobre avaliação baseada em evidências). A chave é construir rotinas que permaneçam mais ou menos estáveis e padronizadas para reduzir a variabilidade do método e, assim, permitir a detecção de sinais válidos identificando relações entre julgamento clínico, intervenções e os resultados do cliente.

2. Considere PBEs existentes para o primeiro problema principal do paciente

Sempre que possível, comece com um protocolo de tratamento padronizado para o problema mais importante. Começar com um protocolo padrão oferece muitas vantagens. Primeira, tratar o problema mais importante pode resolver outros. Segunda, um protocolo padronizado lhe fornece um parâmetro em relação ao qual avaliar os resultados. Por fim, seguir um protocolo baseado em evidências permite que você limite a sua própria inconsistência e viés pessoal.

Mais uma vez, embora as evidências para protocolos não sejam suficientemente fortes para tratá-los como algoritmos (instruções passo a passo que previsível e confiavelmente produzem a resposta correta todas as vezes), os protocolos oferecem heurísticas que simplificam proveitosamente situações complexas. Os protocolos de terapia podem ser pensados como análises de meios e fins. A análise de meios e fins é uma heurística em que os fins são definidos, e os meios para esses fins são identificados. Se não puder ser encontrado nenhum meio praticável, então o problema é dividido em uma hierarquia de subproblemas, os quais, por sua vez, podem ser mais divididos em subproblemas menores até que sejam encontrados os meios para resolver o problema.

As diretrizes estruturadas do tipo se/então que os protocolos fornecem ajudam a simplificar situações clínicas complexas em uma série de alertas sistemáticos para pensar ou agir. Alguns protocolos especificam quais problemas o terapeuta deve analisar e como analisá-los e fornecem mais heurísticas sobre como combinar estratégias de tratamento componentes baseadas na natureza e na gravidade dos problemas de um cliente. Dessa forma, a estruturação da intervenção clínica com um protocolo pode ajudá-lo a detectar pistas válidas e criar um ambiente estruturado para promover a aprendizagem.

Outra rotina padrão útil é sistematicamente considerar protocolos de tratamento alternativo relevantes como parte da tomada de decisão compartilhada e conversas de consentimento de tratamento com o cliente. Quanto mais um profissional considerar claramente e deliberadamente cursos de ação alternativos (Heath & Heath, 2013) e criar testes estruturados do tipo se/então, mais esses ciclos de *feedback* poderão ajudar o profissional a detectar se os resultados esperados aconteceram (ou não) e mais o ambiente se tornará aprendível. O acrônimo PICO é uma forma de estruturar uma pergunta clínica para uma pesquisa na literatura que funcione bem para a tomada de decisão compartilhada. P representa "paciente", "problema" ou "população"; I, "intervenção"; C, "comparação", "controle" ou "comparador"; e O, "resultados" (em inglês *outcomes*) (Huang, Lin, & Demmer-Fushhman, 2006).

Por exemplo, a Figura 3.1 retorna ao exemplo da cliente anterior e mostra o diagrama visual que a cliente e o terapeuta fizeram para capturar a relação entre os problemas dela. Ela não estava tão preocupada com humor deprimido, baixa energia, fadiga, dificuldade de concentração, sentimentos de culpa intensos e desesperança, cujo escore estava na faixa severa na escala depressiva das Escalas de Depressão, Ansiedade e Estresse (Lovibond & Lovibond, 1995). Segundo sua perspectiva, os problemas de comportamento de seus filhos e os conflitos que ela e o marido tinham em relação à parentalidade tornavam cada problema pior e impactavam muito seu humor e, algumas vezes, seu sono. Ela se voltou para o álcool para escapar das emoções dolorosas. Usando PICO, o terapeuta pode explicar as opções de tratamento e os prováveis resultados para cada um desses problemas (ver a Tabela 3.1 para mais detalhes).

3. Use formulação de caso específica para teste das hipóteses

Quando um tratamento padrão não está disponível ou não produz os resultados desejados, os profissionais usam a formulação de caso para adequar as intervenções, com base no pressuposto de que a intervenção adaptada irá suplantar a adequação imperfeita dos protocolos padronizados para o indivíduo. Lamentavelmente, a formulação de caso tem uma base de

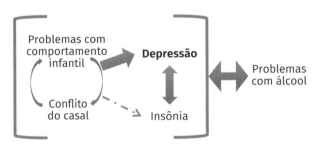

FIGURA 3.1 | Diagrama visual conceituando a relação entre os problemas do cliente.

TABELA 3.1 | Plano de tratamento em componentes modulares

Paciente, problema, população	Intervenção	Comparação e resultados
Nº 1. Depressão	Ativação comportamental (AC): • 50-60% de recuperação (Dimidjian et al., 2006). • Experimentar AC por 8 a 10 sessões, depois avaliar e considerar tratamento alternativo se houver menos de 50% de mudança na depressão nas Escalas de Depressão, Ansiedade e Estresse.	Outras opções a considerar: • Recuperação natural. • Medicação antidepressiva (MAD): ~1/3 responde; 1/3 resposta parcial; taxa de recaída alta quando interrompida. • Combinar MAD e terapia: ~53% relatam redução nos sintomas. • Terapia interpessoal e outro tratamento ativo: ~50% de redução nos sintomas. • Terapia de casais comportamental (Jacobson et al., 1991): 87% se recuperam da depressão; estresse do casal também é reduzido.
Nº 2. Problemas com álcool	Intervenção breve para o problema com álcool: uma das primeiras tarefas de ativação da AC (O'Donnell et al., 2014).	Reduz a quantidade e a frequência para muitos; menos estudado com mulheres. Autoajuda ou TCC, se breve, não produz a mudança desejada no Teste de Identificação de Distúrbio de Uso de Álcool (AUDIT).
Nº 3. Insônia	TCC para insônia (TCC-I); registro do sono uma das primeiras tarefas de ativação da AC.	TCC-I em relação a medicações; a melhora efetiva da insônia pode reduzir outros problemas, especialmente depressão.
Nº 3. Parentalidade para problemas de comportamento dos filhos	Autoajuda: revisar *The incredible years: a trouble-shooting guide for parents of children aged 2-8* (Webster-Stratton, 2006)[1] como uma tarefa de ativação.	Se a autoajuda não atingir ganhos suficientes, considerar um programa de treinamento baseado em evidências para os pais.
Nº 3. Conflitos do casal	Planejar tarefas de ativação para fortalecer a resolução do conflito e a satisfação conjugal.	Se as mudanças individuais não produzirem mudanças desejadas suficientes, considerar aconselhamento de casais.

[1] N. de R.T.: Há uma versão em língua portuguesa, publicada em Portugal pela editora Psiquilibrios, intitulada *Os anos incríveis: guia de resolução de problemas para pais de crianças dos 2 aos 8 anos de idade*.

evidência insuficiente. A revisão minuciosa e imparcial de Kuyken conclui que as evidências para a formulação de caso quanto à

> confiabilidade "apoiam as hipóteses descritivas, mas não as inferenciais";
>
> a validade é "muito limitada, mas promissora"; e
>
> a aceitabilidade e a utilidade são "variáveis" (2006, p. 31).

Kuyken conclui: "Não há evidências convincentes de que a formulação da TCC [terapia cognitivo-comportamental] melhore os processos ou os resultados da terapia" (p. 31).

Embora faltem fortes evidências para sugerir que intervenções adaptadas com base em formulações de caso sejam superiores, quando usada sistematicamente, a formulação de caso pode servir como um método disciplinado para aplicar o método científico ao trabalho clínico (Persons, 2008). Quando o terapeuta precisa ir além dos protocolos existentes, especificar propositalmente variáveis dependentes e independentes, em combinação com o monitoramento do progresso, pode criar condições para o terapeuta aprender as relações estáveis entre julgamento, intervenções e resultado, e esse método pode compensar os problemas com viés e a heurística inconscientemente aplicada. Persons (2008) e Padesky, Kuyken e Dudley (2011) articularam abordagens sistemáticas para a formulação de caso. No mínimo, a heurística para aplicar com a formulação de caso é especificar os alvos do tratamento (variáveis dependentes) e os processos de mudança robustos (variáveis independentes).

Use uma hierarquia--alvo para o tratamento informada pela ciência

Uma hierarquia-alvo para o tratamento fornece diretrizes do tipo se/então que prescrevem o que tratar e quando. A hierarquia-alvo restringe a variabilidade do terapeuta e, portanto, torna mais provável que os problemas mais essenciais sejam abordados primeiro, como uma *checklist* faz em uma sala de emergência (Gawande, 2010). Por exemplo, Linehan (1999) defendeu a organização dos alvos do tratamento em estágios de tratamento baseados na gravidade dos transtornos. No pré-tratamento, seu modelo direciona o terapeuta para focar na maximização da motivação inicial e no comprometimento com o tratamento, aumentando, assim, o engajamento, e a pesquisa (Norcross, 2002) apoia esse fator comum. Quando o descontrole comportamental é dominante, o terapeuta deve priorizar comportamentos-alvo de maneira sensata pela sua gravidade: comportamentos que ameaçam a vida, seguidos por comportamentos que interferem na terapia, comportamentos que interferem na qualidade de vida e melhoria das habilidades.

Os estágios definidos com hierarquias--alvo oferecem um *processo* para organizar a alocação de tempo na sessão, auxiliando na habilidade do terapeuta de pensar consistente e coerentemente; diferenciar o relevante do irrelevante; e administrar a carga cognitiva. Conforme discutido anteriormente, esses tipos de *checklists* ou ferramentas de apoio à decisão são exatamente o que os humanos precisam para detectar e responder de forma consistente a pistas válidas. As hierarquias--alvo para tratamento podem ser particularmente úteis ou necessárias quando um cliente tem múltiplos transtornos e múltiplas crises que dificultam intervir de forma consistente.

O uso de hierarquia-alvo para o tratamento também pode ter efeitos porque o *conteúdo--alvo* específico produz mudanças no cliente. Por exemplo, aparentemente focar no comportamento suicida como um problema em si (em vez de vê-lo como um sinal ou sintoma que irá se resolver quando o transtorno subjacente for tratado) está associado a melhores resultados (Comtois & Linehan, 2006). As hierarquias-alvo para o tratamento proporcionam uma forma prática de consolidar o conhecimento científico.

Uma hierarquia-alvo pode ser construída a partir de processos específicos do transtorno ou processos transdiagnósticos extraídos da psicopatologia ou pesquisa sobre tratamento. Por exemplo, ao adaptarem alvos específicos do transtorno para tratar abuso de substâncias, McMain, Sayrs, Dimeff e Linehan (2007) não focaram na interrupção do uso de drogas ilegais e no abuso de drogas prescritas isoladamente; eles também focaram no desconforto físico e psicológico associado à abstinência e à urgência de usar, porque os sintomas de abstinência, a intensidade da urgência desde o dia anterior, a duração da urgência e a intensidade da urgência ao acordar predizem recaída.

Além disso, ou alternativamente, os alvos podem ser *transdiagnósticos* (ou seja, processos fundamentais que contribuem ou mantêm os transtornos entre o que a nomenclatura diagnóstica atual rotula como distintos). Mansell, Harvey, Watkins e Shafran (2009) categorizam quatro visões sobre os processos transdiagnósticos:

1. **Múltiplos processos universais mantêm todos ou a maioria dos transtornos psicológicos.** Por exemplo, os processos incluem atenção autofocada problemática, o viés de memória explícito, os vieses de interpretação e os comportamentos de segurança (p. ex., Harvey, Watkins, Mansell, & Shafran, 2004).
2. **Uma gama de processos cognitivos e comportamentais mantém uma gama limitada de transtornos, mas que é mais ampla do que modelos tradicionais específicos para o transtorno.** Por exemplo, pesquisadores propõem que processos comuns de avaliações cognitivas mal-adaptativas, fraca regulação das emoções, esquiva emocional e comportamento guiado pela emocionalidade estão relacionados a ansiedade e depressão (Barlow, Allen, & Choate, 2004) ou perfeccionismo clínico, baixa autoestima nuclear, intolerância de humor e dificuldades interpessoais com transtorno alimentar (Fairburn, Cooper, & Shafran, 2003).
3. **Os próprios sintomas ou fenômenos psicológicos, em vez de categorias ou rótulos diagnósticos, devem ser visados.** Por exemplo, em vez de pensar em transtorno bipolar e esquizofrenia como entidades distintas, Reininghaus, Priebe e Bentall (2013) defendem que os dados mostram não só uma síndrome psicótica superordenada, mas também cinco dimensões de sintomas independentes: sintomas positivos (alucinações e delírios), sintomas negativos (afastamento social e incapacidade de experimentar prazer), desorganização cognitiva, depressão e mania. Essas dimensões podem ser tratadas como alvos.
4. **Um processo universal único é em grande parte responsável pela manutenção do sofrimento psicológico em todos ou na maioria dos transtornos psicológicos.** Por exemplo, Watkins (2008) propõe a importância do pensamento repetitivo: o processo de pensar atentamente, repetitivamente ou frequentemente acerca de si mesmo ou de seu mundo. Hayes e colaboradores (2006, p. 6) propõem a importância da inflexibilidade psicológica: a forma como a "linguagem e a cognição interagem com contingências diretas para produzir uma incapacidade de persistir ou mudar o comportamento a serviço de fins valorizados no longo prazo".

Vincule os alvos a processos de mudança robustos

Por fim, quando for necessária improvisação disciplinada porque os problemas de um cliente não respondem bem a um protocolo estabelecido ou não responderam a um protocolo estabelecido, tente modular os componentes de protocolos baseados em evidências. Chorpita e colaboradores (p. ex., Chorpita & Daleiden, 2010; Chorpita et al., 2005) conduziram o esforço de criar um léxico padronizado de intervenções para definir a técnica ou estratégia de terapia discreta que possa servir como uma variável independente em vez de usar o manual de tratamento como a unidade de análise. Nos capítulos da Parte III deste livro, e em outros trabalhos (p. ex., Roth & Pilling, 2008), os componentes de protocolos baseados em evidências são agrupados em módulos independentes que contêm todo o conhecimento e competências necessários para realizar uma intervenção particular.

Essas abordagens modulares podem se revelar mais úteis cientificamente e orientadas para a prática do que depender de manuais como a unidade de análise. Elas removem a duplicação devido à supersimplificação e podem oferecer um meio de agregar os achados de forma confiável entre os estudos e derivar heurísticas prescritivas (Chorpita & Daleiden, 2010). Rotheran-Borus e colaboradores (2012) sugeriram que a reengenharia de programas de intervenção terapêuticos e preventivos baseados em evidências com base em suas características mais robustas tornará mais simples e menos dispendioso atender às necessidades da maioria das pessoas, tornando a ajuda efetiva mais acessível, escalável, replicável e sustentável.

Poucas heurísticas prescritivas estão disponíveis para guiar a combinação das intervenções componentes com os alvos. Além disso, como os dados disponíveis ainda não demonstraram a superioridade inequívoca do modelo dos fatores comuns ou do modelo da psicoterapia como tecnologia, talvez o melhor caminho para os profissionais seja serem informados pelos dois modelos.

Segundo o modelo dos fatores comuns, cinco ingredientes produzem mudança. O profissional deve criar (1) um vínculo emocionalmente carregado entre terapeuta e cliente e (2) um contexto confiante de cura em que a terapia possa ocorrer; oferecer (3) uma explicação psicologicamente derivada e culturalmente integrada para o sofrimento emocional que seja (4) adaptativa (i.e., forneça opções viáveis e críveis para a superação de dificuldades específicas) e aceita pelo cliente; e se engajar em (5) um conjunto de procedimentos ou rituais que levem o cliente a adotar algo que seja positivo, útil ou adaptativo (Laska et al., 2013). Segundo essa perspectiva dos fatores comuns, qualquer terapia que contenha todos esses cinco ingredientes será eficaz para a maioria dos transtornos.

Segundo uma perspectiva cognitivo-comportamental, estratégias para a solução de problemas de meios e fins oferecem orientação sobre como escolher os elementos componentes para alvos do tratamento. Primeiro, avalie se a ausência de comportamento efetivo se deve a déficit de capacidade (i.e., o cliente não sabe como realizar o comportamento necessário) e, se for assim, use procedimentos para treinamento de habilidades. Se o cliente tem as habilidades, mas emoções, contingências ou processos cognitivos e o conteúdo interferem na capacidade de se comportar habilmente, então use os procedimentos e princípios da exposição, manejo das contingências e modificação cognitiva para remover os obstáculos ao comportamento competente. Extraia procedimentos e princípios específicos para o transtorno de protocolos relevantes, quando necessário.

A Tabela 3.1 usa PICO para ilustrar um plano de tratamento com componentes modulares. A ativação comportamental (AC) serve como modelo básico e ponto de partida. Ela se baseia na premissa de que a depressão resulta de falta de reforço. Consequentemente, você pode tratar múltiplos alvos, como problemas com álcool, insônia, estratégias parentais e a relação conjugal, por meio do procedimento comum de tarefas de ativação para reduzir a esquiva (que interfere no reforço das contingências) e melhorar o domínio e a satisfação (para melhorar o reforço). Você pode usar princípios e estratégias específicos para o transtorno derivados de protocolos específicos baseados em evidências (p. ex., para insônia, problemas com álcool ou treinamento dos pais) de maneira modular para tratar alvos específicos.

ALÉM DA SALA DE TERAPIA: ORGANIZAÇÕES E CIÊNCIA BASEADA NA PRÁTICA

As categorias diagnósticas, com os códigos da terminologia procedural atual (CPT) para os diagnósticos e vertentes de serviço para transtornos específicos, ainda organizam o mundo da execução do serviço e do reembolso. Essa organização não é adequada para implantar a visão discutida neste capítulo. Para ingressar em uma nova era da PBE, devem ser feitas mudanças organizacionais que facilitem e apoiem tais práticas.

Heurísticas informadas por evidências estão emergindo para guiar essas mudanças, incluindo a identificação das variáveis principais que determinam e mantêm uma implementação "suficientemente boa" (p. ex., Damschroder et al., 2009; Proctor et al., 2009) e verificam a utilidade dos modelos de componentes modulares (Chorpita et al., 2015; Weiz et al., 2012). Ao instituírem o monitoramento do progresso como parte da prática padrão, profissionais e organizações são capazes de responder por si mesmos o que é necessário para a obtenção de bons resultados dentro de seus esforços para melhoria da qualidade (Steinfeld et al., 2015). Quando as barreiras à pesquisa baseada na prática parecem ser intransponíveis (Barkham, Hardy, & Mellor-Clark, 2010; Koerner & Castonguay, 2015), e métodos mais novos de caso único possibilitam agregar os dados de formas significativas para chegar a conclusões generalizáveis (Barlow, Nock, & Hersen, 2008; Iwakabe & Gazzola, 2009), a pesquisa baseada na prática pode oferecer contribuições significativas para a literatura científica.

CONCLUSÃO

A ubiquidade da PBE implica que ela seja um processo simples. Entretanto, desafios devidos à fragilidade na base de evidências e no julgamento clínico sugerem que profissionais e organizações criem ambientes "gentis" que facilitem a PBE. A implementação de rotinas de trabalho padronizadas, incluindo o uso sistemático de heurísticas que integrem a melhor ciência atual, torna possível treinar e melhor regular o julgamento clínico para detectar pistas válidas e conhecer as relações entre o julgamento clínico, as intervenções e os resultados. Também possibilita responder a perguntas baseadas na prática e fazer contribuições significativas à literatura de pesquisa mais ampla. Muitas mãos serão necessárias para desenvolver o objetivo da ciência na prática.

REFERÊNCIAS

American Psychological Association Presidential Task Force on Evidence-Based Practice (2006). Evidence--based practice in psychology. *American Psychologist, 61*(4), 271–285.

Barkham, M., Hardy, G. E., & Mellor-Clark, J. (2010). Improving practice and enhancing evidence. In M. Barkham, G. E. Hardy, & J. Mellor-Clark (Eds.), *Developing and delivering practice-based evidence: A guide for the psychological therapies* (pp. 3–20). Chichester, UK: Wiley-Blackwell.

Barlow, D. H., Allen, L. B., & Choate, M. L. (2004). Toward a unified treatment for emotional disorders. *Behavior Therapy, 35*(2), 205–230.

Barlow, D. H., Nock, M. K., & Hersen, M. (2008). *Single case experimental designs: Strategies for studying behavior change* (3rd ed.). Boston: Pearson Allyn and Bacon.

Bedics, J. D., Atkins, D. C., Comtois, K. A., & Linehan, M. M. (2012a). Treatment differences in the therapeutic relationship and introject during a 2-year randomized controlled trial of dialectical behavior therapy versus nonbehavioral psychotherapy experts for borderline personality disorder. *Journal of Consulting Clinical Psychology, 80*(1), 66–77.

Bedics, J. D., Atkins, D. C., Comtois, K. A., & Linehan, M. M. (2012b). Weekly therapist ratings of the therapeutic relationship and patient introject during the course of dialectical behavioral therapy for the treatment of borderline personality disorder. *Psychotherapy (Chicago), 49*(2), 231–240.

Branson, A., Shafran, R., & Myles, P. (2015). Investigating the relationship between competence and patient outcome with CBT. *Behaviour Research and Therapy, 68*, 19–26.

Carlier, I. V., Meuldijk, D., van Vliet, I. M., van Fenema, E., van der Wee, N. J., & Zitman, F. G. (2012). Routine outcome monitoring and feedback on physical or mental health status: Evidence and theory. *Journal of Evaluation in Clinical Practice, 18*(1), 104–110.

Chorpita, B. F., & Daleiden, E. L. (2010). Building evidence-based systems in children's mental health. In J. R. Weisz & A. E. Kazdin (Eds.), *Evidence-based psychotherapies for children and adolescents* (2nd ed., pp. 482–499). New York: Guilford Press.

Chorpita, B. F., Daleiden, E. L., & Weisz, J. R. (2005). Modularity in the design and application of therapeutic interventions. *Applied and Preventive Psychology, 11*(3), 141–156.

Chorpita, B. F., Park, A., Tsai, K., Korathu-Larson, P., Higa-McMillan, C. K., Nakamura, B. J., et al. (2015). Balancing effectiveness with responsiveness: Therapist satisfaction across different treatment designs in the Child STEPs randomized effectiveness trial. *Journal of Consulting and Clinical Psychology, 83*(4), 709–718.

Christon, L. M., McLeod, B. D., & Jensen-Doss, A. (2015). Evidence-based assessment meets evidence-based treatment: An approach to science-informed case conceptualization. *Cognitive and Behavioral Practice, 22*(1), 36–48.

Collado, A., Calderón, M., MacPherson, L., & Lejuez, C. (2016). The efficacy of behavioral activation treatment among depressed Spanish-speaking Latinos. *Journal of Consulting and Clinical Psychology, 84*(7), 651–657.

Comtois, K. A., & Linehan, M. M. (2006). Psychosocial treatments of suicidal behaviors: A practice-friendly review. *Journal of Clinical Psychology, 62*(2), 161–170.

Damschroder, L. J., Aron, D. C., Keith, R. E., Kirsh, S. R., Alexander, J. A., & Lowery, J. C. (2009). Fostering implementation of health services research findings into practice: A consolidated framework for advancing implementation science. *Implementation Science, 4*, 50.

Dimidjian, S., Hollon, S. D., Dobson, K. S., Schmaling, K. B., Kohlenberg, R. J., Addis, M. E., et al. (2006). Randomized trial of behavioral activation, cognitive therapy, and antidepressant medication in the acute treatment of adults with major depression. *Journal of Consulting and Clinical Psychology, 74*(4), 658–670.

Fairburn, C. G., Cooper, Z., & Shafran, R. (2003). Cognitive behaviour therapy for eating disorders: A "transdiagnostic" theory and treatment. *Behaviour Research and Therapy, 41*(5), 509–528.

Gawande, A. (2010). *The checklist manifesto: How to get things right*. New York: Metropolitan Books.

Glasgow, R. E., Vogt, T. M., & Boles, S. M. (1999). Evaluating the public health impact of health promotion interventions: The RE-AIM framework. *American Journal of Public Health, 89*(9), 1322–1327.

Goodman, J. D., McKay, J. R., & DePhilippis, D. (2013). Progress monitoring in mental health and addiction treatment: A means of improving care. *Professional Psychology: Research and Practice, 44*(4), 231–246.

Harvey, A. G., Watkins, E., Mansell, W., & Shafran, R. (2004). *Cognitive behavioural processes across psychological disorders: A transdiagnostic approach to research and treatment*. Oxford: Oxford University Press.

Hayes, S. C., Luoma, J. B., Bond, F. W., Masuda, A., & Lillis, J. (2006) Acceptance and commitment therapy: Model, processes, and outcomes. *Behaviour Research and Therapy, 44*(1), 1–25.

Heath, C., & Heath, D. (2013). *Decisive: How to make better choices in life and work*. New York: Random House.

Hogarth, R. M. (2001). *Educating intuition*. Chicago: University of Chicago Press.

Huang X., Lin J., & Demner-Fushman D. (2006). Evaluation of PICO as a knowledge representation for clinical questions. *AMIA Annual Symposium Proceedings Archive*, 359–363.

Iwakabe, S., & Gazzola, N. (2009). From single-case studies to practice-based knowledge: Aggregating and synthesizing case studies. *Psychotherapy Research, 19*(4–5), 601–611.

Jacobson, N. S., Dobson, K., Fruzzetti, A. E., Schmaling, K. B., & Salusky, S. (1991). Marital therapy as a treatment for depression. *Journal of Consulting and Clinical Psychology, 59*(4), 547–557.

Kahan, D. (2012). Two common (and recent) mistakes about dual process reasoning and cognitive bias. February 3. http://www.culturalcognition.net/

blog/2012/2/3/two-common-recent-mistakes--about-dual-process-reasoning-cogn.html.

Kahan, D. M. (2013a). Ideology, motivated reasoning, and cognitive reflection. *Judgment and Decision Making, 8*(4), 407–424.

Kahan, D. M. (2013b). "Integrated and reciprocal": Dual process reasoning and science communication part 2. July 24. http://www.culturalcognition.net/blog/2013/7/24/integrated-reciprocal-dual-process--reasoning-and-science-com.html.

Kahneman, D. (2011). *Thinking, fast and slow.* New York: Farrar, Straus and Giroux.

Kahneman, D., & Klein, G. (2009). Conditions for intuitive expertise: A failure to disagree. *American Psychologist, 64*(6), 515–526.

Kanter, J. W., Santiago-Rivera, A. L., Santos, M. M., Nagy, G., López, M., Hurtado, G. D., et al. (2015). A randomized hybrid efficacy and effectiveness trial of behavioral activation for Latinos with depression. *Behavior therapy, 46*(2), 177–192.

Karelaia, N., & Hogarth, R. M. (2008). Determinants of linear judgment: A meta-analysis of lens model studies. *Psychological Bulletin, 134*(3), 404–426.

Kiresuk, T. J., Smith, A., & Cardillo, J. E. (2014). *Goal attainment scaling: Applications, theory, and measurement.* London: Psychology Press.

Koerner, K., & Castonguay, L. G. (2015). Practice--oriented research: What it takes to do collaborative research in private practice. *Psychotherapy Research, 25*(1), 67–83.

Kunda, Z. (1990). The case for motivated reasoning. *Psychological Bulletin, 108*(3), 480–498.

Kuyken, W. (2006). Evidence-based case formulation: Is the emperor clothed? In N. Tarrier & J. Johnson (Eds.), *Case formulation in cognitive behaviour therapy: The treatment of challenging and complex cases* (pp. 12––35). New York: Routledge.

Laska, K. M., Smith, T. L., Wislocki, A. P., Minami, T., & Wampold, B. E. (2013). Uniformity of evidence--based treatments in practice? Therapist effects in the delivery of cognitive processing therapy for PTSD. *Journal of Counseling Psychology, 60*(1), 31–41.

Linehan, M. M. (1999). Development, evaluation, and dissemination of effective psychosocial treatments: Levels of disorder, stages of care, and stages of treatment research. In M. D. Glantz & C. R. Hartel (Eds.), *Drug abuse: Origins and interventions* (pp. 367–394). Washington, DC: American Psychological Association.

Lovibond, P. F., & Lovibond, S. H. (1995). The structure of negative emotional states: Comparison of the Depression Anxiety Stress Scales (DASS) with the Beck Depression and Anxiety Inventories. *Behaviour Research and Therapy, 33*(3), 335–343.

Manber, R., Edinger, J. D., Gress, J. L., San Pedro-Salcedo, M. G., Kuo, T. F., & Kalista, T. (2008). Cognitive behavioral therapy for insomnia enhances depression outcome in patients with comorbid major depressive disorder and insomnia. *Sleep, 31*(4), 489–495.

Mansell, W., Harvey, A., Watkins, E., & Shafran, R. (2009). Conceptual foundations of the transdiagnostic approach to CBT. *Journal of Cognitive Psychotherapy, 23*(1), 6–19.

McMain, S., Sayrs, J. H., Dimeff, L. A., & Linehan, M. M. (2007). Dialectical behavior therapy for individuals with borderline personality disorder and substance dependence. In L. A. Dimeff & K. Koerner (Eds.), *Dialectical behavior therapy in clinical practice: Applications across disorders and settings* (pp. 145–173). New York: Guilford Press.

Merton, R. K. (1968). The Matthew effect in science. *Science, 159,* 56–63.

Morgenstern, J., & McKay, J. R. (2007). Rethinking the paradigms that inform behavioral treatment research for substance use disorders. *Addiction, 102*(9), 1377–1389.

Norcross, J. C. (2002). *Psychotherapy relationships that work: Therapist contributions and responsiveness to patients.* New York: Oxford University Press.

O'Donnell, A., Anderson, P., Newbury-Birch, D., Schulte, B., Schmidt, C., Reimer, J., et al. (2014). The impact of brief alcohol interventions in primary healthcare: A systematic review of reviews. *Alcohol and Alcoholism, 49*(1), 66–78.

Onken, L. S., Carroll, K. M., Shoham, V., Cuthbert, B. N., & Riddle, M. (2014). Reenvisioning clinical science: Unifying the discipline to improve the public health. *Clinical Psychological Science, 2*(1), 22–34.

Padesky, C. A., Kuyken, W., & Dudley, R. (2011). *Collaborative case conceptualization rating scale and coding manual.* Vol. 5, July 19. Unpublished manual retrieved from http://padesky.com/pdf_padesky/CCCRS_Coding_Manual_v5_web.pdf.

Persons, J. B. (2008). *The case formulation approach to cognitive-behavior therapy.* New York: Guildford Press.

Proctor, E. K., Landsverk, J., Aarons, G., Chambers, D., Glisson, C., & Mittman, B. (2009). Implementation research in mental health services: An emerging science with conceptual, methodological, and training challenges. *Administration and Policy in Mental Health and Mental Health Services Research, 36*(1), 24–34.

Reininghaus, U., Priebe, S., & Bentall, R. P. (2013). Testing the psychopathology of psychosis: Evidence for a general psychosis dimension. *Schizophrenia Bulletin, 39*(4), 884–895.

Roth, A. D., & Pilling, S. (2008). Using an evidence-based methodology to identify the competences required to deliver effective cognitive and behavioral therapy for depression and anxiety disorders. *Behavioral and Cognitive Psychotherapy, 36*(2), 129–147.

Rotheram-Borus, M. J., Swendeman, D., & Chorpita, B. F. (2012). Disruptive innovations for designing and diffusing evidence-based interventions. *American Psychologist, 67*(6), 463–476.

Rounsaville, B. J, Carroll K. M., & Onken L. S. (2001). A stage model of behavioral therapies research: Getting started and moving on from stage 1. *Clinical Psychology: Science and Practice, 8*(2):133–142.

Sackett, D. L., Rosenberg, W. M., Gray, J. M., Haynes, R. B., & Richardson, W. S. (1996). Evidence based medicine: What it is and what it isn't. *BMJ, 312*(7023), 72–73.

Spring, B. (2007a). Steps for evidence-based behavioral practice. http://ebbp.org/ebbp/steps.

Spring, B. (2007b). Evidence-based practice in clinical psychology: What it is, why it matters; what you need to know. *Journal of Clinical Psychology, 63*(7), 611–631.

Stanovich, K. E., West, R. F., & Toplak, M. E. (2011). Individual differences as essential components of heuristics and biases research. In K. Manktelow, D. Over, & S. Elqayam (Eds.), *The Science of reason: A Festschrift for Jonathan St. B. T. Evans* (pp. 355–396). New York: Psychology Press.

Steinfeld, B., Scott, J., Vilander, G., Marx, L., Quirk, M., Lindberg, J., et al. (2015). The role of lean process improvement in implementation of evidence-based practices in behavioral health care. *Journal of Behavioral Health Services & Research, 42*(4), 504–518.

Stepanski, E. J., & Rybarczyk, B. (2006). Emerging research on the treatment and etiology of secondary or comorbid insomnia. *Sleep Medicine Reviews, 10*(1), 7–18.

Tucker, J. A., & Roth, D. L. (2006). Extending the evidence hierarchy to enhance evidence-based practice for substance use disorders. *Addiction, 101*(7), 918–932.

Unützer, J., & Park, M. (2012). Strategies to improve the management of depression in primary care. *Primary Care: Clinics in Office Practice, 39*(2), 415–431.

Watkins, E. R. (2008). Constructive and unconstructive repetitive thought. *Psychological Bulletin, 134*(2), 163–206.

Webb, C. A., DeRubeis, R. J., & Barber, J. P. (2010). Therapist adherence/competence and treatment outcome: A meta-analytic review. *Journal of Consulting and Clinical Psychology, 78*(2), 200–211.

Webster-Stratton, C. (2006). *The incredible years: A trouble-shooting guide for parents of children aged 2–8* (rev. ed.). Seattle: The Incredible Years.

Weisz, J. R., Chorpita, B. F., Frye, A., Ng, M. Y., Lau, N., Bearman, S. K., et al. (2011). Youth top problems: using idiographic, consumer-guided assessment to identify treatment needs and to track change during psychotherapy. *Journal of consulting and clinical psychology, 79*(3), 369– 380.

Weisz, J. R., Chorpita, B. F., Palinkas, L. A., Schoenwald, S. K., Miranda, J., Bearman, S. K., et al. (2012). Testing standard and modular designs for psychotherapy treating depression, anxiety, and conduct problems in youth: A randomized effectiveness trial. *Archives of General Psychiatry, 69*(3), 274–282.

4

A tecnologia da informação e o papel dinâmico da prática

Gerhard Andersson, PhD
Department of Behavioral Sciences and Learning, Linköping University, and Karolinska Institute

A psicoterapia vem mudando de forma gradual de uma prática presencial preponderantemente individual para várias formas alternativas de oferta de tratamento. Exemplos são o tratamento em grupo, materiais informativos, intervenções baseadas em aulas e psicoeducação, programas de intervenção não guiados e programas guiados de autoajuda com o uso de livros ou intervenções informatizadas baseadas em diferentes plataformas (p. ex., computadores, internet e *smartphones*). Nem todas essas mudanças no papel do profissional são recentes, nem foram provocadas pela tecnologia moderna da informação, porém meu foco neste capítulo será nas que foram.

Embora continue havendo controvérsia em torno de intervenções grupais e baseadas em aulas (Morrison, 2001), as mudanças produzidas por esses métodos estão presentes no campo há algum tempo, já fazem parte da prática regular e têm apoio empírico em pelo menos algumas condições (Cuijpers, van Straten, & Warmerdam, 2008; White, Keenan, & Brooks, 1992). Isso também vale para algumas formas de tecnologia da informação, como o uso de uma intervenção baseada em textos, na forma de livros e folhetos, como tratamento único, frequentemente referido como biblioterapia (Keeley, Williams, & Shapiro, 2002). Algumas formas mais recentes de intervenção, como a busca de material informativo baseado na *web* ou grupos de apoio *on-line*, não estão incluídas no escopo deste capítulo (G. Andersson, 2014), pois raramente estão integradas à prática em si. Neste capítulo, comentarei as mudanças no papel da prática na qual a moderna tecnologia da informação foi introduzida para *complementar* e algumas vezes até *substituir* formatos tradicionais de prestação de serviço.

TRATAMENTOS BASEADOS NA INTERNET SEM CONTATO COM O CLÍNICO

Existem muitos programas de autoajuda baseados na internet que são automatizados e não envolvem contato com um ser humano. Esses programas podem ter diferentes propósitos, variando desde prevenção até intervenção precoce em um processo de atendimento escalonado (Nordgreen et al., 2016) até o tratamento psicológico completo.

Os tratamentos sem contato com um clínico geralmente são apresentados com um nome diferente de "tratamento" e tendem a focar em sintomas específicos em vez de em transtornos e síndromes de saúde mental (Leykin, Muñoz, Contreras, & Latham, 2014). Isso pode, em parte, ser resultante de restrições legais em alguns países e de regulações profissionais e éticas. Por exemplo, nos Estados Unidos não é possível para um clínico tratar uma pessoa via internet se ela morar em um Estado em que ele não seja licenciado.

A magnitude da necessidade e a falta de serviços presenciais são motivadores para a criação de programas autoguiados (Muñoz, 2010), porém tais programas enfrentam problemas, como o fato de que muitos que se registram não concluem as intervenções (Christensen, Griffiths, Groves, & Korten, 2006). Lembretes automatizados e outras formas programadas para estimular a aderência podem impulsionar os tratamentos sem apoio humano. Estudos recentes sugerem que essa forma de tratamento ampliado, não guiado e via internet pode ser efetiva, com menos abandono do que em estudos anteriores (Titov et al., 2013).

O nível de envolvimento humano tende a ser maior quando as intervenções *on-line* são usadas como parte do sistema de assistência à saúde. As intervenções *on-line* com frequência incluem automaticamente pelo menos algum auxílio humano, como, por exemplo, um clínico de assistência primária para prescrição ou um membro da equipe de pesquisa que vê um dos participantes da pesquisa para avaliação (Ritterband et al., 2009). O nível de envolvimento humano pode aumentar quando os clínicos fazem parte do processo de engajamento apoiador.

TRATAMENTOS BASEADOS NA INTERNET COM APOIO DO CLÍNICO

Tratamentos baseados na internet com alguma forma de apoio do clínico surgiram como uma abordagem baseada em evidências para prestar tratamento psicológico para várias condições, entre as quais ansiedade (Olthuis, Watt, Bailey, Hayden, & Stewart, 2015), depressão e transtornos somáticos (G. Andersson, 2014). Esses programas são geralmente tratamentos em grande escala que se estendem por 5 a 15 semanas e incluem muitos dos componentes das intervenções presenciais. Várias particularidades dos tratamentos guiados baseados na internet provavelmente influenciarão como os tratamentos psicológicos serão praticados no futuro.

Primeiro, os tratamentos guiados baseados na internet geralmente incluem procedimentos de avaliação *on-line*. Muitos pesquisadores e clínicos veem valor na avaliação constante dos resultados durante o tratamento (Lambert, 2015), mas isso com frequência não é possível na prática clínica devido às limitações de tempo e à administração e à codificação envolvidas nos questionários. A moderna tecnologia da informação pode facilitar o monitoramento dos resultados. Os clínicos podem administrar questionários de autorrelato via internet com as propriedades psicométricas sendo mantidas (Van Ballegooijen, Riper, Cuijpers, van Oppen, & Smit, 2016) e, com a ajuda de telefones móveis, podem coletar dados dos clientes em tempo real (Luxton, McCann, Bush, Mishkind, & Reger, 2011). Isso é útil não só em pesquisa, mas também no tratamento regular. Por exemplo, *smartphones* podem ser usados em vez de papel e lápis para coletar as classificações do desconforto durante a terapia de exposição. Gustafson e colaboradores (2014) usaram um aplicativo de *smartphone* para apoiar o tratamento de abuso de drogas. Ainda outra possibilidade é usar videoconferência ao entrevistar os clientes. Obviamente, isso requer soluções *on-line* seguras, tornando os programas comuns para mídias sociais menos adequados, mesmo que os clínicos cada vez mais usem sistemas comuns como o Skype (Armfield, Gray, & Smith, 2012).

Segundo, a forma como os tratamentos baseados na internet são agendados e o conteúdo que eles usam (para uma revisão recente de versões na internet de tratamento baseado em evidências, veja G. Anderson, Carlbring, & Lindefors, 2016) provavelmente também irão influenciar a prática psicológica futura. De modo geral, o agendamento de programas *on-line* tende a simular o agendamento presencial, e esses programas fornecem atividades como tarefas de casa semanalmente. Além disso, os tratamentos têm duração total semelhante à prescrita nos manuais presenciais. O conteúdo dos programas de tratamento *on-line* varia, mas a maioria está baseada na terapia cognitivo-comportamental (TCC) (G. Andersson, 2014); outros são informados pela terapia interpessoal (Dagöö et al., 2014), pela psicoterapia psicodinâmica (Johansson, Frederick, & Andersson, 2013), etc.

Embora muitos programas de tratamento *on-line* sejam derivados de protocolos baseados em evidências para transtornos específicos, como transtorno de pânico e depressão, os tratamentos baseados em evidências tendem a se sobrepor em vários transtornos e problemas, e é importante dar liberdade aos usuários finais quanto às preferências de tratamento. Foram desenvolvidas duas soluções diferentes e parcialmente sobrepostas para esse dilema.

Foco nos mecanismos transdiagnósticos é a primeira solução. Exemplos são o protocolo unificado de Barlow para transtornos do humor e ansiedade (Barlow, Allen, & Choate, 2004) e o foco da terapia de aceitação e compromisso na flexibilidade psicológica entre as diferentes formas de saúde mental e comportamental (Hayes, Strosahl, & Wilson, 2012).

Titov, Andrews, Johnston, Robinson e Spence (2010) desenvolveram e testaram um tratamento transdiagnóstico via internet para ansiedade e depressão com bons resultados. Pesquisadores testaram outras abordagens transdiagnósticas, como *mindfulness* (Boettcher et al., 2014), tratamento psicodinâmico focado no afeto (Joahnsson, Björklund, et al., 2013) e terapia de aceitação e compromisso (Levin, Pistorello, Hayes, Seeley, & Levin, 2015) usando o formato da internet. Além disso, usaram a internet para testar tratamentos genéricos, como relaxamento aplicado, e para transtornos específicos, como um transtorno de ansiedade social (Carlbring, Ekselius, & Andersson, 2003).

Sem adaptação adicional, mesmo as abordagens transdiagnósticas não são capazes de lidar com as preferências dos clientes, e os tratamentos focados no caso, que os clínicos frequentemente favorecem, não são possíveis se o conteúdo do tratamento for mais ou menos fixo. Uma exceção é a abordagem transdiagnóstica de Titov e colaboradores (2011), que oferece aos clientes um material além do programa fixado. Igualmente, o programa descrito por Levin e colaboradores (2015) fornece "toques" da terapia de aceitação e compromisso para se adequar à área-problema do cliente.

Outra abordagem para dar liberdade aos usuários finais quanto às preferências de tratamento, desenvolvida pelo nosso grupo de pesquisa na Suécia, consiste em adaptar o tratamento via internet em conformidade com uma entrevista diagnóstica, uma formulação do caso e, em alguma medida, as preferências do cliente (Carlbring et al., 2010). Na prática, a adaptação pode consistir em módulos definidos e módulos flexíveis. Um cliente pode receber a prescrição de um programa de dez semanas consistindo em psicoeducação (fixa), módulos adaptados baseados na apresentação do caso e nas preferências (p. ex., módulos sobre ansiedade social e manejo do estresse) e, então, um final fixo (prevenção de recaída). Essa abordagem transdiagnóstica pode tratar a comorbidade em casos em que problemas como insônia, dificuldades de relacionamento e condições psiquiátricas (p. ex., transtorno de ansiedade generalizada) coexistem. As evidências até o momento sugerem que o tratamento via internet adaptado é tão efetivo quanto tratamentos específicos para o transtorno (Berger, Boettchher, & Caspar, 2014), e, em um estudo sobre depressão, o tratamento adaptado mostrou-se superior ao tratamento padrão via internet para casos mais graves (Johansson et al., 2012).

Uma vantagem dos programas de tratamento prestados via internet é que eles podem ir além do texto e incluir arquivos de áudio, animações, vídeos, salas de bate-papo, mensagens de texto, lembretes automáticos e outras soluções tecnológicas que, em princípio, podem guiar o cliente durante o processo de mudança de comportamento de uma maneira integrada que seria difícil de replicar integralmente na terapia presencial. O texto ainda é a parte principal da maioria das intervenções, e muitas pessoas estão acostumadas a processamento de texto, mas, na maioria dos programas, diferentes formatos de apresentação estão mesclados com, por exemplo, um vídeo introdutório de um terapeuta, instruções e psicoeducação baseadas no texto, instruções para a tarefa de casa interativa e imagens para ilustrar os conceitos. Na verdade, os pesquisadores desenvolveram tratamentos que usam ilustrações exaustivamente; por exemplo, existe um tratamento para depressão em formato de mangá (Imamura et al., 2014), e programas da Austrália utilizam imagens desenhadas por antigos artistas da Disney (Mewton, Sachdev, & Andrews, 2013).

Outra vantagem da terapia baseada na internet é que ela pode ser modificada para se adequar a pessoas que falam diferentes línguas e que têm diferentes origens culturais. A Figura 4.1 apresenta um exemplo. É uma captura de tela de um estudo de tratamento para depressão usado em um ensaio com pessoas que falavam o dialeto curdo sorani. O manual para depressão foi originalmente escrito em sueco, como se pode ver pelo título do vídeo. A figura mostra que intervenções via internet podem ser facilmente traduzidas e adaptadas para uso em outras línguas. De forma similar, a terapia baseada na internet pode mudar os exemplos no programa, os nomes ou fotografias, de modo a adequá-los às expectativas culturais (p. ex., uma imagem mostrando um homem e uma mulher apertando as mãos pode ser trocada por duas mulheres apertando as mãos para um protocolo de internet apresentado em persa).

A terceira característica dos tratamentos guiados via internet provavelmente afetará as práticas futuras da psicologia no papel do clínico. A maioria das revisões e metanálises encontrou que o apoio clínico reforça os resultados do tratamento para programas *on-line* e reduz a taxa de abandono (Baumeister, Reichler, Munzinger, & Lin, 2014), mas é necessário mais trabalho referente ao papel e ao treinamento dos terapeutas que orientam os tratamentos baseados na internet (G. Andersson, 2014). Entretanto, o apoio pode ser diferencialmente associado aos resultados; por exemplo, tratamentos para depressão podem depender mais do apoio (Johansson, & Andersson, 2012), e algumas outras condições potencialmente requerem menos apoio clínico (Berger et al., 2011). Tanto os clínicos quanto os clientes podem preferir ter alguma forma de contato clínico, mas a quantidade e forma do apoio necessário ainda não são conhecidas empiricamente. Pode ser que apoio sob demanda, semelhante às linhas telefônicas de atendimento, seja suficiente para alguns clientes (Rheker, Andersson, & Weise, 2015). Outros clientes podem precisar de apoio programado e lembretes personalizados. Um desafio para a pesquisa futura será identificar moderadores de resultados que ajudem os clínicos a decidir a forma de apoio de que um cliente precisa.

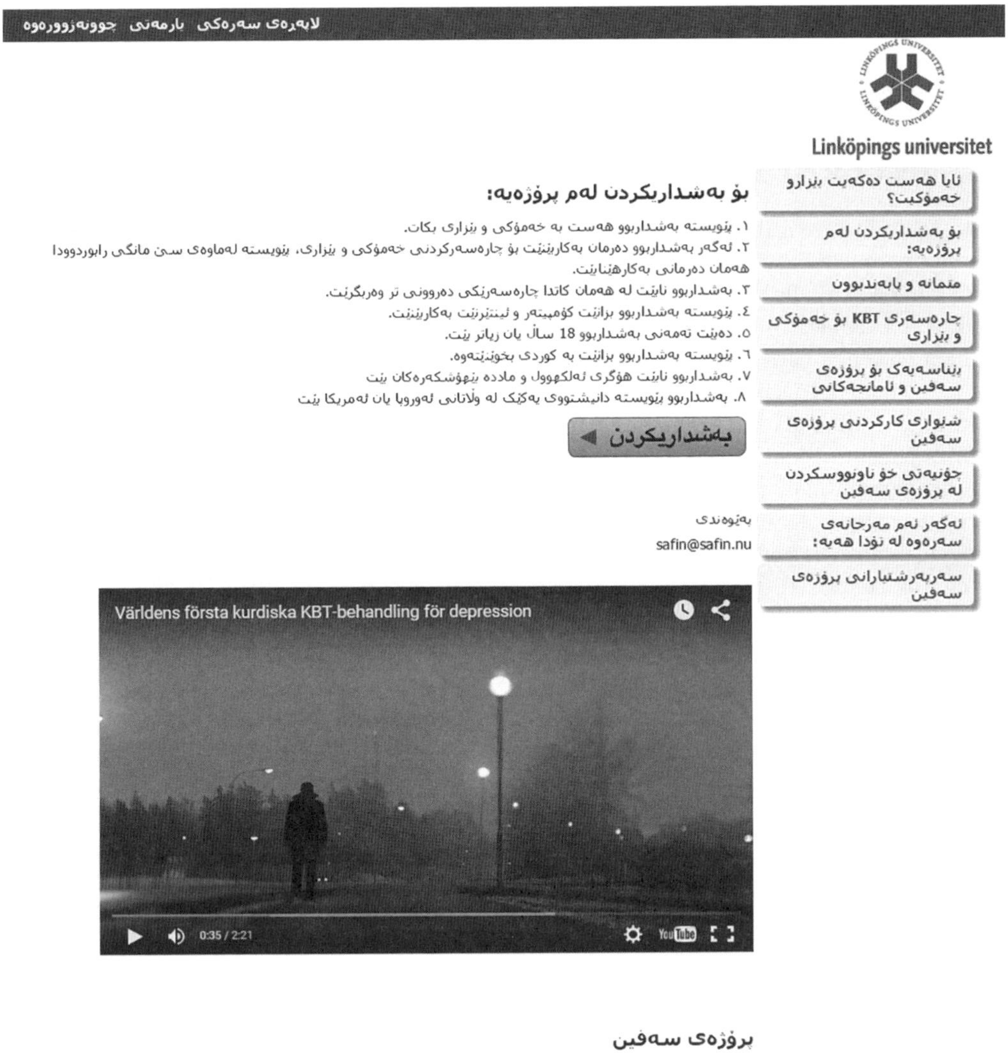

FIGURA 4.1 | Captura de tela de um tratamento para depressão apresentado no dialeto curdo sorani (© 2017. Department of Behavioral Sciences and Learning, Linköping University, usada com permissão).

De modo geral, os efeitos dos tratamentos baseados na internet desafiam o pressuposto de que a aliança terapêutica é um elemento necessário por trás dos tratamentos psicossociais efetivos (Horvath, del Re, Fluckiger, & Symonds, 2011). Vários estudos (p. ex., Sucala et al., 2012) examinaram a aliança terapêutica *on-line* entre cliente e terapeuta, e, na maioria, os clientes classificaram a aliança como alta (usando medidas como o Inventário da Aliança de Trabalho), mas essas classificações raramente se correlacionaram com os resultados.

ESTAMOS PRONTOS PARA IMPLANTAR O TRATAMENTO VIA INTERNET?

Neste capítulo, foco no tratamento baseado na internet porque a base de evidências é grande para uma gama de problemas e condições clínicas (G. Andersson, 2014). Entretanto, existem barreiras para os clínicos que incorporam a moderna tecnologia da informação na prática clínica diária. Primeiramente, os clientes podem não encarar o tratamento via internet como o mais relevante (Mohr et al., 2010), ainda que alguns levantamentos sugiram que os clientes podem ser mais positivos do que os clínicos (Gun, Titov, & Andrews, 2011; Wootton, Titov, Dear, Spence, & Kemp, 2011). Em segundo lugar, as atitudes podem diferir dependendo do grupo-alvo; por exemplo, os clínicos podem estar menos dispostos a usar tratamento via internet com clientes mais jovens (Vigerland et al., 2014).

Em terceiro, os provedores de tratamento temem que tratamentos via internet passem a ser considerados tão efetivos como os tratamentos presenciais. Estudos comparativos diretos sugerem que esse pode ser o caso de tratamentos pela internet guiados (G. Andersson, Cuijpers, Carlbring, Riper, & Hedman, 2014), com a ressalva de que provavelmente nenhum tratamento será adequado para todos os clientes, e os resultados podem variar entre os clínicos. De um ponto de vista clínico, é altamente provável (considerando-se a equivalência geral nos estudos) que haja alguns clientes e alguns clínicos para os quais o tratamento presencial seja superior, mas também há clientes e clínicos para quem o tratamento via internet é mais efetivo. Lamentavelmente, a literatura sobre preditores de resultados não envia uma mensagem clara, já que há poucos achados consistentes sobre o que funciona para quem.

Em quarto lugar, os clínicos se preocupam se podem confiar nos achados de estudos da eficácia em que os participantes são recrutados por meio de anúncios. Dada a rápida velocidade das pesquisas sobre tratamentos guiados pela internet (com a ajuda da tecnologia), existem atualmente diversos estudos da eficácia (os quais são clinicamente representativos, com clientes comuns sendo atendidos em contextos comuns e não recrutados por meio de anúncios) mostrando que tais tratamentos (até o momento, sem exceção, aqueles baseados na TCC) funcionam bem quando realizados com assistência regular (G. Andersson & Hedman, 2013), com alguns estudos recentes realizados com amostras muito grandes (p. ex. ~2.000 clientes; Titov et al., 2015). Por fim, preocupações e restrições éticas também podem limitar o alcance dos tratamentos via internet (Dever Fitzgerald, Hunter, Hadjistavropoulos, & Koocher, 2010), como também os modelos de prestação de serviço e o financiamento.

Em suma, apesar do crescimento rápido do apoio empírico para os tratamentos guiados pela internet, as mudanças na estrutura da prática são lentas. Existem exemplos de instituições estabelecidas de tratamento baseado na internet (p. ex., uma delas tem tratado o sofrimento causado pelo zumbido em Uppsala, Suécia, desde 1999; Kaldo et al., 2013) e implementações em países como Austrália, Holanda, Alemanha e Noruega, porém muitos programas de tratamento ainda não são usados no atendimento regular.

AUTOAJUDA GUIADA COMO AUXILIAR PARA A TERAPIA PADRÃO

Os livros de autoajuda já penetraram nas práticas de terapia e encontraram uso dentro delas. Considerando o grande número de livros de autoajuda disponíveis no mercado, alguns dos quais foram corroborados por ensaios de tratamento controlado, não é de causar surpresa que muitos clínicos os utilizem e os recomendem. Um estudo sobre terapeutas de TCC no Reino Unido identificou que 88,7% dos terapeutas usavam materiais de autoajuda, preponderantemente como complemento para a terapia individual (Keeley et al, 2002). Um levantamento similar identificou que apenas 1% dos clínicos praticantes usavam intervenções informatizadas como alternativa para o atendimento presencial (Whifield & Williams, 2004), mas a mistura de atendimento presencial e tecnologia da informação moderna é um desenvolvimento recente que provavelmente irá mudar a forma como terapeutas e clínicos praticam.

Um exemplo dessa mistura é um sistema de apoio *on-line* para TCC em que toda a papelada (p. ex., tarefas de casa, diários, questionários, material informativo) existe *on-line*, mas o sistema é usado para complementar as sessões presenciais em vez de substituí-las (Mansson, Ruiz, Gervind, Dahlin, & Andersson, 2013). Um sistema de apoio *on-line* desse tipo baseia-se nos primeiros desenvolvimentos tecnológicos, como o sistema de apoio em CD-ROM para profissionais de clínica geral (Roy-Byrne et al., 2010). Outra abordagem é usar o programa de tratamento *on-line* como base e complementá-lo com encontros presenciais (Van der Vaart et al., 2004). Um estudo recente sobre depressão na Noruega, conduzido na clínica geral, usou com sucesso essa abordagem baseada no programa *on-line* MoodGYM (Hoifodt et al., 2013).

Com a disseminação dos telefones móveis modernos (os *smartphones*), surgiram oportunidades adicionais para a prática combinada. Os profissionais podem usar a tecnologia da forma como usam livros de autoajuda, recomendando-a aos clientes com a expectativa de tornar a intervenção mais efetiva e eficiente. Em um projeto recente, foi desenvolvido um aplicativo para *smartphone* para apoiar a ativação comportamental. O aplicativo foi combinado com quatro sessões presenciais e foi testado – em relação a um braço completo de ativação comportamental consistindo em dez sessões presenciais sob supervisão – em um ensaio randomizado com 88 clientes com depressão diagnosticada (Ly et al., 2015). Os resultados não apresentaram diferença entre os dois tratamentos e mostraram grandes efeitos dentro do grupo para ambos os tratamentos.

Ensaios como esse mostram que agora atingimos um estágio em que os serviços presenciais regulares precisarão aprender a incorporar a moderna tecnologia da informação sobre bases empíricas. Parece inevitável que intervenções apoiadas na internet que usem diferentes plataformas, como computadores, *smartphones* e *tablets*, se tornem mais comuns. A mistura dessas intervenções na assistência clínica regular pode ocorrer segundo duas perspectivas: o atendimento regular, como o tratamento psicológico baseado em evidências, pode usar a tecnologia como auxiliar para sessões presenciais regulares, ou programas de tratamento *on-line*, aplicativos para *smartphone* e outros dispositivos podem ser apoiados pelos clínicos. Muitos ensaios e aplicações clínicas de intervenções via internet têm usado ambos os estilos de combinação no decorrer dos anos. O que ainda não está claro é como os clínicos irão ajustar seus papéis para fazer uso de desenvolvimentos tecnológicos.

DESENVOLVIMENTOS CONTÍNUOS E FUTUROS

À luz da rápida disseminação da moderna tecnologia da informação pelo mundo, está claro que a prática de avaliação e tratamento psicológico irá mudar, mas é difícil prever exatamente como. Nesta seção, comentarei alguns cenários possíveis e farei observações sobre o estado atual das coisas.

Primeiramente, parece provável que surjam algumas intervenções baseadas na internet que poderão ser realizadas convenientemente *apenas* de maneira informatizada, conduzindo a sua adoção precoce. O treinamento da modificação da atenção, que passou de principalmente baseado em laboratório (Amir et al., 2009) para ofertado *on-line*, é um exemplo. Seu desenvolvimento mostra tanto promessas quanto riscos, já que achados promissores de pesquisa laboratorial não foram replicados em programas ministrados via internet (Boettcher, Berger, & Renneberg, 2012; Carlbring et al., 2012), e foram relatados resultados paradoxais (Boettcher et al., 2013; Kuckertz et al., 2014). Entretanto, exemplos adicionais certamente surgirão (especialmente considerando-se o terceiro ponto a seguir).

Em segundo lugar, componentes específicos do tratamento (p. ex., *mindfulness* e exercícios físicos) que são algumas vezes inseridos em tratamentos psicológicos baseados em evidências também foram ministrados pela internet em ensaios controlados. Os componentes de *mindfulness* fizeram parte de protocolos de tratamento em estudos de tratamentos orientados para a aceitação ministrados via internet (Hesser et al., 2012). Em um estudo da depressão, um programa de exercícios físicos foi ministrado via internet com resultados promissores (Ström et al., 2013), mais uma vez mostrando que a oferta via internet pode ser uma forma viável de testar os efeitos das intervenções. Também foram realizados ensaios controlados de *mindfulness* (Boettcher et al., 2014; Morledge et al., 2013) e solução de problemas como componentes do tratamento ministrado como intervenções únicas via internet (Van Straten, Cuijpers, & Smits, 2008). À medida que esses componentes específicos são mais desenvolvidos, sua associação a novas formas de análise funcional e desenvolvimento de programas parece provável, especialmente se a abordagem orientada por processos discutida neste livro começar a se concentrar mais na moderação e nos processos de mudança. É importante observar que estudos na internet permitem maiores amostras e, assim, podem facilitar o desmonte de estudos em que os efeitos de componentes específicos são isolados.

Em terceiro lugar, estamos agora na posição em que é provável que novas intervenções sejam mais testadas diretamente em ensaios na internet em vez de primeiro ser desenvolvidas e testadas em ensaios presenciais regulares. Um exemplo é o tratamento da procrastinação (Rozental, Forsell, Svensson, Andersson, & Carlbring, 2015). A mudança de foco das síndromes psiquiátricas para os problemas que as pessoas têm e os processos que os estimulam provavelmente aumentará os ensaios na internet. Essa tendência geral pode limitar o foco das intervenções na internet a áreas-problema (um exemplo é o tratamento do perfeccionismo; Arpin-Cribbie, Irvine, & Ritvo, 2012). Também pode ampliar a gama das áreas-problema – de condições psiquiátricas de leves a moderadas, em que agora há poucas condições para as quais não existem programas (G. Andersson, 2014), para problemas de saúde somática, como dor crônica, para problemas de saúde geral, como estresse e insônia (G. Andersson, 2014).

Em quarto lugar, no âmbito do processo, a pesquisa de tratamentos via internet pode ser um campo de provas para novas ideias referentes aos processos que moderam ou são mediadores dos resultados do tratamento. Mais uma vez, considerando a maior amostragem de participantes nos ensaios via internet, é mais fácil obter poder estatístico suficiente para testar os preditores dos resultados, mas também os mediadores dos resultados na pesquisa dos processos (Ljótsson et al., 2013). Um grande estudo controlado de 200 pessoas que sofriam de transtorno de ansiedade social encontrou que o conhecimento sobre ansiedade social e a confiança nesse conhecimento aumentavam depois do tratamento (G. Andersson, Carlbring, & Furmak, em nome do Grupo de Pesquisa SOFIE, 2012). Esse exemplo de psicoeducação em TCC é importante, mas poucos estudos investigaram o que os clientes realmente aprendem com suas terapias, e a aquisição de conhecimento merece ser mais estudada, já que é um objetivo importante da maioria das intervenções psicológicas (Harvey et al., 2014).

Outro exemplo de pesquisa (Bricker, Wyszunki, Comstock, & Heffner, 2013) realizada em associação com ensaios na internet fazia os participantes aceitarem as pistas físicas, cognitivas e emocionais para fumar. Esse estudo atribuiu 80% do aumento na cessação do tabagismo no acompanhamento a um *website* de terapia de aceitação e compromisso e ao Smokefree.gov, o *website* para cessação do tabagismo desenvolvido pelo National Cancer Institute. Um estudo realizado por Mansson e colaboradores (2015), sobre os mecanismos cerebrais como resultados e preditores dos resultados, é ainda outro exemplo de um ensaio associado à internet. Outros estudos (p. ex., E. Anderson et al., 2013) investigaram os marcadores genéticos dos resultados, mas essa pesquisa ainda não gerou achados consistentes.

Uma quinta área de interesse final é a provisão de treinamento, supervisão e educação via internet. Existem poucos estudos sobre educação *on-line* em TCC (Rakovshik et al., 2013) e ainda menos para supervisão *on-line*. No entanto, a educação universitária mudou drasticamente, e um número crescente de programas de educação em todo o mundo usa a moderna tecnologia da informação. A supervisão *on-line* provavelmente é comum, mesmo havendo restrições referentes à segurança e pouca pesquisa sobre sua eficácia. Existe a necessidade de pesquisas sistemáticas sobre como podemos usar a internet para aumentar o acesso à educação em tratamentos psicológicos baseados em evidências.

CONSIDERAÇÕES FINAIS

Neste capítulo, dei vários exemplos de como a prática clínica pode mudar graças à introdução da moderna tecnologia da informação na sociedade. Em um curto período, os pesquisadores conduziram muitos estudos baseados na internet, e agora é comum que novos tratamentos voltados para novas populações sejam testados diretamente com pesquisas na internet, e não em estudos que só consomem tempo com sessões presenciais. Porém, também há desafios com as intervenções baseadas na internet. Procedimentos diagnósticos e formulações de caso são, em geral, baseados na interação humana entre clínicos e clientes. Até o momento, para tratamentos baseados na internet, esses procedimentos de terapia eram realizados na clínica ou por telefone. Há a necessidade de melhorar a triagem e os procedimentos diagnósticos *on-line*, mas também de implementar outros testes, como o cognitivo, para serem ministrados *on-line*. Neste capítulo não discuti a relação custo-benefício e a potencial redução dos custos com intervenções via internet (Donker et al., 2015), mas é importante acrescentar que os custos desse tipo de intervenção são menores do que os dos serviços presenciais, e, talvez mais importante, os clientes podem ser atingidos mais fácil e precocemente com esse tratamento, o que pode reduzir seu sofrimento.

Os clínicos que estão sendo treinados atualmente cresceram na era da internet e podem estar mais preparados que seus pares mais velhos para adotar o admirável mundo novo que surge no horizonte. As oportunidades são muitas, mas parece provável que as mudanças na prática vão se dar gradualmente. Isso pode ser bom, pois o ritmo parece estar encorajando o campo a começar o processo de mudança misturando o melhor do presencial com a moderna tecnologia da informação, criando uma base sólida para os passos adicionais, e talvez mais desafiadores profissionalmente, que provavelmente serão dados no futuro.

REFERÊNCIAS

Amir, N., Beard, C., Taylor, C. T., Klumpp, H., Elias, J., Burns, M., et. al. (2009). Attention training in individuals with generalized social phobia: A randomized controlled trial. *Journal of Consulting and Clinical Psychology, 77*(5), 961–973.

Andersson, E., Rück, C., Lavebratt, C., Hedman, E., Schalling, M., Lindefors, N., et al. (2013). Genetic polymorphisms in monoamine systems and outcome of cognitive behavior therapy for social anxiety disorder. *PLoS One, 8*(11), e79015.

Andersson, G. (2014). *The internet and CBT: A clinical guide*. Boca Raton, FL: CRC Press.

Andersson, G., Carlbring, P., & Furmark, T., on behalf of the SOFIE Research Group. (2012). Therapist experience and knowledge acquisition in Internet-delivered CBT for social anxiety disorder: A randomized controlled trial. *PLoS One, 7*(5), e37411.

Andersson, G., Carlbring, P., & Lindefors, N. (2016). History and current status of ICBT. In N. Lindefors & G. Andersson (Eds.), *Guided Internet-based treatments in psychiatry* (pp. 1–16). Switzerland: Springer.

Andersson, G., Cuijpers, P., Carlbring, P., Riper, H., & Hedman, E. (2014). Guided Internet-based vs. face-to-face cognitive behavior therapy for psychiatric and somatic disorders: A systematic review and meta-analysis. *World Psychiatry, 13*(3), 288–295.

Andersson, G., & Hedman, E. (2013). Effectiveness of guided Internet-based cognitive behavior therapy in regular clinical settings. *Verhaltenstherapie, 23*, 140–148.

Armfield, N. R., Gray, L. C., & Smith, A. C. (2012). Clinical use of Skype: A review of the evidence base. *Journal of Telemedicine and Telecare, 18*(3), 125–127.

Arpin-Cribbie, C., Irvine, J., & Ritvo, P. (2012). Web-based cognitive-behavioral therapy for perfectionism: A randomized controlled trial. *Psychotherapy Research, 22*(2), 194–207.

Barlow, D. H., Allen, L. B., & Choate, M. L. (2004). Toward a unified treatment for emotional disorders. *Behavior Therapy, 35*(2), 205–230.

Baumeister, H., Reichler, L., Munzinger, M., & Lin, J. (2014). The impact of guidance on Internet-based mental health interventions—A systematic review. *Internet Interventions, 1*(4), 205– 215.

Berger, T., Boettcher, J., & Caspar, F. (2014). Internet-based guided self-help for several anxiety disorders: A randomized controlled trial comparing a tailored with a standardized disorder-specific approach. *Psychotherapy (Chicago), 51*(2), 207–219.

Berger, T., Caspar, F., Richardson, R., Kneubühler, B., Sutter, D., & Andersson, G. (2011). Internet-based treatment of social phobia: A randomized controlled trial comparing unguided with two types of guided self-help. *Behaviour Research and Therapy, 49*(3), 158–169.

Boettcher, J., Åström, V., Påhlsson, D., Schenström, O., Andersson, G., & Carlbring, P. (2014). Internet-based mindfulness treatment for anxiety disorders: A randomized controlled trial. *Behavior Therapy, 45*(2), 241–253.

Boettcher, J., Berger, T., & Renneberg, B. (2012). Internet-based attention training for social anxiety: A randomized controlled trial. *Cognitive Therapy and Research, 36*(5), 522–536.

Boettcher, J., Leek, L., Matson, L., Holmes, E. A., Browning, M., MacLeod, C., et al. (2013). Internet-based attention modification for social anxiety: A randomised controlled comparison of training towards negative and training towards positive cues. *PLoS One, 8*(9), e71760.

Bricker, J., Wyszynski, C., Comstock, B., & Heffner, J. L. (2013). Pilot randomized controlled trial of web-based acceptance and commitment therapy for smoking cessation. *Nicotine and Tobacco Research, 15*(10), 1756––1764.

Carlbring, P., Apelstrand, M., Sehlin, H., Amir, N., Rousseau, A., Hofmann, S., et al. (2012). Internet-delivered attention bias modification training in individuals with social anxiety disorder — A double blind randomized controlled trial. *BMC Psychiatry, 12*, 66.

Carlbring, P., Ekselius, L., & Andersson, G. (2003). Treatment of panic disorder via the Internet: A randomized trial of CBT vs. applied relaxation. *Journal of Behavior Therapy and Experimental Psychiatry, 34*(2), 129–140.

Carlbring, P., Maurin, L., Törngren, C., Linna, E., Eriksson, T., Sparthan, E., et al. (2010). Individually-tailored, Internet-based treatment for anxiety disorders: A randomized controlled trial. *Behaviour Research and Therapy, 49*(1), 18–24.

Christensen, H., Griffiths, K., Groves, C., & Korten, A. (2006). Free range users and one hit wonders: Community users of an Internet-based cognitive behaviour therapy program. *Australian and New Zealand Journal of Psychiatry, 40*(1), 59–62.

Cuijpers, P., van Straten, A., & Warmerdam, L. (2008). Are individual and group treatments equally effective in the treatment of depression in adults? A meta-analysis. *European Journal of Psychiatry, 22*(1), 38–51.

Dagöö, J., Asplund, R. P., Bsenko, H. A., Hjerling, S., Holmberg, A., Westh, S., et al. (2014). Cognitive behavior therapy versus interpersonal psychotherapy for social anxiety disorder delivered via smartphone and computer: A randomized controlled trial. *Journal of Anxiety Disorders, 28*(4), 410–417.

Dever Fitzgerald, T., Hunter, P. V., Hadjistavropoulos, T., & Koocher, G. P. (2010). Ethical and legal considerations for Internet-based psychotherapy. *Cognitive Behaviour Therapy, 39*(3), 173–187.

Donker, T., Blankers, M., Hedman, E., Ljótsson, B., Petrie, K., & Christensen, H. (2015). Economic evaluations of Internet interventions for mental health: A systematic review. *Psychological Medicine, 45*(16), 3357–3376.

Gun, S. Y., Titov, N., & Andrews, G. (2011). Acceptability of Internet treatment of anxiety and depression. *Australasian Psychiatry, 19*(3), 259–264.

Gustafson, D. H., McTavish, F. M., Chih, M. Y., Atwood, A. K., Johnson, R. A., Boyle, M. G., et al. (2014). A smartphone application to support recovery from alcoholism: A randomized clinical trial. *JAMA Psychiatry, 71*(5), 566–572.

Harvey, A. G., Lee, J., Williams, J., Hollon, S. D., Walker, M. P., Thompson, M. A., & Smith, R. (2014). Improving outcome of psychosocial treatments by enhancing memory and learning. *Perspectives on Psychological Science, 9*(2), 161–179.

Hayes, S. C., Strosahl, K. D., & Wilson, K. G. (2012). *Acceptance and commitment therapy: The process and practice of mindful change* (2nd ed.). New York: Guilford Press.

Hesser, H., Gustafsson, T., Lundén, C., Henrikson, O., Fattahi, K., Johnsson, E., et al. (2012). A randomized controlled trial of Internet-delivered cognitive behavior therapy and acceptance and commitment therapy in the treatment of tinnitus. *Journal of Consulting and Clinical Psychology, 80*(4), 649–661.

Høifødt, R. S., Lillevoll, K. R., Griffiths, K. M., Wilsgaard, T., Eisemann, M., Waterloo, K., et al. (2013). The clinical effectiveness of web-based cognitive behavioral therapy with face-to-face therapist support for depressed primary care patients: Randomized controlled trial. *Journal of Medical Internet Research, 15*(8), e153.

Horvath, A. O., del Re, A. C., Flückiger, C., & Symonds, D. (2011). Alliance in individual psychotherapy. *Psychotherapy, 48*(1), 9–16.

Imamura, K., Kawakami, N., Furukawa, T. A., Matsuyama, Y., Shimazu, A., Umanodan, R., et al. (2014). Effects of an Internet-based cognitive behavioral therapy (iCBT) program in manga format on improving subthreshold depressive symptoms among healthy workers: A randomized controlled trial. *PLoS One, 9*(5), e97167.

Johansson, R., & Andersson, G. (2012). Internet-based psychological treatments for depression. *Expert Review of Neurotherapeutics, 12*(7), 861–870.

Johansson, R., Björklund, M., Hornborg, C., Karlsson, S., Hesser, H., Ljótsson, B., et al. (2013). Affect-focused psychodynamic psychotherapy for depression and anxiety through the Internet: A randomized controlled trial. *PeerJ, 1*, e102.

Johansson, R., Frederick, R. J., & Andersson, G. (2013). Using the Internet to provide psychodynamic psychotherapy. *Psychodynamic Psychiatry, 41*(4), 385–412.

Johansson, R., Sjöberg, E., Sjögren, M., Johnsson, E., Carlbring, P., Andersson, T., et al. (2012). Tailored vs. standardized Internet-based cognitive behavior therapy for depression and comorbid symptoms: A randomized controlled trial. *PLoS One, 7*(5), e36905.

Kaldo, V., Haak, T., Buhrman, M., Alfonsson, S., Larsen, H. C., & Andersson, G. (2013). Internet-based cognitive behaviour therapy for tinnitus patients delivered in a regular clinical setting: Outcome and analysis of treatment dropout. *Cognitive Behaviour Therapy, 42*(2), 146–158.

Keeley, H., Williams, C., & Shapiro, D. A. (2002). A United Kingdom survey of accredited cognitive behaviour therapists' attitudes towards and use of structured self-help materials. *Behavioural and Cognitive Psychotherapy, 30*(2), 193–203.

Kuckertz, J. M., Gildebrant, E., Liliequist, B., Karlström, P., Väppling, C., Bodlund, O., et al. (2014). Moderation and mediation of the effect of attention training in social anxiety disorder. *Behaviour Research and Therapy, 53*, 30–40.

Lambert, M. J. (2015). Progress feedback and the OQ-system: The past and the future. *Psychotherapy, 52*(4), 381–390.

Levin, M. E., Pistorello, J., Hayes, S. C., Seeley, J. R., & Levin, C. (2015). Feasibility of an acceptance and commitment therapy adjunctive web-based program for counseling centers. *Journal of Counseling Psychology, 62*(3), 529–536.

Leykin, Y., Muñoz, R. F., Contreras, O., & Latham, M. D. (2014). Results from a trial of an unsupported Internet intervention for depressive symptoms. *Internet Interventions, 1*(4), 175–181.

Ljótsson, B., Hesser, H., Andersson, E., Lindfors, P., Hursti, T., Rück, C., et al. (2013). Mechanisms of change in an exposure-based treatment for irritable bowel syndrome. *Journal of Consulting and Clinical Psychology, 81*(6), 1113–1126.

Luxton, D. D., McCann, R. A., Bush, N. E., Mishkind, M. C., & Reger, G. M. (2011). mHealth for mental health: Integrating smartphone technology in behavioral healthcare. *Professional Psychology: Research and Practice, 42*(6), 505–512.

Ly, K. H., Topooco, N., Cederlund, H., Wallin, A., Bergström, J., Molander, O., et al. (2015). Smartphone-supported versus full behavioural activation for depression: A randomised controlled trial. *PLoS One, 10*(5), e0126559.

Månsson, K. N. T., Frick, A., Boraxbekk, C. J., Marquand, A. F., Williams, S. C. R., Carlbring, P., et al. (2015). Predicting long-term outcome of Internet-delivered cognitive behavior therapy for social anxiety disorder using fMRI and support vector machine learning. *Translational Psychiatry, 5*(3), e530.

Månsson, K. N. T., Ruiz, E. S., Gervind, E., Dahlin, M., & Andersson, G. (2013). Development and initial evaluation of an Internet-based support system for face to face cognitive behavior therapy: A proof of concept study. *Journal of Medical Internet Research, 15*(12), e280.

Mewton, L., Sachdev, P. S., & Andrews, G. (2013). A naturalistic study of the acceptability and effectiveness of Internet-delivered cognitive behavioural therapy for psychiatric disorders in older Australians. *PLoS One, 8*(8), e71825.

Mohr, D. C., Siddique, J., Ho, J., Duffecy, J., Jin, L., & Fokuo, J. K. (2010). Interest in behavioral and psychological treatments delivered face-to-face, by telephone, and by Internet. *Annals of Behavioral Medicine, 40*(1), 89–98.

Morledge, T. J., Allexandre, D., Fox, E., Fu, A. Z., Higashi, M. K., Kruzikas, D. T., et al. (2013). Feasibility of an online mindfulness program for stress management—a randomized, controlled trial. *Annals of Behavioral Medicine, 46*(2), 137–148.

Morrison, N. (2001). Group cognitive therapy: Treatment of choice or sub-optimal option? *Behavioural and Cognitive Psychotherapy, 29*(3), 311–332.

Muñoz, R. F. (2010). Using evidence-based Internet interventions to reduce health disparities worldwide. *Journal of Medical Internet Research, 12*(5), e60.

Nordgreen, T., Haug, T., Öst, L.-G., Andersson, G., Carlbring, P., Kvale, G., et al. (2016). Stepped care versus direct face-to-face cognitive behavior therapy for social anxiety disorder and panic disorder: A randomized effectiveness trial. *Behavior Therapy, 47*(2), 166–183.

Olthuis, J. V., Watt, M. C., Bailey, K., Hayden, J. A., & Stewart, S. H. (2015). Therapist-supported Internet cognitive behavioural therapy for anxiety disorders in adults. *Cochrane Database for Systematic Reviews,* 3(CD011565).

Rakovshik, S. G., McManus, F., Westbrook, D., Kholmogorova, A. B., Garanian, N. G., Zvereva, N. V., et al. (2013). Randomized trial comparing Internet-based training in cognitive behavioural therapy theory, assessment and formulation to delayed-training control. *Behaviour Research and Therapy, 51*(6), 231–239.

Rheker, J., Andersson, G., & Weise, C. (2015). The role of "on demand" therapist guidance vs. no support in the treatment of tinnitus via the Internet: A randomized controlled trial. *Internet Interventions, 2*(2), 189–199.

Ritterband, L. M., Thorndike, F. P., Gonder-Frederick, L. A., Magee, J. C., Bailey, E. T., Saylor, D. K., et al. (2009). Efficacy of an Internet-based behavioral intervention for adults with insomnia. *Archives of General Psychiatry, 66*(7), 692–698.

Roy-Byrne, P., Craske, M. G., Sullivan, G., Rose, R. D., Edlund, M. J., Lang, A. J., et al. (2010). Delivery of evidence-based treatment for multiple anxiety disorders in primary care: A randomized controlled trial. *JAMA, 303*(19), 1921–1928.

Rozental, A., Forsell, E., Svensson, A., Andersson, G., & Carlbring, P. (2015). Internet-based cognitive-behavior therapy for procrastination: A randomized controlled trial. *Journal of Consulting and Clinical Psychology, 83*(4), 808–824.

Ström, M., Uckelstam, C.-J., Andersson, G., Hassmén, P., Umefjord, G., & Carlbring, P. (2013). Internet-delivered therapist-guided physical activity for mild to moderate depression: A randomized controlled trial. *PeerJ, 1*, e178.

Sucala, M., Schnur, J. B., Constantino, M. J., Miller, S. J., Brackman, E. H., & Montgomery, G. H. (2012). The therapeutic relationship in e-therapy for mental health: A systematic review. *Journal of Medical Internet Research, 14*(4), e110.

Titov, N., Andrews, G., Johnston, L., Robinson, E., & Spence, J. (2010). Transdiagnostic Internet treatment for anxiety disorders: A randomized controlled trial. *Behaviour Research and Therapy, 48*(9), 890–899.

Titov, N., Dear, B. F., Johnston, L., Lorian, C., Zou, J., Wootton, B., et al. (2013). Improving adherence and clinical outcomes in self-guided Internet treatment for anxiety and depression: Randomised controlled trial. *PLoS One, 8*(7), e62873.

Titov, N., Dear, B. F., Schwencke, G., Andrews, G., Johnston, L., Craske, M. G., et al. (2011). Transdiagnostic Internet treatment for anxiety and depression: A randomised controlled trial. *Behaviour Research and Therapy, 49*(8), 441–452.

Titov, N., Dear, B. F., Staples, L. G., Bennett-Levy, J., Klein, B., Rapee, R. M., et al. (2015). Mind-Spot Clinic: An accessible, efficient, and effective online treatment service for anxiety and depression. *Psychiatric Services, 66*(10), 1043–1050.

Van Ballegooijen, W., Riper, H., Cuijpers, P., van Oppen, P., & Smit, J. H. (2016). Validation of online psychometric instruments for common mental health disorders: A systematic review. *BMC Psychiatry, 16*, 45.

Van der Vaart, R., Witting, M., Riper, H., Kooistra, L., Bohlmeijer, E. T., & van Gemert-Pijnen, L. J. (2014). Blending online therapy into regular face-to-face therapy for depression: Content, ratio and preconditions according to patients and therapists using a Delphi study. *BMC Psychiatry, 14*, 355.

Van Straten, A., Cuijpers, P., & Smits, N. (2008). Effectiveness of a web-based self-help intervention for symptoms of depression, anxiety, and stress: Randomized controlled trial. *Journal of Medical Internet Research, 10*(1), e7.

Vigerland, S., Ljótsson, B., Gustafsson, F. B., Hagert, S., Thulin, U., Andersson, G., et al. (2014). Attitudes towards the use of computerized cognitive behavior therapy (cCBT) with children and adolescents: A survey among Swedish mental health professionals. *Internet Interventions, 1*(3), 111–117.

White, J., Keenan, M., & Brooks, N. (1992). Stress control: A controlled comparative investigation of large group therapy for generalized anxiety disorder. *Behavioural Psychotherapy, 20*(2), 97–113.

Whitfield, G., & Williams, C. (2004). If the evidence is so good—Why doesn't anyone use them? A national survey of the use of computerized cognitive behaviour therapy. *Behavioural and Cognitive Psychotherapy, 32*(1), 57–65

Wootton, B. M., Titov, N., Dear, B. F., Spence, J., & Kemp, A. (2011). The acceptability of Internet-based treatment and characteristics of an adult sample with obsessive compulsive disorder: An Internet survey. *PLoS One, 6*(6), e20548.

Competência ética em terapias comportamentais e cognitivas

Kenneth S. Pope, PhD
Independent Practice, Norwalk, CT

A competência ética em terapia cognitiva e comportamental nos defronta com desafios cognitivos e comportamentais. Esses dois desafios são psicologicamente difíceis.

Precisamos enfrentar os desafios cognitivos do uso do julgamento informado para encontrar – ou, algumas vezes, criar – o caminho mais ético ao longo de situações em constante mudança. Nenhuma dessas situações é exatamente igual a qualquer outra. Podemos ser como muitos outros terapeutas em todos os tipos de aspectos, mas cada um de nós é único em aspectos importantes. Um cliente pode se encaixar em todos os tipos de categorias que incluem muitos outros clientes, mas cada um é único em aspectos importantes. Terapeutas, clientes e situações complexas não estão congelados no tempo – ninguém é exatamente o mesmo que no mês passado, semana passada ou ontem. Para adaptar Heráclito, durante o curso de nosso trabalho com um cliente, nunca entramos duas vezes em uma situação terapêutica idêntica com o mesmo cliente. Encontrar a resposta mais ética a essas situações únicas e em constante mudança nos força a deixar à parte expectativas de respostas fáceis, uma abordagem do tipo receita ou soluções de aplicação geral. Isso requer que estejamos alertas, abertos, informados, conscientes e ativamente questionando.

A competência ética também nos confronta com desafios comportamentais, porque fazer a coisa certa pode algumas vezes ser desagradável, assustador, oneroso ou praticamente impossível. Considere os exemplos a seguir:

Exemplo 1: avalições fornecidas pelo diretor executivo (CEO). É seu primeiro dia de trabalho em uma clínica, e seu supervisor lhe diz que a política de trabalho requer que você conduza todas as avaliações usando apenas os testes criados pelo CEO da clínica. Você faz uma busca *on-line* e descobre que não existem estudos revisados por pares sobre a confiabilidade ou validade dos testes. As únicas publicações que você consegue encontrar são um artigo no boletim informativo do CEO promovendo os benefícios dos testes e um artigo em uma publicação científica discutindo a bateria como um exemplo de pseudociência. O que você faz?

Exemplo 2: mudar os diagnósticos para obter cobertura. Seu novo cliente precisa desesperadamente de terapia, e você precisa desesperadamente de um novo cliente para ser capaz de pagar o aluguel do consultório em sua nova atividade, mas o seguro do cliente não cobre a condição dele. Obviamente, se você escolhesse um diagnóstico coberto pelo seguro, mas que não correspondesse ao do cliente, ele receberia terapia e você poderia pagar o aluguel. Alguns podem achar o caminho do falso diagnóstico razoável (à luz da falta de base científica adequada do *Manual diagnóstico e estatístico de transtornos mentais* – DSM), ético (buscando "não causar dano", mas não privando seu cliente da ajuda profissional necessária) e uma resposta humana a alguém que está sofrendo e necessitado. Outros podem chamar isso de desonestidade, mentira e fraude no seguro. O que você faz?

Exemplo 3: embarcar em um cruzeiro com o bilhete suicida de um cliente em mãos. Foi uma semana exaustiva, mas você e seu cônjuge irão celebrar seu aniversário de casamento hoje à noite, partindo em um cruzeiro caríssimo de cinco dias. No momento em que vocês estão a ponto de entregar suas passagens não reembolsáveis e embarcar no navio, você recebe um *e-mail* de um cliente dizendo apenas isto: "Não aguento mais. Nada pode me ajudar. Não quero mais saber de terapia e tudo o mais. Não tente entrar em contato comigo. Em breve tudo estará terminado". O que você faz? Você só tem alguns segundos para decidir porque vocês estão trancando a fila.

Fazer o que julgamos ser a coisa certa pode exigir irmos contra nosso próprio interesse financeiro, receber críticas de nossos colegas e pode ser a última coisa que *queremos* fazer. Podemos ter que nos forçar a desviar de tentações irresistíveis, enfrentar alguns de nossos medos mais profundos e escavar profundamente dentro de nós mesmos para reunir a coragem moral que não sabíamos que tínhamos.

Este capítulo destaca algumas das questões mais importantes – e frequentemente as mais problemáticas – que encontramos ao enfrentar os desafios cognitivos e comportamentais do desenvolvimento da competência ética e colocá-la em uso na prática clínica. O capítulo conclui com um conjunto de passos sugeridos para refletirmos sobre aspectos éticos de nosso trabalho.

CÓDIGOS DE ÉTICA

Considere os cenários a seguir:

> Você está conversando com um colega que usa modificação comportamental para trabalhar com pais de crianças que são problemáticas em casa e na escola. Ele lhe conta que acha o reforço negativo mais efetivo, então instrui os pais a baterem levemente na criança sempre que ocorrer um comportamento indesejado. Isso, segundo ele, cria o que é chamado de extinção pavloviana do comportamento indesejado. Ele confidencia que embora a terapia controle o comportamento da criança, ele está, na verdade, veladamente condicionando os pais usando métodos tão efetivos que produzem o que Skinner denominou aprendizagem sem erro. Quanto mais ele fala, mais você se dá conta de que ele não tem a mínima ideia dos termos, dos princípios, da pesquisa ou da teoria da terapia comportamental. Você fica preocupado por ele não ser competente, podendo estar prejudicando seus clientes. O código de ética requer que você tome alguma atitude? Em caso afirmativo, o que seria? O que você acha que acabaria fazendo?

> Uma mulher que está buscando terapia marca uma consulta inicial com você. Durante a consulta, ela lhe diz que atual-

mente está consultando um psicólogo que usa uma abordagem psicodinâmica. Ela tinha muitas esperanças com o psicólogo inicialmente, mas acha que seu terapeuta perde muito tempo revolvendo o passado, e ultimamente ele começou a tratá-la da mesma forma que sua mãe costumava tratá-la. Ela está furiosa com seu terapeuta e acha que se daria melhor com alguém que use terapia cognitivo-comportamental, mas quer apenas ter certeza de que tem um novo terapeuta antes de abandonar sua terapia atual. O código de ética permite que você simplesmente comece a tratá-la imediatamente ou há algumas atitudes que você deve tomar? Se houver, quais são elas? O que você realmente faria nessa situação?

Você está usando terapia de processamento cognitivo para tratar um ex-lutador profissional de artes marciais com transtorno de estresse pós-traumático (TEPT). No entanto, à medida que a terapia progride, você passa de um estado desconfortável para receoso e depois para atemorizado de que alguma coisa possa desencadear um ataque violento – e talvez letal – contra você. O código de ética permite que você termine por telefone ou carta sem ver o cliente novamente? O que você faria?

A competência ética nos possibilita fazer escolhas difíceis em situações complicadas como essas usando o julgamento informado pelos códigos de ética relevantes. A American Psychological Association (APA) e a Canadian Psychological Association (CPA) publicam dois dos códigos mais relevantes e influentes.[1]

O código atual da APA (2010) inclui uma introdução, um preâmbulo, cinco princípios gerais e 89 padrões éticos específicos. O preâmbulo e os princípios gerais (beneficência e não maleficência; fidelidade e responsabilidade; integridade; justiça; e respeito pelos direitos e dignidade das pessoas) são objetivos ambiciosos, que visam a guiar os psicólogos em direção aos mais altos ideais da psicologia. Os 89 padrões éticos são regras de conduta aplicáveis.

Na época desta publicação, a CPA estava revisando seu código de ética. A revisão provisória mais recente (fevereiro de 2015) segue a versão anterior na apresentação dos quatro princípios para informar julgamentos éticos. A CPA ordena os princípios segundo o peso dado a cada um, começando pelo mais importante: princípio I, respeito pela dignidade das pessoas e populações; princípio II, assistência responsável; princípio III, integridade nas relações; e princípio IV, responsabilidade com a sociedade. Cada princípio é seguido por uma lista de valores associados, e cada valor, por sua vez, é acompanhado por padrões éticos que mostram como esse princípio e valor se aplicam ao que os psicólogos fazem (p. ex., proporcionar terapia, conduzir pesquisa, ensino). A proposta do código enfatiza que "Embora os [...] princípios ordenadores possam ser úteis na resolução de algumas questões, problemas ou dilemas éticos, a complexidade de muitas situações requer consideração dos outros fatores e o engajamento em um processo de tomada de decisão ética criativa, autorreflexiva e deliberativa que inclua a consideração de muitos outros fatores" (Canadian Psychological Association, 2015, p. 2). O esboço do código sugere uma série de dez passos para fazer julgamentos éticos em situações tão complexas.

A competência ética requer que saibamos o que os códigos éticos relevantes nos dizem acerca do trabalho em questão. Também requer que entendamos que os códigos existem para *informar* nosso julgamento profissional, não para tomar o lugar de uma abordagem ativa, ponderada, questionadora e criativa de nossas responsabilidades éticas. Não podemos terceirizar nosso julgamento ou nossa responsabilidade pessoal para um código. Um código

---

[1] N. de R.T.: No Brasil, os Conselhos Federais de Psicologia e Medicina são os responsáveis pela elaboração e fiscalização do cumprimento do Código de Ética Profissional.

pode nos afastar de abordagens claramente antiéticas e despertar nossa consciência para os principais valores e inquietações. No entanto, um código não pode nos dizer como aplicar esses valores e tratar dessas inquietações em uma situação complexa em constante mudança, que envolve um terapeuta e um cliente específico, especialmente quando alguns desses valores éticos podem estar em conflito.

PESQUISA

Competência ética requer que saibamos o que estamos fazendo quando usamos intervenções cognitivas e comportamentais. Não há como fazer julgamentos éticos sólidos sobre nosso trabalho se não conhecermos o trabalho em si e o que as pesquisas atuais nos dizem sobre eficácia, riscos, desvantagens e contraindicações de nossa intervenção.

O Código de Ética da APA afirma que "o trabalho dos psicólogos está baseado no conhecimento científico e profissional estabelecido da disciplina" (2010, seção 2.04). O rascunho de 2015 da quarta edição do Código de Ética da APA enfatiza que os psicólogos devem "se manter atualizados com uma ampla gama de conhecimento relevante, métodos, técnicas e tecnologias de pesquisa e seu impacto nos indivíduos e grupos (p. ex., casais, famílias, organizações, comunidades e pessoas) por meio de leitura da literatura relevante, consulta com os pares e atividades de educação permanente, para que as suas atividades de prática, ensino e pesquisa beneficiem e não prejudiquem outras pessoas" (2015, seção II.9).

Não só nosso julgamento informado está em jogo, mas também o de nosso cliente. Se não conseguirmos explicar claramente o estado atual do conhecimento científico acerca da eficácia, das deficiências, dos riscos e das alternativas para uma terapia cognitiva ou comportamental, não poderemos cumprir nossas responsabilidades éticas e legais referentes ao direito do cliente ao consentimento *informado* e à recusa *informada*.

Novas pesquisas estão constantemente aprimorando – e algumas vezes revisando completamente e remodelando – nosso conhecimento sobre as abordagens cognitiva e comportamental. Manter-se atualizado é tanto uma responsabilidade quanto um desafio. David Barlow enfatiza a rapidez com que a pesquisa pode mudar nossa compreensão de quais intervenções são efetivas, inúteis ou até mesmo prejudiciais: "Desenvolvimentos incríveis na assistência à saúde têm ocorrido nos últimos anos. Estratégias de assistência à saúde amplamente aceitas têm sido colocadas em questão pelas evidências de pesquisa questionando se não só carecem de benefícios, mas também, talvez, induzam ao dano" (2004, p. 869; ver também Barlow, 2010; Lilienfeld, Marshall, Todd, & Shane, 2014). Niemeyer, Taylor, Rozensky e Cox (2014) usaram o método Delphi de pesquisa para estimar que a meia-vida atual do conhecimento em psicologia cognitiva e comportamental é de 9,6 anos. Dubin descreve a meia-vida do conhecimento em psicologia como "o momento depois da conclusão do treinamento profissional em que, devido a novos desenvolvimentos, a competência dos profissionais praticantes se tornou aproximadamente a metade do que era na época da graduação para atender às demandas de sua profissão" (1972, p. 487).

Décadas atrás, muitos terapeutas aproveitaram uma terapia maravilhosamente atraente e barata para controle da raiva. Os clientes aprenderam a adotar um comportamento simples para lidar terapeuticamente com sua raiva: eles passavam algum tempo socando um saco, boneca, almofada ou um alvo semelhante com seus punhos ou com um bastão. Foi fácil chegar a explicações teóricas de por que o comportamento de socar aliviava a raiva: comportamentalmente, ele descarregava a frustração que alimentava a raiva; direcionava a raiva para um objeto aceitável; possibilitava uma catarse dinâmica; levava a uma sensação de satisfação e exaustão que era incompatível com sentir-se com raiva; criava um "respiradouro" para a intensidade emocional; etc. Apesar de seu sólido embasamento na teoria e de sua popularidade, a terapia tinha uma desvantagem: não funcionava. Ela não só não ajudava os clientes a controlar sua raiva, como também estudos mostravam que a terapia tendia a deixar os clientes ainda mais enraivecidos do que antes, elevava sua pressão arterial, deixava-os sentindo-se pior e aumentava a probabilidade de crises de raiva futuras (para pesquisas e discussões, ver Bushman, 2002; Lor, Olatunji, Baumeister, & Bushman, 2007; Tavris, 1989). Temos uma responsabilidade ética essencial de manter os olhos abertos para evidências de que terapias novas, populares, promissoras – ou a nossa favorita – falham em proporcionar tantos benefícios quanto outras abordagens, não produzem qualquer melhora ou até mesmo causam danos. Os clientes dependem de nós para evitar perda de tempo (e dinheiro) ou deixá-los pior do que estavam quando chegaram até nós em busca de ajuda. Discutindo a ética de manter-se atualizado com as pesquisas – incluindo estudos que contradizem o uso de certas abordagens –, George Stricker escreve: "Todos nós precisamos trabalhar com a ausência de dados afirmativos, mas não há desculpa para ignorar dados contraditórios" (1992, p. 544).

Conhecer o que a pesquisa atual nos diz acerca de eficácia, desvantagens, riscos e contraindicações de uma intervenção envolve conhecer a própria pesquisa em vez de se apoiar em breves resumos do tipo "a terapia cognitivo-comportamental demonstrou ser efetiva no tratamento de TEPT". Compreender um achado de pesquisa como esse inclui nossa capacidade de responder a perguntas-chave, como estas: o que sabemos sobre os clientes e como eles foram recrutados e triados? A terapia cognitivo-comportamental (TCC) foi comparada com outros tratamentos, e, em caso afirmativo, os clientes foram distribuídos randomicamente entre os grupos de tratamento? Como os resultados foram avaliados? Os avaliadores sabem qual cliente recebeu qual tratamento? Que porcentagem dos clientes, caso haja, em cada grupo de tratamento não melhorou? Que características dos clientes ou processos psicológicos moderaram os resultados (p. ex., múltiplos traumas, problemas sociais concomitantes, altos níveis de ruminação)? Que porcentagem dos clientes, caso haja, em cada grupo de tratamento piorou depois do tratamento em relação ao início, e *em que aspectos* eles pioraram? Existem diferenças estatisticamente significativas entre tratamentos também significativos clinicamente (p. ex., o tamanho do efeito)? Financiamento, patrocínio ou conflitos de interesse podem ter inadvertidamente introduzido viés em como as hipóteses foram estruturadas, nas metodologias escolhidas, nos dados analisados ou nos resultados relatados? (ver Flacco et al., 2015; Jacobson, 2015). Quanto tempo depois do tratamento foi realizado o acompanhamento, e houve mudanças significativas nos meses ou anos após o término?

Saber as respostas para essas perguntas é o segredo para cumprirmos com competência nossa responsabilidade ética com a prática. Assim como os códigos de ética, as pesquisas informam nosso julgamento, mas não o substituem. A prática competente, assim como nossos clientes e outros que são impactados pelo nosso trabalho, depende de nós para fazer julgamentos informados sobre como ajudar sem prejudicar.

O julgamento informado algumas vezes irá nos guiar um pouco além das técnicas que são empiricamente apoiadas para uma situação particular, e precisamos adaptar uma técnica ao máximo para um novo uso. O crucial é que tenhamos conhecimento do que a pesquisa nos diz *e também* dos limites desse conhecimento. Muitos achados de pesquisa, por exemplo, estão baseados nas diferenças estatísticas entre grupos de pessoas. Parte dos limites inerentes ao nosso conhecimento é que uma intervenção fortemente apoiada por achados estatística e clinicamente significativos a partir desses estudos baseados estatisticamente pode – ou não – "funcionar" com o cliente que está a nossa frente. B. F. Skinner chamou atenção para a falácia de assumir que as diferenças estatísticas entre grupos ou outras associações estatísticas irão automaticamente se traduzir para um indivíduo específico: "Ninguém vai ao circo para ver um cão mediano saltar através de um arco com uma frequência significativamente maior do que cães não treinados criados sob as mesmas circunstâncias" (1956, p. 228). Nosso trabalho com cada cliente se torna semelhante a um estudo N = 1, em que monitoramos cuidadosamente os efeitos de nossas intervenções em uma pessoa particular.

Litell (2010) adaptou a visão de Skinner para a situação terapêutica, ao mesmo tempo sublinhando a necessidade de conhecermos a pesquisa propriamente, em vez de nos basearmos em garantias dadas por terceiros de que uma terapia em particular é "baseada em evidências":

> A maior parte do conhecimento científico é provisória e nomotética, não diretamente aplicável a casos individuais. Os especialistas entraram por essa brecha integrando evidências empíricas para uso na prática. Algumas vezes isso é pouco mais do que uma manobra para promover teorias e terapias favoritas. No entanto, envoltos na retórica científica, alguns pronunciamentos confiáveis se transformaram em ortodoxia (pp. 167-168).

LEIS, REGRAS DE LICENCIAMENTO, PADRÕES LEGAIS DE CUIDADOS E OUTRAS REGULAÇÕES GOVERNAMENTAIS

Imagine-se nas situações a seguir:

> Você está usando TCC para tratar uma mulher com TEPT. Conhecedor de estudos experimentais e metanalíticos que sugerem que a TCC aumenta a frequência cardíaca (FC) de clientes com TEPT, você lhe mostra como medir seu pulso no início e no fim de cada sessão e sugere que ela faça uma tabela de sua FC durante a semana, particularmente quando estiver experimentando os sintomas de TEPT. Ela apresenta melhora constante com essa intervenção e até menciona que isso parece estar ajudando com a taquicardia ocasional, para a qual ela usa medicação.
>
> As leis, as regras de licenciamento, os padrões legais de cuidados e outras regulações governamentais consideram que você está praticando medicina? Eles requerem que você tenha conhecimentos em fisiologia, biologia, funcionamento normal e patologia do coração humano, além da natureza e dos efeitos dos medicamentos relevantes para essa cliente? Eles requerem que você obtenha os registros médicos da cliente antes de iniciar intervenções que sabidamente afetam o coração e outros órgãos? Eles requerem que você inclua informações sobre os possíveis efeitos da TCC em pessoas com TEPT em seu processo de consentimento informado? Em caso afirmativo, você pode atender a essas exigências de consentimento informado simplesmente escrevendo na tabela que você discutiu isso com a cliente e que a cliente forneceu consentimento informado para a intervenção, ou você é legalmente obrigado a obter o consentimento informado por escrito da cliente? (Observe que as regulações relevantes variam entre as várias jurisdições, de modo que o que um Estado ou província exige pode não ser mencionado ou mesmo proibido por outro Estado ou província.)

Seu cliente é um homem idoso que chegou até você em busca de ajuda porque se tornou deprimido devido a problemas médicos crônicos. Ele tem uma preocupação constante de que seus problemas piorem. Seus dias estão repletos de ruminação. Depois de discutir várias opções de tratamento, ele decide experimentar a redução do estresse baseada em *mindfulness*. Vocês dois veem melhora já na segunda sessão. Lamentavelmente, antes de começar a terapia, ele havia combinado de viajar na semana seguinte para passar seis semanas com uma de suas filhas e o marido dela, que moram em outro Estado. Você e seu cliente combinam que as sessões semanais podem continuar sem interrupção via Skype.

As leis, as regras de licenciamento, os padrões legais de assistência e outras regulações governamentais exigem que você seja licenciado no Estado onde a filha dele mora? As leis, as regras de licenciamento, os padrões legais de assistência e outras regulações governamentais do seu próprio Estado, do Estado da filha dele ou de ambos os Estados se aplicam à terapia (p. ex., exigências de competência, consentimento informado, manutenção de registros, divulgação de informações confidenciais, exceções ao privilégio, etc.)? Se as regulações governamentais do Estado da filha se aplicarem, você tem conhecimento delas? As regulações estaduais ou aquelas da Lei Federal do US Health Insurance Portability and Accountability Act (HIPAA) e suas emendas requerem que as sessões por Skype sejam criptografadas? Elas exigem a criptografia das ligações telefônicas, dos *e-mails*, de textos ou de outras comunicações eletrônicas entre você e seu cliente? Se sua prática for em uma província canadense e o cliente estiver em outra província, as regulações relevantes das províncias, o Canadian Privacy Act ou o Canadian Personal Information Protection and Electronic Documents Act (PIPEDA) exigem criptografia de suas comunicações?

Enquanto você começa a primeira sessão com uma nova cliente, ela informa que tem 16 anos e gostaria de algum tipo de terapia de relaxamento para suas crises de ansiedade. Ela pergunta se a terapia é confidencial, e você diz: "Sim, com certas exceções", e, antes que consiga explicar as exceções, ela desabafa que está planejando fazer um aborto e manter em segredo para seus pais, e se você contar a alguém ela vai se matar.

De acordo com a lei, ela tem idade suficiente para dar consentimento informado, ou um pai ou responsável precisa dar consentimento para seu tratamento? Um pai ou responsável tem o direito legal de ver os registros da terapia dela e saber o que ela lhe contou? Se você tiver fortes objeções religiosas ao aborto, a lei permite que você se recuse a tratá-la com base nisso?

Competência ética inclui conhecer as leis relevantes, as regras de licenciamento, padrões legais de assistência e outras regulações governamentais que dizem aos clínicos de uma jurisdição particular o que eles podem, devem ou não devem fazer. Essas informações são a chave não só para fazer julgamentos profissionais sólidos, mas também para assegurar o direito dos clientes ao consentimento informado. Para alguns clientes, decidir se vão ou não recusar consentimento para o tratamento pode se articular em torno da necessidade de o terapeuta fazer um relatório legalmente obrigatório em determinadas situações ou da existência de exceções à privacidade, à confidencialidade ou a privilégios.

Assim como os códigos de ética e estudos de pesquisa, o poder do Estado – expresso por meio de legislação, jurisprudência, regulações administrativas, etc., e aplicado pelos tribunais, comissões de licenciamento e outras agências governamentais – informa nossos julgamentos profissionais, mas não pode fazer esses julgamentos por nós. Ao trabalharmos com um cliente que é psicótico, tem deficiência no desenvolvimento ou está sob influência de drogas, a lei pode exigir que obtenhamos consentimento informado, mas não pode nos dizer a melhor maneira de informar esse cliente particular, avaliar se ele está oferecendo concordância informada para tratamento ou mesmo determinar se o cliente é capaz de livremente dar seu consentimento informado. A lei na nossa jurisdição pode requerer que um terapeuta cujo cliente faz uma ameaça violenta contra terceiros identificáveis tome medidas razoáveis para proteger esses terceiros, mas não pode nos dizer quais medidas fazem mais sentido para determinado cliente e a outra parte envolvida.

Competência ética também inclui estar alerta a casos em que lei e ética podem entrar em conflito. Por exemplo, o que a lei requer pode estar em discordância, em nossa opinião profissional, com os direitos básicos do cliente ou com nossa crença sobre o que é ético e "fazer a coisa certa". Ao enfrentarmos tais conflitos, podemos consultar especialistas e outros colegas e tentar encontrar soluções criativas que superem o conflito sem violar a ética ou a lei. Se não conseguimos resolver o conflito, precisamos decidir o que significa fazer a coisa certa em determinada situação, considerar se estamos preparados para aceitar os custos e os riscos desse caminho e aceitar as consequências do caminho que acabarmos escolhendo.

CONTEXTOS

Imagine-se no lugar dos seguintes terapeutas hipotéticos:

> Seu novo cliente havia visto em sua página na *web* que você ajuda as pessoas a mudar seus padrões habituais de pensamento, a alterar a forma como respondem a situações e livrar-se de comportamentos contraproducentes. Ele lhe diz que teve muita sorte de encontrar um trabalho e quer sua ajuda para se manter firme a todo o custo, porque essa é a única forma que ele tem para se sustentar e ao seu pai idoso, que mora com ele. O problema, ele explica, é que é o único de sua raça e religião que trabalha naquele local, e os outros empregados não o respeitam, fazendo insinuações e piadas cruéis ridicularizando sua raça e religião. Certa vez, ele se encheu de coragem para perguntar a um pequeno grupo o que eles tinham contra ele, sua raça e sua religião, e todos negaram dizendo que jamais o trataram de outro modo que não fosse com respeito ou que jamais fizeram insinuações ou piadas mencionando raça ou religião. Assim que ele se afastou, eles desataram a rir.
>
> Ele se recusa a considerar as hipóteses de desistir do emprego, retomar o assunto com seus colegas, fazer algum tipo de queixa formal ou processar a empresa. Ele só quer que você o ajude a aprender a não ter tais reações emocionais no trabalho, a deixar de ficar ruminando sobre o comportamento dos colegas e a encontrar alternativas para respostas que são mal-adaptativas e contraproducentes nesse contexto. Ele gostaria de aprender a adotar uma atitude mais positiva e ser mais receptivo com os colegas. Ele quer tentar fingir que não ouviu

> ou então rir junto afavelmente quando eles fazem uma piada cruel ou insinuações.
> Você fornece a terapia que ele está solicitando? Em caso negativo, o que você faz? Se você imaginou uma raça e religião específicas para seu cliente, sua reação seria diferente se você imaginasse uma raça e religião diferentes para ele?

> Sua nova candidata a cliente telefona para agendar sua primeira consulta, dizendo que fica ansiosa e com a língua travada sempre que precisa falar em público. Ela quer aprender a se acalmar e ficar relaxada e à vontade quando se levantar para falar. Durante o telefonema, você pergunta como ela conseguiu seu nome. Ela ri e diz que você é o único terapeuta na comunidade que está na rede de cobertura do seguro de saúde, portanto, é você ou nada.
> Durante a primeira sessão, ela pergunta sobre os tipos de terapia que podem ajudá-la. Você menciona autodiálogo, exercícios de respiração profunda, modificação cognitivo-comportamental e uma variedade de outras abordagens e pergunta se há algum tipo particular de conversa, ambiente ou público que são assustadores ou difíceis. Ela explica que é diretora de um novo comitê de ações políticas e precisa solicitar dinheiro e apoio a grupos de pessoas. Você percebe que o comitê de ações políticas dela trabalha contra alguns de seus valores mais profundamente arraigados. Você acredita – embora muitos discordassem de você – que essas políticas, se aprovadas, violariam alguns direitos humanos básicos e prejudicariam muitas pessoas. Se você a ajudar a se tornar uma oradora mais eficaz, ela provavelmente se tornará mais capaz de angariar apoio e levantar grandes somas de dinheiro para aprovar leis que são diametralmente opostas aos seus valores mais profundos.
> Você emprega as ferramentas da terapia cognitivo-comportamental para ajudá-la? Em caso afirmativo, você divulga seus próprios valores? Existem situações em que você se recusaria a trabalhar com um cliente em virtude de seus valores mais arraigados? Quais de seus valores, se houver, levariam-no a recusar um cliente?

Nenhum de nós trabalha em um vácuo. Nosso trabalho está inserido em uma variedade de contextos que podem afetar o trabalho que realizamos. Competência ética inclui ter consciência desses contextos e de como eles afetam a nós mesmos, nossos clientes e o trabalho que fazemos.

A gama de atitudes, crenças e valores em uma sociedade, organização ou outro contexto é uma fonte importante de efeitos contextuais. Os dois cenários hipotéticos mencionados anteriormente ilustram como as intervenções que usamos – as quais alguns veriam como intrinsecamente isentas de valor – podem, quando vistas nesses contextos, ser consideradas a favor ou contra certos valores, políticas ou populações e suscitam questões éticas.

Davison, escrevendo na mesma década em que a homossexualidade foi finalmente removida do DSM como um transtorno de personalidade sociopática, incitou o campo a prestar atenção a esses contextos e suas implicações éticas. Ele focou na visão da homossexualidade prevalente na época, tanto na sociedade em geral quanto na profissão:

> A terapia comportamental não é nada se não representar um profundo compromisso com uma investigação desapai-

xonada [...] Desejo expressar algumas preocupações que tenho enfrentado [...] Um exame abrangente da [...] literatura em terapia comportamental [...] confirmará [...] que os terapeutas de modo geral consideram o comportamento e as atitudes homossexuais indesejáveis, algumas vezes patológicas e de qualquer modo necessitando de mudança para uma orientação heterossexual. E eu não me refiro em especial à terapia aversiva, já que sugiro que as terapias mais positivas da homossexualidade devem ser igualmente questionadas em bases éticas (1976, p. 158).

As questões com as quais estava lutando levaram-no a fazer o que na época era uma proposta radical:

> Como é improvável que os profissionais trabalhem em procedimentos de tratamento a menos que vejam um problema, é provável que a própria existência de programas para mudança de orientação reforce preconceitos sociais contra a homossexualidade e contribua para o ódio de si mesmo e embaraço, os quais são determinantes do desejo "voluntário" de alguns homossexuais de se tornar heterossexuais. A proposta, portanto, é pararmos de oferecer terapia para ajudar homossexuais a mudar e, em vez disso, nos concentrarmos em melhorar a qualidade de suas relações interpessoais. Como alternativa, pode ser empregada mais energia nos procedimentos de aprimoramento sexual em geral, independentemente da combinação de gêneros adulta (p. 157).

Uma segunda fonte importante de efeitos contextuais é a cultura. Uma intervenção cognitiva ou comportamental bem adequada a uma cultura pode violar normas, costumes, pressupostos ou valores de outra cultura. Pesquisas que apoiam o uso de uma intervenção para determinado problema podem ter sido conduzidas por pessoas de uma cultura diferente da pessoa que está sentada a nossa frente em nosso consultório. Podemos enfrentar dificuldades para nos comunicar claramente com os clientes se eles forem de culturas que não são familiares para nós.

Ao considerarmos como a cultura do cliente influencia ele e a terapia, é fácil negligenciarmos como nossa própria cultura influencia nós mesmos, nossa abordagem dos clientes e o trabalho que fazemos. *The spirit catches you and you fall down: a hmong child, her american doctors, and the collision of two cultures* (Fadiman, 1997) destaca os perigos de ignorar os efeitos da própria cultura em todos os que estão envolvidos. O livro descreve como a equipe de um hospital na Califórnia tentou ajudar uma criança hmong cujos médicos americanos haviam diagnosticado com epilepsia. Seus pais, no entanto, viam os problemas da filha como devidos a espíritos. A equipe tentou ajudar a menina, mas a falta de atenção às diferenças culturais atrapalhou o processo. O livro descreve a intervenção da comunidade médica, que insistiu na remoção da criança do convívio de seus pais amorosos, com resultados terríveis. O livro cita o antropólogo médico Arthur Kleinman:

> Uma influência tão poderosa quanto a da cultura da paciente hmong e sua família nesse caso é a cultura igualmente poderosa da biomedicina. Se você não consegue ver que sua cultura tem seus próprios conjuntos de interesses, emoções e vieses, como você pode esperar lidar com sucesso com a cultura de outra pessoa? (p. 261)

VIESES COGNITIVOS

O grau em que podemos analisar a complexa gama de padrões éticos, pesquisas, leis e regulações e contextos e chegar à forma mais ética de realizar uma terapia que ajude sem prejudicar depende da qualidade de nosso julgamento. Lamentavelmente, a cognição humana com frequência se torna refém de um vasto leque de erros ao prestar atenção, fazer suposições, selecionar e pesar as informações, raciocinar, usar a linguagem com precisão, navegar em segurança em meio a pressões e tentações e chegar a decisões. *Todos* nós temos nossas vulnerabilidades, fraquezas e pontos cegos – sim, mesmo você aí... Você sabe quem você é: aquele que está a ponto de pegar no sono enquanto se pergunta quantas páginas mais tem este capítulo – juntamente com nossas habilidades, pontos fortes e percepções. Competência ética inclui estar a par da literatura sobre falácias lógicas, raciocínio pseudocientífico, heurísticas que podem nos desviar, racionalizações éticas e outras barreiras ao pensamento crítico e ao julgamento sensato.

Por exemplo, podemos nos dar conta de que estamos favorecendo uma intervenção particular, com base em estudos que a apoiam, e ao mesmo tempo ignoramos, negamos, desconsideramos ou encontramos formas de desacreditar evidências das desvantagens, dos riscos ou da incapacidade da intervenção que associam eficácia a outras intervenções. Décadas de pesquisa psicológica revelam um catálogo quase infindável de tendências humanas compartilhadas – viés de confirmação, dissonância cognitiva, compromisso cognitivo prematuro, a falácia WYSIATI (em inglês: o que você vê é tudo o que existe), falso consenso, etc. – para negligenciar, evitar ou ignorar tudo o que não se encaixar em nossas crenças e lealdades (Pope, 2016).

Falhas no julgamento podem nos afetar nos âmbitos grupal, organizacional, social e individual. Em 1973, por exemplo, Meehl publicou um ensaio – *Why I do not attend case conferences* (*Por que eu não assisto a conferências de casos*) – que rapidamente se transformou na versão viral daquela década. Ele apontou variações do "processo de pensamento de grupo" (1977, p. 228), que tira de curso o julgamento e pode ser familiar para muitos de nós:

> Em um aspecto a conferência de caso não é diferente de outros fenômenos acadêmicos, como reuniões de comitês, na medida em que muitas pessoas inteligentes, cultas, sensatas e racionais parecem passar por um tipo de deterioração intelectual quando se reúnem em torno de uma mesa numa sala (1977, p. 227).

O segredo para nos beneficiarmos da literatura sobre as armadilhas do julgamento é resistir à tentação de aplicar as informações apenas aos outros, em vez de começarmos por nós mesmos e usarmos isso como um espelho para fortalecer nossa competência ética. Leituras nessa área incluem Kahneman (2011); Kleespies (2014); Pinker (2013); Taleb (2010); Zsambok e Klein (2014); e os capítulos *Avoiding pseudoscience, fads, and academic urban legends*; *Ethical judgment under uncertainty and pressure: critical thinking about heuristics, authorities, and groups*; *26 logical fallacies in ethical reasoning*; *Using and misusing words to reveal and conceal*; e *Ethics placebos, cons, and creative cheating: a user's guide*[2] em Pope e Vasquez (2016).

PASSOS ÚTEIS

O conjunto de passos a seguir (adaptado de Pope & Vasquez, 2016) pode ser útil para refletir sobre os dilemas éticos de forma cuidadosa e estruturada. Oito desses passos (2, 8, 11, 12, 14, 15, 16 e 17) foram adaptados do Código de Ética da CPA (2015).

> Passo 1. Formule a questão, o dilema ou a preocupação o mais claramente possível.
>
> Passo 2. Preveja quem será afetado pela decisão.

---

[2] N. de T.: Evitar pseudociência, modismos e lendas urbanas acadêmicas; Julgamento ético sob incerteza e pressão: pensamento crítico sobre heurística, autoridades e grupos; 26 falácias lógicas no raciocínio ético; Usando e abusando de palavras para revelar e ocultar; e Placebos de ética, contras e fraudes criativas: guia do usuário.

Passo 3. Descubra quem, se houver, é o cliente.

Passo 4. Avalie se nossas áreas de competência – e o conhecimento, as competências, as experiências ou a *expertise* que faltam – se adaptam à situação.

Passo 5. Revise os padrões éticos formais relevantes.

Passo 6. Revise os padrões legais relevantes.

Passo 7. Revise a pesquisa e a teoria relevantes.

Passo 8. Considere se sentimentos pessoais, vieses ou interesses próprios podem ofuscar nosso julgamento ético.

Passo 9. Considere se fatores sociais, culturais, religiosos ou similares podem afetar a situação e a busca da melhor resposta.

Passo 10. Considere uma consulta.

Passo 11. Desenvolva cursos de ação alternativos.

Passo 12. Reflita sobre os cursos de ação alternativos.

Passo 13. Procure adotar a perspectiva de cada pessoa que será afetada.

Passo 14. Decida o que fazer, revisar ou reconsiderar e entre em ação.

Passo 15. Documente o processo e avalie os resultados.

Passo 16. Assuma responsabilidade pessoal pelas consequências.

Passo 17. Considere as implicações para preparação, planejamento e prevenção.

A corajosa confrontação de Davison com os vieses sociais contra a homossexualidade, discutida anteriormente, nos dá um exemplo da reflexão sobre um dilema ético. Ele formula a questão claramente (Passo 1). Ele identifica os clientes (Passo 3). Ele reflete sobre como os vieses pessoais ou culturais podem impactar a terapia prestada a esses clientes (Passos 8 e 9). Assumindo a perspectiva dos interessados (Passo 13), ele considera cursos de ação alternativos (Passo 11). Ele recomenda um curso de ação claro (Passo 14). Ele não tenta se perder em abstrações, jargão profissional ou estruturas de sentenças intimidadoras; em vez disso, assume responsabilidade pessoal (Passo 16) por sua análise e recomendações por meio, por exemplo, do uso da primeira pessoa do singular (p. ex., "Desejo expressar algumas preocupações que tenho enfrentado [...] Eu não me refiro em especial à terapia aversiva, já que sugiro que as terapias mais positivas da homossexualidade devem igualmente ser questionadas em bases éticas"). Ele exemplifica o tipo de análise pormenorizada e cuidadosa que todos nós podemos usar para enfrentar os dilemas éticos.

REFERÊNCIAS

American Psychological Association. (2010). *Ethical principles of psychologists and code of conduct including 2010 and 2016 amendments*. Retrieved from http://www.apa.org/ethics/code/index.aspx.

Barlow, D. H. (2004). Psychological treatments. *American Psychologist, 59*(9), 869–878.

Barlow, D. H. (2010). Negative effects from psychological treatments: A perspective. *American Psychologist, 65*(1), 13–20.

Bushman, B. J. (2002). Does venting anger feed or extinguish the flame? Catharsis, rumination, distraction, anger, and aggressive responding. *Personality and Social Psychology Bulletin, 28*(6), 724–731.

Canadian Psychological Association. (2015). *Canadian code of ethics for psychologists* (4th ed., February 2015 draft). Ottawa, Ontario: Canadian Psychological Association.

Davison, G. C. (1976). Homosexuality: The ethical challenge. *Journal of Consulting and Clinical Psychology, 44*(2), 157–162.

Dubin, S. S. (1972). Obsolescence or lifelong education: A choice for the professional. *American Psychologist, 27*(5), 486–498.

Fadiman, A. (1997). *The spirit catches you and you fall down: A Hmong child, her American doctors, and the collision of two cultures*. New York: Farrar, Straus and Giroux.

Flacco, M. E., Manzoli, L., Boccia, S., Capasso, L., Aleksovska, K., Rosso, A., et al. (2015). Head-to-head randomized trials are mostly industry sponsored and almost always favor the industry sponsor. *Journal of Clinical Epidemiology,* 68(7), 811–820.

Jacobson, R. (2015). Many antidepressant studies found tainted by pharma company influence: A review of studies that assess clinical antidepressants shows hidden conflicts of interest and financial ties to corporate drugmakers. *Scientific American,* October 21. http://www.scientificamerican.com/article/many--antidepressant-studies-found-tainted-by-pharma--company-influence.

Kahneman, D. (2011). *Thinking, fast and slow.* New York: Farrar, Straus and Giroux.

Kleespies, P. M. (2014). Decision making under stress: Theoretical and empirical bases. In P. M. Kleespies, *Decision making in behavioral emergencies: Acquiring skill in evaluating and managing high-risk patients* (pp. 31–46). Washington, DC: American Psychological Association.

Lilienfeld, S. O., Marshall, J., Todd, J. T., & Shane, H. C. (2014). The persistence of fad interventions in the face of negative scientific evidence: Facilitated communication for autism as a case example. *Evidence--Based Communication Assessment and Intervention,* 8(2), 62–101.

Littell, J. H. (2010). Evidence-based practice: Evidence or orthodoxy? In B. L. Duncan, S. D. Miller, B. E. Wampold, & M. A. Hubble (Eds.), *The heart and soul of change: Delivering what works in therapy* (2nd ed., pp. 167–198). Washington, DC: American Psychological Association.

Lohr, J. M., Olatunji, B. O., Baumeister, R. F., & Bushman, B. J. (2007). The psychology of anger venting and empirically supported alternatives that do no harm. *Scientific Review of Mental Health Practice,* 5(1), 53–64.

Meehl, P. (1977). Why I do not attend case conferences. In P. Meehl (Ed.), *Psychodiagnosis: Selected papers* (pp. 225–302). New York: W. W. Norton.

Neimeyer, G. J., Taylor, J. M., Rozensky, R. H., & Cox, D. R. (2014). The diminishing durability of knowledge in professional psychology: A second look at specializations. *Professional Psychology: Research and Practice,* 45(2), 92–98.

Pinker, S. (2013). *Language, cognition, and human nature: Selected articles.* New York: Oxford University Press.

Pope, K. S. (2016). The code not taken: The path from guild ethics to torture and our continuing choices—The Canadian Psychological Association John C. Service Member of the Year Award Address. *Canadian Psychology/Psychologie canadienne,* 57(1), 51–59. Retrieved from http://kspope.com/PsychologyEthics.php.

Pope, K. S., & Vasquez, M. J. T. (2016). *Ethics in psychotherapy and counseling: A practical guide* (5th ed.). New York: John Wiley and Sons.

Skinner B. F. (1956). A case history in scientific method. *American Psychologist,* 11(5), 221–233.

Stricker, G. (1992). The relationship of research to clinical practice. *American Psychologist,* 47(4), 543–549.

Taleb, N. N. (2010). *The black swan: The impact of the highly improbable* (2nd ed.). New York: Random House.

Tavris, C. (1989). *Anger: The misunderstood emotion.* New York: Simon and Schuster.

Zsambok, C. E., & Klein, G. A. (Eds.). (2014). *Naturalistic decision making.* New York: Psychology Press.

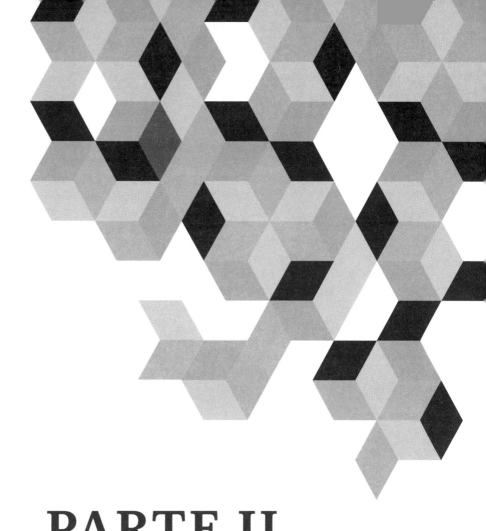

PARTE II

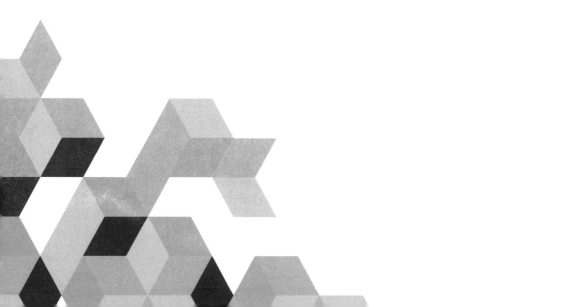

6

Processos comportamentais básicos

Mark R. Dixon, PhD
Ruth Anne Rehfeldt, PhD
Rehabilitation Institute, Southern Illinois University

O propósito deste capítulo é resumir os princípios que explicam a operação das contingências diretas no comportamento, na forma de habituação, condicionamento operante e condicionamento respondente. Também iremos explorar seu impacto nos processos de controle dos estímulos e generalização, além de mencionar brevemente a habituação e a extensão das contingências diretas para questões de linguagem e cognição.

APRENDIZAGEM DE CONTINGÊNCIAS DIRETAS

Contingências diretas são antigos processos de regulação comportamental. A habituação está presente até mesmo no mofo e no limo (Boisseaus, Vogel, & Dussutour, 2016), que são organismos unicelulares não neurais que evoluíram 1,7 bilhão de anos atrás. A aprendizagem de contingências – condicionamento operante e respondente – parece ter 0,5 bilhão de anos, uma vez que praticamente todas as espécies complexas que evoluíram desde o período Cambriano apresentam esses processos, enquanto formas de vida anteriores, não (Ginsburg & Jablonka, 2010).

Apesar da idade desses processos regulatórios, o comportamento clinicamente relevante é frequentemente o resultado, pelo menos em parte, de contingências de ação diretas encontradas no ambiente. Tais condições geram ou evocam o comportamento a partir do tema de interesse e abrangem os princípios básicos do condicionamento respondente e operante. Embora os princípios do condicionamento operante e respondente costumem ser descritos isoladamente, esses processos de aprendizagem se sobrepõem e interagem até certo ponto (Rescorla & Solomon, 1967). Para que tenhamos uma compreensão básica deles, no entanto, é mais efetivo primeiramente descrevê-los de forma separada.

Habituação e sensibilização

Uma das formas mais antigas e mais básicas de aprendizagem (Pierce & Cheney, 2013) é a *habituação* (e seu lado oposto menos estudado, a sensibilização): quando um estímulo incondicionado provoca uma resposta incondicionada, e esse estímulo é apresentado repetidamente, a resposta pode diminuir de magnitude até o ponto de não ocorrer mais. Por exemplo, Bradley, Lang e Cuthbert (1993) registraram a frequência cardíaca, respostas eletrodérmicas e do músculo corrugador do supercílio como medidas do reflexo de alarme, identificando que as respostas de alarme diminuíram drasticamente com apresentações repetidas dos estímulos que as induziram. Os pesquisadores com frequência usam paradigmas de habituação para estudar as bases fisiológicas de diferentes transtornos neurológicos. Por exemplo, Penders e Delwaide (1971) constataram que pacientes com doença de Parkinson não apresentavam habituação da resposta de pestanejar com eletromiografia comparados com indivíduos sem a doença, mas apresentavam respostas de habituação normais quando tratados com medicação L-dopa ou amantadina.

Condicionamento respondente

Organismos humanos e não humanos exibem vários tipos de comportamentos reflexos, muitos dos quais não são aprendidos e podem ajudar o organismo a sobreviver, como colocar alimento na boca provoca salivação, e um sopro de ar nos olhos provoca uma piscada. Como essas relações entre comportamento e ambiente não são aprendidas e têm origem inata, os estímulos indutores são referidos como estímulos não condicionados, enquanto a resposta é descrita como resposta não condicionada. O *condicionamento respondente* se dá quando um estímulo anteriormente neutro (NS) é associado temporariamente a um estímulo incondicionado (US) para produzir a resposta incondicionada (UR). Depois de repetidas associações, o US se torna desnecessário, e o NS passa a produzir sozinho uma resposta provocada. Essa nova resposta "automática" a um estímulo que já foi neutro é denominada resposta condicionada (CR). Um exemplo comumente dado para ilustrar essa forma básica de condicionamento respondente consiste em um cão que inicialmente não apresentava resposta ao som de uma campainha, mas, quando esta (NS) era associada ao alimento (US), que produzia uma resposta de salivação (UR), o cão salivava ao som da campainha. Após o alimento (US) não ser mais oferecido com o som da campainha, o animal ainda saliva (CR) ao som desta (CS).

No condicionamento respondente, as funções indutoras de um estímulo se transferem para outro estímulo devido a sua contiguidade ou associação. Quando o estímulo neutro adquiriu as funções indutoras do estímulo incondicionado, ele é referido como estímulo condicionado, e a resposta é denominada resposta condicionada. Por exemplo, certos alimentos venenosos podem induzir náusea como resposta reflexa automática. Um estímulo neutro, como um odor ou som que não tem tal efeito no comportamento, pode igualmente vir a provocar essa resposta de náusea depois de repetidas associações de estímulos incondicionados e neutros. Esse efeito de "aversão ao gosto" pode produzir transtornos em pacientes com câncer, que precisam evitar a ingestão de alimentos não familiares antes da quimioterapia para que não sintam a náusea condicionada a esse alimento. Em um exemplo mais positivo, o aroma do café por si só acorda os tomadores de café pela manhã (Domjan, 2013). O café é uma droga estimulante, e seu sabor e aroma precedem seus efeitos estimulantes. A contiguidade temporal dos estímulos é essencial para que o condicionamento ocorra; em outras palavras, os dois estímulos devem ser apresentados com proximidade temporal para estabelecer a resposta condicionada.

Sobretudo, no condicionamento de *segunda ordem*, estímulos adicionais que anteriormente eram neutros podem adquirir funções indutoras com base em sua contiguidade temporal a outros estímulos condicionados. Isso significa que um organismo nem sempre precisa ter contato repetido com um estímulo incondicionado para que se desenvolvam respostas condicionadas a novos estímulos. O condicionamento de segunda ordem ajuda a explicar como, no ambiente clínico, o condicionamento respondente pode levar um cliente a reagir a um estímulo que está apenas distalmente relacionado a eventos diretamente impactantes.

Formas mais gerais de condicionamento respondente parecem requerer estreita proximidade nos pareamentos dos estímulos (geralmente menos de um segundo), embora, com a aversão ao gosto, a demora entre o estímulo incondicionado e o condicionado possa ser tão longa quanto um dia (Bures, Bermúdez-Rattoni, & Yamamoto, 1998). Embora os estímulos condicionado e incondicionado tipicamente precisem ser pareados com proximidade temporal, eles podem ocorrer em diferentes arranjos temporais. No *condicionamento prospectivo*, o paradigma anteriormente descrito, o estímulo condicionado é apresentado primeiro, e o estímulo incondicionado é apresentando enquanto o estímulo condicionado permanece presente. No *condicionamento retroativo*, o estímulo condicionado é apresentado depois que o estímulo incondicionado foi apresentado. Há uma discussão antiga sobre se o condicionamento retroativo pode de fato ocorrer, em parte devido ao ceticismo de Pavlov a respeito, mas o corpo de evidências sugere que sim (Spetch, Wilkie, & Pinel, 1981).

O *condicionamento por vestígios* envolve a apresentação do estímulo incondicionado e, então, depois que ele é interrompido, do estímulo condicionado (diz-se que o condicionamento ocorre porque o estímulo incondicionado deixou um "vestígio" no sistema nervoso ou memória do organismo). O *condicionamento simultâneo* envolve a apresentação de dois estímulos ao mesmo tempo.

Pesquisadores propuseram que condicionamento respondente é o processo de aprendizagem subjacente ao desenvolvimento de um número de respostas condicionadas de medo e fóbicas. Por exemplo, John B. Watson, fundador do behaviorismo, conduziu um experimento famoso, "Pequeno Albert", em que foi mostrado a uma criança pequena um pequeno animal peludo, cuja apresentação estava associada ao som de um golpe com uma barra de aço, o que causou uma resposta de alarme na criança. Em um processo conhecido como generalização respondente, estímulos que fisicamente se pareciam com o pequeno animal peludo passaram a provocar a resposta de alarme e emocional. Öhman e Mineka (2001) sugerem que a aquisição dessas respostas de medo condicionadas tem uma base evolutiva, observando que comumente há pistas típicas ou estímulos de alerta que sinalizam para um organismo que algum desastre iminente pode ameaçar sua sobrevivência. A aquisição dessas respostas de medo condicionadas, segundo os autores, permite que um organismo escape ou evite estímulos que poderiam ser prejudiciais. Esses pesquisadores, assim como outros, focaram seu trabalho no circuito neural envolvido na aquisição de respostas, implicando, por exemplo, o papel da amígdala no condicionamento respondente.

Terapeutas comportamentais há muito recorreram ao condicionamento respondente como explicação para a gênese dos transtornos de ansiedade (p. ex., Wolpe & Rowan, 1988). Em anos recentes, pesquisas desse tipo focaram sobretudo nos mecanismos neurais envolvidos no condicionamento do medo. Parece, no entanto, que muito do condicionamento do medo em humanos está baseado em generalização simbólica e cognitiva, não apenas em semelhanças formais entre experiências aversivas e a situação atual (Dymond, Dunsmoor, Vervliet, Roche, &

Hermans, 2015). Abordaremos essa questão no final deste capítulo, e o tema é ampliado no Capítulo 7.

Condicionamento operante

A maioria das formas de aprendizagem não reflexa recai na categoria do condicionamento operante, uma classe de topografias de resposta que operam de forma similar sobre o ambiente para produzir uma consequência. Considere as muitas e diferentes formas como podemos passar por uma porta de entrada: uma pessoa pode andar, dançar, correr, rolar, dar um salto mortal ou ser empurrada por outra pessoa para atravessar a entrada. Todas essas formas de resposta, ou topografias, operam de forma similar sobre o ambiente: elas fazem a pessoa passar pela entrada. Um foco nas respostas que têm efeitos, ou classes, comuns provou ser útil para pesquisadores e terapeutas para a compreensão de como os vários processos de condicionamento fortalecem ou enfraquecem o comportamento com o tempo.

Contingência de três termos (Skinner, 1953; Sidman, 2009) é a unidade de análise que a maioria dos pesquisadores usa para investigar o condicionamento operante. Essa contingência do condicionamento, frequentemente denotada como A-B-C, especifica as condições contextuais que rodeiam e envolvem o comportamento de interesse que está sendo estudado. A representa o "antecedente", ou precursores, que estabelece a ocasião para um comportamento; B representa o "comportamento" envolvido no assunto de interesse; e C indica as "consequências" que se seguem ao comportamento (podem ser acrescentados outros termos a essa formulação de três termos, como observaremos posteriormente). Essa contingência de três termos fornece ao analista informações sobre por que um indivíduo exibe um comportamento e também como produzir comportamento semelhante no futuro.

Considerando as condições antecedentes particulares, quando o comportamento é emitido, a consequência que se segue pode alterar a probabilidade de comportamentos similares ocorrerem no futuro. Se a classe de comportamentos de interesse for acompanhada por uma sequência que aumente a probabilidade de esses comportamentos acontecerem no futuro, diz-se que ocorreu *reforço* (Skinner, 1969); se a consequência que se seguir suprimir a probabilidade de os comportamentos acontecerem novamente no futuro, então se diz que ocorreu *punição* (Dinsmoor, 1998).

Um exemplo no mundo real pode ajudar a ilustrar esses processos (ver também os Caps. 11 a 14). Considere uma criança que apresenta uma crise de birra. Isoladamente, as manifestações emocionais nos fornecem pouca compreensão do *porquê* da birra ou das condições que podem aumentar ou diminuir a probabilidade de uma crise de birra no futuro. No entanto, depois que examinamos os antecedentes e as consequências desse comportamento, podemos obter as informações necessárias que podem nos ajudar a alterá-lo. Suponha que descobrimos que as crises de birra ocorrem sempre que o pai da criança a manda cumprir tarefas aceitáveis (p. ex., "Está na hora de pôr a mesa. Lembre-se, você tem que fazer suas tarefas em casa para ganhar sua mesada"), mas não quando sua mãe faz o mesmo. Temos as informações necessárias para deduzir a probabilidade do comportamento, mas ainda não temos informações sobre por que ele está acontecendo. Quando examinamos as consequências dessas crises de birra, suponha que descobrimos que o pai manda cumprir a tarefa e vai para a sala de estar assistir TV assim que ocorre uma crise de birra, mas a mãe mantém a exigência e faz o registro da crise de birra para implementar a contingência da mesada. Juntos, os antecedentes e as contingências nos fornecem uma explicação completa de por que as crises de birra ocorrem e as condições sob as quais elas aumentam de probabilidade. A contingência de três termos está completa.

As noções básicas dos antecedentes e das consequências logo se tornam exponencialmente intricadas. Por exemplo, faz diferença se as consequências são tardias (Madden, Begotka, Raff, & Kastern, 2003); se não são altamente preferidas pelo sujeito (DeLeon & Iwata, 1996); se permanecem idênticas por um período de tempo muito longo (Podlesnik & Shahan, 2009); ou se requerem comportamento que exige muito esforço, é difícil ou complexo (Heyman & Monaghan, 1987). Questões similares existem no controle de estímulos antecedentes (ver o Cap. 12).

Uma das modificações do processo geral de reforço mais comumente exploradas é seu ciclo de atribuição. Frequentemente denominada "programa de reforço" (Skinner, 1969), essa atribuição de uma consequência pode ter um impacto importante na probabilidade de ocorrência de um comportamento. Os programas de reforço são abundantes, com as variantes mais comuns talvez usando razão e parâmetros de intervalo. Quando um programa de razão é aplicado, apenas determinado número de respostas irá produzir a consequência programada. A quantidade pode ser fixa, quando depois de cada cinco respostas (uma razão-5 fixa, ou programa FR-5) há uma consequência, ou pode ser variável, quando em média haverá uma consequência depois de cada cinco respostas (uma razão-5 variável, ou programa VR-5). Quando um programa com intervalo é aplicado, apenas a primeira resposta irá produzir a consequência depois de passado um período de tempo, e, assim como o programa de razão, ele também pode conter um período de tempo fixo (FI) ou variável (VI) que deve decorrer. Ver o gêiser Old Faithful entrar em erupção é um exemplo de programa FI: por mais que ele seja observado, nada irá apressá-lo ou retardá-lo. Ver um táxi desocupado parar é um programa VI: olhar normalmente não irá fazer o táxi chegar, mas ele pode chegar a qualquer momento. Deduções lógicas e dados empíricos nos permitem concluir como esses vários programas podem produzir diferentes padrões de comportamento. Um programa de razão irá produzir consequências muito mais rapidamente se a resposta for emitida com mais frequência, e assim ela tende a encorajar taxas mais altas de resposta do que um programa com intervalos.

Foram realizadas muitas pesquisas e análises, além de previsões referentes aos programas básicos de reforço (p. ex., Zuriff, 1970), e esse trabalho firmou as bases para a aplicação clínica dos processos de contingência (ver o Cap. 11). Uma descoberta importante dentro do domínio dos programas de reforço e punição é que todas as espécies complexas tendem a apresentar padrões de resposta muito semelhantes sob contingências de programa idênticas, pelo menos até o advento do comportamento verbal (Lowe & Horne, 1985).

O comportamento que é controlado por consequências positivas parece ser diferente do comportamento controlado por uma consequência aversiva sendo removida após a emissão de uma resposta (o que é denominado como condicionamento de escape), ou quando uma consequência é adiada ou evitada pela resposta (condicionamento de esquiva; ver Dinsmoor, 1977, para mais sobre essa distinção); essa é uma área de interesse essencial para os estudiosos do comportamento. A aprendizagem de esquiva pode ser especialmente problemática em contextos aplicados porque impede maior contato com o ambiente, o que pode permitir que a esquiva continue muito tempo depois de suas razões de ser terem desaparecido.

Um exemplo clínico de condicionamento de esquiva é a evitação de condições fisiológicas que geralmente acompanham o medo. O condicionamento respondente pode ter tido um papel no estabelecimento dessas condições fisiológicas, mas as contingências operantes podem levar ao escape ou à esquiva ativa, reforçando o comportamento explícito. Há uma longa história desse raciocínio "bifatorial" (p. ex., Dinsmoor, 1954) em terapias comportamentais e cognitivas.

Os procedimentos para *reforço negativo* envolvem a remoção ou prevenção de um estímulo, enquanto os procedimentos para *reforço positivo* envolvem a apresentação de um estímulo. Os termos "positivo" e "negativo" devem ser considerados mais em seu sentido aditivo ou subtrativo do que em seu sentido de bom ou mau. Ainda existem discussões teóricas acerca da natureza fundamental dessa distinção, mas, como uma questão aplicada, ela é importante tanto praticamente quanto eticamente. Por exemplo, a utilização deliberada de estímulos aversivos como parte de um procedimento de reforço negativo pode introduzir considerações éticas, sobretudo quando os procedimentos baseados em uma consequência mais positiva podem produzir resultados muito semelhantes (Bailey & Burch, 2013).

Um dos fatores mais cruciais que devem ser supervisionados ao serem implementados procedimentos para mudança de comportamento com o uso de contingências diretas, independentemente do programa ou tipo de reforço, é a passagem do tempo. O tempo entre a emissão do comportamento e a atribuição da consequência tem um impacto radical na probabilidade futura de emissão do comportamento (Ainslie & Hernstein, 1981). Para produzir os efeitos ideais, as demoras devem ser mantidas a um mínimo. À medida que aumenta o tempo entre a emissão do comportamento e a atribuição da consequência, a capacidade de influenciar o comportamento futuro enfraquece (Mazur, 2000). Se uma criança interrompe uma crise de birra à 1h da tarde e os privilégios especiais são apresentados às 3h da tarde, há muitos outros comportamentos que podem ter ocorrido durante esse intervalo de tempo de duas horas. Como tal, a consequência tardia pode inadvertidamente fortalecer o comportamento que ocorreu às 2h59m, não importando qual seja ele. Muitas práticas culturais estão baseadas na ideia de que a consequência tardia associada a um comportamento prévio temporalmente distante será efetiva. Exemplos incluem um bônus anual no trabalho ou as notas no boletim escolar. Essas consequências tardias têm maior probabilidade de ser operacionais, se de fato o forem, por meio de regras verbais do que pelo controle direto das contingências.

O efeito perversamente fraco das consequências tardias pode ser visto nos muitos problemas de autocontrole clinicamente significativos que as pessoas enfrentam. O comportamento em torno da obesidade, por exemplo, é difícil de abordar devido à longa demora entre comer ou o exercício apropriado e as consequências reais do ganho ou da perda de peso.

Embora as consequências tardias sejam inerentemente fracas para o controle do comportamento, os terapeutas podem melhorar sua eficácia por meio de uma variedade de técnicas de manipulação das contingências (ver o Cap. 14). Em primeiro lugar, o terapeuta pode inicialmente disponibilizar as consequências tardias imediatamente e, então, aos poucos, retardá-las com o passar do tempo, resultando em índices muito mais altos de comportamento duradouro (Logue & Peña-Correal, 1984). Em segundo, o terapeuta pode dar ao cliente uma atividade concomitante na qual se engajar durante uma demora em apresentar um reforço, levando a um comportamento mais duradouro do que quando as atividades não estão presentes (Grosch & Neuringer, 1981). As pessoas que são convocadas a falar sobre a eventual atribuição de consequências tardias têm melhor desempenho em tarefas que requerem uma consequência tardia se comparadas com aquelas que não fazem tais verbalizações (Binder, Dixon, & Ghezzi, 2000). A demora na atribuição da consequência é um desafio inerente quando se tenta aumentar ou reduzir um comportamento de interesse. Quando as situações clínicas necessitam de atrasos, os terapeutas devem tomar atitudes concretas para melhorar a eficácia das consequências tardias.

Quando as consequências que previamente mantinham um comportamento não são mais fornecidas, considera-se que o princípio de extinção está em ação. *Extinção* é a eliminação da consequência previamente atribuída à contingência A-B-C e tem um efeito previsível no comportamento com o passar do tempo. A eliminação das consequências positivas irá finalmente suprimir uma resposta até que esta seja completamente exterminada, e a eliminação das consequências aversivas irá reinstalar a resposta. Uma variedade de outros efeitos é comumente vista na extinção: um comportamento previamente reforçado e então extinto provavelmente irá apresentar ressurgência (Shahan & Sweeney, 2011); os índices de um comportamento particular provavelmente irão aumentar temporariamente em um "surto de extinção" (Lerman & Iwata, 1995); e agressão ou outros comportamentos potencialmente problemáticos, como autolesão, podem ocorrer (Lerman, Iwata, & Wallace, 1999). Em parte, para reduzir esses efeitos colaterais negativos, ao tentarem eliminar um comportamento indesejado com extinção, em geral os terapeutas concomitantemente reforçam um comportamento alternativo que é compatível ou simplesmente mais apropriado (para uma revisão, ver Petscher, Rey, & Bailey, 2009). Às vezes, os terapeutas associam a extinção a programas de reforço baseados no tempo que atribuem consequências não contingentes – independentemente do comportamento alternativo – em uma tentativa de eliminar uma contingência indesejável sem também instigar os resultados emocionais ou agressivos de um decréscimo repentino no reforço (Lalli, Casey, & Kates, 1997). Durante as últimas décadas, essas combinações aumentaram consideravelmente a habilidade dos psicólogos aplicados de usar a extinção para promover comportamentos socialmente mais apropriados em contextos clínicos.

Aprendizagem observacional

Algumas formas básicas de aprendizagem social ocorrem simplesmente pela observação de outras pessoas. A aprendizagem observacional ocorre em todo o reino animal: em crianças pequenas, animais não humanos e humanos adultos completamente desenvolvidos (Zentall, 1996). Considere este exemplo de pesquisa da cognição animal: um sujeito-alvo privado de alimento deve observar um modelo rival obter consequências alimentares quando se engaja em um comportamento para o qual o sujeito-alvo não foi treinado. Depois de algumas observações, quando os antecedentes são apresentados ao animal-alvo, ele apresenta emissões acuradas do comportamento. Pesquisadores observaram aprendizagem desse tipo em uma ampla variedade de animais (Fiorito & Scott, 1992; MsKinley & Young, 2003), sugerindo que muitos organismos complexos ingressam no mundo evolutivo preparados para aprender com ações, sucessos e fracassos de outros.

Outros processos de aprendizagem então se constroem apoiados na aprendizagem observacional básica. Por exemplo, recém-nascidos humanos sadios imitam inúmeros comportamentos específicos, como sorriso ou projeção da língua (Meltzoff & Moore, 1977), porém mais tarde usam esses gestos para regular os outros socialmente (Nagy & Molnar, 2004), levando a um processo de aprendizagem autossustentado e à aquisição da imitação como uma classe de comportamento generalizado (Poulson, Kymissis, Reeve, Andreatos, & Reeve, 1991).

A natureza social dos seres humanos torna a aprendizagem observacional especialmente importante em programas aplicados. Ela pode ser uma força para o bem ou para o mal. Por exemplo, pesquisas mostraram que terapia em grupo na área da adição em jovens tem efeitos iatrogênicos devido à aprendizagem social dentro do grupo (Dishion, McCord, & Poulin, 1999). Adequadamente gerenciada, no entanto, a aprendizagem em um contexto social pode ter efeitos profundos e para toda a vida. O "jogo do bom comportamento", em que as classes competem para mostrar bom comportamento, fornece um exemplo desses efeitos. Mesmo uma breve exposição a esse jogo nas escolas de ensino fundamental afeta a violência, o uso de drogas e outros resultados por muitos anos (Embry, 2020).

APRENDIZAGEM DE DISCRIMINAÇÃO E GENERALIZAÇÃO DE ESTÍMULOS E RESPOSTAS

Enquanto os profissionais desenvolvem respostas ideais usando os princípios da aprendizagem de contingências diretas, eles devem colocar ênfase no refinamento da precisão com a qual as ações são estimuladas e evocadas. Por exemplo, os clientes podem não conseguir responder porque não detectam condições antecedentes que sinalizam a disponibilidade do reforço. No entanto, eles podem responder mesmo que não estejam presentes estímulos que indicam que o reforço pode ocorrer, e a previsível, mas inesperada, ausência subsequente de reforço pode enfraquecer a resposta operante com o tempo. Problemas similares podem ocorrer com processos de condicionamento respondente quando os estímulos condicionados são pouco relevantes ou vagos em uma variedade de dimensões dos estímulos (volume, tom, cor, temperatura), de maneira que as respostas condicionadas não são evocadas.

Discriminação

Não só é importante que as pessoas aprendam quando o reforço estará disponível e que padrão de resposta irá produzi-lo, como também é importante aprender as condições contextuais sob as quais a resposta será reforçada (ver o Cap. 12). Um *estímulo discriminativo*, ou Sd, é um evento que prediz que o reforço é provável se ocorrer um comportamento; um evento que prediz que o reforço não é provável, mesmo que ocorra um comportamento, é denominado S-delta, ou S∆. Com frequência, é clinicamente importante assegurar que a resposta ocorra somente em alguns contextos, mas não em outros; quando a resposta é regulada dessa forma, diz-se que ela está sob controle do estímulo. Em geral, contingências alternadas são usadas para treinar tais discriminações. Um *programa múltiplo* (MULT, abreviado) consiste em um programa de reforço denso para uma ação específica quando um Sd está presente, e um programa de reforço simples (ou mesmo extinção) quando um S∆ está presente. *Reforço diferencial* é a diferença no acesso a consequências preferidas e é a base para o desenvolvimento do controle dos estímulos.

Ao simplesmente trazerem as ações necessárias para controle do estímulo bom, as pessoas podem algumas vezes tornar mais provável o comportamento apropriado. Por exemplo, Fisher, Greer, Fuhrman e Querim (2015) usaram um programa múltiplo que alternava um programa de reforço com extinção (EXT) para ensinar solicitações simples a indivíduos com comportamentos desafiadores severos. O programa resultou em rápido controle do estímulo sobre as solicitações e decréscimo nos comportamentos desafiadores quando o ambiente se tornou mais previsível para os indivíduos.

O treinamento de discriminação desse tipo pode ser usado de outra maneira; por exemplo, pode ser usado para ajudar uma consequência existente a se tornar mais efetiva. Em um estudo, um programa MULT VI-VI foi modificado para um programa MULT VI-EXT. Como resultado, a resposta durante o componente inalterado do programa aumentou substancialmente, um fenômeno conhecido como *contraste comportamental* (Pierce & Cheney, 2013).

No comportamento cotidiano, boa parte da aprendizagem de discriminação envolve aprender a fazer a coisa certa na hora e no lugar certos. Por exemplo, as crianças aprendem que determinadas brincadeiras podem ser reforçadas na presença dos pares, mas não dos adultos, ou que um comportamento calmo e sossegado é esperado na sala de aula da escola, mas um comportamento ruidoso pode ser diferencialmente reforçado no pátio da escola. Osborne, Rudrud e Zezoney (1990) usaram um exemplo criativo de ensino de discriminação para reforçar a habilidade de jogadores de beisebol universitários a bater bolas em curva. De forma alternada, em alguns períodos, as bolas não eram marcadas, enquanto em outros as costuras das bolas eram marcadas com faixas laranja de um quarto e um oitavo de polegada. Os jogadores acertaram uma maior porcentagem das bolas que incluíam os estímulos visualmente discriminativos. A aprendizagem de discriminação também está envolvida quando os indivíduos aprendem competências de comunicação funcional. O Picture Exchange Communication System, por exemplo, é um sistema de comunicação alternativo e aumentativo para indivíduos com deficiências de linguagem graves devidas a autismo ou outras deficiências no desenvolvimento (p. ex., Bondy & Frost, 2001). Quando um indivíduo escolhe a figura de um item preferido em um leque de figuras e a troca com um cuidador, ganha acesso ao item preferido, reforçando diferencialmente a apresentação da figura com o item real.

Comportamentos desafiadores entre pessoas com deficiências no desenvolvimento ou problemas psiquiátricos com frequência ocorrem na presença de estímulos particulares, e o conhecimento dos processos de controle dos estímulos pode ajudar a enfraquecer a regulação prejudicial do comportamento. Touchette, MacDonald e Langer (1985) usaram uma ferramenta conhecida como gráfico de dispersão para ajudar a identificar períodos de tempo ao longo do dia durante os quais um comportamento desafiador severo nunca ocorre ou ocorre praticamente com certeza. Essa ferramenta é especialmente apropriada para comportamento problemático severo, para o qual só pode haver duas classificações importantes na prática: zero e inaceitável. Se o profissional achar que o comportamento desafiador ocorre mais frequentemente quando certas tarefas são apresentadas a um indivíduo, ou quando determinados membros da equipe estão presentes, essas situações estimuladoras podem ser focadas para mudança.

Muitas tarefas acadêmicas envolvem aprendizagem de discriminação. Por exemplo, ensinar uma criança a receptivamente identificar letras é um exemplo de tarefa de discriminação: a escolha que uma criança faz da letra *b* é ocasionada pela apresentação da letra *b*. A leitura avançada também é considerada uma forma de aprendizagem de discriminação, pois ler em voz alta está sob o controle discriminativo dos estímulos impressos e, por fim, recua para o nível oculto (i.e., sem leitura em voz alta). Muitos indivíduos com transtorno do espectro autista e outras deficiências desenvolvimentais exibem um fenômeno conhecido como seletividade excessiva do estímulo, que ocorre quando propriedades restritas dos estímulos controlam a resposta (Ploog, 2010). No caso da tarefa de nomeação das letras mencionada anteriormente, ocorre seletividade excessiva do estímulo quando um indivíduo identifica de forma imprecisa todas as letras com um círculo fechado como a letra *b*. Dube e colaboradores (2010) sugerem que, quando uma contingência de reforço está atuando para a emissão de uma resposta de observação a todas as características relevantes de um estímulo (i.e., não só o círculo fechado, mas a haste na letra), as dificuldades com a seletividade excessiva podem ser sanadas. Em outras palavras, se a atenção a todas as características importantes de um estímulo for reforçada, todas as propriedades relevantes de um estímulo provavelmente irão ocasionar respostas corretas.

Embora a aprendizagem de discriminação seja considerada como um exemplo de uma contingência de três termos, um quarto termo, um estímulo condicional, pode vir a controlar a contingência de três termos. Por exemplo, Catania (1998) observa que um indivíduo que pronuncia "maçã" na presença de uma maçã só será reforçado diferencialmente se outra pessoa perguntou "O que é isso?" enquanto aponta para a maçã. Nesse cenário, a pergunta ("O que é isso?") é considerada um estímulo condicional. A maçã serve como estímulo discriminativo, significando que denominá-la como "maçã" em sua presença só será reforçado com a condição de que seja feita a pergunta do tipo "O que é isso?".

Generalização

Alguns profissionais veem a generalização dos estímulos como o processo oposto da discriminação. Na generalização de estímulos, a resposta ocorre na presença de estímulos que não foram reforçados diretamente, mas são fisicamente semelhantes (p. ex., cor, forma, etc.) a um estímulo condicionado ou discriminativo original. Um gradiente de generalização mostra a relação entre a probabilidade de ocorrência de uma resposta e o valor de um estímulo ao longo dessa dimensão física. Por exemplo, se uma criança aprende a dizer "é azul" na presença de uma onda de luz específica, a probabilidade dessa resposta irá diminuir constantemente quando lhe forem apresentadas luzes de ondas cada vez mais diferentes.

Os profissionais costumam encarar a generalização de estímulos como um resultado desejável da intervenção em contextos aplicados. Com frequência eles implementam intervenções comportamentais em contextos muito estruturados e rigidamente controlados, acabando por descobrir que os efeitos da intervenção podem não se generalizar para contextos novos, porém importantes. Stokes e Baer (1977) propuseram uma tecnologia para promover a generalização de estímulos, incluindo as seguintes estratégias: ensinar com exemplos suficientes, ensinar livremente, usar estímulos indiscrimináveis entre os contextos de ensino e generalização, programar estímulos comuns entre os ambientes de ensino e generalização e modificar sequencialmente o ambiente de ensino até que ele se pareça mais com os contextos de generalização. Ensinar com múltiplos exemplos envolve o uso de diferentes estímulos, de modo que um indivíduo tenha probabilidade de responder corretamente na presença de estímulos que podem ser diferentes do que foi usado durante a instrução. Por exemplo, uma criança pode ter mais probabilidade de nomear corretamente todos os cães como "cachorro" se ela foi ensinada a nomear muitas variedades, tamanhos, raças e cores de cães como "cachorro".

Generalização de respostas envolve expandir os efeitos do reforço para outras respostas não correlacionadas com o reforço. Por exemplo, se o comportamento-alvo de sorrir para os pares for reforçado diferencialmente, fazer contato visual e iniciar uma conversa com os pares também pode começar a aumentar em probabilidade, mesmo que essas ações não tenham sido reforçadas diretamente. Quando isso ocorre, diz-se que os comportamentos compõem uma classe de respostas ou classe funcional (Catania, 1998).

INTERAÇÃO DOS PRINCÍPIOS COMPORTAMENTAIS COM LINGUAGEM E COGNIÇÃO

A implementação dos princípios básicos de aprendizagem em contextos aplicados precisa ser moderada pela interação conhecida entre eles e os processos simbólicos humanos. As abordagens básicas comportamentais e cognitivas para o estudo da cognição humana serão exploradas no próximo capítulo, mas é importante observar que, quando as habilidades de linguagem emergem nos seres humanos, mais do que contingências diretas e formas simples de aprendizagem observacional regulam o comportamento. Por exemplo, todos já ouvimos muitos alertas para não tocar um fogão quente, mas nem todos nós tivemos uma história de termos sido queimados por um fogão. Nossa habilidade de evitar o fogão quando ele está quente parece estar sob controle de um tipo de estímulo diferente do fogão propriamente. Perspectivas cognitivas há muito reivindicam que esse seja o caso, mas, no contexto deste capítulo (e do tema deste livro), parece valer a pena o esforço de observar brevemente que as vertentes comportamentais das tradições da terapia comportamental e cognitiva têm estudado esse fenômeno há várias décadas na tentativa de compreendê-lo.

Há mais de 30 anos, os psicólogos comportamentais concluíram que, algumas vezes, estímulos verbais na forma de instruções, comandos ou regras apresentados por um indivíduo ou outra pessoa passam a controlar as respostas de formas que alteram a operação das contingências diretas (Catania, Matthews, & Shimoff, 1982). Descrever contingências (Catania, Shimoff, & Mattews, 1989) ou motivar o comportamento verbalmente (Schlinger & Blakely, 1987) pode alterar como as contingências diretas operam. Inúmeros estudos laboratoriais demonstraram que, quando regras fornecidas pelo experimentador entram em conflito com contingências programadas, a resposta dos adultos sadios participantes tende a permanecer sob controle instrucional em vez de se adaptar às contingências modificadas, mesmo que fazer isso tenha um custo (p. ex., Catania, Lowe, & Horne, 1990), e, quando realmente acontece a adaptação ao ambiente, esse efeito também pode ser devido à presença de regras verbais, o que pode alterar a sensibilidade a mudanças ambientais subsequentes (p. ex., Hayes, Brownstein, Haas, & Greenway, 1986).

A crescente dominância dos processos simbólicos sobre os processos de aprendizagem de contingências diretas tem uma trajetória desenvolvimental. Por exemplo, em programas de reforço similares, crianças pequenas pré-verbais apresentam padrões de resposta que refletem as de não humanos, mas, quando os repertórios verbais se desenvolvem, os padrões de desempenho do programa de reforço em crianças maiores e adultos diferem daqueles comumente vistos nos manuais (Bentall & Lowe, 1987). Em particular, a literatura sobre resposta relacional derivada (Hayes, Barnes-Holmes, & Roce, 2001) forneceu aos psicólogos comportamentais uma forma de forjar um consenso com as preocupações tradicionais dos terapeutas e teóricos cognitivos e fez isso de formas que parecem estar capacitando os profissionais a desenvolver novos métodos para facilitar repertórios cognitivos flexíveis (ver Rehfeldt & Barnes-Holmes, 2009; Refeldt & Root, 2005; Rosales & Rehfeldt, 2007).

Um estudo feito por Dougher, Hamilton, Fink e Harrington (2007) fornece um exemplo básico de como os processos simbólicos interagem com o condicionamento operante e respondente. Um grupo de sujeitos aprendeu que três eventos arbitrários (rabiscos em uma tela) estavam relacionados comparativamente, tal que X < Y < Z. Outro grupo não aprendeu nada sobre como X, Y e Z estavam relacionados. Os dois grupos receberam choques repetidamente na presença de Y até que a forma gráfica provocava ansiedade quando medida por uma resposta galvânica da pele. Os participantes em ambos os grupos não foram mais excitados pelo estímulo X, e, no grupo que não havia sido treinado a relacionar X, Y e Z, os participantes apresentaram pouca excitação para Z. No grupo treinado relacionalmente, no entanto, os participantes foram mais excitados por Z *do que por* Y. Essa resposta não pode ser generalização do estímulo porque os estímulos eram arbitrários. Em vez disso, a relação simbólica de "Z é maior do que Y" criou mais excitação a um estímulo que nunca havia sido associado a choque do que um que havia sido repetidamente associado.

Esses achados básicos se estendem também para as regras próprias. Por exemplo, Taylor e O'Reilly (1997) e Faloon e Rehfeldt (2008) constataram que a declaração explícita de regras próprias por participantes com deficiências desenvolvimentais facilitava a aquisição de uma tarefa encadeada, e os participantes mantinham seu desempenho quando eram ensinados a expressar essas regras próprias em nível oculto. Quando os participantes em ambos os estudos eram solicitados a recitar números aleatórios de trás para a frente, bloqueando a emissão das regras próprias, o desempenho declinava, mostrando, portanto, uma relação funcional entre a emissão de regras próprias explícitas e ocultas e a realização de uma tarefa.

Nesses casos, a autoverbalização teve um efeito facilitador, mas em muitas situações clínicas o oposto é verdadeiro. Por exemplo, uma pessoa que tem uma crise de ansiedade em uma situação pode responder de forma ainda mais forte a outra situação meramente porque ela é considerada "maior", independentemente de suas propriedades físicas reais, como no estudo de Dougher e colaboradores (2007). Esse é um problema que os clínicos empíricos frequentemente tentam resolver com os clientes, conforme será explorado na Parte III deste livro. Entretanto, tais efeitos não eliminam a relevância dos princípios da aprendizagem de contingências diretas; ao contrário, eles direcionam o campo para um foco mais orientado em processos, no qual processos mais antigos e outros adquiridos mais recentemente interagem para produzir o comportamento.

CONCLUSÃO

Os processos comportamentais básicos dão aos profissionais princípios precisos para gerar opções de tratamento para indivíduos com problemas comportamentais, emocionais ou físicos. Independentemente da aparência do comportamento, o tratamento precisa ser individualizado com base nos processos que o impactam. A seleção incorreta da causa do comportamento em geral impede que o cliente experimente uma mudança positiva. Os princípios da aprendizagem de contingên-cias diretas estão entre os mais bem estabelecidos em toda a psicologia e têm o grande benefício de orientar o profissional para eventos contextuais que podem ser mudados. Os clínicos empíricos precisam basear suas ações em processos básicos que têm o mérito científico mais comprovado, uma vez que as pessoas colocaram suas vidas em nossas mãos.

REFERÊNCIAS

Ainslie, G., & Herrnstein, R. J. (1981). Preference reversal and delayed reinforcement. *Animal Learning and Behavior, 9*(4), 476–482.

Bailey, J. S., & Burch, M. R. (2013). *Ethics for behavior analysts* (2nd expanded ed.). Abingdon, UK: Taylor and Francis.

Bentall, R. P., & Lowe, C. F. (1987). The role of verbal behavior in human learning: III. Instructional effects in children. *Journal of the Experimental Analysis of Behavior, 47*(2), 177–190.

Binder, L. M., Dixon, M. R., & Ghezzi, P. M. (2000). A procedure to teach self-control to children with attention deficit hyperactivity disorder. *Journal of Applied Behavior Analysis, 33*(2), 233–237.

Boisseau, R. P., Vogel, D., & Dussutour, A. (2016). Habituation in non-neural organisms: Evidence from slime moulds. *Proceedings of the Royal Society B, 283*(1829), n.p.

Bondy, A. S., & Frost, L. A. (2001). The Picture Exchange Communication System. *Behavior Modification, 25*(5), 725–744.

Bradley, M. M., Lang, P. J., & Cuthbert, B. N. (1993). Emotion, novelty, and the startle reflex: Habituation in humans. *Behavioral Neuroscience, 107*(6), 970–980.

Bureš, J., Bermúdez-Rattoni, F., & Yamamoto, T. (1998). *Conditioned taste aversion: Memory of a special kind.* Oxford: Oxford University Press.

Catania, A. C. (1998). *Learning* (4th ed.). Upper Saddle River, NJ: Prentice Hall.

Catania, A. C., Lowe, C. F., & Horne, P. (1990). Nonverbal behavior correlated with the shaped verbal behavior of children. *Analysis of Verbal Behavior, 8*, 43–55.

Catania, A. C., Matthews, B. A., & Shimoff, E. (1982). Instructed versus shaped human verbal behavior: Interactions with nonverbal responding. *Journal of the Experimental Analysis of Behavior, 38*(3), 233–248.

Catania, A. C., Shimoff, E., & Matthews, B. A. (1989). An experimental analysis of rule-governed behavior. In S. C. Hayes (Ed.), *Rule-governed behavior: Cognition,* contingencies, and instructional control (pp. 119-150). New York: Springer.

DeLeon, I. G., & Iwata, B. A. (1996). Evaluation of a multiple-stimulus presentation format for assessing reinforcer preferences. *Journal of Applied Behavior Analysis, 29*(4), 519-533.

Dinsmoor, J. A. (1954). Punishment: I. The avoidance hypothesis. *Psychological Review, 61*(1), 34-46.

Dinsmoor, J. A. (1977). Escape, avoidance, punishment: Where do we stand? *Journal of the Experimental Analysis of Behavior, 28*(1), 83-95.

Dinsmoor, J. A. (1998). Punishment. In W. T. O'Donhue (Ed.), *Learning and behavior therapy* (pp. 188-204). Needham Heights, MA: Allyn and Bacon

Dishion, T. J., McCord, J., & Poulin, F. (1999). When interventions harm: Peer groups and problem behavior. *American Psychologist, 54*(9), 755-764.

Domjan, M. (2013). Pavlovian conditioning. In A. L. C. Runehov & L. Oviedo (Eds.), *Encyclopedia of sciences and religions* (pp. 1608-1608). Netherlands: Springer.

Dougher, M. J., Hamilton, D. A., Fink, B. C., & Harrington, J. (2007). Transformation of the discriminative and eliciting functions of generalized relational stimuli. *Journal of the Experimental Analysis of Behavior, 88*(2), 179-197.

Dube, W. V., Dickson, C. A., Balsamo, L. M., O'Donnell, K. L., Tomanari, G. Y., Farren, K. M., et al. (2010). Observing behavior and atypically restricted stimulus control. *Journal of the Experimental Analysis of Behavior, 94*(3), 297-313.

Dymond, S., Dunsmoor, J. E., Vervliet, B., Roche, B., & Hermans, D. (2015). Fear generalization in humans: Systematic review and implications for anxiety disorder research. *Behavior Therapy, 46*(5), 561-582.

Embry, D. D. (2002). The good behavior game: A best practice candidate as a universal behavioral vaccine. *Clinical Child and Family Psychology Review, 5*(4), 273-297.

Faloon, B. J., & Rehfeldt, R. A. (2008). The role of overt and covert self-rules in establishing a daily living skill in adults with mild developmental disabilities. *Journal of Applied Behavior Analysis, 41*(3), 393-404.

Fiorito, G., & Scotto, P. (1992). Observational learning in *Octopus vulgaris*. *Science, 256*(5056), 545-547.

Fisher, W. W., Greer, B. D., Fuhrman, A. M., & Querim, A. C. (2015). Using multiple schedules during functional communication training to promote rapid transfer of treatment effects. *Journal of Applied Behavior Analysis, 48*(4), 713-733.

Ginsburg, S., & Jablonka, E. (2010). The evolution of associative learning: A factor in the Cambrian explosion. *Journal of Theoretical Biology, 266*(1), 11-20.

Grosch, J., & Neuringer, A. (1981). Self-control in pigeons under the Mischel paradigm. *Journal of the Experimental Analysis of Behavior, 35*(1), 3-21.

Hayes, S. C., Barnes-Holmes, D., & Roche, B. (Eds.). (2001). *Relational frame theory: A post-Skinnerian account of human language and cognition*. New York: Kluwer Academic/Plenum Publishers.

Hayes, S. C., Brownstein, A. J., Haas, J. R., & Greenway, D. E. (1986). Instructions, multiple schedules, and extinction: Distinguishing rule-governed from schedule-controlled behavior. *Journal of the Experimental Analysis of Behavior, 46*(2), 137-147.

Heyman, G. M., & Monaghan, M. M. (1987). Effects of changes in response requirement and deprivation on the parameters of the matching law equation: New data and review. *Journal of Experimental Psychology: Animal Behavior Processes, 13*(4), 384-394.

Lalli, J. S., Casey, S. D., & Kates, K. (1997). Noncontingent reinforcement as treatment for severe problem behavior: Some procedural variations. *Journal of Applied Behavior Analysis, 30*(1), 127-137.

Lerman, D. C., & Iwata, B. A. (1995). Prevalence of the extinction burst and its attenuation during treatment. *Journal of Applied Behavior Analysis, 28*(1), 93-94.

Lerman, D. C., Iwata, B. A., & Wallace, M. D. (1999). Side effects of extinction: Prevalence of bursting and aggression during the treatment of self-injurious behavior. *Journal of Applied Behavior Analysis, 32*(1), 1-8.

Logue, A. W., & Peña-Correal, T. E. (1984). Responding during reinforcement delay in a self-control paradigm. *Journal of the Experimental Analysis of Behavior, 41*(3), 267-277.

Lowe, C. F., & Horne, P. J. (1985). On the generality of behavioural principles: Human choice and the matching law. In C. F. Lowe (Ed.), *Behaviour analysis and contemporary psychology* (pp. 97-115). London: Lawrence Erlbaum.

Madden, G. J., Begotka, A. M., Raiff, B. R., & Kastern, L. L. (2003). Delay discounting of real and hypothetical rewards. *Experimental and Clinical Psychopharmacology, 11*(2), 139-145.

Mazur, J. E. (2000). Tradeoffs among delay, rate, and amount of reinforcement. *Behavioural Processes, 49*(1), 1-10.

McKinley, S., & Young, R. J. (2003). The efficacy of the model-rival method when compared with operant conditioning for training domestic dogs to perform a retrieval-selection task. *Applied Animal Behaviour Science, 81*(4), 357-365.

Meltzoff, A. N., & Moore, M. K. (1977). Imitation of facial and manual gestures by human neo-nates. *Science, 198*(4312), 75-78.

Nagy, E., & Molnar, P. (2004). Homo imitans or homo provocans? Human imprinting model of neonatal imitation. *Infant Behavior and Development, 27*(1), 54–63.

Öhman, A., & Mineka, S. (2001). Fears, phobias, and preparedness: Toward an evolved module of fear and fear learning. *Psychological Review, 108*(3), 483–522.

Osborne, K., Rudrud, E., & Zezoney, F. (1990). Improved curveball hitting through the enhancement of visual cues. *Journal of Applied Behavior Analysis, 23*(3), 371–377.

Penders, C. A., & Delwaide, P. J. (1971). Blink reflex studies in patients with Parkinsonism before and during therapy. *Journal of Neurology, Neurosurgery and Psychiatry, 34*(6), 674–678.

Petscher, E. S., Rey, C., & Bailey, J. S. (2009). A review of empirical support for differential reinforcement of alternative behavior. *Research in Developmental Disabilities, 30*(3), 409–425.

Pierce, W. D., & Cheney, C. D. (2013). *Behavior analysis and learning* (5th ed.). Oxon, UK: Psychology Press.

Ploog, B. O. (2010). Stimulus overselectivity four decades later: A review of the literature and its implications for current research in autism spectrum disorder. *Journal of Autism and Developmental Disorders, 40*(11), 1332–1349.

Podlesnik, C. A., & Shahan, T. A. (2009). Behavioral momentum and relapse of extinguished operant responding. *Learning and Behavior, 37*(4), 357–364.

Poulson, C. L., Kymissis, E., Reeve, K. F., Andreatos, M., & Reeve, L. (1991). Generalized vocal imitation in infants. *Journal of Experimental Child Psychology, 51*(2), 267–279.

Rehfeldt, R. A., & Barnes-Holmes, Y. (2009). *Derived relational responding: Applications for learners with autism and other developmental disabilities: A progressive guide to change*. Oakland, CA: New Harbinger Publications.

Rehfeldt, R. A., & Root, S. L. (2005). Establishing derived requesting skills in adults with severe developmental disabilities. *Journal of Applied Behavior Analysis, 38*(1), 101–105.

Rescorla, R. A., & Solomon, R. L. (1967). Two-process learning theory: Relationships between Pavlovian conditioning and instrumental learning. *Psychological Review, 74*(3), 151–182.

Rosales, R. R., & Rehfeldt, R. A. (2007). Contriving transitive conditioned establishing operations to establish derived manding skills in adults with severe developmental disabilities. *Journal of Applied Behavior Analysis, 40*(1), 105–121.

Schlinger, H., & Blakely, E. (1987). Function-altering effects of contingency-specifying stimuli. *Behavior Analyst, 10*(1), 41–45.

Shahan, T. A., & Sweeney, M. M. (2011). A model of resurgence based on behavioral momentum theory. *Journal of the Experimental Analysis of Behavior, 95*(1), 91–108.

Sidman, M. (2009). The measurement of behavioral development. In N. A. Krasnegor, D. B. Gray, & T. Thompson (Eds.), *Advances in behavioral pharmacology* (vol. 5, pp. 43–52). Abingdon, UK: Routledge.

Skinner, B. F. (1953). *Science and human behavior*. New York: Free Press.

Skinner, B. F. (1969). *Contingencies of reinforcement: A theoretical analysis*. Englewood Cliffs, NJ: Prentice Hall.

Spetch, M. L., Wilkie, D. M., & Pinel, J. P. J. (1981). Backward conditioning: A reevaluation of the empirical evidence. *Psychological Bulletin, 89*(1), 163–175.

Stokes, T. F., & Baer, D. M. (1977). An implicit technology of generalization. *Journal of Applied Behavior Analysis, 10*(2), 349–367.

Taylor, I., & O'Reilly, M. F. (1997). Toward a functional analysis of private verbal self-regulation. *Journal of Applied Behavior Analysis, 30*(1), 43–58.

Touchette, P. E., MacDonald, R. F., & Langer, S. N. (1985). A scatter plot for identifying stimulus control of problem behavior. *Journal of Applied Behavior Analysis, 18*(4), 343–351.

Wolpe, J., & Rowan, V. C. (1988). Panic disorder: A product of classical conditioning. *Behaviour Research and Therapy, 26*(6), 441–450.

Zentall, T. R. (1996). An analysis of imitative learning in animals. In C. M. Heyes & B. G. Galef Jr. (Eds.), *Social learning in animals: The roots of culture* (pp. 221––243). San Diego: Academic Press.

Zuriff, G. E. (1970). A comparison of variable-ratio and variable-interval schedules of reinforcement. *Journal of the Experimental Analysis of Behavior, 13*(3), 369–374.

7

O que é cognição?
Uma perspectiva funcional-cognitiva[1]

Jan De Houwer, PhD
Dermot Barnes-Holmes, DPhil
Yvonne Barnes-Holmes, PhD
Department of Experimental Clinical and Health Psychology, Ghent University

É apropriado dizer que os conceitos "cognição" e "cognitivo" são fundamentais na psicologia contemporânea e que isso não é menos verdade na psicologia clínica empírica. Para ilustrar, uma busca na *Web of Science*, realizada em 19 de setembro de 2016, gerou 468.850 resultados para "cognição OU cognitivo" como termo de busca. Como comparação (imperfeita, mas não trivial), considere o fato de que o termo de busca "emoção ou emocional" gerou menos da metade desse número de resultados (209.087). Foi encontrada proporção similar quando as buscas foram limitadas a artigos relacionados a psicologia clínica ou psicoterapia.

Apesar de seu papel fundamental, com frequência não fica bem claro o que "cognição" (e, assim, "cognitivo" como envolvendo cognição) significa exatamente. Nas duas primeiras seções deste capítulo, discutimos duas perspectivas diferentes sobre a natureza da cognição. Primeiramente, na psicologia cognitiva, cognição costuma ser definida em termos de processamento da informação. Em segundo lugar, na psicologia funcional, cognição é conceituada em termos de comportamento. Depois, destacamos que ambas as perspectivas não são mutuamente excludentes. Mais especificamente, podem ser conciliadas em uma estrutura funcional-cognitiva para pesquisa psicológica que reconhece dois níveis interdependentes de explicação em psicologia: um nível funcional, que visa explicar o comportamento em termos dos elementos no ambiente, e um nível cognitivo, que é direcionado para a compreensão dos mecanismos mentais pelos quais elementos no ambiente influenciam o comportamento. Encerramos destacando algumas das implicações dessa perspectiva funcional-cognitiva sobre cognição para a psicoterapia baseada em evidências.

---

[1] A Ghent University Grant BOF16/MET_V/002, concedida a Jan De Houwer, tornou possível a preparação deste capítulo. Dermot Barnes-Holmes é apoiado por um Odyseus Group 1 Award (2015-2020) da Scientific Research Foundation, Flanders (FWO-Vlaanderen). Correspondência pode ser endereçada a Jan De Houwer, Ghent University, Henri Dunantlaan 2, B-9000 Ghent, Belgium, ou Jan.DeHouwer@UGent.be.

COGNIÇÃO COMO PROCESSAMENTO DA INFORMAÇÃO

Embora o termo *cognição* tenha uma longa história, remontando aos gregos antigos (ver Chaney, 2013, para uma revisão), Neisser apresentou uma das definições atualmente mais influentes há cerca de 50 anos em seu livro seminal sobre psicologia cognitiva:

> Conforme usado aqui, o termo "cognição" se refere a todos os processos pelos quais o *input* sensorial é transformado, reduzido, elaborado, armazenado, recuperado e usado. Está relacionada com esses processos mesmo quando eles operam na ausência de estimulação relevante, como em imagens e alucinações [...] Dada uma definição tão abrangente, fica evidente que a cognição está envolvida em tudo o que um ser humano pode fazer, que todo fenômeno psicológico é um fenômeno cognitivo. (1967, p. 4)

Neisser comparou cognição com processamento da informação em um computador:

> A tarefa de um psicólogo que está tentando compreender a cognição humana é análoga à de um homem que está tentando descobrir como um computador foi programado. Em particular, se o programa parece armazenar e reutilizar informações, ele gostaria de saber por meio de que "rotinas" ou "procedimentos" isso é feito. (1967, p. 6)

Apesar de poucos psicólogos cognitivos contemporâneos ainda aderirem à ideia de computadores seriais como modelo para a mente, três aspectos da definição de Neisser permaneceram influentes. Em primeiro lugar, Neisser vê a cognição como processamento da informação. Essa é uma perspectiva mental, na medida em que a mente é considerada de natureza informacional. Conforme observado por Gardner (1987), ligar a cognição e a mente à informação constrói um novo nível de explicação no qual os psicólogos cognitivos podem operar. Para reconhecer plenamente a importância dessa ideia, devemos entender que a informação pode ser pensada como tendo uma natureza não física. Wiener, um dos fundadores da teoria da informação, postula: "Informação é informação, não matéria ou energia" (1961, p. 132). O pressuposto de que a informação não é física combina com a ideia de que a mesma informação (i.e., o mesmo conteúdo) pode, em princípio, ser representada em substratos físicos inteiramente diferentes (i.e., diferentes veículos, como computadores de mesa, fitas magnéticas, cérebros; ver Bechtel, 2008, para uma discussão esclarecedora da distinção entre conteúdo e veículos de informação).

Considere os anéis de crescimento de uma árvore. Esses anéis contêm informações sobre o clima durante os anos em que a árvore cresceu, mas essas mesmas informações também podem ser capturadas pelas camadas de gelo glacial ou por registros meteorológicos. Além disso, a árvore física é apenas um veículo para esse conteúdo; ela não é o conteúdo em si. Isso fica claro a partir do fato de que os anéis de crescimento revelam seu conteúdo sobre o clima apenas a entidades que conseguem ler as informações (p. ex., um cientista do clima que, combinando observações dos anéis de crescimento com seu conhecimento sobre os efeitos do clima no crescimento da árvore, é capaz de extrair informações sobre o clima a partir do tamanho dos anéis de crescimento). Sobretudo, devido à natureza não física da informação, o estudo do conteúdo da informação nunca pode ser reduzido a um mero estudo dos veículos que contêm a informação física. Consequentemente, a psicologia cognitiva como o estudo do conteúdo da informação nunca pode ser reduzida a um estudo do cérebro físico, nem a um estudo do organismo inteiro (ver Bechtel, 2008, para a ideia de que, em um nível de análise muito detalhado, pode haver sobreposição específica entre conteúdo e veículo e, assim, potencial para entender o conteúdo por meio da compreensão do veículo). Em suma, a definição de Neisser de cognição como processamento da informação legitimou a psicologia como uma ciência separada do mundo mental (ver também Brysbaert & Rastle, 2013, para uma discussão excelente).

Uma segunda característica interessante da definição de Neisser é que ela se concentra muito na cognição como um processo dinâmico. Esse processo dinâmico pode ser descrito como um mecanismo mental, ou seja, uma cadeia de passos no processamento da informação (Bechtel, 2008). Cognição, por conseguinte, é semelhante a um mecanismo físico que consiste em partes e operações nas quais uma parte opera sobre outra parte (p. ex., uma engrenagem põe em movimento outra engrenagem, e assim por diante). A principal diferença é que as partes e as operações nos mecanismos mentais são de natureza informacional, e não física. Devido a sua natureza informacional, considera-se que esses mecanismos mentais permitem que os organismos acrescentem significado ao mundo físico. Assim como os mecanismos físicos, a cognição envolve causação contígua – isto é, estados mentais que operam um sobre o outro. Em termos simples, um passo no mecanismo (p. ex., um estado mental) põe em movimento o passo seguinte (p. ex., outro estado mental).[2]

O pressuposto fundamental da causação contígua fica mais claro na forma como os psicólogos cognitivos lidam com o fenômeno da aprendizagem latente – isto é, o impacto que as experiências no Momento 1 (p. ex., um rato explorando um labirinto sem comida no seu interior; uma pessoa que vivencia um evento traumático) têm no comportamento durante um Momento 2 posterior (p. ex., a velocidade com que o rato localiza a comida que foi colocada no mesmo labirinto; ataques de pânico que ocorrem dias, semanas ou anos depois do evento traumático; Tolman & Honzik, 1930; ver Chiesa, 1992, e De Houwer, Barnes-Holmes, & Moors, 2013, para uma discussão relacionada da aprendizagem latente). Trabalhando com o pressuposto de que cada pensamento e cada comportamento precisam de uma causa contígua – ou seja, alguma coisa aqui e agora que causa os pensamentos e os comportamentos neste momento –, os psicólogos cognitivos deduzem que a mudança no comportamento no Momento 2 deve ser devida à informação que está presente no Momento 2. Essa causa contígua não pode ser a experiência com o labirinto no Momento 1 porque esse evento já passou para o Momento 2, quando o comportamento é observado. Se aceitarmos o pressuposto básico de que mecanismos mentais necessariamente impulsionam o comportamento, então a única explicação possível para a aprendizagem latente é a de que (a) a experiência original no Momento 1 produziu algum tipo de representação mental no Momento 1, (b) essa representação foi retida na memória até o Momento 2 e (c) ela funcionou como uma causa contígua dos pensamentos e comportamentos no Momento 2. Assim, segundo uma perspectiva cognitiva (i.e., baseada no pressuposto de que mecanismos mentais impulsionam todo comportamento), é possível dizer que a aprendizagem latente demonstra a existência de representações mentais na memória.

Uma terceira característica importante da definição de Neisser é que ela não se refere à

---

[2] Primeiramente, a metáfora das engrenagens sugere um mecanismo estritamente linear, enquanto os mecanismos mentais podem operar também em paralelo ou de maneira recorrente. Em segundo lugar, em princípio, é possível que os estados mentais se originem espontaneamente – ou seja, sem serem causados de forma contígua (embora fosse difícil demonstrar que um estado mental não é causado por *input* ambiental ou outros estados mentais). No entanto, todos os mecanismos têm em comum o fato de consistirem de partes que operam uma sobre a outra, mesmo quando esses mecanismos operam de forma paralela ou recorrente e mesmo que o estado de algumas partes algumas vezes também possa mudar espontaneamente.

consciência. Portanto, a definição é compatível com a ideia de que mecanismos mentais podem operar não só conscientemente, mas também inconscientemente. De certo modo, os psicólogos cognitivos precisam aceitar um papel para a cognição consciente se quiserem manter o pressuposto de que "a cognição está envolvida em tudo o que um ser humano possivelmente faz" (Neisser, 1967, p. 4). Com frequência, as pessoas parecem ignorar completamente o que está motivando seu comportamento. Os psicólogos cognitivos podem atribuir tais comportamentos à operação da cognição inconsciente – ou seja, ao processamento da informação que é inacessível à introspecção consciente. De fato, alguns argumentaram que, na maioria das situações da vida diária, a cognição inconsciente, e não a consciente, é que impulsiona o comportamento humano, uma afirmação com frequência ilustrada com a figura de um *iceberg* que está com a maior parte de seu volume submersa na água (p. ex., Bargh, 2014).

Obviamente, a definição de Neisser não é a única definição de cognição na literatura da psicologia cognitiva, tampouco foi contestada (ver Moors, 2007, para uma excelente análise das várias definições que foram apresentadas na literatura). Alguns pesquisadores especificam critérios que salientam alguns exemplos de processamento da informação como exemplos "verdadeiros" de cognição (p. ex., critérios referentes ao tipo de representações sobre as quais os processos de informação operam ou em relação ao resultado dos processos; ver Moors, 2007). Outros psicólogos cognitivos usam o termo "cognição" para se referir a um subgrupo de estados mentais. Por exemplo, ao contrastarem cognição e emoção, os pesquisadores cognitivos algumas vezes sugerem que os estados cognitivos são estados não emocionais, na medida em que envolvem crenças "frias", e não experiências emocionais "quentes". Outros, ainda, até mesmo excluem toda experiência fenomenológica consciente do âmbito dos estados cognitivos (ver Moors, 2007).

Por fim, enquanto a referência de Neisser à cognição como a operação de um programa de computador implica processamento da informação serial incorpórea, outros propõem que os humanos processam a informação de uma forma paralela usando representações subsimbólicas (p. ex., McClelland & Rumelhart, 1985) ou de formas intimamente associadas à natureza biológica do corpo humano (i.e., "incorporada"; p. ex., Barsalou, 2008). Apesar dessas importantes diferenças de opinião, a maioria dos psicólogos cognitivos – se não todos – sustenta não só o *pressuposto* de que os humanos (e animais não humanos) processam a informação como também o *objetivo* de tentar descobrir como os humanos processam a informação. Assim, podemos concluir com segurança que, segundo a perspectiva da psicologia cognitiva, o processamento da informação reside na essência da cognição. O trabalho cognitivo em psicoterapia geralmente não está baseado em teorias específicas em ciência cognitiva, porém a maioria dessas perspectivas preserva um foco no processamento da informação quando tipos de esquemas específicos, crenças nucleares, cognições irracionais e similares são examinados.

UMA ABORDAGEM ANALÍTICO-FUNCIONAL DA LINGUAGEM E DA COGNIÇÃO HUMANAS

Durante os últimos 50 anos, a psicologia cognitiva tem sido tão dominante no campo da psicologia que muitos psicólogos ficarão surpresos ao descobrirem que também podemos pensar em cognição de uma maneira que não envolva o processamento da informação. Isso é particularmente importante para este livro porque parte do trabalho de psicoterapia baseado em aceitação e *mindfulness* apoia-se em uma abordagem analítico-funcional que adota uma perspectiva não informacional sobre a linguagem e o pensamento. Essa abordagem descreve as relações entre ambiente e comportamento de uma forma que serve para predizer e influenciar o comportamento (ver Chiesa, 1994; Hayes & Brownstein, 1986). Não estamos defendendo que a abordagem funcional seja inerentemente melhor ou superior à abordagem tradicional ou "consagrada", mas que os psicólogos, e os psicólogos clínicos, em particular, não devem ter apenas uma opção do tipo ou/ou no que se refere à abordagem que adotam.

Uma abordagem analítico-funcional

Uma abordagem funcional da cognição começa com uma orientação funcional-contextual do comportamento (ver a seção "Contextualismo" no Cap. 2, ou Zettle, Hayes, Barnes-Holmes, & Biglan, 2016, para um extenso tratamento recente). Em uma abordagem funcional-contextual, as relações funcionais podem ser "espalhadas" entre os eventos e no tempo e espaço. Voltemos ao exemplo da aprendizagem latente. Para um psicólogo funcional, é suficiente dizer que uma mudança no comportamento no Momento 2 é uma função de uma experiência no Momento 1. Embora o que Skinner chamou de "o fisiologista do futuro" (1974, p. 236) possa algum dia fornecer informações adicionais sobre essa lacuna, o conceito da relação funcional em si de forma alguma está incompleto meramente porque está espalhado no tempo e no espaço. Para os contextualistas funcionais, descrições desse tipo são consideradas adequadas porque geram análises verbais científicas que permitem que pesquisadores básicos e aplicados, e praticantes, prevejam e influenciem o comportamento dos indivíduos e grupos.

A abordagem funcional se estende muito além de uma forma bruta de empirismo, sem sucumbir em uma coleção de técnicas para mudança comportamental, atendo-se às análises com precisão, escopo e profundidade como objetivos científicos (Hayes, Barnes-Holmes, & Roche, 2001; ver também os Caps. 2 e 6). *Precisão* requer que a análise do comportamento procure identificar ou gerar um conjunto limitado ou parcimonioso de princípios e teorias da mudança comportamental. *Escopo* requer que esses princípios e teorias devam ser aplicados a uma ampla gama de comportamentos ou eventos psicológicos. E *profundidade* requer que tais análises científicas não contradigam ou discordem de evidências e análises bem estabelecidas em outros domínios científicos (p. ex., um "fato" comportamental deve ser amplamente consistente com fatos estabelecidos nas neurociências ou antropologia).

Um exemplo clássico de um conceito analítico-funcional é a contingência de três termos (descrita no capítulo anterior) que define o comportamento operante (ou a contingência de quatro termos, se forem acrescentados fatores motivacionais). Nada no conceito de um operante requer contiguidade imediata – o foco está na relação funcional entre as classes de eventos.

Equivalência de estímulos e teoria do quadro relacional: uma abordagem analítico-funcional da linguagem e da cognição humanas

O conceito do operante forneceu uma unidade de análise científica central no desenvolvimento da teoria dos quadros relacionais (RFT; Hayes et al., 2001; ver Hughes & Barnes-Holmes, 2016a, 2016b, para revisões recentes), que é uma explicação da linguagem e da cognição humanas. Essa teoria emergiu originalmente de um programa de pesquisa dedicado ao fenômeno de equivalência de estímulos (ver Sidman, 1994, para um tratamento extenso). O efeito básico é definido como a emergência de respostas combinadas não reforçadas ou não treinadas baseadas em um pequeno conjunto de respostas treinadas. Por exemplo, quando uma pessoa é treinada para combinar dois estímulos abstratos com um terceiro (p. ex., escolher Paf na presença de Zid, e escolher Vek na presença de Zid), respostas combinadas não treinadas frequentemente aparecem na ausência de aprendizagem adicional (p. ex., escolher Vek na presença de Paf, e Paf na presença de Vek). Quando ocorre tal padrão de respostas não reforçadas, diz-se que os estímulos formam uma classe ou relação de equivalência. É importante salientar que esse efeito comportamental, segundo Sidman, parece fornecer uma abordagem analítico-funcional para o significado ou referência simbólica.

Inicialmente, o efeito da equivalência de estímulos parecia desafiar uma explicação funcional, baseada em contingências operantes, porque conjuntos inteiros de respostas combinadas surgiram na ausência de reforçadores programados (p. ex., escolher Paf na presença de Vek sem jamais reforçar esse comportamento). De fato, a emergência dessas respostas não treinadas fornece a propriedade definidora crítica do próprio efeito da equivalência de estímulos. No entanto, a RFT postula que a equivalência de estímulos é apenas uma classe operante abrangente ou generalizada de respostas relacionais arbitrariamente aplicadas (AARR). Segundo essa perspectiva, a exposição a uma longa história de exemplos reforçados relevantes serve para estabelecer padrões particulares de classes de respostas relacionais abrangentes ou generalizadas, as quais são definidas como quadros relacionais (D. Barnes-Holmes & Barnes-Holmes, 2000).

Por exemplo, a comunidade verbal provavelmente exporia uma criança pequena a contingências diretas de reforço se, ao ouvir a palavra "cachorro" ou o nome de um cachorro específico (p. ex., Rover), a criança apontasse para o cachorro da família ou emitisse outras respostas de nomeação apropriadas, tais como dizer "Rover" ou "cachorro" quando observasse o animal de estimação da família, ou dizendo "Rover" quando perguntado: "Qual é o nome do cachorro?". Em meio a muitos exemplos como esse, envolvendo outros estímulos e contextos, por fim a classe operante de estímulos coordenados se tornaria abstraída dessa maneira, tal que a criança não mais precisaria de reforço direto para todos os componentes individuais de nomeação quando encontrasse um novo estímulo. Imagine, por exemplo, que sejam mostradas à criança uma figura de um oricteropo e a palavra escrita, e é dito o nome do animal. Em seguida, a criança pode dizer "Isso é um oricteropo" quando apresentada a uma figura relevante ou à palavra sem qualquer estímulo ou reforço direto para isso. Dessa maneira, a resposta relacional generalizada de coordenação de estímulos pictóricos falados e palavras escritas é estabelecida, e, ao reforçar diretamente um subgrupo dos comportamentos relacionados, o conjunto completo é "espontaneamente" gerado. Mais informalmente, em consequência das muitas experiências de serem recompensadas por responderem como se conjuntos de estímulos fossem equivalentes em certos aspectos, as crianças adquirem a capacidade de responder como se outros conjuntos de estímulos fossem equivalentes sem serem recompensadas por fazerem isso. A resposta relacional generalizada se refere, assim, a classes de respostas que são aplicadas a novos conjuntos de estímulos.

Fundamentalmente, depois que esse padrão de resposta relacional foi estabelecido, ele ocorre de formas que são sensíveis a pistas contextuais específicas. Uma pista contextual pode, assim, ser vista como um tipo de estímulo discriminativo para um padrão particular de resposta relacional. As pistas adquirem suas funções por meio dos tipos de histórias descritas anteriormente. Por exemplo, a expressão "isso é um", como em "*Isso é um* cachorro", seria estabelecida entre os exemplares como uma pista contextual para o padrão completo de respostas relacionais (p. ex., coordenar a palavra "cachorro" com cachorros reais). Depois que as funções relacionais dessas pistas conceituais estiverem estabelecidas no repertório comportamental de uma criança pequena, o número de estímulos que podem entrar nessas classes de respostas relacionais se torna quase infinito (Hayes & Hayes, 1989; Hayes et al., 2001).

O conceito analítico básico de quadro relacional proposto pela RFT fornece uma definição técnica relativamente precisa das AARR. Especificamente, um *quadro relacional* é definido como tendo estas propriedades: vinculação mútua (se A está relacionado a B, então B também está relacionado a A), vinculação mútua combinatória (se A está relacionado a B e B está relacionado a C, então A está relacionado a C e C está relacionado a A) e a transformação das funções (as funções dos estímulos relacionados são modificadas ou transformadas com base nos tipos de relações nas quais esses estímulos entram). Imagine, por exemplo, que é dito a você que Guff é uma nova marca de cerveja muito saborosa e que você irá adorar, mas também lhe dizem que outra marca nova, chamada Geedy, é completamente o oposto em termos de gosto. É provável que, dada uma escolha entre as duas cervejas, você escolha a primeira, e não a segunda, em parte porque os dois estímulos verbais – Guff e Geedy – entraram em um enquadramento relacional de oposição, e as funções de Geedy foram transformadas com base na sua relação com Guff (mais informalmente, você responde como se esperasse que Geedy tivesse um gosto desagradável).

Grande parte da pesquisa inicial em RFT foi concebida para testar seus pressupostos básicos e ideias nucleares. Parte desse trabalho mostra que o enquadramento relacional como processo ocorre em diversos padrões distintos. Inúmeros estudos experimentais (ver Hughes & Barnes-Holmes, 2016a para uma revisão recente) demonstraram esses padrões de resposta, referidos como quadros relacionais (p. ex. coordenação, oposição, distinção, comparação, quadros espaciais, quadros temporais, relações dêiticas e relações hierárquicas), e algumas pesquisas também reportaram demonstrações confiáveis da propriedade de transformação das funções (p. ex., Dymond & Barnes, 1995). Além disso, contanto que elementos-chave funcionais estivessem presentes, pesquisas mostraram que o enquadramento relacional pode ser observado pelo uso de uma variedade de procedimentos (p. ex., Leader, Barnes, & Smeets, 1996), indicando que o fenômeno não está associado a uma preparação experimental ou modo de instrução particular. Estudos também mostraram que é necessária exposição a múltiplos exemplares durante o desenvolvimento inicial da linguagem para estabelecer quadros relacionais específicos (p. ex., Y. Barnes-Holmes, Barnes-Holmes, Smeets, Strand, & Friman, 2004; Lipkens, Hayes, & Hayes, 1993; Luciano, Gómez-Becerra, & Rodriguez-Valverde, 2007), o que apoia a ideia de que a estrutura relacional é uma operante generalizada (ver D. Barnes-Holmes, & Barnes-Holmes, 2000; Healy, Barnes-Holmes, & Smeets, 2000).

O enquadramento relacional fornece uma explicação analítico-funcional de muitos dos domínios específicos dentro da linguagem e da cognição humanas (Hayes et al., 2001; ver Hughes & Barnes-Holmes, 2016b para uma revisão recente). Para fins ilustrativos, consideraremos brevemente três deles para mostrar como os fenômenos cognitivos podem ser abordados em termos puramente analítico-funcionais sem referência a um mundo mental de processamento da informação.

Regras como redes relacionais. Segundo a RFT, entender e seguir regras ou instruções verbais é resultado de quadros de coordenação e relações temporais que contêm pistas contextuais e transformam funções comportamentais específicas. Considere esta instrução simples: "Se a luz for verde, então siga". Ela envolve quadros de coordenação entre as palavras "luz", "verde" e "siga" e os eventos reais aos quais elas se referem. Além disso, as palavras "se" e "então" servem como pistas conceituais para o estabelecimento de uma relação temporal ou de contingência entre a luz real e o ato de realmente seguir (i.e., primeiro "luz", depois "seguir"). E a rede relacional como um todo envolve uma transformação das funções da própria luz, tal que agora ela controla o ato de "seguir" sempre que um indivíduo que foi apresentado à regra observa a luz sendo ligada. Embora o exemplo anterior seja relativamente simples, o conceito básico pode ser elaborado para fornecer um tratamento analítico-funcional de regras e instruções progressivamente complexas (p. ex., O'Hora, Barnes-Holmes, Roche, & Smeets, 2004; O'Hora, Barnes-Holmes, & Stewart, 2014).

Raciocínio analógico como estruturas relacionais relacionadas. Outro exemplo é o raciocínio analógico (p. ex., Stewart, Barnes-Holmes, Hayes, & Lipkens, 2001), que é visto como o ato de relacionar as próprias relações. Suponha que os participantes são treinados e testados para a formação de quatro quadros de coordenação separados (os estímulos reais podem ser rabiscos gráficos ou alguma outra coisa, mas nomear usando caracteres alfanuméricos ajuda a manter o exemplo claro: A1-B1-C1; A2-B2-C2; A3-B3-C3; A4-B4-C4). O teste crítico envolve determinar se os participantes irão combinar pares de estímulos com outros pares de estímulos de uma forma que seja consistente com as relações entre os pares de estímulos. Por exemplo, se o par de estímulos B1-C1 for apresentado aos participantes com duas opções, digamos B3-C3 e B3-C4, a opção correta seria B3-C3, porque os dois pares de estímulos (B1-C1 e B3-C3) estão em quadros de coordenação, enquanto o par B3-C4 não está (Barnes, Hegarty, & Smeets, 1997). Esse modelo básico de raciocínio analógico da RFT gerou um programa inteiro de pesquisa com adultos e crianças (ver Stewart & Barnes-Holmes, 2004, para um resumo), que revelou fatos importantes referentes ao desenvolvimento e ao uso de analogia e metáfora.

Cognição implícita e resposta relacional breve e imediata. Os pesquisadores de RFT desenvolveram formas de distinguir respostas relacionais breves e imediatas (BIRRs), que são emitidas relativamente rápido dentro de uma pequena janela de tempo após o início de algum estímulo relevante, a partir de respostas relacionais estendidas e elaboradas (EERRs), que ocorrem por um período de tempo mais longo (D. Barnes-Holmes, Barnes-Holmes, Stewart, & Boles, 2010; Hughes, Barnes-Holmes, & Vahey, 2012). O modelo de elaboração relacional e coerência (REC), que fornece uma abordagem inicial da RFT para a cognição implícita (D. Barnes-Holmes et al., 2010; Hughes et al., 2012), formalizou a distinção entre BIRRs e EERRs, e o Procedimento de Avaliação Relacional Implícita (IRAP) foi desenvolvido (D. Barnes-Holmes et al., 2010) para avaliar esse domínio. O IRAP provou ser uma ferramenta clínica útil, por exemplo, na previsão do fracasso individual em programas de tratamento para dependência de cocaína (Carpenter, Martinez, Vadan, Barnes-Homes, & Nunes, 2012).

Conclusão

Neste ponto, deve ficar claro que, de fato, é impossível conduzir pesquisas no amplo domínio da linguagem e da cognição humanas usando um modelo mental mecanicista ou um modelo funcional. Pesquisadores interessados em modelos e teorias mentalistas provavelmente ficarão insatisfeitos com uma explicação analítico-funcional, e vice-versa, devido aos diferentes conjuntos de pressupostos filosóficos e objetivos científicos que caracterizam cada abordagem da ciência psicológica (ver o Cap. 2). Entretanto, na próxima seção, demonstraremos brevemente que não precisamos considerar essas duas abordagens amplas como antagonistas ou mutuamente excludentes.

O ENQUADRAMENTO FUNCIONAL-COGNITIVO

De Houwer (2011; ver Hughes, De Houwer, & Perugini, 2016, para uma atualização) defende que as abordagens funcional e cognitiva em psicologia podem ser situadas em dois níveis separados de explicação. Enquanto a psicologia funcional foca nas explicações do comportamento em termos de sua interação dinâmica com o ambiente, a psicologia cognitiva visa a explicar a relação ambiente-comportamento em termos de mecanismos mentais. Considere o exemplo de um cliente que exibe medo de elevadores (ver também De Houwer, Barnes-Holmes, & Barnes-Holmes, 2016). Em um nível funcional, pode-se argumentar que o medo se originou de um ataque de pânico que ocorreu em um elevador ou outro contexto relacionado a elevadores por meio de resposta relacional arbitrariamente aplicável. Assim, a resposta de medo de elevadores é explicada como consequência de um evento ambiental particular. Os psicólogos cognitivos, por sua vez, desejariam saber *como* tal evento pode originar o medo de elevadores. Eles podem argumentar que o evento resultou em a pessoa formar associações entre representações na memória (p. ex., entre as representações para "elevador" e "pânico") e que essas associações ou proposições levam ao medo de elevadores em determinadas condições.

Sobretudo, como as explicações que são desenvolvidas em psicologia funcional e cognitiva são fundamentalmente diferentes, não há conflito inerente entre as duas abordagens. As explicações oferecidas pelos psicólogos funcionais e cognitivos abordam diferentes tipos de questões, e, desde que cada abordagem permaneça firmemente comprometida com seu respectivo nível de explicação, os psicólogos funcionais e cognitivos podem colaborar para seu benefício mútuo.

A psicologia cognitiva pode se beneficiar do conhecimento conceitual, teórico e empírico que os psicólogos funcionais reuniram sobre as formas como o ambiente influencia o comportamento (incluindo o comportamento de estruturar eventos relacionalmente): quanto mais soubermos sobre as relações entre ambiente e comportamento, mais capazes seremos de restringir as teorias cognitivas sobre os mecanismos mentais pelos quais o ambiente influencia o comportamento. Da mesma forma, o conhecimento gerado pela pesquisa cognitiva pode ajudar os pesquisadores funcionais a identificar as relações entre ambiente e comportamento.

Nenhuma das abordagens é necessariamente superior à outra. Em última análise, a escolha de uma das duas mostra preferência por um tipo particular de explicação. Os psicólogos funcionais focam nas explicações funcionais (i.e., ambiente-comportamento) porque isso lhes permite prever e influenciar o comportamento. Os pesquisadores cognitivos, no entanto, desejam conhecer os mecanismos mentais que impulsionam o comportamento e, portanto, não ficarão satisfeitos com "explicações" que especifiquem apenas as relações entre ambiente e comportamento. Não faz muito sentido discutir sobre qual tipo de explicação é superior, porque a resposta depende de pressupostos e objetivos filosóficos fundamentais. Em vez de empregar energia em tais debates insolúveis, vemos maior mérito em aceitar que diferentes pesquisadores podem buscar diferentes tipos de explicações, ao mesmo tempo ainda aprendendo uns com os outros (ver Huges et al., 2016, para uma visão geral dos pontos fortes e desafios dessa estrutura funcional-cognitiva para a pesquisa psicológica).

O esquema funcional-cognitivo permite uma reconciliação da perspectiva cognitiva e funcional sobre a cognição – não com uma se dissolvendo dentro da outra, mas reconhecendo as diferentes questões que elas abordam. Segundo uma perspectiva analítico-funcional, cognição é comportamento (ver também Overskeid, 2008). Os fenômenos que são tipicamente considerados cognitivos (p. ex., raciocínio, cognição implícita) são vistos como padrões de respostas que são o resultado de eventos históricos e situacionais. Segundo a perspectiva da psicologia cognitiva, cognição é uma forma de processamento da informação que é mediadora de tais fenômenos. Por exemplo, segundo uma perspectiva cognitiva, a habilidade de raciocinar surge porque uma multiplicidade de eventos de aprendizagem originou representações mentais e competências para processamento da informação que permitem que atuemos como se conjuntos de estímulos fossem equivalentes em certos aspectos. Da mesma forma, o ambiente pode ser visto como moldando representações mentais e competências para processamento da informação que permitem que relacionemos as relações (raciocínio analógico) e exibamos BIRRs (cognição implícita).

Uma sinergia entre as perspectivas funcional e cognitiva requer apenas que os psicólogos cognitivos concebam os fenômenos cognitivos como relações (complexas) entre ambiente e comportamento que são mediadas pelo processamento (complexo) da informação (ver Liefooghe & De Houwer, 2016, para um exemplo no contexto de fenômenos de controle cognitivo). Depois que os fenômenos cognitivos são abordados a partir de um nível de explanação analítico-funcional e claramente separados dos mecanismos mentais que os intermedeiam, pode ser iniciada uma colaboração proveitosa entre as abordagens funcional e cognitiva da cognição. Por um lado, os pesquisadores funcionais podem começar a se beneficiar com a enorme riqueza de achados empíricos e ideias teóricas sobre fenômenos cognitivos que foram e continuam sendo gerados dentro da psicologia cognitiva. Por outro lado, os psicólogos cognitivos podem explorar os conceitos, teorias e achados sobre fenômenos cognitivos que se acumularam na psicologia funcional. Na seção final deste capítulo, discutiremos algumas implicações dessa estrutura funcional-cognitiva para a psicologia clínica.

IMPLICAÇÕES PARA A PSICOLOGIA CLÍNICA

Embora a psicologia clínica, uma área tanto aplicada como acadêmica, situe os eventos mentais na sua essência, o conceito de cognição ainda é um tanto controverso. Isso se deve provavelmente, conforme observado anteriormente, à falta de clareza e consenso acerca de como melhor definir operacionalmente esse termo tão abrangente. Essa falta de clareza e consenso fica evidente na antipatia que algumas vezes surge entre indivíduos ou grupos envolvidos na terapia comportamental e na terapia cognitiva/terapia cognitivo-comportamental (TCC). Por décadas, a psicologia clínica incorpora essa polarização e, em sua maior parte, parece incapaz de se estruturar de outra maneira (De Houwer et al., 2016).

O que a estrutura cognitivo-comportamental parece oferecer aos psicólogos é clareza sobre qual nível de análise e por quais meios terapêuticos eles estão operando. A estrutura não sugere um deles em detrimento do outro, nem tenta integrá-los. Ela simplesmente pede que o clínico identifique quais conceitos e quais meios terapêuticos melhor servem às suas análises conceituais e a seus objetivos e parece permitir maior clareza nessa empreitada do que existia previamente. A seguir, apresentamos vários exemplos extensos para que o leitor possa entender melhor a abordagem que estamos sugerindo.

Wells e Matthews (1994) oferecem uma explicação teórica para um cliente típico que apresenta um transtorno de ansiedade, sugerindo que o cliente foca atenção excessiva em estímulos particulares, como pistas sociais, incluindo as expressões faciais das outras pessoas. Essencialmente, eles consideram que o conceito de "atenção" (ou, mais precisamente, nesse contexto, viés atencional) envolve processamento da informação na acepção cognitivo-psicológica tradicional do termo. Consequentemente, na terapia, o terapeuta instrui e encoraja o cliente a focar parte desses recursos atencionais (mentais) na sua atenção, reconhecendo que ela é excessiva e ele poderia estar dando atenção a estímulos mais relevantes.

Se o mesmo cliente estivesse se submetendo a um tipo de terapia orientada mais funcionalmente, o terapeuta poderia lhe perguntar sobre os custos e/ou benefícios de prestar atenção a pistas sociais particulares, com uma visão para estabelecer um repertório comportamental mais amplo e mais flexível a esse respeito. Nessa conceituação, no entanto, não há apelo à atenção como um evento mental que envolve processamento da informação. A linguagem da "atenção" é simplesmente usada para orientar o cliente sobre como regras verbais e avaliações podem estar levando a padrões de ampliação ou restrição do controle dos estímulos. Em outras palavras, o terapeuta encoraja o cliente a se engajar em ações relacionais que transformam as propriedades de controle comportamental dos estímulos faciais das outras pessoas (p. ex., "Quando outras pessoas olham para mim, tenho tendência a achar que elas estão me julgando, e isso me deixa desconfortável, então eu me afasto, mas isso me deixa isolado, e isso é inconsistente com o que eu valorizo").

No contexto da estrutura funcional-cognitiva, a abordagem da terapia metacognitiva feita por Wells (2000) e uma abordagem analítico-funcional se sobrepõem de algumas formas importantes (p. ex., o foco na própria atenção do cliente a pistas sociais particulares). No entanto, no primeiro caso, a análise teórica é fortemente motivada por uma visão da atenção de processamento da informação, enquanto no último caso a atenção é definida como envolvendo classes analítico-funcionais particulares de respostas relacionais derivadas. Segundo nossa perspectiva, essas duas abordagens da compreensão e da mudança do comportamento do cliente não estão necessariamente em oposição direta, mas representam formas filosoficamente diferentes de falar sobre eventos psicológicos em grande parte similares.

Vamos considerar um segundo exemplo clássico, retirado de Padesky (1994), envolvendo a teoria cognitiva da depressão de Beck. Os terapeutas cognitivos dedicam atenção considerável aos esquemas, especialmente aqueles relativos a estados afetivos e padrões comportamentais, como crenças nucleares que desempenham um forte papel no sofrimento psicológico. Alinhado com uma abordagem de processamento da informação, Beck propõe que "um esquema é uma estrutura para rastreamento, codificação e avaliação [...] dos estímulos (ver Harvey, Hunt, & Schroder, 1961, p. 83). A terapia cognitiva foca simultaneamente em identificar e mudar esquemas nucleares mal-adaptativos e construir esquemas adaptativos alternativos (Beck et al., 1990). Considere uma cliente que identifica o esquema "O mundo é perigoso e violento", que o terapeuta julga como mal-adaptativo, porque é acompanhado de medo e depressão. Ao observarem eventos que ativam esse esquema, a cliente e o terapeuta clarificam que um afeto maior acompanha o esquema "Gentileza não tem sentido diante da dor e da violência". Trabalhar com o esquema alternativo "Gentileza é tão forte quanto violência e dor" ajuda a cliente a lidar com as realidades violentas e dolorosas que ela enfrenta, ao mesmo tempo que mantém a esperança e o esforço.

Considere agora a mesma cliente se submetendo à psicoterapia com orientação analítico-funcional. O terapeuta e a cliente explorariam pensamentos e regras relacionadas acerca do mundo como um lugar violento e sobre a inutilidade da gentileza como classes de resposta funcionalmente relacionadas que controlam a esquiva e provocam mais sofrimento. O terapeuta contextualizaria a emergência desses padrões dentro da história da cliente (p. ex., ela se esforçou muito para agradar a seus pais, mas eles nunca ficavam devidamente impressionados). Isso indicaria como o papel da história explica por que esses eventos psicológicos exercem um controle tão forte sobre o comportamento atual em vez de um comportamento de controle dos valores. Trabalhar em relações dêiticas (assumir uma perspectiva), como, por exemplo, imaginar o que ela diria se pudesse conversar consigo mesma quando criança, também serviria para apoiar a cliente como dona dessa história e dos eventos mentais que ela gera, de modo que possa escolher o que fazer com seu próprio comportamento quando esses eventos emergirem em determinados contextos.

Mais uma vez, segundo nossa perspectiva, essas duas abordagens para compreensão e mudança do comportamento do cliente não estão em oposição, mas são simplesmente formas filosoficamente diferentes de falar sobre eventos similares. Depois que isso estiver plenamente reconhecido, profissionais (e pesquisadores) nas duas tradições poderão começar a ter um diálogo significativo e, esperamos, mutuamente benéfico sobre a cognição humana e como ela pode ser modificada. Este livro mesmo é, em parte, um exemplo desse diálogo.

CONSIDERAÇÕES FINAIS

Neste capítulo, argumentamos que a cognição pode ser entendida segundo uma perspectiva analítico-funcional, envolvendo relações complexas entre ambiente e comportamento, e em termos de processamento da informação, que faz a mediação dessas relações entre ambiente e comportamento. Além disso, postulamos que essas duas perspectivas não são mutuamente excludentes. Pelo contrário, dentro de uma estrutura funcional-cognitiva, estreitas interações entre a pesquisa funcional e cognitiva podem, em princípio, levar a uma melhor compreensão da cognição em psicologia clínica, seja ela definida em termos analítico-funcionais ou em termos de processamento da informação. Assim, essa estrutura funcional-cognitiva oferece uma nova perspectiva sobre a antiga divisão entre as abordagens funcional e cognitiva em psicologia clínica e a psicologia em geral e abre novos caminhos para futuras interações entre pesquisadores e praticantes de ambos os lados da divisão.

REFERÊNCIAS

Bargh, J. A. (2014). Our unconscious mind. *Scientific American, 30*, 30–37.

Barnes, D., Hegarty, N., & Smeets, P. (1997). Relating equivalence relations to equivalence relations: A relational framing model of complex human functioning. *Analysis of Verbal Behavior, 14*, 57–83.

Barnes-Holmes, D., & Barnes-Holmes, Y. (2000). Explaining complex behavior: Two perspectives on the concept of generalized operant classes. *Psychological Record, 50*(2), 251–265.

Barnes-Holmes, D., Barnes-Holmes, Y., Stewart, I., & Boles, S. (2010). A sketch of the implicit relational assessment procedure (IRAP) and the relational elaboration and coherence (REC) model. *Psychological Record, 60*(3), 527–542.

Barnes-Holmes, Y., Barnes-Holmes, D., Smeets, P. M., Strand, P., & Friman, P. (2004). Establishing relational responding in accordance with more-than and less-than as generalized operant behavior in young children. *International Journal of Psychology and Psychological Therapy, 4*(3), 531–558.

Barsalou, L. W. (2008). Grounded cognition. *Annual Review of Psychology, 59*, 617–645.

Bechtel, W. (2008). *Mental mechanisms: Philosophical perspectives on cognitive neuroscience*. New York: Routledge.

Beck, A.T., Freeman, A., Pretzer J., Davis, D. D., Fleming, B., Ottavani, R., et al. (1990). *Cognitive therapy of personality disorders*. New York: Guilford Press.

Brysbaert, M., & Rastle, K. (2013). *Historical and conceptual issues in psychology* (2nd ed.). Harlow, UK: Pearson Education.

Carpenter, K. M., Martinez, D., Vadhan, N. P., Barnes-Holmes, D., & Nunes, E. V. (2012). Measures of attentional bias and relational responding are associated with behavioral treatment outcome for cocaine dependence. *American Journal of Drug and Alcohol Abuse, 38*(2), 146–154.

Chaney, D. W. (2013). An overview of the first use of the terms cognition and behavior. *Behavioral Sciences (Basel), 3*(1), 143–153.

Chiesa, M. (1992). Radical behaviorism and scientific frameworks: From mechanistic to relational accounts. *American Psychologist, 47*(11), 1287–1299.

Chiesa, M. (1994). *Radical behaviorism: The philosophy and the science.* Boston: Authors Cooperative.

De Houwer, J. (2011). Why the cognitive approach in psychology would profit from a functional approach and vice versa. *Perspectives on Psychological Science, 6*(2), 202–209.

De Houwer, J., Barnes-Holmes, Y., & Barnes-Holmes, D. (2016). Riding the waves: A functionalcognitive perspective on the relations among behaviour therapy, cognitive behaviour therapy, and acceptance and commitment therapy. *International Journal of Psychology, 51*(1), 40–44.

De Houwer, J., Barnes-Holmes, D., & Moors, A. (2013). What is learning? On the nature and merits of a functional definition of learning. *Psychonomic Bulletin and Review, 20*(4), 631–642.

Dymond, S., & Barnes, D. (1995). A transformation of self-discrimination response functions in accordance with the arbitrarily applicable relations of sameness, more than, and less than. *Journal of the Experimental Analysis of Behavior, 64*(2), 163–184.

Gardner, H. (1987). *The mind's new science: A history of the cognitive revolution.* New York: Basic Books.

Harvey, O. J., Hunt, D. E., & Schroeder, H. M. (1961). *Conceptual systems and personality organization.* New York: Wiley.

Hayes, S. C., Barnes-Holmes, D., & Roche, B. (Eds.). (2001). *Relational frame theory: A post-Skinnerian account of human language and cognition.* New York: Kluwer Academic/Plenum Publishers.

Hayes, S. C., & Brownstein, A. J. (1986). Mentalism, behavior-behavior relations, and a behavior-analytic view of the purposes of science. *Behavior Analyst, 9*(2), 175–190.

Hayes, S. C., & Hayes, L. J. (1989). The verbal action of the listener as a basis for rule-governance. In S. C. Hayes (Ed.), *Rule-governed behavior: Cognition, contingencies, and instructional control* (pp. 153–190). New York: Plenum Press.

Healy, O., Barnes-Holmes, D., & Smeets, P. M. (2000). Derived relational responding as generalized operant behavior. *Journal of the Experimental Analysis of Behavior, 74*(2), 207–227.

Hughes, S., & Barnes-Holmes, D. (2016a). Relational frame theory: The basic account. In R. D. Zettle, S. C. Hayes, D. Barnes-Holmes, & A. Biglan (Eds.), *The Wiley handbook of contextual behavioral science* (pp. 129–178). West Sussex, UK: Wiley-Blackwell.

Hughes, S., & Barnes-Holmes, D. (2016b). Relational frame theory: Implications for the study of human language and cognition. In R. D. Zettle, S. C. Hayes, D. Barnes-Holmes, & A. Biglan (Eds.), *The Wiley handbook of contextual behavioral science* (pp. 179–226). West Sussex, UK: Wiley-Blackwell.

Hughes, S., Barnes-Holmes, D., & Vahey, N. (2012). Holding on to our functional roots when exploring new intellectual islands: A voyage through implicit cognition research. *Journal of Contextual Behavioral Science, 1*(1–2), 17–38.

Hughes, S., De Houwer, J., & Perugini, M. (2016). The functional-cognitive framework for psychological research: Controversies and resolutions. *International Journal of Psychology, 51*(1), 4–14.

Leader, G., Barnes, D., & Smeets, P. M. (1996). Establishing equivalence relations using a respondent--type training procedure. *Psychological Record, 46*(4), 685–706.

Liefooghe, B., & De Houwer, J. (2016). A functional approach for research on cognitive control: Analyzing cognitive control tasks and their effects in terms of operant conditioning. *International Journal of Psychology, 51*(1), 28–32.

Lipkens, R., Hayes, S. C., & Hayes, L. J. (1993). Longitudinal study of the development of derived relations in an infant. *Journal of Experimental Child Psychology, 56*(2), 201–239.

Luciano, C., Gómez-Becerra, I., & Rodríguez-Valverde, M. (2007). The role of multiple-exemplar training and naming in establishing derived equivalence in an infant. *Journal of Experimental Analysis of Behavior, 87*(3), 349–365.

McClelland, J. L., & Rumelhart, D. E. (1985). Distributed memory and the representation of general and specific information. *Journal of Experimental Psychology: General, 114*(2), 159–197.

Moors, A. (2007). Can cognitive methods be used to study the unique aspect of emotion: An appraisal theorist's answer. *Cognition and Emotion, 21*(6), 1238––1269.

Neisser, U. (1967). *Cognitive psychology.* New York: Appleton-Century-Crofts.

O'Hora, D., Barnes-Holmes, D., Roche, B., & Smeets, P. (2004). Derived relational networks and control by novel instructions: A possible model of generative verbal responding. *Psychological Record, 54*(3), 437–460.

O'Hora, D., Barnes-Holmes, D., & Stewart, I. (2014). Antecedent and consequential control of derived instruction-following. *Journal of the Experimental Analysis of Behavior, 102*(1), 66–85.

Overskeid, G. (2008). They should have thought about the consequences: The crisis of cognitivism and a second chance for behavior analysis. *Psychological Record, 58*(1), 131–151.

Padesky, C. A. (1994). Schema change processes in cognitive therapy. *Clinical Psychology and Psychotherapy, 1*(5), 267–278.

Sidman M. (1994). *Equivalence relations and behavior: A research story*. Boston: Authors Cooperative.

Skinner, B. F. (1974). *About behaviorism*. New York: Vintage Books.

Stewart, I., & Barnes-Holmes, D. (2004). Relational frame theory and analogical reasoning: Empirical investigations. *International Journal of Psychology and Psychological Therapy*, 4(2), 241–262.

Stewart, I., Barnes-Holmes, D., Hayes, S. C., & Lipkens, R. (2001). Relations among relations: Analogies, metaphors, and stories. In S. C. Hayes, D., Barnes-Holmes, & B. Roche (Eds.), *Relational frame theory: A post-Skinnerian account of human language and cognition* (pp. 73–86). New York: Kluwer Academic/Plenum Publishers.

Tolman, E. C., & Honzik, C. H. (1930). "Insight" in rats. *University of California Publications in Psychology*, 4, 215–232.

Wells, A. (2000). *Emotional disorders and metacognition: Innovative cognitive therapy*. London: Wiley.

Wells, A., & Matthews G. (1994). *Attention and emotion: A clinical perspective*. Hove, UK: Lawrence Erlbaum.

Wiener, N. (1961). *Cybernetics, or control and communication in animal and the machine* (2nd ed.). Cambridge, MA: MIT Press

Zettle, R. D., Hayes, S. C., Barnes-Holmes, D., & Biglan, A. (2016). *The Wiley handbook of contextual behavioral science*. West Sussex, UK: Wiley-Blackwell.

8

Emoções e regulação emocional

Anthony Papa, PhD
Emerson M. Epstein, MA
Department of Psychology, University of Nevada, Reno

A reação e a desregulação emocional subjazem ou exacerbam a maioria dos problemas que são o foco da intervenção clínica. Neste capítulo, definimos o que é uma emoção, como ela se origina, como se torna desregulada e as implicações que esses entendimentos apresentam para a prática clínica.

As definições de *emoção* variam. Para alguns, emoções são construções, significados culturalmente definidos atribuídos a estímulos antecedentes e impostos às respostas afetivas de base neurofisiológica. Segundo essa perspectiva, a valência simples e as dimensões da excitação caracterizam essas respostas afetivas e, quando combinadas com um processo atribucional motivado pelo social, dão origem à percepção de distintas emoções (Barrett, 2012). Para outros, emoções são tendências de ação discretas que representam adaptações selecionadas naturalmente nos mamíferos. Essas tendências à ação fornecem uma estrutura básica para a resposta rápida a antecedentes historicamente recorrentes, específicos da espécie, visando a promover o sucesso evolutivo individual (Keltner & Haidt, 1999; Tooby & Cosmides, 1990). Outros ainda procuram chegar a um equilíbrio entre essas perspectivas e encaram as emoções como estados distintos, como na visão evolucionista básica, mas processos de avaliação evocados por situações específicas típicas da espécie são mediadores de sua emergência (Hofmann, 2016; Scherer, 2009).

A NATUREZA DAS EMOÇÕES

No que diz respeito às condições antecedentes, há consenso entre as perspectivas de que as emoções são respostas a estímulos pertinentes (Frijda, 1986; Hofmann, 2016; Scherer, 1984). A forma como um estímulo é reconhecido como pertinente em determinado contexto parece ser motivada por dois processos distintos, mas não incompatíveis: processamento *top-down* e processamento *bottom-up* (p. ex., Mohanty & Sussman, 2013;

Pessoa, Oliveira, & Pereira, 2013). Embora ambos os processos sejam aceitos como parte da resposta emocional, diferentes perspectivas teóricas da emoção discutem a primazia de cada processo para a experiência e a regulação da emoção.

O processamento *bottom-up* não requer processamento cognitivo ou atribuição de nível superior. Uma perspectiva *bottom-up* puramente evolucionista sugere que as emoções são respostas conectadas a estímulos comuns relacionados à adequação em nosso passado evolutivo (Tooby & Cosmides, 1990). Os proponentes dessa visão definem "emoções" como a emissão que resulta da interação de um sistema emocional nuclear biologicamente baseado e um sistema de controle que modula respostas emocionais nucleares para combinar as contingências relevantes em contextos específicos visando a maximizar a adaptabilidade da resposta (Campos, Frankel, & Camras, 2004; Cole, Martin, & Dennis, 2004; Levenson, 1999). Segundo essa perspectiva, as emoções são respostas recursivas e sincronizadas que podem recrutar um amplo leque de recursos. Os elementos recrutados que compõem uma resposta emocional incluem o engajamento de sistemas perceptuais e atencionais; a ativação de conjuntos de memória associativa e atributiva; ativação fisiológica, hormonal e neural; e respostas comportamentais manifestas e encobertas, incluindo expressão manifesta e respostas relevantes para o objetivo. O grau de recrutamento de qualquer um desses elementos constitutivos para determinada resposta emocional é contingente de múltiplos fatores relacionados à natureza do estímulo antecedente. Isso inclui fatores como o grau de pertinência, em termos de facilitação ou impedância da abordagem ou esquiva dos objetivos em determinada situação, e regras de manifestação social para a resposta (Izard, 2010).

Uma visão evolucionista da emoção sugere que as condições antecedentes são, em grande parte, estereotipadas e refletem situações/estímulos evolutivamente recorrentes, tais como ameaça à integridade física ou perda de objetos ricos em recursos ou *status* que reduziriam a adaptação individual (Ekman & Friesen, 1982; Tooby & Cosmides, 1990). Nessa perspectiva, emoções específicas evoluíram como adaptações a antecedentes generalizados definidos por padrões de ativação neuronal específicos e distribuídos, excitação fisiológica e manifestação comportamental (Panksepp & Bivenn, 2012). A ativação dessas tendências de resposta, embora em grande parte biologicamente determinadas, está aberta a modificação significativa por meio de aprendizagem e condicionamento (p. ex., Levenson, 1999). Quando estímulos são percebidos, sejam biologicamente motivados, sejam moldados pelo condicionamento, a ativação neuronal associativa dá origem à resposta padronizada associada a reações emocionais a classes específicas de estímulos. Assim, teorias de base evolucionista sugerem que uma parte importante do processo de desencadeamento de emoções é que há uma correspondência unívoca entre algumas classes de estímulos e algumas respostas, seja essa associação automática ou modificada pelo condicionamento.

Embora possa haver semelhanças gerais nos estímulos antecedentes e nas respostas emocionais, conforme descrito pela teoria evolucionista, é importante ter em mente que existe variabilidade entre as culturas (p. ex., Elfenbein & Ambady, 2002; Mesquita & Frijda, 1992). Evidências experimentais da variação cultural nas situações e respostas emocionais são evidentes mesmo dentro dos Estados Unidos. Em uma série de estudos, pesquisadores identificaram que membros da cultura de honra do sul dos Estados Unidos tinham maior probabilidade de apresentar expressões faciais de raiva e ter níveis aumentados de testosterona quando eram insultados se comparados com aqueles que não eram de uma cultura de honra (Cohen, Nibett, Bowdle, & Schwarz, 1996). Para compreender essa variabilidade, podemos definir "cultura" como um conjunto de expectativas sobre como pensamos, sentimos e nos comportamos em determinado contexto. Em outras palavras, é um conjunto de regras culturalmente definidas que determinam a pertinência de muitas situações e estímulos em um ambiente social, considerando o papel do indivíduo nessa cultura. Essas expectativas originalmente se desenvolveram em resposta a diferentes demandas socioecológicas que diferentes grupos enfrentaram em sua história e ao significado atribuído a elas, destacando-se o papel do processamento de ordem superior na evocação de respostas emocionais parcialmente estereotipadas.

O processo *top-down* para geração de emoções é motivado pelos esquemas, em que avaliações e associações aprendidas colorem a forma como as pessoas percebem e, portanto, respondem às condições. Eles são, em parte, aprendidos durante a aculturação e, em parte, produto da história de aprendizagem única de um indivíduo. No modelo de processos componentes das emoções de Scherer (2009), as pessoas passam por uma série de etapas de avaliação inconsciente ou consciente para avaliar os estímulos, incluindo (1) relevância, como a novidade de um evento, a relevância dos objetivos e agradabilidade intrínseca; (2) implicações, como probabilidade dos resultados, discrepância das expectativas, tendência para os objetivos e urgência para reagir; (3) potencial de enfrentamento; e (4) significância normativa, como compatibilidade com padrões internos e externos. Outros teóricos da avaliação discutiram ideias similares (p. ex., Ortony & Turner, 1990; Smith & Lazarus, 1993).

Algumas emoções, especialmente aquelas descritas como "autoconscientes" ou "morais", como orgulho, vergonha e culpa, requerem algum processo avaliativo social para gerá-las (Haidt, 2001; Tracy & Robins, 2004). Esses processos de avaliação social envolvem a consideração de *status* social e hierarquia, probidade moral do próprio comportamento e atribuições sobre os estados mentais dos outros, entre outros processos. Por exemplo, orgulho pode envolver atribuições de que, se alguém fez alguma coisa que aumenta o *status* social, é socialmente valorizado e desperta inveja nos outros. Vergonha pode envolver atribuições de que o indivíduo baixou seu *status* social, é socialmente indesejável e desperta aversão nos outros.

Aqueles que partilham uma perspectiva evolucionista diriam que essas emoções *hipercognitivizadas* são complementos ou modificações de um subconjunto de emoções básicas evolutivamente derivadas (Levy, 1982). No entanto, uma posição alternativa postula que, considerando que todas as emoções podem estar associadas a algum conjunto atribucional específico, pode ser razoável concluir que todas as emoções são construções hipercognitivizadas de um sistema afetivo nuclear básico que responde em termos de valência (positiva/negativa ou aproximação/esquiva) e intensidade ou nível de excitação. Nessa visão construtivista, o que diferencia as emoções é a experiência de diferentes conjuntos atribucionais e comportamentos expressivos e as diferenças associadas na prontidão para a ação. A experiência dos elementos recrutados de uma reação emocional é definida pelos *scripts* culturais associados às condições antecedentes e é modificada pelas histórias individuais de aprendizagem (Mesquita & Boiger, 2014).

O apoio para essa visão provém de duas fontes principais: pesquisas da granularidade emocional e pesquisas que buscam identificar a base biológica das reações emocionais. Pesquisas sobre a granularidade emocional sugerem que, embora as categorias emocionais sejam conceituações comuns de como as emoções existem, muitas pessoas não relatam diferenças entre suas emoções em sua experiência emocional cotidiana, mas, em vez disso, reportam em termos "não granulares" relacionados aos construtos subjacentes ao afeto básico (valência e excitação; p. ex.,

Barrett, 2012).[1] A ausência geral de achados consistentes delineando uma resposta padronizada nas medidas fisiológicas da excitação emocional única para cada estado emocional e a falta de achados consistentes identificando a neurofisiologia dedicada ou ativação única para cada estado emocional apoiam essa observação (ver Cameron, Lindquist, & Gray, 2015; mas ver Panksepp & Biven, 2012).

Elementos da resposta emocional

Uma maneira de delinear uma emoção a partir de seus antecedentes e consequências é considerá-la como um estado do organismo que cria um contexto que aumenta a probabilidade de ação subsequente. A maioria dos teóricos das emoções, independentemente da orientação teórica, concordaria que as emoções envolvem canais de resposta multidimensionais e semiacoplados, incluindo mudanças fisiológicas, expressivas, cognitivas e motivacionais (Levenson, 2014). No entanto, muitos discutem até que ponto é necessário definir a coerência e a especificidade desses canais de resposta (p. ex., Gross & Barrett, 2011; Lench, Flores, & Bench, 2011).

Mudanças fisiológicas. Pesquisadores das emoções examinaram a ativação e a desativação do sistema nervoso autônomo (SNA) e do sistema nervoso central (SNC) como um indicador da especificidade das emoções. Essa linha de pensamento faria sentido se os circuitos neurais fossem adaptados pela seleção natural para resolver diferentes problemas adaptativos (Tooby & Cosmides, 1990). Em uma metanálise, Cacioppo, Berntson, Larsen, Poehlmann e Ito (2000) identificaram que inúmeras reivindicações referentes à discriminação do SNA entre as emoções se sustentam. Por exemplo, raiva, medo e tristeza estavam associados a maior frequência cardíaca do que repulsa; raiva estava associada a pressão arterial diastólica mais alta do que medo; e repulsa estava associada a maiores aumentos na condutância da pele do que alegria. Uma metanálise recente dos correlatos neurais do processamento emocional encontrou algum apoio para a diferenciação (Vytal & Hamann, 2010). Entretanto, essa metanálise também identificou que muitas estruturas neutras se sobrepõem a diferentes emoções.

Pesquisas que examinaram não só as estruturas neurais, como também os caminhos neurais, localizaram inúmeros sistemas únicos dedicados ao processamento de tipos específicos de informação emocional. Por exemplo, pesquisas demonstraram que o sistema de ativação comportamental está relacionado com a detecção de recompensa (Coan & Allen, 2003), enquanto o sistema PANIC de Panksepp está relacionado à detecção de perda, que é proposta como neuroanatomicamente distinta dos substratos envolvidos em PLAY (p. ex., Panksepp, 2007). Pesquisadores investigaram outros sistemas emocionais (p. ex., Panksepp, 2007; ver Barrett, 2012, para críticas da especificidade neural), além de sistemas auxiliares, como o sistema neuroendócrino, que está relacionado com uma resposta geral de estresse (Buijs & van Eden, 2000). Uma ressalva a toda essa pesquisa, no entanto, é que as emoções se revelam com o tempo, e, em consequência, é provável que os componentes da atividade do SNA variem em relação ao tempo (Lang & Bradley, 2010). Isso sugere que, para verdadeiramente distinguir o padrão do SNA para diferentes emoções, as pesquisas precisam examinar os múltiplos componentes através do tempo.

Mudanças expressivas. Em seu livro de 1872, *A expressão das emoções no homem e nos animais*, Darwin destacou os pontos comuns das expressões entre as espécies de mamí-

---

[1] N. de R.T.: Granularidade emocional refere-se à capacidade de distinguir diferentes estados emocionais e conhecer uma rica variedade que permita ao indivíduo reconhecer e expressar diversas variantes emocionais.

feros. Atualmente, as teorias funcionais da emoção trabalham com a hipótese de que as expressões da emoção sejam adaptações aos ambientes sociais. Embora as expressões inicialmente tenham evoluído para promover a sobrevivência individual (p. ex., aversão e medo afetam o volume da inalação nasal e o tamanho do campo visual; Susskind et al., 2008), elas também promovem a sobrevivência dos outros membros do grupo devido ao benefício comunicativo do reconhecimento das expressões em outros, aprimorando, assim, a adaptação geral do grupo. Segundo a perspectiva funcional, as expressões faciais são etologicamente definidas como sinais sociais, isto é, são comportamentos que surgem pelas pressões da seleção devido ao efeito que têm sobre o comportamento ou os estados dos outros, os quais, por sua vez, estão sujeitos às pressões da seleção (Mehu & Scherer, 2012). Em outras palavras, o reconhecimento das expressões faciais foi uma adaptação evolutiva que promoveu a adaptação do grupo, colocando, assim, as expressões, a habilidade de reconhecimento e as respostas no âmbito da seleção natural. Elas foram selecionadas porque facilitavam a comunicação entre os indivíduos e a coordenação, tanto dentro quanto entre as espécies. As expressões faciais da emoção demonstraram moldar as respostas dos outros evocando respostas emocionais correspondentes, reforçando ou desencorajando a expressão comportamental nos outros (Keltner & Haidt, 1999).

Entretanto, é evidente, em certas condições sociais, que as expressões faciais não necessariamente correspondem a uma emoção sentida (p. ex., diferenciais de poder/*status*; Hall, Coats, & LeBeau, 2005). Além disso, a taxa de correspondência aumenta quando uma pessoa está na presença de outras, levando à hipótese de que as expressões faciais são comportamentos culturalmente definidos aprendidos com intenção social comunicativa (p. ex., Barrett, 2012). Pesquisas que investigam se as expressões faciais são universais entre as culturas não são conclusivas, mas, em última análise, elas sugerem que pessoas de diferentes culturas ao redor do mundo manifestam e reconhecem expressões faciais similares (Ekman et al., 1987; ver Russel, 1995, para críticas). O que está claro a partir dessa pesquisa é que existem variações e nuanças culturais nas expressões prototípicas (Marsh, Elfenbein, & Ambady, 2003), sugerindo que diferentes expressões faciais de emoção abrangem em maior ou menor grau sinais adaptados evolutivamente *e* conjuntos culturais aprendidos (Barrett, 2012; Mehu & Scherer, 2012; Scherer, Mortillaro, & Mehu, 2013).

É interessante observar que o exame do *feedback* facial sugere que as expressões faciais associadas a certas emoções podem iniciar e modular a emoção e a excitação do SNA (ver, para uma revisão desse trabalho, McIntosh, 1996) mesmo quando a contração dos músculos relacionados a uma expressão facial específica é inadvertida (p. ex., Soussignan, 2002). O trabalho sobre incorporação sugere um processo de *feedback* similar. *Incorporação* é a ideia de que conceitos emocionais são significativos porque estão baseados em atividades sensório-motoras e interoceptivas que podem representar o conteúdo da informação emocional e do conhecimento (Niedental, 2007). Por exemplo, Strack, Martin e Stepper (1988) constataram que, quando se fazia os participantes rirem enquanto assistiam a um desenho animado, eles tinham maior probabilidade de relatar que o desenho era engraçado. Pesquisas também mostraram que a supressão de expressões faciais dificulta, e seu reforço facilita, o processamento da informação emocional (Neal & Chartrand, 2011).

Mudanças na atenção, memória e avaliações. A emoção demonstrou afetar todos os estágios da atenção, incluindo orientação, engajamento, afastamento e manutenção do desengajamento de um estímulo (Vuillerumier & Huang, 2009). Dependendo da emoção em uma situação emocional – ou seja, uma situação de pertinência –, os indivíduos podem restringir e concentrar seu foco nos aspectos centrais da situação ou ampliá-lo de maneira global. No caso do viés de negatividade, pesquisas mostraram que informações relacionadas a ameaças recebem mais pronta atenção quando comparadas com outras informações (Koster, Crombez, Verschuere, & De Houwer, 2004). Também ocorrem mudanças na atenção quando o indivíduo está experimentando emoções positivas. Usando o paradigma de processamento visual global-local, Fredrickson e Branigan (2005) descobriram que, quando os participantes são levados a sentir uma emoção positiva, eles tendem a focar nas características globais, e, quando levados a sentir uma emoção negativa, tendem a focar nas características locais.

As emoções também podem influenciar o conteúdo da cognição dirigindo a atenção e afetando a memória. A teoria da rede do afeto de Bower (1981) sugere que o processamento da informação associativa distribuída, começando no processamento da informação perceptiva, facilita a recordação de informações afetivamente similares, o que explica fenômenos como recordação dependente do estado de humor (p. ex., quando você está triste, só consegue recordar que sempre esteve triste) e aprendizagem congruente com o humor (a recordação é maximizada quando existe congruência afetiva entre o estado de humor do aprendiz e o tipo de material que está sendo apresentado). Esses fatores levam à congruência de pensamento (pensamentos e associações congruentes com o estado de humor), que é elevada pela intensidade da excitação emocional, com aumentos na intensidade levando a maior ativação das redes associativas, o que afeta como a informação é processada. Por exemplo, o modelo de infusão de afeto (AIM) de Forgas e George é um modelo de processo dual concebido para explicar como estados afetivos influenciam a cognição, como julgamentos e tomada de decisão. Nesse modelo, demandas situacionais, em termos do esforço necessário e do grau de abertura dos processos de busca de informação, resultam em quatro abordagens para processamento da informação. Estas incluem processamento reflexivo *top-down*, como (1) processamento de acesso direto (baixo esforço, baixa abertura) e (2) processamento motivado (alto esforço, baixa abertura); e processamento associativo *bottom-up*, como (3) processamento heurístico (baixo esforço, alta abertura) e (4) processamento substantivo (alto esforço, alta abertura). Em todos os casos, quando uma pessoa usa processos de busca de informação aberta mais construtiva, é mais provável que a emoção afete o processamento da cognição. Quando o esforço é baixo e as fontes de informação são abertas e construtivas, os indivíduos usam uma heurística de afeto como informação na qual seu estado emocional é uma fonte de informação sobre uma situação, independentemente de a situação ter provocado a emoção (Clore & Stobeck, 2006). Isso é consequente, já que, depois que as associações relacionadas à emoção são ativadas, há a tendência de as pessoas avaliarem de modo similar eventos subsequentes temporalmente e/ou afetivamente relacionados, independentemente da funcionalidade da avaliação (p. ex., Lerner & Keltner, 2001; Small, Lerner, & Fischoff, 2006). Isso pode ser problemático quando a ansiedade proveniente de uma fonte leva a atribuições de alto risco e incontrolabilidade entre as situações, independentemente do risco inerente a um contexto particular. Em situações que demandam pensamento construtivo, complexo, que requer esforço (processamento substantivo), os pesquisadores encontraram efeitos de pré-ativação do afeto na cognição, pois o processo construtivo é mais provável de incorporar informação pré-ativada pela recordação da memória associativa.

As emoções têm funções?

Uma hipótese essencial da perspectiva da emoção básica evolucionista é a de que as emoções são estados derivados de condições de importância evolutiva e cultural que persistiram no tempo e, por conseguinte, têm funções importantes. As funções intrapessoais e interpessoais potenciais das emoções abrangem diferentes níveis de análise: diádico, grupal, cultural e individual (Hofmann, 2014; Keltner & Haidt, 1999). No âmbito diádico, a emoção informa os outros sobre os estados internos do indivíduo, suas tendências motivacionais e intenções; evoca emoções nos outros e promove coordenação social, suscitando ou desencorajando comportamento nos outros. No âmbito grupal, considera-se que as funções das emoções definem afiliação, papéis e *status* dentro do grupo, facilitando a resolução do conflito grupal. As emoções no âmbito cultural promovem aculturação, orientação moral e formação da identidade social. No âmbito individual, as emoções facilitam o processamento da informação situada e as mudanças motivacionais (Scherer, 2005). Isso pode ser visto no âmbito fisiológico, em que mudanças fisiológicas na atividade neuroendócrina e no SNC criam um contexto biológico que apoia alguma resposta explícita. Por exemplo, o trabalho inicial de Levenson, Ekman e Friesen (1990) demonstrou que, quando é suscitada raiva, o fluxo sanguíneo muda em direção aos apêndices. Processamento da informação e mudanças motivacionais também podem ser vistos nos indivíduos quando mudanças na cognição relacionadas a uma emoção reorientam a atenção do indivíduo para características marcantes de uma situação. Essas tendências de ação atuam como padrões de ação modal, em que aumenta a probabilidade de uma resposta comportamental típica da espécie. Por exemplo, quando um indivíduo experiencia medo, a ação de luta, fuga ou congelamento aumenta de probabilidade. Esse conceito é semelhante à noção comportamental de uma operação de estabelecimento. Contudo, considerando-se que emoções são respostas derivadas evolutivas que a história de reforço de uma pessoa

pode moldar, seria enganoso considerar as emoções como operações meramente de estabelecimento sem especificar qualquer sustentação biológica.

Entretanto, mesmo a questão de se as emoções têm propriedades emergentes além da soma dos elementos ativados em uma resposta comportamental a um estímulo está aberta para o debate (Gross & Barrett, 2011). Se a experiência de emoção é o epifenômeno do ato conceitual de impor significado a respostas fisiológicas ao afeto básico, então a questão referente à função das emoções é principalmente esta: o comportamento que um grupo social reconhece como emoção tem uma função simbólica dentro do grupo (Barrett, 2011)? Assim, relatos "funcionalistas" da emoção abrangem uma gama de perspectivas que diferencialmente enfatizam a primazia de adaptações naturalmente selecionadas às funções simbólicas. Em todos os casos, relatos funcionalistas da emoção são o outro lado da moeda das perspectivas ontológicas descritas anteriormente.

DEFININDO REGULAÇÃO EMOCIONAL

Todos os teóricos concordariam que as condições ambientais atuais são mais importantes para a resposta adaptativa do que as condições ancestrais. A teoria do controle das emoções de Levenson (1999) leva isso em consideração. Levenson postula que existem dois sistemas emocionais: (1) um sistema básico, que é um sistema de resposta emocional automática que processa respostas emocionais às entradas e saídas prototípicas estereotipadas e (2) um sistema de controle que modula ou regula essas respostas estereotipadas por meio de ciclos de *feedback* afetados pela aprendizagem e o contexto social imediato para maximizar a capacidade de adaptação da resposta emocional. Na definição de Levinson, a distinção entre geração emocional e regulação emocional (RE) é nebulosa – os processos de *feedback* regulatório do sistema de controle são um componente crítico na geração das emoções, ligando a resposta emocional ao contexto ambiental e maximizando a capacidade de adaptação funcional da resposta. Além disso, as interações constantes entre os processos básicos e regulatórios que ajustam as manifestações comportamentais da interação de uma pessoa com seu ambiente são de natureza transacional, afetando não só a experiência em curso e a expressão de uma emoção como também a própria natureza da situação.

A reavaliação cognitiva afeta a intensidade e a duração de uma resposta por meio da modificação das cognições que estruturam a situação e, por conseguinte, a experiência. O modelo de processo de componentes de Scherer (2009) e outras teorias cognitivas delineiam aspectos das atribuições que podem ser mudados. Igualmente, a modulação da resposta afeta a intensidade e a duração de uma emoção, influenciando o grau em que os elementos de uma resposta emocional (i.e., processos perceptuais e atencionais, atribuição, memória, ativação neural, fisiológica e hormonal e respostas comportamentais) são ativados. Gross (1998) propõe que essa modulação da resposta pode incluir tentar suprimir os pensamentos e as expressões relacionados à emoção, tentar relaxar, fazer exercícios ou usar substâncias. Outros, desde então, propuseram outras formas de modulação da resposta, incluindo engajar-se em exercícios de aceitação ou *mindfulness* (Hayes et al., 2004), mudança/mobilização atencional deliberada (p. ex., Huffziger & Kuehner, 2009) e ressignificação de memórias (p. ex., Quoidbach, Berry, Hansenne, & Mikolajczak, 2010), etc. A RE como forma de avaliação ou processo cognitivo é consistente com a visão construtivista de que as emoções são pessoais e têm um significado social que informa a natureza da experiência emocional (Gross & Barrett, 2011).

Segundo todas as perspectivas, o processamento cognitivo dos estímulos emocionais pode ser consciente ou não consciente. O processo associativo automático, que leva à modulação não consciente da resposta, pode (1) gerar mimetismo e incorporação não consciente do afeto, afetando um estado emocional; (2) ser influenciado pela percepção facial automática e o julgamento social; (3) prover objetivos regulatórios que estão associados à adoção de várias estratégias de RE focadas na resposta e focadas nos antecedentes; e (4) ativar atitudes implícitas, preferências e objetivos, o que pode afetar a valência associada e as propriedades de reforço dos estímulos ambientais. Todos esses resultados têm implicações sobre como a alocação de recursos atencionais, perceptuais e da memória operacional discrimina entre os estímulos emocionais em determinado contexto (Bargh, Schwader, Haley, Dyer, & Boothby, 2012). Nesse extremo, o processamento automático pode ter como resultado uma atenção seletiva a estímulos relacionados a esquemas depressogênicos prepotentes e relacionados à ansiedade; memórias congruentes excessivamente acessíveis; e desregulação emocional contribuindo para o desenvolvimento e a manutenção da psicopatologia (Hofmann, Sawyer, Fang, & Asnaani, 2012; Teachman, Joormann, Steinman, & Gotlib, 2012).

A regulação emocional pode ir além dos processos do sistema de controle. Os indivíduos podem proativamente modificar se e como interagem com estímulos antecedentes. Gross (1998) delineia as seguintes estratégias de RE focadas nos antecedentes (ver também o Cap. 16): (1) seleção da situação (aproximar-se ou evitar certos estímulos emocionalmente evocativos), (2) modificação da situação (passos preventivos para mudar o ambiente), (3) mobilização da atenção (deliberadamente prestar atenção a aspectos determinados ou diferentes de uma situação) e/ou (4) mudança cognitiva (preventivamente explorar novos significados atribuídos aos estímulos/situações). No entanto, deve ser observado que, se os estímulos antecedentes que evocam uma emoção puderem ser identificados, iremos descobrir que as reações emocionais são quase sempre respostas fortemente associadas, pré-programadas ou roteirizadas culturalmente que acompanham naturalmente os antecedentes. As emoções são funcionalmente mal-adaptativas quando o *feedback* regulatório "sintoniza" de modo insuficiente a intensidade da resposta com o contexto no qual o estímulo antecedente ocorre ou quando a emoção ocorre em resposta a um antecedente não relevante em determinado contexto, neutralizando, assim, o potencial para uma resposta acelerada pré-adaptada. Isso sugere que, para promover a adaptação funcional da resposta nos indivíduos, o terapeuta deve encorajá-los a (1) discriminar entre estímulos antecedentes que ocorrem concomitantemente; (2) melhorar a eficácia dos processos de controle ou a gama de processos de controle que eles empregam; ou (3) combinar melhor os processos de controle com a resposta ou situação (ver Bonanno & Buron, 2013). De fato, um corpo de pesquisa crescente apoia a ideia de que o bem-estar é, em grande parte, influenciado pela medida em que os indivíduos se engajam em respostas e regulações emocionais flexíveis e sensíveis ao contexto (Kashdan & Rottenberg, 2010).

APLICAÇÃO PARA A CIÊNCIA CLÍNICA E CONCLUSÕES

Falhas na discriminação dos antecedentes e/ou na eficácia dos processos de controle desencadeiam ou exacerbam a maioria dos problemas conceituados como dificuldades de saúde mental e são os principais alvos de intervenção para a maioria das psicoterapias. Essas falhas podem ser atribuídas, em parte, ao efeito da excitação emocional na atenção seletiva aos estímulos, ao processamento pré-atentivo, ao fraco controle da atenção e ao viés interpretativo para estímulos ambíguos, o que resulta em resposta emocional descontextualizada.

No entanto, a excitação e a regulação emocional descontextualizadas podem ter sua gênese em inúmeros problemas diferentes, que vão além da má discriminação dos antecedentes no momento e da falha do *feedback* nos processos de controle automático. Na depressão, vulnerabilidades cognitivas e esquemas depressogênicos latentes originários de eventos adversos na vida inicial prejudicam a aquisição de informação, a recuperação da memória e o processamento da informação, criando uma relação recíproca na qual o viés para estímulos negativos – e a subsequente experiência emocional negativa – reafirma os esquemas negativos (Disner, Beevers, Haigh, & Beck, 2011). Esses vieses esquemáticos que são gerados em padrões atribucionais de pensamento dicotômico, filtragem negativa e desesperança também estão associados a viés atencional em relação à informação autorreferente – não necessariamente ameaça – e distantes da informação positiva no ambiente (Peckham, McHugh, & Otto, 2010). A dificuldade de orientação para longe da informação negativa e o processamento neural acelerado da informação emocionalmente negativa influenciam o viés atencional; ambos influenciam a codificação e a recuperação de memórias com valência negativa, aumentando ainda mais o humor depressivo e a ativação *bottom-up* de esquemas depressogênicos (Beevers, 2005; Disner et al., 2011; Joormann & Gotlib, 2010). A heurística associativa aberta ou processamento reflexivo delineado pelo modelo AIM de Forga e George (2001), descrito anteriormente, reflete esse processamento *bottom-up*. Esse processo *bottom-up* se torna problemático porque os indivíduos não estão em contato com fontes de informação ou estímulos que violam expectativas depressivas e estimulam o processamento reflexivo motivado para corrigir vieses, mantendo, assim, um ciclo de *feedback* positivo para os sintomas depressivos (ver Beevers, 2005). A natureza fechada desse processo é demonstrada por insensibilidade geral ao contexto emocional, em que os indivíduos com o tempo demonstram reatividade emocional reduzida a estímulos positivos e negativos (Bylsma, Morris, & Rottenberg, 2008; ver também Van de Leemput et al., 2014), resultando em processamento emocional não contextual e inflexível e regulação caracterizada por esquiva, supressão e ruminação (Aldao, Nolen-Hoeksema, & Schweizer, 2010).

A conceituação da doença mental em termos de resposta emocional descontextualizada e o foco nos elementos da emoção e nos processos de controle que podem estar contribuindo para a disfunção têm o potencial de melhorar nossa compreensão da psicopatologia e de como tratá-la. Entretanto, as abordagens categóricas dominantes para a compreensão da doença mental, que voltam o olhar para indicadores únicos do táxon potencial e menos para os processos comuns que impulsionam essas perturbações emocionais, dificultaram a tradução desse conceito para a prática clínica. Atualmente, existe um movimento para examinar os elementos da emoção e da RE que contribuem para a desregulação psíquica chamada de "doença mental" como produtos de processos comuns nos sistemas emocionais (p. ex., Barlow, Allen, & Choate, 2004; Hayes et al., 2004; Krig & Sloan, 2010; Watkins, 2008). Este capítulo representa uma breve introdução à vasta quantidade de literatura de pesquisa básica sobre emoção e a florescente literatura translacional.

REFERÊNCIAS

Aldao, A., Nolen-Hoeksema, S., & Schweizer, S. (2010). Emotion-regulation strategies across psychopathology: A meta-analytic review. *Clinical Psychology Review, 30*(2), 217–237.

Bargh, J. A., Schwader, K. L., Hailey, S. E., Dyer, R. L., & Boothby, E. J. (2012). Automaticity in social-cognitive processes. *Trends in Cognitive Sciences, 16*(12), 593–605.

Barlow, D. H., Allen, L. B., & Choate, M. L. (2004). Toward a unified treatment for emotional disorders. *Behavior Therapy, 35*(2), 205–230.

Barrett, L. F. (2011). Was Darwin wrong about emotional expressions? *Current Directions in Psychological Science, 20*(6), 400–406.

Barrett, L. F. (2012). Emotions are real. *Emotion, 12*(3), 413–429.

Beevers, C. G. (2005). Cognitive vulnerability to depression: A dual process model. *Clinical Psychology Review, 25*(7), 975–1002.

Bonanno, G. A., & Burton, C. L. (2013). Regulatory flexibility: An individual differences perspective on coping and emotion regulation. *Perspectives on Psychological Science, 8*(6), 591–612.

Bower, G. H. (1981). Mood and memory. *American Psychologist, 36*(2), 129–148.

Buijs, R. M., & van Eden, C. G. (2000). The integration of stress by the hypothalamus, amygdala and prefrontal cortex: Balance between the autonomic nervous system and the neuroendocrine system. *Progress in Brain Research, 126*, 117–132.

Bylsma, L. M., Morris, B. H., & Rottenberg, J. (2008). A meta-analysis of emotional reactivity in major depressive disorder. *Clinical Psychology Review, 28*(4), 676–691.

Cacioppo, J. T., Berntson, G. G., Larsen, J. T., Poehlmann, K. M., & Ito, T. A. (2000). The psychophysiology of emotion. In M. Lewis & J. M. Haviland-Jones (Eds.), *Handbook of emotions* (2nd ed., pp. 173–191). New York: Guilford Press.

Cameron, C. D., Lindquist, K. A., & Gray, K. (2015). A constructionist review of morality and emotions: No evidence for specific links between moral content and discrete emotions. *Personality and Social Psychology Review, 19*(4), 371–394.

Campos, J. J., Frankel, C. B., & Camras, L. (2004). On the nature of emotion regulation. *Child Development, 75*(2), 377–394.

Clore, G. L., & Storbeck, J. (2006). Affect as information about liking, efficacy, and importance. In J. P. Forgas (Ed.), *Affect in social thinking and behavior* (pp. 123–142). New York: Psychology Press.

Coan, J. A., & Allen, J. J. (2003). Frontal EEG asymmetry and the behavioral activation and inhibition systems. *Psychophysiology, 40*(1), 106–114.

Cohen, D., Nisbett, R. E., Bowdle, B. F., & Schwarz, N. (1996). Insult, aggression, and the Southern culture of honor: An "experimental ethnography." *Journal of Personality and Social Psychology, 70*(5), 945–959.

Cole, P. M., Martin, S. E., & Dennis, T. A. (2004). Emotion regulation as a scientific construct: Methodological challenges and directions for child development research. *Child Development, 75*(2), 317–333.

Darwin, C. (1872). *The expression of the emotions in man and animals*. London: John Murray.

Disner, S. G., Beevers, C. G., Haigh, E. A., & Beck, A. T. (2011). Neural mechanisms of the cognitive model of depression. *Nature Reviews Neuroscience, 12*(8), 467–477.

Ekman, P., & Friesen, W. V. (1982). Felt, false, and miserable smiles. *Journal of Nonverbal Behavior, 6*(4), 238–252.

Ekman, P., Friesen, W. V., O'Sullivan, M., Chan, A., Diacoyanni-Tarlatzis, I., Heider, K., et al. (1987). Universals and cultural differences in the judgments of facial expressions of emotion. *Journal of Personality and Social Psychology, 53*(4), 712–717.

Elfenbein, H. A., & Ambady, N. (2002). On the universality and cultural specificity of emotion recognition: A meta-analysis. *Psychological Bulletin, 128*(2), 203–235.

Forgas, J. P., & George, J. M. (2001). Affective influences on judgments and behavior in organizations: An information processing perspective. *Organizational Behavior and Human Decision Processes, 86*(1), 3–34.

Fredrickson, B. L., & Branigan, C. (2005). Positive emotions broaden the scope of attention and thought-action repertoires. *Cognition and Emotion, 19*(3), 313–332.

Frijda, N. H. (1986). *The emotions*. Cambridge, UK: Cambridge University Press.

Gross, J. J. (1998). Antecedent-and response-focused emotion regulation: Divergent consequences for experience, expression, and physiology. *Journal of Personality and Social Psychology, 74*(1), 224–237.

Gross, J. J., & Barrett, L. F. (2011). Emotion generation and emotion regulation: One or two depends on your point of view. *Emotion Review, 3*(1), 8–16.

Haidt, J. (2001). The emotional dog and its rational tail: A social intuitionist approach to moral judgment. *Psychological Review, 108*(4), 814–834.

Hall, J. A., Coats, E. J., & LeBeau, L. S. (2005). Nonverbal behavior and the vertical dimension of social relations: A meta-analysis. *Psychological Bulletin, 131*(6), 898–924.

Hayes, S. C., Strosahl, K. D., Wilson, K. G., Bissett, R. T., Pistorello, J., Toarmino, D., et al. (2004). Measuring experiential avoidance: A preliminary test of a working model. *Psychological Record, 54*(4), 553–578.

Hofmann, S. G. (2014). Interpersonal emotion regulation model of mood and anxiety disorders. *Cognitive Therapy and Research, 38*(5), 483–492.

Hofmann, S. G. (2016). *Emotion in therapy: From science to practice*. New York: Guilford Press.

Hofmann, S. G., Sawyer, A. T., Fang, A., & Asnaani, A. (2012). Emotion dysregulation model of mood and anxiety disorders. *Depression and Anxiety, 29*(5), 409–416.

Huffziger, S., & Kuehner, C. (2009). Rumination, distraction, and mindful self-focus in depressed patients. *Behaviour Research and Therapy, 47*(3), 224–230.

Izard, C. E. (2010). More meanings and more questions for the term "emotion." *Emotion Review, 2*(4), 383–385.

Joormann, J., & Gotlib, I. H. (2010). Emotion regulation in depression: Relation to cognitive inhibition. *Cognition and Emotion, 24*(2), 281–298.

Kashdan, T. B., & Rottenberg, J. (2010). Psychological flexibility as a fundamental aspect of health. *Clinical Psychology Review, 30*(7), 865–878.

Keltner, D., & Haidt, J. (1999). Social functions of emotions at four levels of analysis. *Cognition and Emotion, 13*(5), 505–521.

Koster, E. H., Crombez, G., Verschuere, B., & De Houwer, J. (2004). Selective attention to threat in the dot probe paradigm: Differentiating vigilance and difficulty to disengage. *Behaviour Research and Therapy, 42*(10), 1183–1192.

Kring, A. M., & Sloan, D. M. (2010). *Emotion regulation and psychopathology: A transdiagnostic approach to etiology and treatment*. New York: Guilford Press.

Lang, P. J., & Bradley, M. M. (2010). Emotion and the motivational brain. *Biological Psychology, 84*(3), 437––450.

Lench, H. C., Flores, S. A., & Bench, S. W. (2011). Discrete emotions predict changes in cognition, judgment, experience, behavior, and physiology: A meta-analysis of experimental emotion elicitations. *Psychological Bulletin, 137*(5), 834–855.

Lerner, J. S., & Keltner, D. (2001). Fear, anger, and risk. *Journal of Personality and Social Psychology, 81*(1), 146–159.

Levenson, R. W. (1999). The intrapersonal functions of emotion. *Cognition and Emotion, 13*(5), 481–504.

Levenson, R. W. (2014). The autonomic nervous system and emotion. *Emotion Review, 6*(2), 100–112.

Levenson, R. W., Ekman, P., & Friesen, W. V. (1990). Voluntary facial action generates emotionspecific autonomic nervous system activity. *Psychophysiology, 27*(4), 363–384.

Levy, R. I. (1982). On the nature and functions of the emotions: An anthropological perspective. *Social Science Information, 21*(4–5), 511–528.

Marsh, A. A., Elfenbein, H. A., & Ambady, N. (2003). Nonverbal "accents": Cultural differences in facial expressions of emotion. *Psychological Science, 14*(4), 373–376.

McIntosh, D. N. (1996). Facial feedback hypotheses: Evidence, implications, and directions. *Motivation and Emotion, 20*(2), 121–147.

Mehu, M., & Scherer, K. R. (2012). A psycho-ethological approach to social signal processing. *Cognitive Processing, 13*(2), 397–414.

Mesquita, B., & Boiger, M. (2014). Emotions in context: A sociodynamic model of emotions. *Emotion Review, 6*(4), 298–302.

Mesquita, B., & Frijda, N. H. (1992). Cultural variations in emotions: A review. *Psychological Bulletin, 112*(2), 179–204.

Mohanty, A., & Sussman, T. J. (2013). Top-down modulation of attention by emotion. *Frontiers in Human Neuroscience, 7*, 102.

Neal, D. T., & Chartrand, T. L. (2011). Embodied emotion perception amplifying and dampening facial feedback modulates emotion perception accuracy. *Social Psychological and Personality Science, 2*(6), 673–678.

Niedenthal, P. M. (2007). Embodying emotion. *Science, 316*(5827), 1002–1005.

Ortony, A., & Turner, T. J. (1990). What's basic about basic emotions? *Psychological Review, 97*(3), 315–331.

Panksepp, J. (2007). Criteria for basic emotions: Is DISGUST a primary "emotion"? *Cognition and Emotion, 21*(8), 1819–1828.

Panksepp, J., & Biven, L. (2012). *The archaeology of mind: Neuroevolutionary origins of human emotions.* New York: W. W. Norton.

Peckham, A. D., McHugh, R. K., & Otto, M. W. (2010). A meta-analysis of the magnitude of biased attention in depression. *Depression and Anxiety, 27*(12), 1135––1142.

Pessoa, L., Oliveira, L., & Pereira, M. (2013). Top-down attention and the processing of emotional stimuli. In J. Armony & P. Vuilleumier (Eds.), *The Cambridge Handbook of Human Affective Neuroscience* (pp. 357––374). Cambridge, UK: Cambridge University Press.

Quoidbach, J., Berry, E. V., Hansenne, M., & Mikolajczak, M. (2010). Positive emotion regulation and well-being: Comparing the impact of eight savoring and dampening strategies. *Personality and Individual Differences, 49*(5), 368–373.

Russell, J. A. (1995). Facial expressions of emotion: What lies beyond minimal universality? *Psychological Bulletin, 118*(3), 379–391.

Scherer, K. R. (1984). Emotion as a multicomponent process: A model and some cross-cultural data. *Review of Personality and Social Psychology, 5*, 37–63.

Scherer, K. R. (2005). What are emotions? And how can they be measured? *Social Science Information, 44*(4), 695–729.

Scherer, K. R. (2009). The dynamic architecture of emotion: Evidence for the component process model. *Cognition and Emotion, 23*(7), 1307–1351.

Scherer, K. R., Mortillaro, M., & Mehu, M. (2013). Understanding the mechanisms underlying the production of facial expression of emotion: A componential perspective. *Emotion Review, 5*(1), 47–53.

Small, D. A., Lerner, J. S., & Fischhoff, B. (2006). Emotion priming and attributions for terrorism: Americans' reactions in a national field experiment. *Political Psychology, 27*(2), 289–298.

Smith, C. A., & Lazarus, R. S. (1993). Appraisal components, core relational themes, and the emotions. *Cognition and Emotion, 7*(3–4), 233–269.

Soussignan, R. (2002). Duchenne smile, emotional experience, and autonomic reactivity: A test of the facial feedback hypothesis. *Emotion, 2*(1), 52–74.

Strack, F., Martin, L. L., & Stepper, S. (1988). Inhibiting and facilitating conditions of the human smile: A nonobtrusive test of the facial feedback hypothesis. *Journal of Personality and Social Psychology, 54*(5), 768–777.

Susskind, J. M., Lee, D. H., Cusi, A., Feiman, R., Grabski, W., & Anderson, A. K. (2008). Expressing fear enhances sensory acquisition. *Nature Neuroscience, 11*(7), 843–850.

Teachman, B. A., Joormann, J., Steinman, S. A., & Gotlib, I. H. (2012). Automaticity in anxiety disorders and major depressive disorder. *Clinical Psychology Review, 32*(6), 575–603.

Tooby, J., & Cosmides, L. (1990). The past explains the present: Emotional adaptations and the structure of ancestral environments. *Ethology and Sociobiology, 11*(4–5), 375–424.

Tracy, J. L., & Robins, R. W. (2004). Putting the self into self-conscious emotions: A theoretical model. *Psychological Inquiry, 15*(2), 103–125.

Van de Leemput, I. A., Wichers, M., Cramer, A. O., Borsboom, D., Tuerlinckx, F., Kuppens, P., et al. (2014). Critical slowing down as early warning for the onset and termination of depression. *Proceedings of the National Academy of Sciences, 111*(1), 87–92.

Vuilleumier, P., & Huang, Y.-M. (2009). Emotional attention: Uncovering the mechanisms of affective biases in perception. *Current Directions in Psychological Science, 18*(3), 148–152.

Vytal, K., & Hamann, S. (2010). Neuroimaging support for discrete neural correlates of basic emotions: A voxel-based meta-analysis. *Journal of Cognitive Neuroscience, 22*(12), 2864–2885.

Watkins, E. R. (2008). Constructive and unconstructive repetitive thought. *Psychological Bulletin, 134*(2), 163–206.

9
Neurociência relevante para os processos básicos em psicoterapia[1]

Greg J. Siegle, PhD
Western Psychiatric Institute and Clinic, University of Pittsburgh, Pittsburgh

James Coan, PhD
University of Virginia

O objetivo deste capítulo é fornecer conexões translacionais entre o vocabulário comum dos processos básicos em psicoterapia descritos ao longo deste livro e os mecanismos neurais, que são progressivamente a língua franca do resto da ciência médica. O sucesso nessa empreitada permitirá aos clínicos nas ciências psicológicas conversarem com e fazerem uso das percepções do resto da medicina mais efetivamente. No curto prazo, isso também poderá permitir aos clínicos basear nas neurociências suas explicações aos clientes sobre os mecanismos de mudança. Em mais longo prazo, esse tipo de pensamento pode levar à adoção de métodos das neurociências na previsão da resposta aos tratamentos psicológicos e no planejamento dos tratamentos.

Neste capítulo, focamos especificamente nas associações qualitativas das redes cerebrais com conceitos-chave. Escolhemos essa granularidade porque é provável que ela tenha aplicabilidade clínica direta, dada a recente ênfase nas redes cerebrais para a compreensão dos processos de mudança (Chein & Schneider, 2005; Lane, Ryan, Nadel, & Greenberg, 2014; Tryon, 014). Associações mais quantitativas – por exemplo, qual reatividade neural melhor prediz resposta a quais tratamentos (p. ex., Hofmann, 2013; Siegle et al., 2012) – envolvem a solução de obstáculos técnicos da generalizabilidade e questões sociais, tais como as despesas que as companhias de seguro atualmente não reembolsam. Se os clínicos entenderem as unidades básicas e os princípios da mudança neural, e as associações empíricas dessas unidades com os conceitos clínicos, esse conhecimento pode mudar a forma como explicamos as intervenções aos clientes e colaborar para as competências que eles podem capitalizar nas intervenções atuais

---
[1] O trabalho de Greg Siegle neste capítulo foi apoiado pelo Netherlands Institute for Advanced Study.

e, por fim, pode levar à adoção de métodos mais informados neurologicamente (algoritmos de previsão e tratamentos) quando se tornarem disponíveis. Nossa metodologia para a identificação de redes clinicamente relevantes utiliza procedimentos metanalíticos em todo o cérebro (portanto, quantitativos), de modo que nossas intuições descritas sejam pelo menos defensáveis e externamente deriváveis.

REDES CEREBRAIS

Gradualmente, o campo da neurociência cognitiva está se afastando de um foco em áreas cerebrais específicas, supostamente associadas a funções discretas específicas, para focar em *redes* de regiões cerebrais associadas, que cumprem várias funções comportamentais ou psicológicas, interagindo umas com as outras (Sporns, 2010). Por exemplo, os circuitos neurais associados à atenção podem modular a atividade em circuitos associados à emoção, de maneira que as reações a estímulos emocionais que recebem atenção são diferentes das reações a estímulos emocionais que são negligenciados. Dessa forma, os clínicos e terapeutas podem conceber um transtorno não só como a atividade ou inatividade de uma região ou circuito neural discreto, mas também em termos de anormalidades de comunicação entre regiões ou circuitos neurais cerebrais (Cai, Chen, Szegletes, Supekar, & Menon, 2015).

Mudança nas redes cerebrais

Neste capítulo, adotamos a ideia de que os processos de mudança em psicoterapia estão associados à mudança neural, em geral descrita como "plasticidade" ou "aprendizagem" na literatura das neurociências. Os processos de mudança neural seguem alguns princípios que são importantes de ser destacados aqui. *Aprendizagem hebbiana* (Choe, 2014) é a ideia de que quando múltiplos mecanismos cerebrais estão ativos ao mesmo tempo a conexão entre eles se torna mais forte. Assim, por exemplo, pode acontecer a associação de um evento a uma qualidade emocional quando representações neurais da memória para um evento estão coativas com as representações neurais de uma emoção. Dessa forma, a atividade nos sistemas cerebrais associada a saliência e emoção juntamente com a memória pode ser considerada catalítica para a aprendizagem associativa emocional. Teoricamente, pode ocorrer mudança em psicoterapia pela ativação sistemática da memória sem o tom emocional (extinção) quando alguma dessas associações está enfraquecida. A ideia de *plasticidade* pode parecer redundante com *aprendizagem*, mas os dois termos não são conceitualmente idênticos. Por exemplo, a crença tradicional de que as memórias não podem mudar foi suplantada em grande parte pela compreensão de que, cada vez que uma memória é acessada, a representação neural da própria memória se torna plástica e pode mudar via reconsolidação (Axmacher & Rasch, 2017). Com sua ênfase na construção de novos conhecimentos, as noções leigas de aprendizagem podem ser uma descrição imprecisa da reconsolidação da memória. O resultado prático dessa nova compreensão é que as terapias neuralmente informadas estão cada vez mais trabalhando para intencionalmente otimizar os processos de reconsolidação da memória de forma a maximizar o potencial para ganhos psicoterapêuticos (Treanor, Brown, Rissman, & Craske, 2017), incluindo o potencial para a integração de mecanismos farmacológicos e terapêuticos (Lonergan, Brunet, Olivera-Figueroa, & Pitman, 2013). Na parte restante deste capítulo, vamos nos concentrar nos efeitos potenciais das técnicas psicoterapêuticas em um punhado de redes de interesse potenciais e, em particular, no potencial para mudança de como as redes interagem.

Redes cerebrais de interesse particular

Neste capítulo nos concentramos em algumas redes cerebrais canônicas que foram identificadas em muitos estudos (p. ex., Bressler & Menon, 2010; K.L. Ray et al., 2013; Smith et al., 2009). Embora existam muitas dessas redes, destacaremos apenas aquelas que aparecem repetidamente em análises de processos associados à mudança terapêutica, conforme descrito nas próximas seções. Três redes, apresentadas na Figura 9.1, derivadas pelo uso de métodos descritos nesta seção e consistentes com as encontradas em análises mais tradicionais (como Bressler & Menon, 2010), foram particularmente bem caracterizadas em múltiplas modalidades de imagem. Uma *rede de saliência* está associada ao monitoramento da saliência de estímulos externos e internos. Ela consiste na ínsula, que está particularmente associada ao processamento interoceptivo (Craig, 2009); no córtex cingulado anterior dorsal, que está associado à interface do processamento da informação emocional e cognitiva (Bush, Luu, & Posner, 2000); e em regiões tradicionalmente consideradas como processadoras da informação emocional, como a amígdala (Armony, 2013). Uma *rede central executiva* está associada ao controle executivo e ao planejamento e à execução de tarefas. Ela está ancorada pelo córtex pré-frontal dorsolateral e pelo córtex parietal posterior. Uma rede padrão (algumas vezes denominada *modo padrão*) está associada ao estado de repouso do cérebro (Raichle et al., 2001); estudos de neuroimagem superior sugerem que ela é ativada ou fica mais bem sincronizada quando não há tarefa explícita e é desativada durante tarefas explícitas. Seus componentes são frequentemente detectados em associação com o processamento da informação social (Amodio & Frith, 2006), além do processamento autorreferencial (Davey, Pujol, & Harrison, 2016; Kim, 2012).

Ela está ancorada pelo córtex cingulado posterior e pelo cingulado anterior rostral ou estruturas mediais anteriores no córtex orbitofrontal. Também inclui o hipocampo, o qual parece estar particularmente envolvido em uma sub-rede para aprendizagem e memória (Kim, 2012; Van Strien, Cappaert, & Witter, 2009).

Duas outras redes parecem essenciais para a mudança em intervenções sociais. Com base em estruturas na rede padrão, os pesquisadores observaram que uma *rede de processamento da informação social* (Burnnett, Sebastian, Cohen Kadosh, & Blakemore, 2011) contém não só o cingulado rostral, mas estruturas como a junção temporoparietal e o sulco temporal superior, sugerindo que elas estão envolvidas na percepção das emoções e na teoria da mente de outros. Frequentemente discutida na literatura, a *rede de recompensa* é, na realidade, um conjunto de redes que, em grande parte, refletem as respostas cerebrais a estímulos de recompensa ou positivos. Elas estão centradas na área tegmental ventral produtora de dopamina e no estriado ventral, ou *nucleus accumbens*, que monitora a recompensa (Camara, Rodriguez-Fornells, Ye, & Münte, 2009).

Recorrendo à suposta função dessas redes, é fácil especular sobre como a função cerebral pode estar relacionada a intervenções terapêuticas específicas. Pode-se esperar que intervenções voltadas a aumentar as respostas de recompensa ativem a rede de recompensa. Intervenções dedicadas a diminuir o processamento autofocado podem diminuir a atividade na rede padrão, e intervenções voltadas para aumentar a comunicação social podem ativar a rede de processamento da informação social. Dito isso, essas associações ainda não foram rigorosamente testadas, e as reações cerebrais são frequentemente não intuitivas. Assim, as próximas seções consistem em investigações empíricas de como essas redes cerebrais respondem aos tipos de intervenções discutidas neste livro.

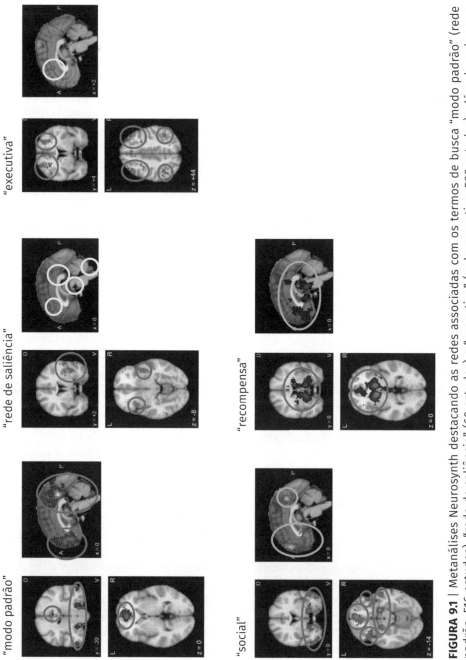

FIGURA 9.1 | Metanálises Neurosynth destacando as redes associadas com os termos de busca "modo padrão" (rede padrão; 516 estudos), "rede de saliência" (60 estudos) e "executiva" (rede executiva; 588 estudos), além de redes que usam os termos "social" (rede de processamento da informação social; 1.000 estudos) e "recompensa" (rede de recompensa; 671 estudos).

COMO AS REDES CEREBRAIS ESTÃO ENVOLVIDAS EM PROCESSOS DE MUDANÇA PSICOTERAPÊUTICA

Métodos. Para descrever as redes cerebrais envolvidas nos conceitos discutidos neste livro, usamos o mecanismo Neurosynth (http://neurosynth.org; Yarkoni, Poldrack, Nichols, van Essen, & Wager, 2011) para criar imagens metanalíticas dos conceitos associados. Oferecemos interpretações básicas das imagens derivadas no que diz respeito às redes cerebrais anteriormente mencionadas. Quando outras metanálises de imagem por ressonância magnética funcional (fMRI) estão disponíveis, nós as citamos e discutimos suas semelhanças. Nossas buscas usaram termos associados a cada capítulo deste livro. Quando havia estudos suficientes para criar um mapa interpretável para uma técnica terapêutica ou intervenção particular, incluímos esse mapa. Dito isso, em geral estudos de neuroimagem de técnicas terapêuticas são escassos e estão em fase inicial. Por conseguinte, relatamos principalmente estudos de fenômenos associados. Assim, por exemplo, em vez de relatarmos estudos da redução da excitação, incluímos mapas metanalíticos de neuroimagem para "excitação" e interpretamos o que as redes associadas podem sugerir sobre a redução da excitação.

Para o metodologista interessado, em todos os casos são apresentados mapas para inferência reversa (as chances de que o termo seja usado, dada a presença de ativação na área), o que é mais conservador do que estratégias típicas de fMRI de inferência antecipada (as chances de que a área seja observada, dado o termo que é usado). Escolhemos essa estratégia, já que muitos termos psicológicos tendem a produzir amplos padrões de ativação similares – a inferência reversa permite mais especificidade da atividade da rede relacionada a construtos psicológicos. Usamos um critério para taxa de falsa descoberta de 0,01 como limiar para as imagens.

O leitor curioso pode acessar diretamente *on-line* as metanálises da neuroimagem relatadas neste capítulo. Quando termos Neurosynth primários estavam disponíveis, nós os usamos. Caso contrário, fizemos análises "personalizadas" baseadas nas análises de "estudos" Neurosynth. O leitor pode, assim, gerar novamente qualquer mapa que descrevemos. Geralmente mostramos apenas uma única imagem axial, coronal e sagital representativa para cada análise; regenerando diretamente as análises, os leitores podem ver e interagir com mapas completos do cérebro, fatia por fatia, além de examinar cada estudo associado e suas contribuições específicas para a metanálise. As referências para estudos individuais nas metanálises reportadas podem ser acessadas pela regeneração das buscas associadas.

Manejo de contingências e estimativa. *Contingência*, na literatura de neuroimagem, tem sido usada principalmente para compreender as contingências da ação – ou seja, quais serão provavelmente as consequências de alguma ação ou comportamento. Estudos de "contingência" nominados por Neurosynth (Fig. 9.2) estavam associados à ativação aumentada na rede de recompensa (ao longo do estriado) e na rede padrão, incluindo aspectos do cingulado ventromedial e posterior. De fato, tem sido cada vez mais compreendido que indivíduos com psicopatologia estimam contingências de recompensa diferentemente de indivíduos saudáveis (p. ex., tendo reatividade reduzida para recompensas temporalmente distantes em redes cerebrais associadas à percepção da recompensa; Vanyukov et al., 2016) ou sistematicamente estimam que a probabilidade de recompensa é baixa (Olino et al., 2014). Encontramos apoio inicial para a ideia de que tais associações podem ser ex-

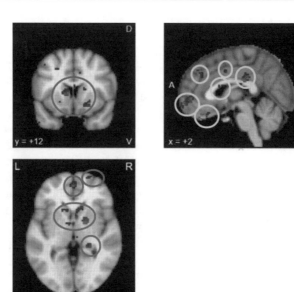

FIGURA 9.2 | Metanálise Neurosynth de "contingência" (oito estudos).

ploradas para produzir mudança psicológica; na ausência de outro treinamento repetitivo, a habilidade para estimar altas probabilidades de recompensa está associada não só a reatividade neural reduzida para a informação negativa, mas também a sintomatologia depressiva diminuída (Collier & Siegle, 2015). O mapa descrito sugere a utilidade não só de manejar explicitamente as contingências de recompensa, mas de trabalhar com os clientes para associar as contingências de recompensa com os tipos de cálculos considerados associados à rede padrão – ou seja, aqueles que envolvem o processamento autorrelacionado e as impressões do indivíduo com respeito aos outros (Olino, McMakin, & Forbes, 2016). Por exemplo, podemos ajudar um indivíduo a entender que um elogio não é apenas um resultado positivo, mas também uma declaração de relevância pessoal (e interpessoal) permanente mais profunda.

Controle e modelagem dos estímulos. De modo geral, as técnicas para controle e modelagem dos estímulos em processos psicoterapêuticos ocorrem no contexto da manipulação de associações para promover aprendizagem associativa específica ou para extinguir associações aprendidas. Assim, examinamos as características neurais da aprendizagem associativa, reveladas pelo termo "associativo". As metanálises Neurosynth de "associativo" e "aprendizagem" (Fig. 9.3) predominantemente revelaram ativação do hipocampo e do para-hipocampo bilateral, o que é consistente com o papel frequentemente descrito do hipocampo na indexação de memórias associativas. Até o ponto em que o controle dos estímulos está associado à manipulação dos processos do hipocampo, podemos ver o controle dos estímulos através das lentes da ajuda aos indivíduos para escrever novas memórias associativas no lugar de associações disfuncionais, além de outros processos que promovem a reconsolidação clinicamente significativa (Da Silva et al., 007; Inaba, Kai, & Kida, 2016; Schmidt et al., 2017).

Autogerenciamento. Autogerenciamento envolve uma ampla coleção de técnicas unificadas pela ideia de que os indivíduos assumem responsabilidade pelo próprio comportamento e bem-estar (p. ex., estabelecendo objetivos e administrando as prioridades). Nesse sentido, o autogerenciamento pode ser visto como uma combinação de competências descritas em outras seções deste capítulo, tais como manejo de contingências, solução de problemas e regulação emocional, com a restrição de que essas estratégias são direcionadas para o gerenciamento do *self*. Assim, consideramos a função cerebral como especificamente associada ao autoprocessamento. Uma metanálise Neurosynth de "*self*" (Fig. 9.4) revelou atividade na rede padrão, que está fortemente implicada, juntamente com a região do sulco temporal superior da rede de processamento da informação social, na atenção não controlada que é dada ao *self* e ao próprio *self* em relação aos outros. Por "não controlada" pretendemos sugerir que o processamento da rede padrão está, em grande parte, livre do controle executivo, conforme medido pela atividade na rede executiva. De fato, o processamento da rede padrão está confiavelmente inversamente associado à atenção direcionada para o exterior e o controle executivo (Uddin, Kelly, Biswal, Castellanos, & Milham, 2009). Juntas, essas considerações sugerem uma tensão fundamental entre o *self* (rede padrão) e as atividades de gerenciamento (em grande parte a rede executiva). Assim, pode ser intuitivo o motivo pelo qual o pensamento sobre o *self* mediado pela rede padrão, particularmente em relação a temas penosos, pode ser "pegajoso" – isto é, difícil de se livrar e gerenciar. Crescentes evidências sugerem que o processamento da rede padrão é particularmente competitivo com o processamento da rede executiva em psicopatologia (Delaveau et al., 2017; D & Biswal, 2014; Hamlton et al., 2011; Maresh, Alllen, & Coan, 2014).

Redução da excitação. Uma metanálise Neurosynth de "excitação" (Fig. 9.5) revelou ativação aumentada ao longo da rede de saliência (p. ex., amígdala, ínsula e cingulado subgenual). De fato, os transtornos psicológicos são frequentemente caracterizados por reatividade neural aumentada e contínua à informação negativa (Siegle et al., 2015), sobretudo nessas regiões. A literatura sugere que a redução da excitação provavelmente envolva redução na saliência dos estímulos emocionais, um afeto que deve estar refletido no proces-

"associativo"

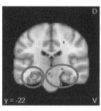
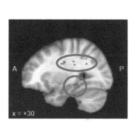
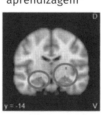
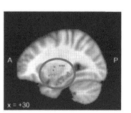

"aprendizagem"

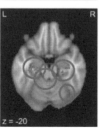
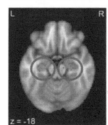

FIGURA 9.3 | Metanálises Neurosynth de "associativo" (220 estudos) e "aprendizagem" (876 estudos).

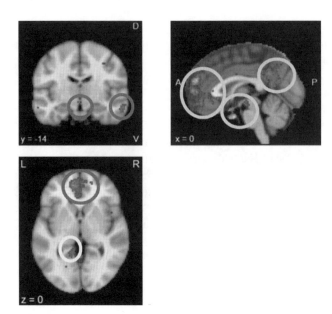

FIGURA 9.4 | Metanálise Neurosynth de *"self"* (903 estudos).

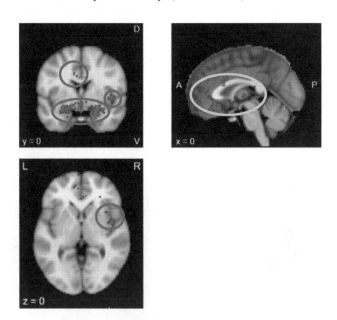

FIGURA 9.5 | Metanálise Neurosynth de "excitação" (227 estudos).

samento diminuído ou inibido da rede de saliência. A extensa literatura que mostra inibição mútua entre as redes executiva e de saliência também pode informar sobre o potencial para estratégias de redução da excitação para capitalizar o envolvimento do controle executivo (p. ex., redirecionamento proposital da atenção, conforme feito no reenquadramento; ver "Escolha de valores e clarificação" mais adiante).

Enfrentamento e regulação emocional. Uma metanálise Neurosynth de "regulação emocional" (Fig. 9.6) produziu ativação na rede de saliência (particularmente a amígdala, mas também a ínsula posterior), além de na rede executiva, incluindo as regiões parietal e pré-frontal dorsolateral bilateral, mas não em regiões pré-frontais mediais. De fato, a atividade nessas duas redes foi especificamente associada à resposta à terapia de regulação emocional (Fresco et al., 2017). As associações com essas redes podem sugerir que regulação emocional envolve grande controle e processamento emocional ativo. Essa formulação pode ser mais relevante para formas supostamente "voluntárias" ou que requeiram esforço de regulação emocional cognitiva (Gross & Thompson, 2007), em oposição a manifestações mais "automáticas" (resultantes, por exemplo, de intervenções como a terapia de exposição), que provavelmente serão mediadas por atividade pré-frontal mais medial (R. D. Ry & Zald, 2012). A perturbação da saliência ou sinais de ameaça pelo controle executivo pode ajudar os indivíduos a dominarem respostas prepotentes que de outra forma desencadeariam reações emocionais descontroladas.

Havia quatro estudos nomeados por Neurosynth de "enfrentamento", mas não os relatamos porque não estavam fortemente relacionados a processos terapêuticos (p. ex., dois eram sobre estilo de enfrentamento repressivo).

Solução de problemas. Uma metanálise Neurosynth de "solução de problemas" (Fig. 9.7) revelou ativações através de aspectos da rede padrão (cingulado posterior) e córtex pré-frontal rostro-lateral (giro frontal superior) – uma região fortemente associada a integração e raciocínio relacional (Christoff et al., 2001; Davis, Goldwater, & Gron, 2007; Wendelken, Nakabenko, Donohue, Carter, & Bunge, 2008), juntamente com o caudado (parte da rede de saliência), o qual, em combinação com outras regiões, também foi associado ao raciocínio relacional (Melrose, Poulin, & Stern, 2007). Tomados em conjunto, esses mapas sugerem que a solução de problemas seja provavelmente uma atividade amplamente distribuída que

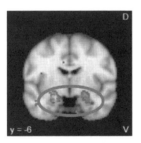
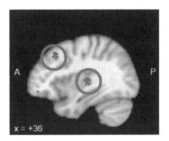
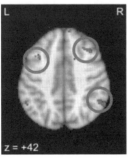

FIGURA 9.6 | Metanálise Neurosynth de "regulação emocional" (161 estudos).

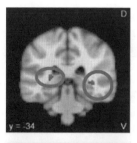
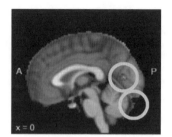
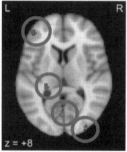

FIGURA 9.7 | Metanálise Neurosynth de "solução de problemas" (15 estudos).

requer integração por meio de múltiplas redes cerebrais, o que é consistente com a visão de que a solução de problemas envolve diversas operações cognitivas, desde a codificação conceitual até o planejamento das contingências e ações (Anderson & Fincham, 2014). Aspectos dessa rede mais ampla foram implicados em falhas na solução de problemas, como aqueles observados na ruminação na depressão (Jones, Fournier, & Stone, 2017). Intervenções terapêuticas que enfatizam a solução de problemas podem, por conseguinte, requerer o recrutamento de sistemas associados à relação de um domínio com outro, ao mesmo tempo preservando a motivação para esse tipo de atividade.

Estratégias de exposição. As terapias de exposição geralmente se baseiam no confronto dos indivíduos com situações ou estímulos que eles temem. Embora existam poucos estudos de neuroimagem da exposição *per se* (a ferramenta Neurosynth tem muitas referências a "exposição" que não são relevantes; p. ex., exposição a pistas relacionadas à droga), a rede de saliência estava bem representada na metanálise Neurosynth de "medo" (Fig. 9.8), incluindo a amígdala e o cingulado anterior dorsal. Foi levantada a hipótese de que a rede de saliência se desenvolveu para preparar o cérebro para a ação e a resposta a uma ameaça potencial (Seeley et al., 2007); terapias de exposição que sinalizam menor necessidade para ação em resposta a ameaça provavelmente irão reduzir a atividade nessa rede. Investigações contemporâneas de agentes farmacológicos usados para potencializar a terapia de exposição, tais como D-cicloserina (Hofmann, Mundy, & Curtiss, 2015), demonstraram que essas drogas afetam a atividade na rede de saliência (Wu et al., 2008), particularmente durante a extinção (Portero-Tresserra, Marti-Nicolovius, Guillazo-Blanch, Boadas-Vaello, & Vale-Martinez, 2013; Wislowska-Stanek, Lehner, Turzynska, Sobolewska, & Plaznik, 2010). Uma metanálise Neurosynth de "extinção" (Fig. 9.8) revelou atividade no córtex pré-frontal ventromedial (vmPFC). Esse achado é consistente com trabalhos que sugerem que circuitos do vmPFC que inibem a atividade na rede de saliência são mediadores dos efei-

"medo"   "extinção"

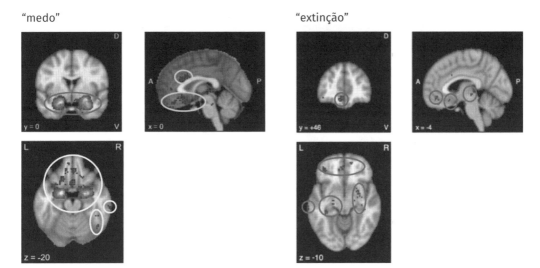

FIGURA 9.8 | Metanálises de "medo" (298 estudos) e "extinção" (59 estudos).

tos da terapia de exposição (via aprendizagem da extinção; Phelps, Delgado, Nearing, & LeDoux, 2004).

Ativação comportamental. Ativação comportamental envolve o uso de atividade direcionada para o objetivo e recompensa para aumentar o comportamento apetitivo e as respostas de prazer. O segredo do sucesso dessas intervenções é aumentar a antecipação da recompensa. Uma metanálise Neurosynth de "antecipação da recompensa" (Fig. 9.9) revelou atividade através da rede de recompensa, sobretudo dentro do estriado, juntamente com atividade no hipocampo, potencialmente refletindo associações com recompensa na memória. De fato, psicopatologias como a depressão são caracterizadas por perturbações na rede de recompensa (Smoski, Rittenberg, & Dichter, 2011) e sua conectividade com outras redes (Sharma et al., 2017). A rede de recompensa há muito foi implicada na ativação comportamental (Kalivas & Nakamura, 1999). Assim, é possível que as terapias de ativação comportamental trabalhem para recuperar as conexões entre a rede de recompensa e redes mais fortemente associadas à ação intencional.

Competências interpessoais. O acesso a relações sociais de qualidade é um grande desafio em muitos transtornos psicológicos. De fato, a dificuldade para ler e interpretar pistas sociais, bem como para responder apropriadamente a essas pistas, pode ser considerada uma característica definidora de muitos transtornos da personalidade. *Cognição social* é um termo amplo, que abrange de tudo, desde a distinção entre o *self* e os outros até a identificação das intenções das ações para detectar e designar agência para empatizar. Uma metanálise Neurosynth de "cognição social" (Fig. 9.10) revelou ativação da rede executiva central (porções dorsolateral e anterior do PFC) e da rede padrão (cingulado posterior dorsal), além da rede de processamento da informação social (giro fusiforme e junção temporoparietal), sugerindo potencial para uso do processamento executivo para modular aspectos de outra forma mais automáticos da percepção e da interação social.

Reestruturação, desafio ou reenquadramento cognitivo. Pesquisas de neuroimagem estudaram primariamente a reestruturação e o desafio cognitivo usando delineamento de re-

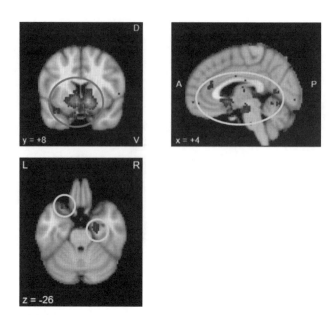

FIGURA 9.9 | Metanálise Neurosynth de "antecipação da recompensa" (64 estudos).

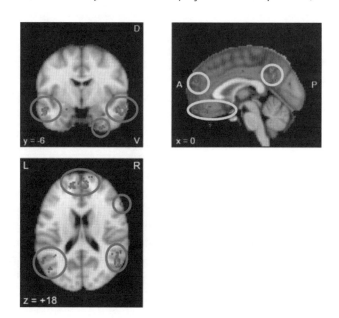

FIGURA 9.10 | Metanálise Neurosynth de "cognição social" (166 estudos).

avaliação em que os participantes são instruídos a pensar de forma diferente sobre crenças, imagens e outros estímulos negativos. Uma metanálise Neurosynth de "reavaliação" (Fig. 9.11) revelou ativação aumentada em aspectos da rede executiva (p. ex., pré-frontal dorsolateral) e de saliência (p. ex., amígdala, estriado). Esses resultados coincidem em grande parte com uma metanálise publicada recentemente (Buhle et al., 2014; coordenadas "reavaliação"   metanálise de Buhle et al. (2014)

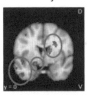 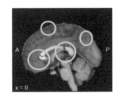 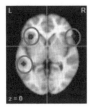 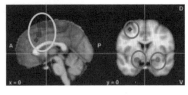

FIGURA 9.11 | Metanálise Neurosynth de "reavaliação" (64 estudos) e metanálise feita por Buhle e colaboradores (2014).

regeneradas usando Neurosynth), que também encontrou desativação da rede de saliência (ínsula, cingulado dorsal). Essas análises podem, então, sugerir que a reestruturação/reavaliação cognitiva representa um processo árduo, mas também emocional, que recorre a capacidades de regulação emocional cognitiva voluntárias, em vez de baseadas no corpo ou mais automáticas.

Modificação de crenças nucleares. A partir da discussão anterior sobre reavaliação, podemos sugerir que a modificação de crenças nucleares tem elementos de modificação voluntária do pensamento. O elemento adicional da modificação de crenças nucleares pode envolver outros mecanismos cerebrais. Uma metanálise Neurosynth de "crença" (Fig. 9.12) revelou ativação em aspectos da rede padrão

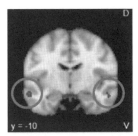 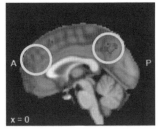

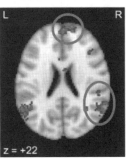

FIGURA 9.12 | Metanálise Neurosynth de "crença" (66 estudos).

associada a processamento autorreferencial (BA10, cingulado posterior) e aspectos parietais da rede executiva. Assim, pode-se dizer que a mudança de crenças difere do desafio do pensamento mais geral, já que envolve ativações e modificações de mecanismos neurais de autorrepresentação.

Desfusão/distanciamento. Até o momento, temos conhecimento de um único estudo que investigou o distanciamento como estratégia para regulação emocional (Koenigsberg et al., 2009, 2010; reconstrução Neurosynth na Fig. 9.13); ao que parece, ninguém fez essa desfusão de referência nominalmente. O estudo considerou o distanciamento como um caso especial de reavaliação, e, de fato, as mesmas redes cerebrais foram ativadas para ambos os estudos de distanciamento e reavaliação.

Aceitação psicológica. A literatura de neuroimagem sobre aceitação psicológica é escassa, com apenas dois estudos na base de dados do Neurosynth até 2015 (Servaas et al., 2015; Smoski et al., 2015). Sua agregação (Fig. 9.14) revelou uma variedade de ativações através da rede executiva e de saliência. Um estudo adicional publicado depois que a base de dados do Neurosynth foi concluída (Ellard, Barlow, Whitfield-Gabrieli, & Deckersbach, 2017) confirmou ativações nos aspectos frontais medial e ventrolateral da rede executiva. Até onde esses achados são replicáveis, eles podem sugerir que a aceitação é uma estratégia executiva que afeta uma ampla gama de funções corticais e subcorticais, muito semelhante a outras estratégias regulatórias executivas (p. ex., reestruturação). O estudo de Ellard e colaboradores (2017) contrastou especificamente aceitação com outras estratégias, incluindo supressão e preocupação, encontrando principalmente que essas outras estratégias requeriam maior recrutamento pré-frontal, sugerindo que a aceitação pode obter os mesmos objetivos que essas outras estratégias regulatórias, porém com menos esforço executivo.

Escolha de valores e clarificação. Consideramos que escolha de valores e clarificação envolvem processos iterativos associados à especificação dos próprios valores e então a reavaliação dessas especificações. Havia 284 estudos nomeados de Neurosynth de "valores" que, sobretudo, examinavam conceitos não relacionados (p. ex., "valores de ativação") ou valorização da recompensa, os quais podem ou não estar envolvidos na escolha de valores e clarificação. Desses estudos, uma metanálise Neurosynth de 17 deles – que, para o autor Greg Siegle, pareciam estar mais claramente relacionados a "valores subjetivos" (Fig. 9.15) – revelou ativações princi-

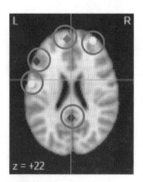 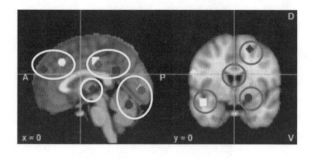

FIGURA 9.13 | Reconstrução Neurosynth do mapa associado a "distanciamento" (Koenigsberg et al., 2010).

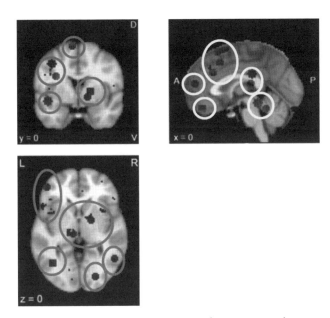

FIGURA 9.14 | Metanálise Neurosynth de "aceitação" (dois estudos).

"valores"   "erro de previsão"

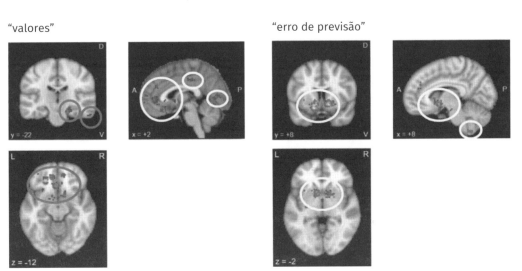

FIGURA 9.15 | Metanálises Neurosynth de "valores" (subjetivos) (17 estudos) e "erro de previsão" (66 estudos).

palmente nas regiões de rede padrão associadas ao processamento autorreferencial, tais como córtex orbitofrontal, cingulado anterior rostral e hipocampo. Assim, concluímos que a intervenção nos próprios valores pode ajudar os indivíduos a avaliar informações autorrelevantes, se abstratas.

A clarificação de valores envolve um processo iterativo de refinamento das crenças, o que pode ser considerado um reflexo da ampla literatura das neurociências sobre os ajustes das crenças em resposta a erros na previsão (i.e., perceber que alguma coisa que você pensou estava incorreta e, assim, mudar o pensamento). Uma metanálise Neurosynth de "erro de previsão" (Fig. 9.15) revelou reatividade quase exclusivamente nos gânglios da base, um elemento-chave para a rede de recompensa. Assim, sugerimos que a clarificação dos valores possa envolver o refinamento iterativo do que o indivíduo vê como recompensa ou punição e o quanto aquilo é gratificante ou punitivo em relação ao *self*.

Mindfulness. Uma metanálise Neurosynth de "*mindfulness*" (Fig. 9.16) revelou ativações na rede de saliência (ínsula anterior) e em estruturas formais frequentemente implicadas na atenção (cingulado rostral). Esses resultados coincidem com uma metanálise recente (Tomasino, Chiesa, & Fabbro, 2014) que também implicava uma rede de estruturas frontais associada à atenção. Assim, as intervenções de *mindfulness* parecem recrutar redes cerebrais consistentes com aumentos frequentemente descritos no controle atencional e foco nas sensações corporais internas.

Estratégias motivacionais. Metanálises Neurosynth de "motivação" e "motivacional" (Fig. 9.17) revelaram mapas praticamente idênticos. Esses dados sugerem que, de maneira muito semelhante às estratégias de ativação comportamental já discutidas, as características motivacionais estão associadas à ativação da rede de recompensa, particularmente gânglios da base (especialmente o estriado), cingulado anterior subgenual e amígdala estendida sublenticular, todos sido associados à preparação para a emoção baseada na emoção/recompensa, juntamente com a avaliação de até que ponto se estima que os resultados possíveis são recompensadores. Assim, os dados neurais podem sugerir que estratégias motivacionais capitalizam a habilidade do cérebro de conceber como gratificantes ações que de outra forma seriam difíceis.

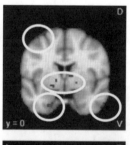
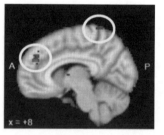
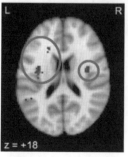

FIGURA 9.16 | Metanálise Neurosynth de "*mindfulness*" (15 estudos).

"motivação"

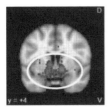
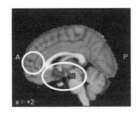

"motivacional"

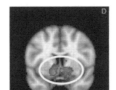
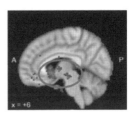

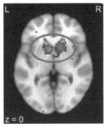

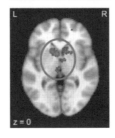

FIGURA 9.17 | Metanálises Neurosynth de "motivação" (135 estudos) e "motivacional" (149 estudos).

CONCLUSÃO

Neste capítulo, enfatizamos que as redes cerebrais estão associadas a conceitos que recebem atenção na mudança terapêutica em geral e nos conteúdos deste livro especificamente. As semelhanças dos mapas e das redes identificadas nas seções deste capítulo sugerem que diferentes técnicas terapêuticas podem compartilhar elementos-chave e podem ter semelhanças essenciais apesar das suas diferenças nominais. Em particular, as evidências ressaltam maior controle executivo, maior recompensa e uso de processamento somático como rotas para a mudança emocional. Aproveitar as tensões inerentes entre o controle executivo e o processamento automático da informação saliente, além do uso potencial do controle executivo para aumentar a valorização da recompensa, são mecanismos comuns entre as técnicas de intervenção. Ter em mente tais princípios comuns pode ajudar os clínicos a unificar e promover uma apreciação translacional do que eles estão fazendo no consultório de terapia.

REFERÊNCIAS

Amodio, D. M., & Frith, C. D. (2006). Meeting of minds: The medial frontal cortex and social cognition. *Nature Reviews Neuroscience, 7*(4), 268–277.

Anderson, J. R., & Fincham, J. M. (2014). Extending problem-solving procedures through reflection. *Cognitive Psychology, 74,* 1–34.

Armony, J. L. (2013). Current emotion research in behavioral neuroscience: The role(s) of the amygdala. *Emotion Review: Journal of the International Society for Research on Emotion, 5*(1),104–115.

Axmacher, N., & Rasch, B. (2017). *Cognitive neuroscience of memory consolidation.* Charm, Switzerland: Springer.

Bressler, S. L., & Menon, V. (2010). Large-scale brain networks in cognition: Emerging methods and principles. *Trends in Cognitive Sciences, 14*(6), 277–290.

Buhle, J. T., Silvers, J. A., Wager, T. D., Lopez, R., Onyemekwu, C., Kober, H., et al. (2014). Cognitive reappraisal of emotion: A meta-analysis of human neuroimaging studies. *Cerebral Cortex, 24*(11), 2981–2990.

Burnett, S., Sebastian, C., Cohen Kadosh, K., & Blakemore, S.-J. (2011). The social brain in adolescence: Evidence from functional magnetic resonance imaging and behavioural studies. *Neuroscience and Biobehavioral Reviews, 35*(8), 1654–1664.

Bush, G., Luu, P., & Posner, M. I. (2000). Cognitive and emotional influences in anterior cingulate cortex. *Trends in Cognitive Sciences, 4*(6), 215–222.

Cai, W., Chen, T., Szegletes, L., Supekar, K., & Menon, V. (2015). Aberrant cross-brain network interaction in children with attention-deficit/hyperactivity disorder and its relation to attention deficits: A multisite and cross-site replication study. *Biological Psychiatry*. Retrieved from http://dx.doi.org/10.1016/j.biopsych.2015.10.017.

Camara, E., Rodriguez-Fornells, A., Ye, Z., & Münte, T. F. (2009). Reward networks in the brain as captured by connectivity measures. *Frontiers in Neuroscience, 3*(3), 350–362.

Chein, J. M., & Schneider, W. (2005). Neuroimaging studies of practice-related change: fMRI and meta-analytic evidence of a domain-general control network for learning. *Cognitive Brain Research, 25*(3), 607–623.

Choe, Y. (2014). Hebbian learning. In D. Jaeger & R. Jung (Eds.), *Encyclopedia of computational neuroscience* (pp. 1–5). New York: Springer Verlag.

Christoff, K., Prabhakaran, V., Dorfman, J., Zhao, Z., Kroger, J. K., Holyoak, K. J., et al. (2001). Rostrolateral prefrontal cortex involvement in relational integration during reasoning. *NeuroImage, 14*(5), 1136–1149.

Collier, A., & Siegle, G. J. (2015). Individual differences in response to prediction bias training. *Clinical Psychological Science, 3*(1), 79–90.

Craig, A. D. (2009). How do you feel—now? The anterior insula and human awareness. *Nature Reviews Neuroscience, 10*(1): 59–70.

Da Silva, W. C., Bonini, J. S., Bevilaqua, L. R. M., Medina, J. H., Izquierdo, I., & Cammarota, M. (2007). Inhibition of mRNA synthesis in the hippocampus impairs consolidation and reconsolidation of spatial memory. *Hippocampus, 18*(1), 29–39.

Davey, C. G., Pujol, J., & Harrison, B. J. (2016). Mapping the self in the brain's default mode network. *NeuroImage, 132*, 390–397.

Davis, T., Goldwater, M., & Giron, J. (2017). From concrete examples to abstract relations: The rostrolateral prefrontal cortex integrates novel examples into relational categories. *Cerebral Cortex, 27*(4), 2652–2670.

Delaveau, P., Arruda Sanchez, T., Steffen, R., Deschet, K., Jabourian, M., Perlbarg, V., et al. (2017). Default mode and task-positive networks connectivity during the N-Back task in remitted depressed patients with or without emotional residual symptoms. *Human Brain Mapping, 38*(7), 3491–3501. Retrieved from http://dx.doi.org/10.1002/hbm.23603.

Di, X., & Biswal, B. B. (2014). Modulatory interactions between the default mode network and task positive networks in resting-state. *PeerJ, 2*, e367.

Ellard, K. K., Barlow, D. H., Whitfield-Gabrieli, S., Gabrieli, J. D. E., & Deckersbach, T. (2017). Neural correlates of emotion acceptance versus worry or suppression in generalized anxiety disorder. *Social Cognitive and Affective Neuroscience, 12*(6), 1009–1021. Retrieved from http://dx.doi.org/10.1093/scan/nsx025.

Fresco, D. M., Roy, A. K., Adelsberg, S., Seeley, S., García-Lesy, E., Liston, C., et al. (2017). Distinct functional connectivities predict clinical response with emotion regulation therapy. *Frontiers in Human Neuroscience, 11*, 86.

Gross, J. J., & Thompson, R. A. (2007). Emotion regulation: Conceptual foundations. In J. J. Gross (Ed.), *Handbook of emotion regulation* (pp. 3–24). New York: Guilford Press.

Hamilton, J. P., Furman, D. J., Chang, C., Thomason, M. E., Dennis, E., & Gotlib, I. H. (2011). Default-mode and task-positive network activity in major depressive disorder: Implications for adaptive and maladaptive rumination. *Biological Psychiatry, 70*(4), 327–333.

Hofmann, S. G. (2013). Can fMRI be used to predict the course of treatment for social anxiety disorder? *Expert Review of Neurotherapeutics, 13*(2), 123–125.

Hofmann, S. G., Mundy, E. A., & Curtiss, J. (2015). Neuroenhancement of exposure therapy in anxiety disorders. *AIMS Neuroscience, 2*(3), 123–138.

Inaba, H., Kai, D., & Kida, S. (2016). N-glycosylation in the hippocampus is required for the consolidation and reconsolidation of contextual fear memory. *Neurobiology of Learning and Memory, 135*, 57–65.

Jones, N. P., Fournier, J. C., & Stone, L. B. (2017). Neural correlates of autobiographical problemsolving deficits associated with rumination in depression. *Journal of Affective Disorders, 218*, 210–216.

Kalivas, P. W., & Nakamura, M. (1999). Neural systems for behavioral activation and reward. *Current Opinion in Neurobiology, 9*(2), 223–227.

Kim, H. (2012). A dual-subsystem model of the brain's default network: Self-referential processing, memory retrieval processes, and autobiographical memory retrieval. *NeuroImage, 61*(4), 966–977.

Koenigsberg, H. W., Fan, J., Ochsner, K. N., Liu, X., Guise, K. G., Pizzarello, S., et al. (2009). Neural correlates of the use of psychological distancing to regulate responses to negative social cues: A study of patients with borderline personality disorder. *Biological Psychiatry, 66*(9), 854–863.

Koenigsberg, H. W., Fan, J., Ochsner, K. N., Liu, X., Guise, K., Pizzarello, S., et al. (2010). Neural correlates of using distancing to regulate emotional responses to social situations. *Neuropsychologia, 48*(6), 1813–1822.

Lane, R. D., Ryan, L., Nadel, L., & Greenberg, L. (2014). Memory reconsolidation, emotional arousal, and the process of change in psychotherapy: New insights from brain science. *Behavioral and Brain Sciences, 38*, e1. Retrieved from http://dx.doi.org/10.1017/s0140525x14000041.

Lonergan, M. H., Brunet, A., Olivera-Figueroa, L. A., & Pitman, R. K. (2013). Disrupting consolidation and reconsolidation of human emotional memory with propranolol: A meta-analysis11. In C. M. Alberni (Ed.), *Memory Reconsolidation* (pp. 249-272). Amsterdam: Elsevier.

Maresh, E. L., Allen, J. P., & Coan, J. A. (2014). Increased default mode network activity in socially anxious individuals during reward processing. *Biology of Mood and Anxiety Disorders, 4*, 7.

Melrose, R. J., Poulin, R. M., & Stern, C. E. (2007). An fMRI investigation of the role of the basal ganglia in reasoning. *Brain Research, 1142*, 146-158.

Olino, T. M., McMakin, D. L., & Forbes, E. E. (2016). Toward an empirical multidimensional structure of anhedonia, reward sensitivity, and positive emotionality: An exploratory factor analytic study. *Assessment*. Retrieved from http://dx.doi.org/10.1177/1073191116680291.

Olino, T. M., McMakin, D. L., Morgan, J. K., Silk, J. S., Birmaher, B., Axelson, D. A., et al. (2014). Reduced reward anticipation in youth at high-risk for unipolar depression: A preliminar study. *Developmental Cognitive Neuroscience, 8*, 55-64.

Phelps, E. A., Delgado, M. R., Nearing, K. I., & LeDoux, J. E. (2004). Extinction learning in humans: Role of the amygdala and vmPFC. *Neuron, 43*(6), 897-905.

Portero-Tresserra, M., Martí-Nicolovius, M., Guillazo-Blanch, G., Boadas-Vaello, P., & Vale-Martínez, A. (2013). D-cycloserine in the basolateral amygdala prevents extinction and enhances reconsolidation of odor-reward associative learning in rats. *Neurobiology of Learning and Memory, 100*, 1-11.

Raichle, M. E., MacLeod, A. M., Snyder, A. Z., Powers, W. J., Gusnard, D. A., & Shulman, G. L. (2001). A default mode of brain function. *Proceedings of the National Academy of Sciences of the United States of America, 98*(2), 676-682.

Ray, K. L., McKay, D. R., Fox, P. M., Riedel, M. C., Uecker, A. M., Beckmann, C. F., et al. (2013). ICA model order selection of task co-activation networks. *Frontiers in Neuroscience, 7*, 237.

Ray, R. D., & Zald, D. H. (2012). Anatomical insights into the interaction of emotion and cognition in the prefrontal cortex. *Neuroscience and Biobehavioral Reviews, 36*(1), 479-501.

Schmidt, S. D., Furini, C. R. G., Zinn, C. G., Cavalcante, L. E., Ferreira, F. F., Behling, J. A. K., et al. (2017). Modulation of the consolidation and reconsolidation of fear memory by three different serotonin receptors in hippocampus. *Neurobiology of Learning and Memory, 142*(Part A), 48-54.

Seeley, W. W., Menon, V., Schatzberg, A. F., Keller, J., Glover, G. H., Kenna, H., et al. (2007). Dissociable intrinsic connectivity networks for salience processing and executive control. *Journal of Neuroscience, 27*(9), 2349-2356.

Servaas, M. N., Aleman, A., Marsman, J.-B. C., Renken, R. J., Riese, H., & Ormel, J. (2015). Lower dorsal striatum activation in association with neuroticism during the acceptance of unfair offers. *Cognitive, Affective and Behavioral Neuroscience, 15*(3), 537-552.

Sharma, A., Wolf, D. H., Ciric, R., Kable, J. W., Moore, T. M., Vandekar, S. N., et al. (2017). Common dimensional reward deficits across mood and psychotic disorders: A connectomewide association study. *American Journal of Psychiatry, 174*(7), 657-666.

Siegle, G. J., D'Andrea, W., Jones, N., Hallquist, M. N., Stepp, S. D., Fortunato, A., et al. (2015). Prolonged physiological reactivity and loss: Association of pupillary reactivity with negative thinking and feelings. *International Journal of Psychophysiology, 98*(2, Part 2), 310-320.

Siegle, G. J., Thompson, W. K., Collier, A., Berman, S. R., Feldmiller, J., Thase, M. E., et al. (2012). Toward clinically useful neuroimaging in depression treatment: Prognostic utility of subgenual cingulate activity for determining depression outcome in cognitive therapy across studies, scanners, and patient characteristics. *Archives of General Psychiatry, 69*(9), 913-924.

Smith, S. M., Laird, A. R., Glahn, D., Fox, P. M., Mackay, C. E., Filippini, N., et al. (2009). FMRI resting state networks match BrainMap activation networks. *NeuroImage, 47*, S147.

Smoski, M. J., Keng, S.-L., Ji, J. L., Moore, T., Minkel, J., & Dichter, G. S. (2015). Neural indicators of emotion regulation via acceptance vs. reappraisal in remitted major depressive disorder. *Social Cognitive and Affective Neuroscience, 10*(9), 1187-1194.

Smoski, M. J., Rittenberg, A., & Dichter, G. S. (2011). Major depressive disorder is characterized by greater reward network activation to monetary than pleasant image rewards. *Psychiatry Research: Neuroimaging, 194*(3), 263-270.

Sporns, O. (2010). *Networks of the brain*. Cambridge, MA: MIT Press.

Tomasino, B., Chiesa, A., & Fabbro, F. (2014). Disentangling the neural mechanisms involved in Hinduism- and Buddhism-related meditations. *Brain and Cognition, 90*, 32-40.

Treanor, M., Brown, L. A., Rissman, J., & Craske, M. G. (2017). Can memories of traumatic experiences or addiction be erased or modified? A critical review of research on the disruption of memory reconsolidation and its applications. *Perspectives on Psychological Science, 12*(2), 290–305.

Tryon, W. (2014). *Cognitive neuroscience and psychotherapy: Network principles for a unified theory*. Amsterdam: Elsevier.

Uddin, L. Q., Kelly, A. M., Biswal, B. B., Castellanos, F. X., & Milham, M. P. (2009). Functional connectivity of default mode network components: Correlation, anticorrelation, and causality. *Human Brain Mapping, 30*(2), 625–637.

Van Strien, N. M., Cappaert, N. L. M., & Witter, M. P. (2009). The anatomy of memory: An interactive overview of the parahippocampal–hippocampal network. *Nature Reviews Neuroscience, 10*(4), 272–282.

Vanyukov, P. M., Szanto, K., Hallquist, M. N., Siegle, G. J., Reynolds, C. F., III, Forman, S. D., et al. (2016). Paralimbic and lateral prefrontal encoding of reward value during intertemporal choice in attempted suicide. *Psychological Medicine, 46*(2), 381–391.

Wendelken, C., Nakhabenko, D., Donohue, S. E., Carter, C. S., & Bunge, S. A. (2008). "Brain is to thought as stomach is to ??": Investigating the role of rostrolateral prefrontal cortex in relational reasoning. *Journal of Cognitive Neuroscience, 20*(4), 682–693.

Wisłowska-Stanek, A., Lehner, M., Turzynska, D., Sobolewska, A., & Płaznik, A. (2010). The influence of D-cycloserine and midazolam on the release of glutamate and GABA in the basolateral amygdala of low and high anxiety rats during extinction of a conditioned fear. *Pharmacological Reports, 62*, 68–69.

Wu, S. L., Hsu, L. S., Tu, W. T., Wang, W. F., Huang, Y. T., Pawlak, C. R., et al. (2008). Effects of d-cycloserine on the behavior and ERK activity in the amygdala: Role of individual anxiety levels. *Behavioural Brain Research, 187*(2), 246–253.

Yarkoni, T., Poldrack, R. A., Nichols, T. E., van Essen, D. C., & Wager, T. D. (2011). Large-scale automated synthesis of human functional neuroimaging data. *Nature Methods, 8*(8), 665–670.

10

Princípios evolucionistas da psicologia aplicada

Steven C. Hayes, PhD
Department of Psychology, University of Nevada, Reno

Jean-Louis Monestès, PhD
Department of Psychology, LIP/PC2S Lab, University Grenoble Alpes

David Sloan Wilson, PhD
Departments of Biology and Anthropology, Binghamton University

A terapia baseada em evidências (EBT, do inglês *evidence-based therapy*) é *baseada em evidências* de quatro maneiras distintas. Em primeiro lugar, utiliza os recursos e contribui para os princípios básicos de mudança do comportamento. Em segundo, associa esses princípios a modelos e teorias aplicadas. Em terceiro, avalia as extensões e métodos tecnológicos em pesquisas cuidadosamente controladas. E, em quarto, examina se os resultados dos padrões de intervenção podem ser entendidos em termos dos princípios básicos e modelos ou teorias aplicadas.

As terapias cognitivas e comportamentais foram especialmente claras acerca dessas necessidades empíricas, ou pelo menos de uma parte delas. Há mais de 40 anos, a concordância com os passos 1 e 3 citados era considerada característica definidora da terapia comportamental inicial, na forma de "teoria da aprendizagem definida operacionalmente e em conformidade com paradigmas experimentais bem estabelecidos" (Franks & Wilson, 1974, p. 7). Este livro, no entanto, está organizado em torno dessa visão completa de quatro passos. Por exemplo, os Capítulos 6 a 9 focam nos princípios básicos da relevância aplicada, incluindo aqueles focados no comportamento, na cognição, na emoção e na regulação emocional e neurociências. Todos esses tópicos são provavelmente esperados em um livro deste tipo, mas não temos conhecimento de outros livros como este que incluam um capítulo fundador sobre a ciência da evolução.

De certa forma isso é estranho. Afinal de contas, se for perguntado aos neurocientistas "Por que o cérebro é organizado dessa maneira?", eles rapidamente esgotarão as coisas interessantes a serem ditas, a não ser que explicações evolutivas comecem a aparecer. Isso também vale para a ciência comportamental, cognitiva ou das emoções. Na era moderna, a famosa obra de Dobzhansky (1973) *Nothing in Biology Makes Sense Except in The Light of Evolution* precisa ser ampliada para toda a ciência comportamental e, com ela, para a terapia cognitivo-comportamental (TCC) e a EBT.

Este capítulo mostrará que a ciência da evolução fornece orientações úteis para a pesquisa e prática em intervenções baseadas em evidências. Resumiremos a ciência da evolução contemporânea de forma compacta, focando em um pequeno conjunto de processos que os alunos de EBT podem usar para melhor compreender a psicopatologia ou para desenvolver e implementar métodos terapêuticos mais eficientes e efetivos, independentemente do modelo terapêutico específico.

Uma razão para que a ciência da evolução esteja agora mais bem preparada para cumprir esse papel é que ela também mudou, e mudou rapidamente. Ela está emergindo de um período de isolamento das ciências comportamentais. Até muito recentemente, a ciência da evolução moderna era claramente genecêntrica. Autores evolucionistas populares, como Richard Dawkins (1976), desenvolveram a visão de que as formas de vida física eram meramente parte do ciclo vital dos genes como unidades replicadas. A evolução era comumente definida de forma muito simples como uma "modificação nas frequências genéticas em uma espécie devido à sobrevivência seletiva" (Bridgeman, 2003, p. 325). A principal aplicação dessa visão em psicologia aplicada era a ideia de que os genes podem causar o comportamento. Havia a expectativa de que depois que o genoma humano tivesse sido completamente mapeado veríamos que boa parte da psicopatologia e do funcionamento humano era geneticamente determinada, e essa intervenção poderia pelo menos ser voltada para grupos de alto risco, mesmo que as causas genéticas não pudessem ser mudadas.

Essa visão do papel da genética no comportamento mudou radicalmente, sobretudo como resultado do sequenciamento genético do genoma humano, que finalmente foi obtido em 2003. O conhecimento detalhado a partir dessa conquista científica mostra de forma conclusiva que os genes não codificam atributos fenotípicos específicos (Jablonka & Lamb, 2014), seja na psicopatologia, seja em qualquer outro campo. Estudos extensos surgiram, por exemplo, com o mapeamento genômico completo de dezenas de milhares de participantes que estavam ou não sofrendo de problemas de saúde mental (p. ex., Cross-Disorder Group of the Psychiatric Genomics Consortium, 2013). Fatores de risco genético foram correlacionados com a psicopatologia apenas em aspectos amplos, sistêmicos e muito complexos. O mesmo padrão foi visto em outros lugares. Uma análise genômica recente de 250 mil participantes (Wood et al., 2014) conseguiu explicar apenas um quinto das diferenças na altura humana, e mesmo isso exigiu quase 700 variações genéticas em mais de 400 localizações. Os autores concluíram que a altura provavelmente estava associada a milhares de localizações e variações genéticas.

O surgimento do conhecimento sobre a epigenética causou um efeito igualmente profundo. O termo se refere de forma ampla a processos biológicos diferentes da sequência de nucleotídeos do DNA que regulam a atividade, a expressão, a transcrição e a função genéticas. O grande interesse está nos processos epigenéticos hereditários. Por exemplo, quando um grupo metila está quimicamente ligado ao nucleotídeo de citosina, regiões do DNA se tornam difíceis de transcrever, e, assim, é improvável que produzam proteína. Essa metilação é hereditária até certo ponto (Jablonka & Lamb, 2014) e, juntamente com outros processos epigenéticos, ela é regulada pelo ambiente e o comportamento. Por exemplo, filhotes de camundongos expostos ao condicionamento aversivo clássico com estímulos olfativos apresentam resposta de alerta ao cheiro apesar de não terem história prévia com ele, aparentemente devido à metilação de determinados genes olfativos (Dias & Ressler, 2014).

Tais efeitos são reconhecidamente relevantes para intervenções psicológicas. Por exemplo, a realização de oito semanas de meditação *mindfulness* confiavelmente liga e desliga cerca de 6% dos genes no corpo humano (Dusek et al., 2008). Os processos epigenéticos impactam a organização do cérebro (Mitchell, Jiang, Peter, Goosens, & Akbarian, 2013), e experiências que são protetivas em áreas da saúde mental reconhecidamente têm efeitos epigenéticos (p. ex., Uddin & Sipahi, 2031).

Esses dados mudam fundamentalmente o modo como ambiente e comportamento são pensados em termos evolutivos. Evolução não significa simplesmente que os genes (ou genes e memes culturais) impactam o comportamento. O inverso também é verdadeiro. Cada vez mais é plausível pensar nos organismos físicos como sistemas para transformação do ambiente e do comportamento em biologia (Slavich & Cole, 2013). A aprendizagem está progressivamente sendo entendida como um dos principais degraus da hierarquia da evolução (Bateson, 2013), conforme iremos descrever a seguir. Uma versão mais sistêmica e multidimensional do pensamento evolucionista que encara a aptidão de uma forma mais inclusiva e leva em consideração a genética e também fatores não genéticos (Danchin et al., 2011) pode agora ser usada para organizar as intervenções comportamentais (D.S. Wilson, Hayes, Biglan, & Embry, 2014).

PRINCÍPIOS EVOLUCIONISTAS: SEIS CONCEITOS-CHAVE

A ciência da evolução é uma vasta área de estudo que abrange uma literatura igualmente vasta, mas na aplicação, sua essência pode ser traduzida em seis conceitos-chave. Descreveremos cada um desses conceitos e apresentaremos um exemplo de sua relevância para a psicopatologia ou a intervenção psicológica.

Variação

A comediante Moms Mabley estava certa: "Se você sempre fizer o que sempre fez, sempre vai ter o que sempre teve". Variação é a condição *sine qua non* da evolução.

A evolução se origina na variação cega, e algumas perspectivas evolucionistas nas ciências comportamentais continuaram a enfatizar essa ideia (p. ex., Campbell, 1960), mas, considerada isoladamente, ela pode ser um pouco enganosa, porque a evolução logo conduz a uma variação direcionada em resposta às condições ambientais. Sabe-se agora, por exemplo, que, quando se defrontam com ambientes hostis, os organismos, desde as bactérias até os seres humanos, têm capacidade desenvolvida de aumentar os índices de mutação e diminuir a precisão do reparo do DNA (Galhardo, Hastings, & Rosenberg, 2007). Tais observações levaram alguns evolucionistas a questionar "se a coleção de espécies que temos conosco hoje é não só produto da sobrevivência dos mais aptos, mas também da sobrevivência dos mais capazes de evoluir" (Wagner & Draghi, 2010, p. 381). O aprimoramento da capacidade evolutiva é um dos principais argumentos em favor de uma síntese evolutiva estendida (Pigliucci, 2007; Laland et al., 2015), que busca levar a evolução mais além de uma abordagem centrada nos genes para considerar abordagens mais centradas no organismo e na ecologia, que serão mencionadas neste capítulo, incluindo seleção, desenvolvimento e epigenética multinível.

A evolução da capacidade evolutiva também é vista no âmbito comportamental, por exemplo, no aumento na variação das respostas durante a extinção. Para os seres humanos, a variação talvez esteja no seu apogeu com a transformação das funções por meio da linguagem e da cognição superior, uma competência que permitiu que emergissem comportamentos intencionais a partir de processos não teleológicos (Monestès, 2016; D.S. Wilson, 2016).

Em psicopatologia e intervenção psicológica, a exigência evolutiva de variabilidade leva, por um lado, à investigação da rigidez cognitiva, emocional ou comportamental, e, por outro, à promoção da variação da saúde nesses domínios. Considere processos transdiagnósticos importantes, como ruminação, preocupação, alexitimia, esquiva das experiências, falta de autocontrole, anedonia social ou ausência de relações de compromisso: todos esses processos podem ser facilmente definidos como repertórios limitados e rígidos nos domínios cognitivo, emocional, comportamental ou social. As formas específicas de psicopatologia também tendem a incluir sintomas ou características que comprometem a variação saudável ou a sensibilidade à mudança contextual. Por exemplo, o afastamento social visto na depressão reduz a oportunidade de aprender novos comportamentos sociais; o consumo de droga e álcool reduz a motivação para mudança; e assim por diante. É importante observar que os clientes enredados em tais processos frequentemente descrevem a si mesmos como "travados", "num marasmo" ou "incapazes de mudar".

O desenvolvimento da psicopatologia com o passar do tempo pode ser entendido, em parte, como tendo suas raízes em experiências que produzem formas limitadas e rígidas de ajustamento. Por exemplo, períodos intensos e estendidos de controle aversivo inevitável podem ser encontrados na história dos clientes, seja na forma de trauma, abuso e negligência, falta de cuidados e apoio social, seja na forma de estressores ambientais pervasivos, como pobreza ou racismo. O controle aversivo desse tipo origina padrões de esquiva que limitam a variação comportamental saudável (Biglan, 2015).

Outra fonte de limitação patológica para a variação comportamental é a capacidade humana de responder aos estímulos de acordo com o que eles representam, e não "simplesmente" pelo que eles são – isto é, a capacidade de derivar funções entre os estímulos, independentemente de suas características físicas e na ausência de treinamento direto (como foi abordado no Cap. 7). Regras verbais baseadas nessa habilidade podem melhorar drasticamente a variação comportamental (p. ex., podemos usar flores para decorar a casa, para expressar amor ou reverenciar os mortos), mas essa habilidade relacional também pode limitar gravemente a variação comportamental, como quando alguém evita churrascos porque a carne evoca pensamentos de animais mortos e, por conseguinte, da recente perda de seu pai.

Entretanto, a variação comportamental não deve ser pensada em termos meramente topográficos. A promoção de comportamento desorganizado, impulsivo ou caótico dificilmente é um objetivo da psicoterapia, e a variedade comportamental em nível superficial pode prontamente ser colocada a serviço da manutenção de funções não adaptativas existentes, como quando uma pessoa com problemas de abuso de substâncias troca de uma droga para outra quando o fornecimento de suas substâncias preferidas é prejudicado. Em vez disso, o que a intervenção psicológica procura é voltar-se funcionalmente para formas mais adaptativas de vida quando as formas existentes não são bem-sucedidas em atingir um estilo de vida saudável. Em suma, para que a variação comportamental seja adaptativa, no caso de problemas psicológicos, ela precisa ser funcionalmente diferente. Novos comportamentos dão origem a diferentes categorias de consequências ou a uma organização diferente do reforço. Por exemplo, se uma pessoa aprende a se abrir para as emoções e sensações envolvidas em interromper o uso de substância para que possa ser um pai melhor, não é apenas a mudança no uso de droga que é importante. Outras adaptações positivas podem incluir mudança do reforço negativo para positivo; ou deixar de ser movido por impulso e conectar-se com formas de reforço simbólico "baseado em valores"; ou ser mais voltado para reforço de longo prazo do que de curto prazo. O que é verdadeiramente "novo" também é funcionalmente "novo".

Formas novas e saudáveis de pensar, sentir e fazer também geralmente requerem um ambiente novo e de mais apoio. Isso é exatamente o que a terapia se propõe a criar, enfraquecendo processos psicológicos que restringem o repertório e promovendo processos sociais (confiança, aceitação, respeito, exploração, curiosidade, etc.) que conduzem a uma variação bem-sucedida. Clinicamente, a psicoterapia pode ser pensada, em parte, como uma tentativa de produzir a flexibilidade emocional, cognitiva e comportamental saudável e funcional necessária para estimular o crescimento quando são encontrados impasses psicológicos (Hayes & Sanford, 2015). A psicoterapia constitui um lugar seguro para os clientes experimentarem a mobilização de comportamentos funcionalmente diferentes e para os psicoterapeutas evocarem variabilidade comportamental ao contribuírem para sua seleção.

Seleção

O segundo processo evolutivo principal é a seleção. Na evolução genética, *seleção* abarca tudo o que resulta em uma diferença no sucesso produtivo ao longo da vida, incluindo sobrevivência, acesso aos companheiros e habilidade competitiva. No domínio comportamental, durante o período de vida de um indivíduo, a seleção pode ser facilmente aplicada à aprendizagem operante: as ações são selecionadas pelas consequências que produzem. Skinner (1981) foi especialmente contundente ao salientar esse paralelo.

A aprendizagem operante modifica drasticamente as pressões da seleção, mantendo contato com nichos ambientais e construindo esses nichos por meio do comportamento e de seus efeitos colaterais. Por exemplo, um pássaro cujo comportamento de escavar na lama do rio é reforçado pela aquisição de crustáceos comestíveis pode ser exposto, ao longo de gerações, a um ambiente nutricional em que as adaptações da estrutura do bico podem ser selecionadas em nível genético. Novas formas fenotípicas podem se desenvolver muito rapidamente como resultado. O bico do flamingo é um exemplo concreto exatamente desse processo. Como alimentar-se de crustáceos encontrados em rios foi altamente reforçador, os flamingos passaram muito tempo escavando na lama. Isso levou à evolução desse seu bico tão estranho em forma de concha que filtra o alimento antes de expelir a água enquanto a ave come com sua cabeça voltada para baixo – mas o início desse processo evolutivo físico foi a aprendizagem de contingências que modificaram a pressão da seleção influenciando variações no bico (Schneider, 2012). Esse efeito – a rápida evolução das formas fenotípicas em resposta à seleção e à construção do nicho com base na aprendizagem – é um dos motivos por que alguns evolucionistas acreditam que a evolução da aprendizagem pode ter motivado a explosão de formas de vida durante a chamada explosão cambriana (Ginsburg & Jablonka, 2010). Uma situação análoga é o efeito que cuidado e proteção têm nas conexões sociais e no prazer de estar com os outros (Biglan, 2015), o que, por sua vez, estabelece as condições para o desenvolvimento de maior empatia e maiores competências sociais, em um ciclo desenvolvimental de autoamplificação.

No domínio aplicado, a seleção pode nos ajudar a entender a psicopatologia e seu tratamento. Muitas formas de psicopatologia podem ser pensadas como "bicos adaptativos" evolutivos (Hayes, Sanford, & Feeney, 2015). A metáfora de um bico adaptativo se refere a uma situação na qual são feitos ajustamentos fenotípicos que promovem o progresso "colina acima", mas a "colina" se esgota, e nenhum progresso adicional é possível. Por exemplo, um predador pode se tornar cada vez mais eficiente em mirar determinada presa por meio de características físicas (p. ex., garras para escavar) ou comportamentais (p. ex., caçar em grupo) evoluídas. Esse sucesso pode levar a aumento no número de predadores, mas pode também levar a mais dependência da presa específica e a adaptações que, por fim, podem não ser usadas para nada mais. Se a predação se torna tão bem-sucedida que a população da presa entra em colapso, o predador pode até mesmo ser extinto.

De forma muito parecida, certos processos observados em psicopatologia consistem em padrões de comportamento que são inicialmente "adaptativos" no sentido evolutivo da palavra. O problema é que podem ocorrer adaptações às características do ambiente (p. ex., contingências de curto prazo, controle aversivo) que impedem o desenvolvimento positivo em ambientes menos restritivos. "Em outras palavras, a psicopatologia é um processo evolutivo que deu errado de uma forma específica: impede maior desenvolvimento positivo por meio de processos evolutivos normais" (Hayes et al., 2015, p. 224). Por exemplo, crianças criadas em um ambiente caótico e não acolhedor terão tendência a apresentar mais comportamento controlado por consequências de curto prazo (Biglan, 2015) porque esse comportamento é adaptativo: ambientes caóticos não protetores são menos previsíveis em mais longo prazo, e só faz sentido melhorar os ganhos imediatos. Quando adulto, a habilidade de controlar o ambiente pode ser muito maior em mais longo prazo, mas o comportamento "impulsivo" permanece – e esse próprio comportamento torna mais difícil contatar as mudanças no ambiente do adulto (que pode agir para evitar o caos ou buscar proteção de formas saudáveis) em comparação com o da criança.

O caso da evolução comportamental ao longo da vida suscita questões especiais porque a seleção diferencial é usada para selecionar comportamentos. Uma vez que o tempo e o número de comportamentos que podem ser emitidos são limitados, cada comportamento é selecionado pelas suas consequências em comparação com consequências de outros comportamentos (Hernstein, 1961). Além disso, não existe algo como morte para os comportamentos, já que desaprender é impossível. *Extinção* é inibição, um decréscimo na frequência da ocorrência de um comportamento devido a diminuição no reforço, mas não "desaprendizagem" *per se*. Comportamentos previamente reforçados podem submergir na competição com outras formas de resposta, mas não desaparecem totalmente. Assim, no caso da seleção de comportamento, os critérios sempre precisam ser analisados em competição com as alternativas comportamentais. Isso sugere que os terapeutas precisam organizar novas e poderosas fontes de reforço para comportamentos saudáveis que estão competindo com formas prévias: para selecionar contra determinado comportamento problema, uma alternativa superior deve estar disponível no repertório. Assim, psicoterapia é sempre uma questão de construir, não de remover. Metaforicamente, se você tiver sal demais na sua sopa, não conseguirá retirá-lo. Sua única solução é acrescentar mais sopa. Ao lidar com comportamentos indesejados e excessos comportamentais, a solução para a poluição é a diluição.

Examinando e escolhendo valores em terapia, a eficácia das consequências pode ser alterada por meio de processos simbólicos – a eficácia reforçadora das consequências comportamentais existentes pode ser aumentada, ou novas consequências para comportamentos extintos podem ser criadas. Compromissos religiosos, ou práticas culturais em geral, frequentemente parecem funcionar da mesma maneira: criando critérios de seleção novos ou aumentados para ação. Assim como todos nós temos genótipos, depois que a linguagem humana se desenvolveu nós também tivemos *simbotipos*, redes de relações cognitivas que se desenvolvem e impactam outros processos comportamentais (D. S. Wilson et al., 2014).

Retenção

Para que as variações selecionadas sejam úteis aos organismos ou espécies, elas têm de ser mantidas de uma maneira ou de outra. No âmbito das espécies, os genes transmitidos dos pais para a prole, sua organização no DNA e, até certo ponto, sua expressão através dos processos genéticos asseguram a retenção de um traço selecionado. É por essas razões que o sucesso reprodutivo se sobressai como um tema central nos estudos evolutivos: quanto mais descendentes, mais os genes são transmitidos para a próxima geração, e melhor a retenção de uma característica vantajosa ao longo das gerações. As negociações entre o tamanho e o número dos descendentes observadas em muitas espécies também provam que o sucesso da transmissão é importante entre as gerações (Rollinson & Hutchings, 2013). Considerando apenas a aptidão parental, para maximizar o número de cópias de características vantajosas, a melhor estratégia seria gerar o maior número possível de descendentes. No entanto, se a retenção dos traços selecionados entre as gerações também importa, a sobrevivência dos descendentes é ainda importante. Muitas espécies dão à luz menos descendentes do que o possível para concentrar esforços na sobrevivência deles.

No âmbito comportamental, retenção inclui um componente individual, correspondente à modificação do repertório do organismo por meio de repetição e consequências contingentes, e um componente entre os indivíduos, correspondente a aprendizagem social e transmissão cultural. Sem retenção, a aprendizagem não teria sentido como processo comportamental, e a imitação ou cultura seria sem significado como processo social. Por exemplo, o fato de que o reforço muda a probabilidade de um comportamento futuro é, por si só, um tipo de retenção. No entanto, precisamos nos assegurar de que não pensamos em retenção e hereditariedade necessariamente como questões de "armazenamento". Um gene é composto de matéria tangível e é de fato armazenado e transmitido de uma geração para a seguinte nos cromossomos dos gametas, mas retenção comportamental é mais como o que acontece quando dobramos uma folha de papel. Se você enrola uma folha de papel, ela facilmente irá voltar a assumir seu estado inicial quando for solta. Quando dobrada várias vezes no mesmo vinco, a folha irá permanecer nesse estado vincado. As ações de enrolar ou dobrar não são "armazenadas" em um sentido literal: o papel simplesmente mudou. No caso do comportamento ao longo da vida, a retenção é consequentemente mais uma questão de prática do que de transmissão.

É um desafio fascinante para os psicoterapeutas modificar repertórios comportamentais de forma durável durante seu encontro com os clientes por uma pequena fração de tempo. Muitos dos capítulos na Parte III deste livro podem ser entendidos como esforços para ajudar os clientes a reter o comportamento pelo fornecimento de pistas ou estímulos portáteis que criam a oportunidade para ações fora da terapia (ver o Cap. 12, sobre controle de estímulos), para desenvolver ambientes que apoiem e reforcem padrões comportamentais (ver o Cap. 14, sobre autogerenciamento), para aumentar a motivação para ajudar os clientes a obter consequências existentes (ver o Cap. 27, sobre entrevista motivacional, ou o Cap. 25, sobre seleção de valores). Em uma linha um pouco diferente, a evolução favorece a retenção de comportamentos explícitos associados a emoções (ver o Cap. 8), o que pode explicar por que uma maior abertura emocional na sessão pode auxiliar na retenção do material clínico (ver o Cap. 24).

Variação e retenção seletiva estão na essência das perspectivas evolucionistas, mas, particularmente quando os princípios evolutivos estão sendo usados intencionalmente, três outros conceitos são necessários: foco no contexto e abordagens multinível e multidimensional.

Contexto

A evolução é inerentemente sensível ao contexto. Todos os organismos experimentam muitos contextos diferentes durante o curso de suas vidas, cada um potencialmente exigindo respostas adaptativas. O contexto determina quais variações são selecionadas. Todas as espécies capazes de aprendizagem por contingência são capazes de selecionar ambientes pelo seu comportamento (descrevemos anteriormente um exemplo de tal seleção de nicho no caso do bico do flamingo). Muitas espécies também são capazes de criar contextos físicos e sociais particulares pelas suas ações que alteram as pressões para seleção que impactam problemas de produção e reprodução – o que é denominado *construção de nicho*. A aprendizagem pode ajudar a formar esses padrões funcionais maiores, que podem, então, se tornar mais eficientes pelas adaptações culturais e genéticas. Isso é parte da razão por que a aprendizagem pode ser pensada como um degrau da evolução (Bateson, 2013).

Se os psicólogos aplicados estão em essência engajados em um processo de evolução aplicada, de pouco adianta estimular mudanças comportamentais que não serão apoiadas no contexto em que elas ocorrem. Ao evoluir intencionalmente, ou é preciso ser selecionado um contexto que vá reter a inovação comportamental desejada, ou o contexto atual precisa ser modificado para que isso ocorra. A compreensão do lugar natural da inovação comportamental requer atenção plena e aberta ao ambiente atual, tanto dentro quanto fora dele. Os capítulos sobre *mindfulness* (Cap. 26) e aceitação (Cap. 24) podem ser vistos sob esse enfoque.

Até certo ponto, uma compreensão do contexto das ações psicológicas pode mudar as condições sob as quais tais ações são selecionadas. Por exemplo, o trabalho com valores (Cap. 25) pode ligar comportamentos cotidianos aparentemente sem importância a qualidades maiores de ser e fazer. Fazer a barba pela manhã pode parecer chato e trivial, mas demonstrar respeito pelos outros pode ser importante e estar associado ao próprio ato.

Seleção multinível

A seleção opera simultaneamente em diferentes níveis de organização: não só genes, mas sistemas genéticos; não só comportamentos, mas classes e repertórios comportamentais; não só pensamentos, mas temas e esquemas cognitivos. A seleção em diferentes níveis pode seguir na mesma direção ou em diferentes direções. Pode haver cooperação ou conflito entre os níveis (Okasha, 2006).

Considere o corpo como um sistema multicelular. O corpo de um adulto humano normal é composto de 30 a 37 trilhões de células (Bianconi et al., 2013). Milhões delas morrem a cada segundo, mas o que parece ser uma enorme carnificina no nível das células individuais é o que mantém a vida robusta no nível desse grupo de células chamado "você". O principal avanço evolutivo dos organismos multicelulares aconteceu da mesma maneira que acontece a cooperação em determinado nível: quando ocorre a seleção com base na competição entre os grupos, o maior sucesso em média no nível do grupo é aumentado por adaptações que restringem o egoísmo aos níveis mais baixos da organização. Por exemplo, em média, as células têm melhor desempenho e vivem mais quando cooperam entre si para ser "você" do que se estivessem sozinhas – mesmo que milhões delas morram a cada minuto. A competição entre corpos multicelulares é que fez isso acontecer. Se algumas de suas células começam a se replicar independentemente de sua utilidade para você, isso é chamado de câncer. Se não fossem tomadas medidas, isso logo causaria a sua morte e, com ela, a morte de suas células individuais. Para prevenir isso, existem sistemas evoluídos em seu corpo para reparar o DNA, detectar células anômalas e pré-cancerosas ou mesmo matar esses rebeldes cancerosos que aparecem.

Esse exemplo contém algumas das ideias básicas da teoria da seleção multinível (D.S. Wilson, 2015), que teve importante ressurgimento nos últimos anos (p. ex., Nowak, Tarnita, & Wilson, 2010). Ocorre um contínuo exercício de equilíbrio entre os níveis de seleção. Um esforço combinado de seleção no nível mais alto de organização – devido à competição em pequenos grupos – e a supressão do egoísmo no nível mais baixo é o que algumas vezes inclina a balança na direção da competição e se torna um mecanismo de importantes transições evolutivas, como o desenvolvimento de organismos multicelulares, células eucarióticas (que compõem uma antiga parceria cooperativa com outra forma de vida, as mitocôndrias) e espécies eussociais, como os cupins, as abelhas e, seguramente, os humanos, que desenvolveram formas de cooperação social que foram extremamente bem-sucedidas em termos evolutivos.

A teoria da seleção multinível sugere que os seres humanos são extremamente cooperativos quando comparados com outros primatas porque nós evoluímos na competição em pequenos grupos e bandos, e desenvolveram-se várias adaptações (provavelmente em parte culturais e simbólicas) que restringiram o egoísmo (p. ex., ditames morais contra roubar). No entanto, como mostra o exemplo do câncer, no sistema muito mais antigo dos organismos multicelulares, os interesses egoístas do indivíduo nunca desaparecem completamente.

Como uma questão aplicada, o conceito de seleção multinível lembra os psicólogos aplicados de constantemente considerarem o equilíbrio entre a cooperação útil em nível grupal e a restrição do egoísmo nos níveis inferiores. Por exemplo, os terapeutas que trabalham nos problemas psicológicos de um indivíduo ainda precisam se preocupar em incentivar a conexão social, o vínculo e a intimidade e não deixam que essas necessidades humanas sejam prejudicadas pelo egoísmo psicológico. Não é por acaso que apoio social e proteção estão entre os fatores conhecidos que mais contribuem para a saúde psicológica, enquanto isolamento social e desconexão estão entre os que mais contribuem para a psicopatologia (Biglan, 2015). Os humanos são primatas sociais. A competição entre grupos nos desenhou para funcionarmos em pequenos grupos pela simples razão de que grupos cooperativos funcionam melhor do que grupos em conflito.

O equilíbrio entre o grupo e o indivíduo se aplica a todos os tópicos em psicologia aplicada porque os níveis de seleção estão presentes, não importa quão detalhado seja o foco. Começamos com um exemplo de um corpo humano, em parte por esta razão: o corpo é a própria definição do "indivíduo" e, no entanto, ele é na verdade um enorme grupo cooperativo de trilhões de células. Da mesma forma, o "indivíduo" psicológico contém múltiplos *selves*, comportamentos, emoções, pensamentos, etc. – e uma questão aplicada importante é como eles se tornam cooperativos.

Considere alguns dos tópicos comuns em psicopatologia que aparecem neste livro. Parte do problema com, digamos, ruminação, preocupação, crenças nucleares inúteis (veja o Cap. 22) ou processos de regulação emocional evitativos (veja o Cap. 16) é que tais problemas psicológicos específicos podem exigir mais do nosso cliente em termos de tempo e recursos do que lhe diz respeito. Isso não significa que ansiedade e preocupação não tenham um papel na vida saudável – em vez disso, seu papel específico pode ficar em desequilíbrio com os interesses do grupo psicológico (e não apenas celular) chamado "seu cliente". A psicoterapia procura corrigir esse equilíbrio e promover a integração da personalidade. Por exemplo, uma ênfase em *mindfulness* e aceitação em terapia pode ser pensada em parte como uma tentativa de estabelecer a paz no nível da totalidade psicológica, estimulando o sucesso nesse nível (p. ex., trabalhando os valores) e confrontando os interesses egoístas dos pensamentos, sentimentos e ações específicos que demandam mais tempo e atenção do que é benéfico.

Seleção multidimensional

Em qualquer nível de análise, pesquisadores e praticantes geralmente abstraem um número relevante de domínios para estudar. A ênfase no nível psicológico em EBT, por exemplo, costuma se dar em domínios como comportamento, emoção e cognição. Alguns lembrarão os terapeutas baseados em evidências da centralidade do nível social e seus vários domínios (família, relações, vínculos, aprendizagem social, cultura, etc.), enquanto outros enfatizam o nível biológico e seus domínios (cérebro, sistema nervoso, genes, sistema límbico, etc.).

Uma perspectiva evolucionista oferece a oportunidade para real consiliência (E.O. Wilson, 1998) entre esses muitos domínios unindo-os àqueles que podem ser considerados como fontes de herança ao longo da vida do indivíduo ou da espécie. Essas dimensões da evolução são de um conjunto mais limitado. O nível genético é claramente uma dessas dimensões, mas também o são a epigenética, o comportamento e a comunicação simbólica (Jablonka & Lamb, 2014).

Por exemplo, neste capítulo já mencionamos as oportunidades e os custos em termos de variação comportamental saudável e não saudável que os processos simbólicos representam. Os processos simbólicos são claramente uma fonte de herança distinta. O texto que você está lendo agora, por exemplo, poderá facilmente influenciar as ações dos leitores muito tempo depois que os autores já estiverem mortos e enterrados.

Os processos simbólicos parecem muito afastados da genética da psicopatologia, mas empiricamente esse não é o caso. Considere o gene que controla a proteína transportadora da serotonina (*SERT* ou *5HTT*). Um estudo inicial e altamente influente constatou que dois alelos curtos do gene *SERT* estavam associados a níveis mais altos de depressão quando combinados com estresse na vida (Caspi et al., 2003). O efeito enfraqueceu ou desapareceu em estudos posteriores em vários grupos culturais e indivíduos (para uma metanálise, ver Risch et al., 2009). Evidências recentes, no entanto, sugerem que o efeito inconsistente pode ter sido, em parte, resultado de uma característica genética interagindo funcionalmente com a esquiva da experiência (Gloster et al., 2015), um processo que, por sua vez, é em grande parte motivado pelo pensamento simbólico (Hayes, Wilson, Gifford, Follette, & Strosahl, 1996), o qual varia entre os grupos e os indivíduos. Em outras palavras, para que o sistema seja entendido, o impacto do polimorfismo genético pode requerer conhecimento no nível psicológico. Sistemas multidimensionais que sustentam funções problemáticas comuns são frequentemente mais resistentes à mudança do que problemas em uma única dimensão evolutiva.

O inverso também é verdadeiro. É clinicamente útil mirar em funções essenciais que operam entre as dimensões evolutivas, como aquelas que minam a rigidez e promovem a retenção seletiva sensível ao contexto. O treinamento em *mindfulness*, que agora reconhecidamente produz não só maior flexibilidade psicológica, mas também a regulação descendente epigenética dos genes promotores de estresse, é um bom exemplo (Dusek et al., 2008). Como prática positiva de promoção da saúde, a psicoterapia é um processo que ajuda as pessoas a aprenderem a responder de forma adaptativa às condições contextuais de modo a estimular ações ligadas aos critérios de seleção escolhidos entre as dimensões e os níveis.

USANDO OS PRINCÍPIOS EVOLUTIVOS EM PSICOTERAPIA

Podemos transformar as seis dimensões que abordamos em um tipo de prescrição para intervenções baseadas em evidências no metanível. Os terapeutas estimulam a variação funcional saudável e enfraquecem a rigidez desnecessária, de modo a reter variações que satisfaçam os critérios de seleção desejados (valores, objetivos, necessidades, etc.) e que possam ser mantidas no contexto atual, entre os níveis e dimensões apropriados. O amplo espectro e a aplicabilidade dessas ideias evolutivas significam que, mesmo quando os sistemas de EBT não estão explicitamente associados aos conceitos evolutivos, esses sistemas tendem a conter conceitos que focam na detecção e na mudança da rigidez não saudável ou na promoção de maior sensibilidade ao contexto, o que permite que a variação deliberada seja associada aos critérios de seleção escolhidos. E todos esses sistemas tendem a estimular a retenção pela prática e a criação de características contextuais de sustentação.

Essa descrição das principais características não pretende minimizar qualquer tradição terapêutica, mas apontar que métodos empiricamente bem-sucedidos operam consciente ou inconscientemente em amplo acordo com princípios básicos de mudança comportamental. Estamos acostumados a esse entendimento na área dos princípios comportamentais, mas temos todos os motivos para aplicá-lo a outros conjuntos de princípios, incluindo aqueles extraídos da ciência das emoções, da ciência cognitiva, das neurociências e, talvez, acima de todas as outras, da ciência da evolução. De fato, uma das mais importantes implicações da ciência da evolução é que ela permite que princípios de diferentes teorias e modelos sejam usados sem incoerência, se forem consistentes com os princípios evolucionistas.

A terapia baseada em processos é uma ideia antiga em TCC e EBT em geral. Como mostram os capítulos na Parte II deste livro, existe uma ampla variedade de princípios para guiar a prática clínica. Esses princípios, em última análise, estão todos unidos, e a abrangência fornecida pela ciência da evolução é a mais ampla de todas. Os princípios comportamentais evoluíram – e, na verdade, eles são mais poderosos quando forjados como um exemplo de pensamento evolucionista. Isso também é verdadeiro para os princípios e *simbotipos*, ou para o desenvolvimento emocional e neurobiológico. A moderna ciência da evolução multidimensional e multinível oferece uma síntese evolutiva ampliada que gradualmente permite que psicopatologistas e psicoterapeutas baseados em evidências vejam a si mesmos como cientistas aplicados da evolução.

REFERÊNCIAS

Bateson, P. (2013). Evolution, epigenetics and cooperation. *Journal of Biosciences, 38*, 1–10.

Bianconi, E., Piovesan, A., Facchin, F., Beraudi, A., Casadei, R., Frabetti, F., et al. (2013). An estimation of the number of cells in the human body. *Annals of Human Biology, 40*(6), 463–471.

Biglan, A. (2015). *The nurture effect: How the science of human behavior can improve our lives and our world.* Oakland, CA: New Harbinger Publications.

Bridgeman, B. (2003). *Psychology and evolution: The origins of mind.* Thousand Oaks, CA: Sage Publications.

Campbell, D. T. (1960) Blind variation and selective retention in creative thought as in other knowledge processes. *Psychological Review, 67,* 380–400.

Caspi, A., Sugden, K., Moffitt, T. E., Taylor, A., Craig, I. W., Harrington, H., et al. (2003). Influence of life stress on depression: Moderation by a polymorphism in the 5-HTT gene. *Science, 301*(5631), 386–389.

Cross-Disorder Group of the Psychiatric Genomics Consortium. (2013). Identification of risk loci with shared effects on five major psychiatric disorders: A genome-wide analysis. *Lancet, 381*(9875), 1371–1379.

Danchin, E., Charmantier, A., Champagne, F. A., Mesoudi, F., Pujol, B., & Blanchet, S. (2011). Beyond DNA: Integrating inclusive inheritance into an extended theory of evolution. *Nature Reviews: Genetics, 12*(7), 475–486.

Dawkins, R. (1976). *The selfish gene.* Oxford: Oxford University Press.

Dias, B. G., & Ressler, K. J. (2014). Parental olfactory experience influences behavior and neural structure in subsequent generations. *Nature Neuroscience, 17*(1), 89–96.

Dobzhansky, T. (1973). Nothing in biology makes sense except in the light of evolution. *American Biology Teacher, 35*(3), 125–129.

Dusek, J. A., Otu, H. H., Wohlhueter, A. L., Bhasin M., Zerbini L. F., Joseph, M. G., et al. (2008). Genomic counter-stress changes induced by the relaxation response. *PLoS One, 3*(7), e2576.

Franks, C. M., & Wilson, G. T. (1974). *Annual review of behavior therapy: Theory and practice.* New York: Brunner/Mazel.

Galhardo, R. S., Hastings, P. J., & Rosenberg, S. M. (2007). Mutation as a stress response and the regulation of evolvability. *Critical Reviews in Biochemistry and Molecular Biology, 42*(5), 399–435.

Ginsburg, S., and Jablonka, E. (2010). The evolution of associative learning: A factor in the Cambrian explosion. *Journal of Theoretical Biology, 266*(1), 11–20.

Gloster, A. T., Gerlach, A. L., Hamm, A., Höfler, M., Alpers, G. W., Kircher, T., et al. (2015). 5HTT is associated with the phenotype psychological flexibility: Results from a randomized clinical trial. *European Archives of Psychiatry and Clinical Neuroscience, 265*(5), 399–406.

Hayes, S. C., & Sanford, B. T. (2015). Modern psychotherapy as a multidimensional multilevel evolutionary process. *Current Opinion in Psychology, 2*, 16–20.

Hayes, S. C., Sanford, B. T., & Feeney, T. K. (2015). Using the functional and contextual approach of modern evolution science to direct thinking about psychopathology. *Behavior Therapist, 38*(7), 222–227.

Hayes, S. C., Wilson, K. G., Gifford, E. V., Follette, V. M., & Strosahl, K. (1996). Experiential avoidance and behavioral disorders: A functional dimensional approach to diagnosis and treatment. *Journal of Consulting and Clinical Psychology, 64*(6), 1152–1168.

Herrnstein, R. J. (1961). Relative and absolute strength of response as a function of frequency of reinforcement. *Journal of the Experimental Analysis of Behavior, 4*(3), 267–272.

Jablonka, E., & Lamb, M. J. (2014). *Evolution in four dimensions* (2nd rev. ed.). Cambridge, MA: MIT Press.

Laland, K. N., Uller, T., Feldman, M. W., Sterelny, K., Müller G. B., Moczek, A., et al. (2015). The extended evolutionary synthesis: Its structure, assumptions and predictions. *Proceedings of the Royal Society B: Biological Sciences, 282*(1813), 1–14.

Mitchell, A. C., Jiang, Y., Peter, C. J., Goosens, K., & Akbarian, S. (2013). The brain and its epigenome. In D. S. Charney, P. Sklar, J. D. Buxbaum, & E. J. Nestler (Eds.), *Neurobiology of mental illness* (4th ed., pp. 172–182). Oxford: Oxford University Press.

Monestès, J. L. (2016). A functional place for language in evolution: Contextual behavior science contribution to the study of human evolution. In R. D. Zettle, S. C. Hayes, D. Barnes-Holmes, & A. Biglan (Eds.), *The Wiley handbook of contextual behavior science* (pp. 100–114). West Sussex, UK: Wiley-Blackwell.

Nowak, M. A., Tarnita, C. E., & Wilson, E. O. (2010). The evolution of eusociality. *Nature, 466*, 1057–1062.

Okasha, S. (2006). The levels of selection debate: Philosophical issues. *Philosophy Compass, 1*(1), 74–85.

Pigliucci, M. (2007). Do we need an extended evolutionary synthesis? *Evolution, 61*(12), 2743–2749.

Risch, N., Herrell, R., Lehner, T., Liang, K. Y., Eaves, L., Hoh, J., et al. (2009). Interaction between the serotonin transporter gene (5-HTTLPR), stressful life events, and risk of depression: A meta-analysis. *JAMA, 301*(23), 2462–2471.

Rollinson, N., & Hutchings, J. A. (2013). The relationship between offspring size and fitness: Integrating theory and empiricism. *Ecology, 94*(2), 315–324.

Schneider, S. M. (2012). *The science of consequences: How they affect genes, change the brain, and impact our world.* Amherst, NY: Prometheus Books.

Skinner, B. F. (1981). Selection by consequences. *Science, 213*(4507), 501–504.

Slavich, G. M., & Cole, S. W. (2013). The emerging field of human social genomics. *Clinical Psychological Science, 1*(3), 331–348.

Uddin, M., & Sipahi, L. (2013). Epigenetic influence on mental illnesses over the life course. In K. C. Koenen, S. Rudenstine, E. S. Susser, & S. Galea (Eds.), *A life course approach to mental disorders* (pp. 240–248). Oxford: Oxford University Press.

Wagner, G. P., & Draghi, J. (2010). Evolution of evolvability. In M. Pigliucci & G. B. Müller (Eds.), *Evolution: The extended synthesis* (pp. 379–399). Cambridge, MA: MIT Press.

Wilson, D. S. (2015). *Does altruism exist? Culture, genes, and the welfare of others.* New Haven, CT: Yale University Press.

Wilson, D. S. (2016). Intentional cultural change. *Current Opinion in Psychology, 8*, 190–193.

Wilson, D. S., Hayes, S. C., Biglan, A., & Embry, D. D. (2014). Evolving the future: Toward a science of intentional change. *Behavioral and Brain Sciences, 34*(4), 395–416.

Wilson, E. O. (1998). *Consilience: The unity of knowledge.* New York: Vintage Books.

Wood, A. R., Esko, T., Yang, J., Vedantam, S., Pers, T. H., Gustafsson, S., et al. (2014). Defining the role of common variation in the genomic and biological architecture of adult human height. *Nature Genetics, 46*(11), 1173–1186.

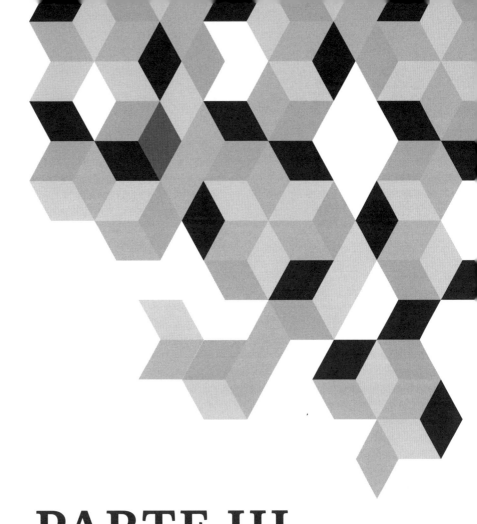

PARTE III

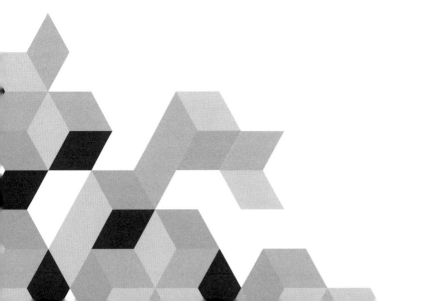

11

Manejo de contingências[1]

Stephen T. Higgins, PhD
Vermont Center on Behavior and Health;
Departments of Psychiatry and Psychological Science, University of Vermont

Allison N. Kurti, PhD
Vermont Center on Behavior and Health;
Department of Psychiatry, University of Vermont

Diana R. Keith, PhD
Vermont Center on Behavior and Health;
Department of Psychiatry, University of Vermont

DEFINIÇÕES E HISTÓRICO

O *manejo de contingências* (MC) envolve a oferta sistemática de reforço contingente ao serem atingidos metas ou objetivos clínicos predeterminados (p. ex., abstinência do uso de drogas) e a retirada do reforço ou a apresentação de consequências punitivas quando esses objetivos não são atingidos. Essa abordagem está baseada nos princípios do condicionamento operante, uma área da psicologia que foca nos efeitos das consequências ambientais na probabilidade de comportamento futuro. *Reforço* se refere ao processo comportamental em que uma consequência ambiental aumenta a probabilidade futura de uma resposta, e *punição* se refere ao processo em que uma consequência diminui a probabilidade futura de uma resposta (ver o Cap. 6). O MC remonta à década de 1960 e ao advento da análise comportamental aplicada, da modificação comportamental e da terapia comportamental. Mais recentemente, a abordagem passou a se alinhar com a economia comportamental, embora frequentemente sob o título de "incentivos financeiros" em vez de MC propriamente (S. T. Higgins, Silverman, Sigmon, & Naito, 2012). O MC é tipicamente usado em combinação com outra intervenção psicossocial ou farmacológica, e não como intervenção isolada.

Começando na década de 1960, os estudos de casos sugeriram que o MC poderia ser usado como uma intervenção aplicada. Estudos controlados nas áreas de abuso de substâncias (p. ex., Stitzer, Bigelow, & Liebson, 1980), perda de peso (Jeffrey, Thompson, &

---

[1] Esta pesquisa foi apoiada pelas bolsas de pesquisa R01HD075669 e R01HD078332 do National Institute of Child Health and Human Development e pelo prêmio 20GM103644 do National Institute of General Medical Sciences, Centers of Biomedical Research Excellence. Além do apoio financeiro, as fontes de financiamento não tiveram nenhum outro papel neste projeto.

Wing, 1978) e outras áreas aplicadas logo forneceram evidências de comprovação do conceito de que o MC era um processo poderoso. No entanto, o MC atraiu relativamente pouca atenção na área mais ampla das abordagens psicossociais aplicadas.

O uso crescente de cocaína impulsionou um surpreendente ressurgimento de interesse e pesquisa em MC (S. T. Higgins, Heil, & Lussier, 2004) por duas razões principais. Em primeiro lugar, enquanto praticamente todos os tipos de intervenções farmacológicas e psicossociais com pacientes ambulatoriais dependentes de cocaína estavam fracassando miseravelmente, ensaios clínicos controlados mostraram que o MC mantinha em tratamento, de forma confiável, pacientes ambulatoriais dependentes de cocaína e aumentava substancialmente os níveis de abstinência da droga (S. T. Higgins et al., 1994). Em segundo lugar, pesquisadores desenvolveram um programa de incentivos com base financeira (i.e., cupons que eram trocados por itens de varejo) para usar com pacientes ambulatoriais dependentes de cocaína que era prontamente adaptável a uma ampla gama de outros problemas clínicos, diferentemente de programas anteriores, que em geral eram específicos para uma população particular (p. ex., privilégios de medicação para levar para casa entre os pacientes ambulatoriais dependentes de opioides mantidos com metadona).

Uma série programática de revisões da literatura sobre o uso de cupons e incentivos financeiros relacionados com transtornos devidos ao uso de substâncias fornece um registro contínuo de sua eficácia, desde os relatos seminais sobre o tratamento de dependência de cocaína até o momento presente (Lussier, Heil, Mongeon, Badger, & Higgins, 2006; S. T. Higgins, Sigmon, & Heil, 2011; Davis, Kurti, Redner, White, & Higgins, 2015). Entre 1991 e 2015, 177 estudos controlados reportados em revistas acadêmicas revisadas por pares examinaram a eficácia de incentivos financeiros oferecidos sistematicamente para a redução do uso de drogas (a vasta maioria dos estudos) ou a crescente aderência a outros regimes de tratamento, tais como assiduidade na clínica ou aderência à medicação. Desses estudos, 88% (156/177) corroboraram a eficácia da intervenção de MC.

Os pesquisadores agora estão voltando sua atenção nessa área para o alcance e a disseminação nos cuidados de rotina; por exemplo, estudos estão examinando intervenções que integram várias tecnologias para aumentar seu alcance até populações em áreas remotas e intervenções que integrem a abordagem de tratamento aos cuidados de rotina (Kurti et al., 2016). Dois exemplos desse último esforço de disseminação são para que o MC se torne parte dos cuidados de rotina em centros de tratamento intensivo para abuso de substâncias no sistema hospitalar do US Veterans Health Administration (Petry, DePhilippis, Rash, Drapkin, & McKay, 2014) e o uso de MC para promover abandono do tabagismo entre gestantes em comunidades economicamente carentes no Reino Unido (Ballard & Radley, 2009).

O uso de MC cresceu, atingindo bem mais além dos transtornos devidos ao uso de substâncias para incluir exercícios (p. ex., Finkelstein, Brown, Brown, & Buchner, 2008), adesão à medicação (p. ex., Henderson et al., 2015) e o uso de incentivos financeiros compartilhados entre médico e paciente para reduzir os biomarcadores para doença cardiovascular (Asch et al., 2015). Como os incentivos são altamente efetivos na promoção da mudança inicial do comportamento, os pesquisadores estão agora mudando o foco da atenção para estratégias que mantêm os efeitos do tratamento depois que os programas de incentivo foram descontinuados (John, Loewenstein, & Volpp, 2012; Leahey et al., 2015).

As intervenções em maior escala envolvendo MC estão na área da saúde global (Ranganathan & Legarde, 2012). Os programas de transferência condicional de dinheiro envolvem milhões de famílias na América Latina, na África e na Ásia. Na América Latina, mães carentes de crianças pequenas podem receber assistência pública adicional contingente com a imunização de seus filhos, participação nos cuidados médicos preventivos de rotina e matrícula de seus filhos na escola. Na África, intervenções similares de MC em grande escala diminuíram a epidemia de aids por meio da redução de doenças sexualmente transmissíveis, aumentando as taxas de testes para HIV e promovendo a circuncisão de homens adultos, entre outros resultados. Estes são esforços complexos para os quais avaliações completas e detalhadas ainda não estão disponíveis, mas revisões dessa literatura emergente oferecem muitos motivos para otimismo referente à eficácia dos programas de incentivos em grande escala para promover mudança comportamental relacionada à saúde (Ranganathan & Legarde, 2012).

O apoio institucional e cultural para MC parece estar crescendo. Nos Estados Unidos, incentivos financeiros foram totalmente integrados ao emblemático Patient Protection and Affordable Care Act (ACA) de 2009. O ACA estabeleceu as bases para os empregadores americanos usarem incentivos como parte dos programas de bem-estar de seus empregados, e a maioria dos principais empregadores nos Estados Unidos está fazendo isso atualmente (Mattke et al., 2013). O ACA também requer que o US Center for Medicare and Medicaid Services destine fundos (cerca de 85 milhões de dólares por ano) para examinar o uso de incentivos financeiros para promover mudança comportamental relacionada à saúde em áreas como abandono do tabagismo, perda de peso, aderência a medicação e similares para prevenir doenças crônicas entre indivíduos economicamente desfavorecidos (Centers for Medicare and Meicaid Services, 2017).

COMPONENTES BÁSICOS

A simples oferta de incentivos financeiros para mudança comportamental não se qualifica como MC. O MC depende de características básicas de delineamento, que foram desenvolvidas a partir da pesquisa em MC, e do princípio do reforço, que é o processo central dessa abordagem de tratamento (S. T. Higgin, Silverman, & Washio, 2011). A seguir, descrevemos dez características das intervenções de MC que são importantes para sua eficácia:

1. Explicar cuidadosamente os detalhes da intervenção antes do tratamento e fornecer uma descrição por escrito sempre que possível.
2. Definir objetivamente a resposta (p. ex., resultados toxicológicos de urina negativos para drogas) que está sedo visada pela intervenção de MC (p. ex. abstinência de drogas).
3. Identificar previamente os métodos a serem usados para verificação de que a resposta-alvo ocorreu (p. ex., teste toxicológico da urina).
4. Descrever claramente o cronograma para monitoramento do progresso.
5. Monitorar o progresso frequentemente para propiciar aos pacientes oportunidades de experimentar as consequências programadas.
6. Estipular com clareza e antecipadamente a duração da intervenção.
7. Apontar um único alvo comportamental em vez de múltiplos alvos, sempre que possível.
8. Deixar claras as consequências do sucesso e do fracasso em atingir os objetivos visados.
9. Manter o menor tempo possível até o fornecimento dos incentivos merecidos, já que o tamanho do efeito do tratamento varia inversamente à demora.
10. Levar em conta que o tamanho do efeito do tratamento varia inversamente ao valor monetário do incentivo dado.

ESTUDO DE CASO

Para descrever a abordagem de tratamento de MC em mais detalhes, usaremos um exemplo de abandono do tabagismo entre gestantes. Fumar cigarro durante a gravidez continua a representar um grave problema de saúde pública que aumenta o risco de complicações catastróficas na gravidez, efeitos adversos no desenvolvimento fetal e doenças ao longo da vida. Embora a prevalência de tabagismo durante a gravidez tenha diminuído com o tempo, gestantes economicamente desfavorecidas continuam a fumar em taxas muito mais altas do que mulheres abastadas. Metanálises de mais de 77 ensaios controlados e 29 mil mulheres mostram que o MC produz maior tamanho de efeito em diversos aspectos quando comparado com intervenções farmacológicas ou outras intervenções psicossociais (LumLey et al., 2009; Chamberlain et al., 2013). Em oito estudos controlados de MC (ver a Fig. 11.1), as chances de abstinência no final da gestação eram 3,79 (intervalo de confiança [IC] de 95%: 2,74-5,25) vezes maiores do que em intervenções de grupo-controle (Cahill, Hartmann-Boyce, & Perera, 2015).

Modelo da Universidade de Vermont. O modelo de MC desenvolvido na Universidade de Vermont é o mais pesquisado para essa população (S. T. Higgins, Washio et al., 2012). Nesse corpo de trabalho, mulheres que ingressam em assistência pré-natal e relatam que continuam a fumar são recrutadas entre os profissionais de obstetrícia e ginecologia na comunidade. Depois de entrarem no estudo, elas são encorajadas a dar início ao seu esforço de abandono em uma das duas segundas-feiras seguintes. Durante os cinco dias consecutivos iniciais (de segunda-feira até sexta-feira) de tentativa de abandono, elas se reportam à clínica diariamente para ter o *status* do tabagismo monitorado. Durante essas visitas iniciais, "abstinência" é definida como ter um nível de monóxido de carbono (CO) no ar expirado menor ou igual a seis partes por milhão. Devido à meia-vida relativamente longa da cotinina (o principal metabólito da nicotina), ela não pode ser usada para verificar a abstinência nos dias iniciais da tentativa de abandono do tabagismo. Iniciando na segunda-feira da segunda semana de tentativa de abandono, a verificação bioquímica passa do CO no ar expirado para o teste de cotinina na urina (≤ 80 ng/mL). Nesse ponto, a frequência do contato clínico para monitorar o nível do tabagismo diminui para duas vezes por semana, permanecendo assim pelas sete semanas seguintes, quando se reduz para uma vez por semana por quatro semanas e, então, para semanas alternadas até o parto. Durante o período pós-parto, o monitoramento da abstinência aumenta novamente para uma vez por semana por quatro semanas e, então diminui, para semanas alternadas por 12 semanas após o parto. As avaliações de acompanhamento são conduzidas durante 24 semanas e, mais recentemente, 50 após o parto.

O programa de incentivo baseado em cupons funciona do início da tentativa de abandono até 12 semanas após o parto. O valor do cupom começa em US$ 6,25 e aumenta US$ 1,25 a cada amostra negativa consecutiva, atingindo um máximo de U$ 45,00, quando permanece assim até o tempo restante da intervenção. No entanto, um resultado de teste positivo, não fornecer uma amostra agendada ou faltar a uma consulta reinicia o valor dos cupons, fazendo-os voltar ao seu baixo valor inicial, e dois testes negativos consecutivos restauram o valor do cupom ao nível anterior ao reinício. Uma mulher que está continuamente abstinente por toda a duração do tratamento pode receber em torno de US$ 1.180,00, dependendo do tempo de gestação que ela está quando começa o tratamento. Em um ensaio clínico para melhorar a resposta ao tratamento que está em curso no momento, mulheres que fumam 10 ou mais cigarros por dia, ao entrarem no estudo, são elegíveis para receber cupons de acordo com a

Estudo ou subgrupo	Incentivos n/N	Sem incentivos n/N	Razão de chances M-H, fixo, IC 95%	Peso	Razão de chances M-H, fixo, IC 95%
Donatelle, 2000a	34/105	9/102		14,9%	4,95 [2,23, 10.98]
Donatelle, 2000b (1)	13/67	7/60		14,3%	1,82 [0,67, 4,92]
Heil, 2008	15/37	4/40		5,5%	6,14 [1,80, 20,86]
Higgins, 2004	11/30	2/23		3,5%	6,08 [1,19, 31,01]
Higgins, 2014	18/40	7/39		9,4%	3,74 [1,34, 10,46]
Ondersma, 2012 (2)	7/48	1/23		2,8%	3,76 [0,43, 32,52]
Tappin, 2015	69/306	26/303		48,7%	3,10 [1,91, 5,03]
Tuten, 2012 (3)	13/42	0/32		0,9%	29,75 [1,69, 522,71]
Total (IC 95%)	**675**	**622**		**100%**	**3,79 [2,74, 5,25]**

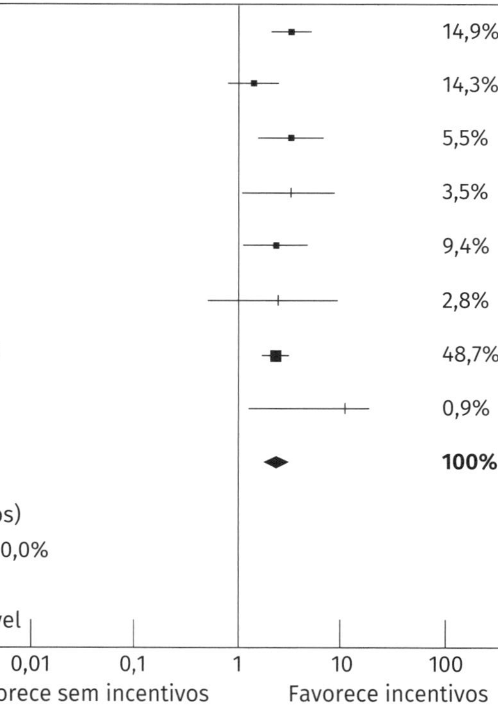

Eventos totais: 180 (incentivos), 56 (sem incentivos)
Heterogeneidade: Chi^2 = 6,08, df = 7 (P = 0,53); I^2 = 0,0%
Teste para efeito global: Z = 8,03 (P < 0,0001)
Teste para diferenças nos subgrupos: não aplicável

0,01 0,1 1 10 100
Favorece sem incentivos   Favorece incentivos

(1) Extrapolado de %
(2) Resultados reportados somente no fim do programa de 10 semanas (fim da gravidez)
(3) Resultados reportados somente no fim do programa de 12 semanas (fim da gravidez)

FIGURA 11.1 | Razão de chances e intervalo de confiança de 95% para prevalência pontual de abstinência no final da gravidez entre mulheres tratadas com incentivos financeiros versus tratamentos-controle. Os resultados são apresentados separadamente para ensaios individuais randomizados controlados e com resultados totais muito reduzidos entre os ensaios. Reproduzida com permissão de Cahill et al. (2015).

mesma programação descrita anteriormente, mas com valor dobrado do incentivo.

A Figura 11.2 compara os resultados combinados dos três ensaios iniciais conduzidos com a intervenção usando o modelo de ganhos máximos de US$ 1.180 para uma condição controle em que os cupons dos mesmos valores eram dados independentemente do *status* do tabagismo. Os níveis de abstinência no final da gravidez foram quase cinco vezes maiores entre as mulheres tratadas com cupons contingentes à abstinência *versus* não contingentes (34 *versus* 7%). As taxas de abstinência nas duas condições de tratamento diminuíram durante o período pós-parto, mas os incentivos contingentes à abstinência continuaram a apresentar vantagem até 12 semanas após a descontinuação dos incentivos.

A Tabela 11.1 mostra os resultados no nascimento entre as mulheres desses ensaios. O peso médio no nascimento foi significativamente maior, e a porcentagem de bebês nascidos com peso especialmente baixo no nascimento (< 2.500 g) foi significativamente mais baixa, entre bebês nascidos de mães tratadas com cupons contingentes à abstinência em comparação aos cupons não contingentes.

Embora os incentivos desses programas possam parecer caros, uma análise formal recente do maior ensaio já reportado dessa abordagem de tratamento para fumantes grávidas (Tappin et al., 2015) demonstra que ele é altamente rentável (Boyd, Briggs, Bauld, Sinclair, & Tappin, 2016). Além disso, pesquisas mostram que o MC pode ser levado para o contexto comunitário sem perder a eficácia. Um estudo recente implementou MC usando a equipe obstétrica regular e pessoal da comunidade ligada à cessação do tabagismo em um grande hospital urbano (Ierfin et al., 2015) e identificou que 20% das mulheres atingiam abstinência quando comparadas com 0% entre os controles históricos.

Para se ter noção do uso dessa intervenção com incentivos no âmbito de uma participante individual, compartilhamos a experiência de Jamie, uma mulher de 21 anos desempregada que estava morando em um conjunto habitacional quando descobriu que estava grávida de seu segundo filho. Ela havia fumado durante toda a sua primeira gravidez, e, embora sua filha tenha nascido dentro da variação normal de peso no nascimento, Jamie não queria arriscar fumar durante uma segunda gestação.

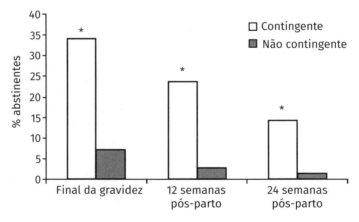

FIGURA 11.2 | Avaliações da prevalência pontual de abstinência no final da gravidez e 12 e 24 semanas pós-parto em condições de tratamento com cupons contingentes (n = 85) e não contingentes (n = 81). O asterisco (*) indica uma diferença significativa entre as condições ($p ≤ 0,003$ entre as três avaliações).

TABELA 11.1 | Resultados dos bebês no parto

Medida	Contingente (n = 85)	Não contingente (n = 81)	Valores p
Peso no nascimento (gramas)	3.295,6 ± 63,8	3.093,6 ± 67,0	0,03
% baixo peso no nascimento	5,9	18,5	0,02
Idade gestacional (semanas)	39,1 ± 0,2	38,5 ± 0,3	0,06
% nascimentos prematuros	5,9	13,6	0,09
% admissões na UCIN	4,7	13,8	0,06

Os valores representam média ± erro padrão, a menos que especificado de outra forma. UCIN: unidade de cuidados intensivos neonatais.

A idade ao começar a fumar e o número de tentativas anteriores de abandonar são importantes fatores de previsão do sucesso, e ambos indicam que abandonar seria difícil para Jamie: ela havia começado a fumar aos 14 anos e havia feito apenas duas tentativas de parar nos sete anos anteriores, com sua tentativa mais longa durando menos dois dias. Mesmo depois de tomar conhecimento de sua segunda gravidez, ao ingressar nos cuidados pré-natais, Jamie ainda estava fumando dez cigarros por dia e fumava o primeiro cigarro do dia 30 minutos depois de acordar (um indicador empiricamente baseado de dependência de nicotina). Dez cigarros por dia é considerado tabagismo relativamente pesado na população de gestantes, já que a maioria das mulheres reduz quase pela metade o número diário de cigarros que fumam antes de ingressar nos cuidados pré-natais (Heil et al., 2014). Apesar de ter inúmeras características associadas a mau prognóstico para o sucesso do abandono do cigarro, Jamie expressou forte determinação para parar de fumar.

Jamie foi inscrita na intervenção de MC quando estava com aproximadamente sete semanas de gravidez. Seu nível de nicotina no dia da inscrição era de 729 ng/mL, muito mais elevado do que o ponto de corte de 80 ng/mL necessário para ganhar cupons durante a intervenção. Entretanto, em sua ânsia de parar, Jamie escolheu a segunda-feira mais próxima possível como sua data para parar – simplesmente dali a seis dias.

Além das duas tragadas que Jamie deu em seu primeiro dia de tratamento, ela relatou abstenção de fumar inteiramente durante sua primeira semana, recebendo o total de US$ 87,50, que optou por resgatar na forma de um cartão-presente para o mercado mais próximo. Depois de uma primeira semana de sucesso, Jamie reconheceu a importância de se manter abstinente durante o fim de semana. A segunda-feira seguinte foi seu "dia de transição", quando a cotinina na urina substitui os níveis de CO no ar expirado para verificação da abstinência. O CO na respiração tem meia-vida muito mais curta do que a cotinina e, assim, é menos sensível ao tabagismo de baixo nível ou intermitente (S. T. Higgins et al., 2006). Mesmo uma tragada poderia ter aparecido em seu teste de cotinina na urina, fazendo seus ganhos com os cupons retornarem ao valor inicial de US$ 12,50.

Apesar de morar com um fumante e ter um número substancial de amigos que fumavam, Jamie conseguiu evitar fumar durante o fim de semana, e seus níveis de cotinina na urina estavam muito abaixo do ponto de corte para abstinência. Esse dia de transição é um previsor robusto da abstinência no final da gravidez (S. T. Higgins et al., 007), e, de maneira consistente com esse padrão, Jamie se manteve abstinente durante o resto de sua gravidez até um ano após o parto – nove meses após a descontinuação do programa de incentivos. Jamie usou os ganhos com seu cupom para pagar demandas financeiras práticas (p. ex., mercearia, gás, contas telefônicas) e itens para sua segunda filha, que chegaria em breve.

É importante mencionar que Jamie deu à luz uma menina saudável e teve um parto vaginal normal sem complicações. Emily nasceu com idade gestacional de 39,1 semanas e peso de 3.221 gramas. Esses resultados se alinham bem com aqueles obtidos por mulheres que receberam essa intervenção em ensaios anteriores, nos quais a idade gestacional média era de 39,1 semanas e o peso no nascimento era de 3.295 gramas (ver a Tabela 11.1; ver também S. T. Higgins et al., 2010). A idade gestacional média e o peso no nascimento entre mulheres nas condições de controle nesses ensaios prévios eram de 38,5 semanas e de 3.093 gramas, respectivamente. Além disso, se Jamie não tivesse sido bem-sucedida em abandonar o tabagismo, sua filha poderia estar entre os 14% dos bebês da condição de controle que nasceram prematuros (< 37 semanas) os 18,5% que atingiram o ponto de corte médico para baixo peso no nascimento (< 2.500 g) ou os 14% que foram admitidos na UCIN. Em vez disso, Emily foi admitida no berçário dos recém-nascidos em 23 de dezembro e teve alta no dia seguinte. A abstinência de Jamie desde o período pós-parto até um ano no acompanhamento foi um forte indicativo de que ela estava bem no seu caminho para viver como não fumante. Também sugere que Emily estará bem protegida dos graves efeitos adversos de saúde causados pela exposição secundária ao fumo. Jamie amamentou exclusivamente ao peito por aproximadamente um mês e, depois, com fórmula por 10,75 meses, o que excede muito o padrão de desmame típico das fumantes maternas. Esse padrão está associado a importantes benefícios de saúde para a mãe e o bebê no curto e no longo prazos (T. M. Higgins et al., 2010).

DIREÇÕES FUTURAS

Embora os profissionais estejam usando tratamentos de MC para tratar abuso de substâncias e outras áreas problemáticas, o MC é potencialmente relevante para uma variedade muito maior de problemas clínicos. Apenas como exemplo, a reabilitação cardíaca é um programa eficaz e economicamente viável para melhorar os resultados de saúde e reduzir as taxas de reinternação de indivíduos com doença cardiovascular. Lamentavelmente, pacientes economicamente desfavorecidos usam esse serviço com muito menos frequência do que pacientes mais abastados, apesar de seu seguro médico cobrir os custos e, em média, terem maior necessidade médica para o atendimento (Ades & Gaalema, 2012). Pesquisas iniciais estão mostrando que o MC é efetivo para aumentar a participação na reabilitação cardíaca e na melhora dos resultados de saúde entre pacientes economicamente desfavorecidos (Gaalema et al., 2016).

As intervenções de MC não representam um método infalível. Por exemplo, mesmo em estudos em que o MC é eficaz, metade ou mais dos indivíduos tratados não se beneficia. Os pacientes não respondentes costumam ser indivíduos que têm problemas mais graves e podem precisar de uma intervenção mais intensiva. Incentivos significativamente crescentes têm demonstrado atingir muitos não respondentes (Silverman, Chutuape, Bigelow, & Stitzer, 1999), e outras combinações de tratamento podem ser possíveis. Por exemplo, pelo menos um estudo associou não resposta a MC entre usuários de cocaína com evitação e inflexibilidade comportamental na presença de pensamentos relacionados à cocaína (Stotts et al., 2015). Talvez a combinação de MC com tratamentos que têm eficácia nesse domínio ou competências de regulação emocional mais gerais possam ser úteis (Bickel, Moody, & Higgins, 2016; Hayes, Luoma, Bond, Masuda, & Lillis, 2006).

Também é importante que os desenvolvedores de MC atentem para como a mudança comportamental pode ser mantida depois que os incentivos são descontinuados. Por exemplo, os desenvolvedores podem prestar mais atenção ao modo como incentivos mais naturais já disponíveis na comunidade física e eletrônica podem ser alavancados para apoiar os ganhos no tratamento depois que o tratamento formal é descontinuado (pessoas tratadas com incentivos para aumentar a atividade física ou a perda de peso podem se juntar a caminhadas ou a grupos de corrida na comunidade após o tratamento, ou o MC pode ser integrado a grupos de apoio *on-line* que continuam além do período com incentivos).

Também será importante examinar a relação custo-benefício de intervenções de MC em longo prazo. O MC está sendo usado para auxiliar no manejo de condições crônicas. Assim como medicações crônicas são com frequência necessárias para gerenciar efetivamente essas condições crônicas, intervenções crônicas para mudança comportamental também podem ser necessárias. É relativamente fácil refletir sobre a logística de fornecimento de incentivos de longo prazo para a mudança para comportamentos saudáveis com programas de bem-estar para os empregados. Embora a logística possa ser menos simples no setor público, a eficácia e a relação custo-benefício de intervenções de MC devem ser cuidadosamente examinadas. A relação custo-benefício será um importante marco orientador em todos esses esforços.

Usamos o antigo problema do abandono do tabagismo entre gestantes para ilustrar a força potencial dessa abordagem de tratamento. O crescente corpo de evidências sobre a eficácia de MC e seu alinhamento íntimo com princípios fundamentais da ciência comportamental deve dar à psicologia e aos praticantes de psicoterapia a confiança de que essa abordagem tem potencial para ajudar substancialmente a reduzir os impactos adversos individuais e sociais dos problemas de comportamento e saúde. O tremendo crescimento no uso de MC nos setores público e privado nas duas últimas décadas sugere que o MC tem seu lugar na assistência à saúde mental e comportamental em todos os domínios.

REFERÊNCIAS

Ades, P. A., & Gaalema, D. E. (2012). Coronary heart disease as a case study in prevention: Potential role of incentives. *Preventive Medicine, 55*(Supplement 1), S75–S79.

Asch, D. A., Troxel, A. B., Stewart, W. F., Sequist, T. D., Jones, J. B., Hirsch, A. G., et al. (2015). Effect of financial incentives to physicians, patients, or both on lipid levels: A randomized clinical trial. *JAMA, 314*(18), 1926–1935.

Ballard, P., & Radley, A. (2009). Give it up for baby: A smoking cessation intervention for pregnant women in Scotland. *Cases in Public Health Communication and Marketing, 3*, 147–160.

Bickel, W. K., Moody, L., & Higgins, S. T. (2016). Some current dimensions of the behavioral economics of health-related behavior change. *Preventive Medicine, 92*, 16–23.

Boyd, K. A., Briggs, A. H., Bauld, L., Sinclair, L., & Tappin, D. (2016). Are financial incentives cost-effective to support smoking cessation during pregnancy? *Addiction, 111*(2), 360–370.

Cahill, K., Hartmann-Boyce, J., & Perera, R. (2015). Incentives for smoking cessation. *Cochrane Database of Systematic Reviews, 5*(CD004307).

Centers for Medicare and Medicaid Services. (Updated Feb. 13, 2017). Medicaid incentives for the prevention of chronic diseases model. https://innovation.cms.gov/initiatives/MIPCD/index.html.

Chamberlain, C., O'Mara-Eves, A., Oliver S., Caird, J. R., Perlen, S. M., Eades, S. J., et al. (2013). Psychosocial interventions for supporting women to stop smoking in pregnancy. *Cochrane Database of Systematic Reviews, 10*(CD001055).

Davis, D. R., Kurti, A. N., Redner, R., White, T. J., & Higgins, S. T. (2015, June). *Contingency management in the treatment of substances use disorders: Trends in the literature.* Poster presented at the meeting of the College on Problems of Drug Dependence, Phoenix, AZ.

Finkelstein, E. A., Brown, D. S., Brown, D. R., & Buchner, D. M. (2008). A randomized study of financial incentives to increase physical activity among sedentary older adults. *Preventive Medicine, 47*(2), 182–187.

Gaalema, D. E., Savage, P. D., Rengo, J. L., Cutler, A. Y., Higgins, S. T., & Ades, P. A., (2016). Financial incentives to promote cardiac rehabilitation participation and adherence among Medicaid patients. *Preventive Medicine, 92*, 47-50.

Hayes, S. C., Luoma, J. B., Bond, F. W., Masuda, A., & Lillis, J. (2006). Acceptance and commitment therapy: Model, processes, and outcomes. *Behaviour Research and Therapy, 44*(1), 1-25.

Heil, S. H., Herrmann, E. S., Badger, G. J., Solomon, L. J., Bernstein, I. M., & Higgins, S. T. (2014). Examining the timing of changes in cigarette smoking upon learning of pregnancy. *Preventive Medicine, 68*, 58-61.

Henderson, C., Knapp, M., Yeeles, K., Bremner, S., Eldridge, S., David, A. S., et al. (2015). Cost-effectiveness of financial incentives to promote adherence to depot antipsychotic medication: Economic evaluation of a cluster-randomised controlled trial. *PLoS One, 10*(10), e0138816.

Higgins, S. T., Bernstein, I. M., Washio, Y., Heil, S. H., Badger, G. J., Skelly, J. M., et al. (2010). Effects of smoking cessation with voucher-based contingency management on birth out-comes. *Addiction, 105*(11), 2023-2030.

Higgins, S. T., Budney, A. J., Bickel, W. K., Foerg, F. E., Donham, R., & Badger, G. J. (1994). Incentives improve outcome in outpatient behavioral treatment of cocaine dependence. *Archives of General Psychiatry, 51*(7), 568-576.

Higgins, S. T., Heil, S. H., Badger, G. J., Mongeon, J. A., Solomon, L. J., McHale, L., et al. (2007). Biochemical verification of smoking status in pregnant and recently postpartum women. *Experimental and Clinical Psychopharmacology, 15*(1), 58-66.

Higgins, S. T., Heil, S. H., Dumeer, A. M., Thomas, C. S., Solomon, L. J., & Bernstein, I. M. (2006). Smoking status in the initial weeks of quitting as a predictor of smoking-cessation outcomes in pregnant women. *Drug and Alcohol Dependence, 85*(2), 138-141.

Higgins, S. T., Heil, S. H., & Lussier, J. P. (2004). Clinical implications of reinforcement as a determinant of substance use disorders. *Annual Review of Psychology, 55*, 431-461.

Higgins, S. T., Sigmon, S. C., & Heil, S. H. (2011). Contingency management in the treatment of substance use disorders: Trends in the literature. In P. Ruiz & E. C. Strain (Eds.), *Lowinson and Ruiz's substance abuse: A comprehensive textbook* (5th ed., 603-621). Philadelphia: Lippincott, Williams & Wilkins.

Higgins, S. T., Silverman, K., Sigmon, S. C., Naito, N. A. (2012). Incentives and health: An introduction. *Preventive Medicine, 55*, S2-S6.

Higgins, S. T., Silverman, K., & Washio, Y. (2011). Contingency management. In M. Galanter & H. D. Kleber (Eds.), *Psychotherapy for the treatment of substance abuse* (pp. 193-218). Washington, DC: American Psychiatric Publishing.

Higgins, S. T., Washio, Y., Heil, S. H., Solomon, L. J., Gaalema, D. E., Higgins, T. M., et al. (2012). Financial incentives for smoking cessation among pregnant and newly postpartum women. *Preventive Medicine, 55* (Supplement 1), S33-S40.

Higgins, T. M., Higgins, S. T., Heil, S. H., Badger, G. J., Skelly, J. M., Bernstein, I. M., et al. (2010). Effects of cigarette smoking cessation on breastfeeding duration. *Nicotine and Tobacco Research, 12*(5), 483-488.

Ierfino, D., Mantzari, E., Hirst, J., Jones, T., Aveyard, P., & Marteau, T. M. (2015). Financial incentives for smoking cessation in pregnancy: A single-arm intervention study assessing cessation and gaming. *Addiction, 110*(4), 680-688.

Jeffery, R. W., Thompson, P. D., & Wing, R. R. (1978). Effects on weight reduction of strong monetary contracts for calorie restriction or weight loss. *Behaviour Research and Therapy, 16*(5), 363-369.

John, L. K., Loewenstein, G., & Volpp, K. G. (2012). Empirical observations on longer-term use of incentives for weight loss. *Preventive Medicine, 55*(Supplement 1), S68-S74.

Kurti, A. N., Davis, D. R., Redner, R., Jarvis, B. P., Zvorsky, I., Keith, D. R., et al. (2016). A review of the literature on remote monitoring technology in incentive-based interventions for health-related behavior change. *Translational Issues in Psychological Science, 2*(2), 128-152.

Leahey, T. M., Subak, L. L., Fava, J., Schembri, M., Thomas, G., Xu, X., et al. (2015). Benefits of adding small financial incentives or optional group meetings to a web-based statewide obesity initiative. *Obesity (Silver Spring), 23*(1), 70-76.

Lumley, J., Chamberlain, C., Dowswell, T., Oliver, S., Oakley, L., & Watson, L. (2009). Interventions for promoting smoking cessation during pregnancy. *Cochrane Database of Systematic Reviews,* 3(CD001055).

Lussier, J. P., Heil, S. H., Mongeon, J. A., Badger, G. J., & Higgins, S. T. (2006). A meta-analysis of voucher-based reinforcement therapy for substance use disorders. *Addiction, 101*(2), 192-203.

Mattke, S., Hangsheng, L., Caloyeras, J. P., Huang, C. Y., van Busum, K. R., Khodyakov, D., et al. (2013). *Workplace wellness programs study.* Santa Monica, CA: RAND Corporation. Retrieved from http://aspe.hhs.gov/hsp/13/WorkplaceWellness/rpt_wellness.pdf.

Patient Protection and Affordable Care Act of 2009, H.R. 3590, 111th Cong. (2009–2010). Retrieved from https://www.congress.gov/bill/111th-congress/house-bill/3590/.

Petry, N. M., DePhilippis, D., Rash, C. J., Drapkin, M., & McKay, J. R. (2014). Nationwide dissemination of contingency management: The Veterans Administration initiative. *American Journal of Addictions, 23*(3), 205–210.

Ranganathan, M., & Lagarde, M. (2012). Promoting healthy behaviours and improving health outcomes in low and middle income countries: A review of the impact of conditional cash transfer programmes. *Preventive Medicine, 55*(Supplement 1), S95–S105.

Silverman, K., Chutuape, M. A., Bigelow, G. E., & Stitzer, M. L. (1999). Voucher-based reinforcement of cocaine abstinence in treatment-resistant methadone patients: Effects of reinforcement magnitude. *Psychopharmacology, 146*(2), 128–138.

Stitzer, M. L., Bigelow, G. E., & Liebson, I. (1980). Reducing drug use among methadone maintenance clients: Contingent reinforcement of morphine-free urines. *Addictive Behaviors, 5*(4), 333–340.

Stotts, A. L., Vujanovic, A., Heads, A., Suchting, R., Green, C. E., & Schmitz, J. M. (2015). The role of avoidance and inflexibility in characterizing response to contingency management for cocaine use disorders: A secondary profile analysis. *Psychology of Addictive Behaviors, 29*(2), 408–413.

Tappin, D., Bauld, L., Purves, D., Boyd, K., Sinclair, L., MacAskill, S., et al. (2015). Financial incentives for smoking cessation in pregnancy: Randomised controlled trial. *BMJ*. Jan 27; 350: h134.

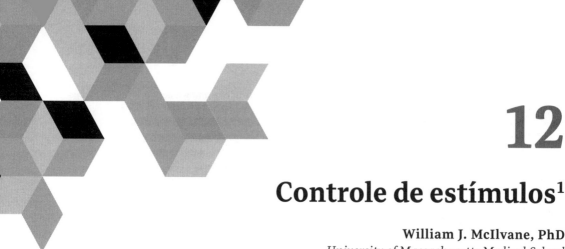

12
Controle de estímulos[1]

William J. McIlvane, PhD
University of Massachusetts Medical School

DEFINIÇÕES E HISTÓRICO

Como acontece com muitos termos nas ciências clínicas e comportamentais, diferentes pessoas usam *controle de estímulos* para diferentes propósitos, relacionando-os aos seus interesses, atividades, necessidades e convenções verbais. Por exemplo, alguns clínicos podem reconhecer controle de estímulos como um nome para tipos específicos de terapia comportamental ou de procedimentos terapêuticos (p. ex., para jogo compulsivo; Hodgins, 2001). Por sua vez, os cientistas comportamentais frequentemente usam o termo quando descrevem um componente de uma relação de contingências de três termos usados na análise do controle ambiental do comportamento (estímulo, resposta, consequência; ver Skinner, 1935). Outros, ainda, usam esse termo como um nome para um subcampo inteiro de investigação científica (pesquisa do controle de estímulos) que abrange estudos analíticos do comportamento – atenção, memória, funções executivas, formação de conceitos e classificação simbólica (p. ex., Sidman, 2008). Todos esses usos são relevantes para os propósitos deste capítulo.

Um *estímulo* é um evento ambiental mensurável que tem um efeito mensurável no comportamento. Embora uma árvore que cai na floresta seja um evento que pode ser medido, essa árvore não será um estímulo a menos que alguém a observe e que essa observação resulte em ações que de outra forma não teriam ocorrido (p. ex., gritar "Cuidado!"). Mesmo que alguém esteja presente para observar a árvore cair, o evento não será um estímulo a menos que ocorra um compor-

---

[1] Gostaria de agradecer o apoio a longo prazo do National Institute of Child Health and Human Development (números das bolsas HD25995 e HD04147) e o Commonwealth Medicine Division of the University of Massachusetts Medical School. Também sou grato a Charles Hamad, David Smelson e Beth Epstein pelas contribuições úteis na formulação deste capítulo.

tamento em relação a isso. Se toda a atenção visual de um observador de pássaros for capturada por uma espécie rara, por exemplo, alguém poderia julgar que o observador de pássaros pareceu não notar a queda da árvore (i.e., isso não seria um estímulo para este último segundo a perspectiva do primeiro). No entanto, se o som da árvore caindo causasse alteração na pressão arterial do observador de pássaros, este seria um evento potencialmente mensurável que teve um efeito potencialmente mensurável no observador de pássaros. Se o efeito *fosse* medido por meio de sensores remotos que detectassem o som e a pressão arterial, a queda da árvore poderia ser classificada como um estímulo, segundo a minha definição, mesmo que o observador no local não detectasse alteração no comportamento.

Segundo uma perspectiva mais funcional, os estímulos não podem ser definidos independentemente do comportamento, e o comportamento não pode ser definido independentemente dos estímulos. Os estímulos são definidos em relação aos seus efeitos no comportamento conforme medidos diretamente ou indicados por fortes processos inferenciais. Os dois eventos constituem uma unidade de análise funcional que também inclui o terceiro termo – a *consequência* positiva ou negativa – quando definimos uma contingência de reforçamento (ver Sidman, 2008).

CLASSES DE ESTÍMULOS

Anteriormente, Skinner (1935) definiu estímulos (e respostas) genericamente em termos de sua função, assim como fiz aqui. Essa ênfase na função levou à ideia de maior definição dos estímulos em termos de classes funcionais. Se as funções dos eventos estímulos X, Y e Z podem demonstrar relação com o comportamento e seus efeitos de forma similar, então esses eventos constituem uma *classe de estímulos funcionais*. São dois os tipos básicos de classes de estímulos funcionais: aqueles definidos por características físicas compartilhadas ou por termos puramente funcionais.

Classes de estímulos equivalentes/perceptuais

As classes funcionais definidas pelas características físicas compartilhadas foram denominadas "classes de características" (McIlvane, Dube, Green, & Serna, 1993) ou "classes perceptuais" (Fields et al., 2002). Para exemplificar essas classes, considere uma tarefa simples de separação que é usada frequentemente em terapia comportamental para crianças com transtornos do espectro autista. Pode-se ensinar a criança a separar moedas e arruelas plásticas de uma piscina contendo esses itens e distratores não circulares para tentar fazer a característica de circularidade vir a controlar o comportamento. Isoladamente, a separação acurada dos itens não demonstra necessariamente que foi estabelecida uma classe equivalente/perceptual definida pela *circularidade*, porque a criança pode meramente ter atentado a características específicas de cada um dos itens separados (i.e., esse pode ser um caso de aprendizagem mecânica e nada mais). No entanto, para avaliar se a criança estava respondendo com base na propriedade abstrata da circularidade, devem-se acrescentar à piscina novos itens circulares (p. ex., botões) e novos distratores não circulares. Se os botões também forem imediatamente separados junto com as moedas e arruelas, temos evidências de que uma classe funcional equivalente ou perceptual (no caso, definida pela circularidade) foi estabelecida.

Para avaliar se os estímulos circulares se relacionam de maneira similar às operações ambientais, podemos mudar a tarefa de seleção de tal forma que botões, mas não moedas ou arruelas, estejam disponíveis na piscina, e, em vez deles, alguns outros itens não circulares (p. ex., dominós) sejam definidos como as escolhas corretas. Depois que a criança domina a nova tarefa – agora evitando os botões, mas selecionando os dominós –, podem-se acrescentar de volta as moedas e arruelas. Se a criança agora *não* selecionar esses itens previamente corretos, então está demonstrado que a mudança na função de um membro da classe (botões) mudou espontaneamente as funções das moedas e arruelas, por conseguinte fornecendo fortes evidências de que uma classe funcional foi estabelecida.

Humanos e não humanos compartilham essa habilidade de desenvolver tais classes funcionais. Por exemplo, Herrnstein (1979) mostrou que mesmo os pombos podem (1) aprender certos conceitos generalizados, como árvore *versus* não árvore ou água *versus* não água, e (2) passar em testes similares aos que acabo de descrever. O método de ensino mais comumente empregado foi denominado *treino de múltiplos exemplares* (MET), em que vários – algumas vezes muitos – exemplos que compartilham propriedades físicas definidoras são contrastados com outros exemplos que não têm essas propriedades. Por exemplo, o MET de Herrnstein requeria que os pombos discriminassem entre 40 cenas contendo árvores e 40 cenas sem árvores para estabelecer o conceito específico. Normalmente, humanos capazes são suficientemente hábeis em tais tarefas e conseguem abstrair conceitos como esses a partir de apenas alguns exemplos.

As classes equivalentes/perceptuais apresentam *generalização do estímulo primário*, em que os efeitos comportamentais da classe do estímulo aparentemente se estendem além da situação original em que foi observado controle. Isso é o que ocorreu no exemplo anterior: a habilidade do comportamento de selecionar os botões depois que a criança foi treinada com moedas e arruelas foi um exemplo de generalização do estímulo primário que verificou o controle por circularidade. Para especificar uma classe equivalente/perceptual, presume-se que o indivíduo *não* presta atenção às características do estímulo especificadas e que irá responder igualmente quando outros estímulos contendo essa característica forem apresentados.

Como uma aplicação prática dessa análise de classe equivalente/perceptual, considere um caso de fobia: um cliente relata que ficou severamente amedrontado pelo aparecimento repentino de um rato grande no seu quarto. Depois dessa experiência, ele relata não só uma reação fóbica a ratos e camundongos, mas também desconforto substancial com animais fisicamente parecidos (p. ex., esquilos, coelhos). Assumindo que existe uma classe equivalente/perceptual, o terapeuta pode primeiramente ensinar o cliente a relaxar e/ou comportar-se mais flexivelmente na presença de animais que não são ratos; ele pode assumir também que esse procedimento de MET facilitará que o cliente aprenda a relaxar e/ou se comportar flexivelmente na presença de um rato, o animal que causou o medo original (ver o Cap. 18). Se o procedimento se revela um sucesso, isso é evidência de que a análise de classe equivalente/perceptual do terapeuta estava correta. Se não tiver sucesso, o resultado sugere que a classe do estímulo estava incorretamente ou incompletamente especificada (p. ex., uma cauda sem pelos não compartilhada pelos outros animais era um componente particularmente assustador na aparência geral do rato).

Classes de estímulos de contingência/arbitrários

Uma classe de estímulos funcionais também pode incluir estímulos fisicamente *diferentes*. Essas classes podem ser denominadas *classes de contingência (apenas)* ou *classes de estímulos arbitrários* para enfatizar que a inclusão nessa classe é definida pela semelhança da função, e não pela semelhança física (ver Goldiamond, 1966). Para compreender uma classe de estímulo arbitrário, considere uma luz vermelha no semáforo, um sinal de PARE e a mão erguida de um policial; tudo isso prepara o terreno para que o indivíduo pise no freio do carro. Skinner (1935) definiu implicitamente, e Goldiamond (1966) explicitamente, que uma classe de estímulo funcional tem duas propriedades: (1) os estímulos devem exibir a(s) mesma(s) função(ões) no controle do comportamento e (2) as operações que influenciam a função de um membro da classe de estímulo deve influenciar a função dos outros. Usando o exemplo do trânsito, motoristas que escapam de um desastre iminente e que observam outros ignorando as orientações de um policial sem consequências negativas aparentes têm maior probabilidade de também ignorar outras medidas de controle de trânsito. Em termos técnicos, ocorre transferência ou transformação de funções para todos os membros da classe, embora o procedimento que altera a função seja aplicado apenas a um subgrupo de seus membros (ver os Caps. 6 e 7).

Um ponto de discussão ativa na teoria comportamental é se classes de estímulos arbitrários podem ser ampliadas para explicar os tipos de controle de estímulos comumente observados na linguagem e na cognição humanas (p. ex., Hayes, Barnes-Holmes, & Roche, 2001; Sidman, 2000). Especificamente, no entanto, métodos da neurociência cognitiva (p. ex., ressonância magnética funcional, potenciais evocados corticais) estão gradualmente mostrando que os procedimentos usados em pesquisa do controle de estímulos básicos têm os mesmos efeitos ou efeitos similares nas atividades neurais que os eventos de estímulos de linguagem e cognitivos que eles pretendem demonstrar (p. ex., Bortoloti, Pimentel, & de Rose, 2014).

Definição de controle de estímulos

Em síntese, determinado estímulo ou classe de estímulos exibe controle quando um comportamento ou classe de comportamentos medidos é mais provável na presença desse estímulo/classe de estímulos do que na sua ausência. Seja em pesquisa, seja em aplicações clínicas, não devemos fazer suposições sobre os elementos específicos e/ou as propriedades das relações de controle. Será mais útil especificar quais são eles usando medidas diretas ou inferências baseadas em fortes evidências empíricas. Além disso, o conceito de "mais provável na presença de um estímulo/classe de estímulo do que na sua ausência" é essencial para entender o controle de estímulos. Por exemplo, suponha que o comportamento X ocorra com frequência de 10% quando o estímulo X está presente e com frequência de apenas 5% quando o estímulo X está ausente. Se pudermos demonstrar confiavelmente uma diferença de frequências usando técnicas de análise quantitativa (ver McIlvane, Hunt, Kledaras, & Deutsch, 2016), então poderemos dizer que o controle do estímulo foi exibido apesar da baixa frequência de ocorrência geral. Como discutirei a seguir, a frequência da ocorrência da relação de controle de determinado estímulo não precisa indicar nada sobre sua provável persistência ou outras preocupações similares que um clínico pode ter.

PRÁTICA CLÍNICA E EDUCACIONAL

As classes equivalentes/perceptuais e as classes arbitrárias constituem um componente central para a análise científica do comportamento complexo, humano e outros. Quando combinadas com os procedimentos exemplificados na próxima seção, temos um enquadramento conceitual, analítico e metodológico fortemente baseado em evidências dentro do qual podemos conhecer de forma mais abrangente os componentes críticos dos procedimentos terapêuticos e educacionais.

Em um nível prático, o clínico ou educador pode se beneficiar das análises do controle de estímulos/classe de estímulos, usando-as para promover o sucesso do cliente ou, quando confrontados com falha de procedimentos aplicados que parecem ser bem projetados, entender e talvez aprimorar as falhas desconcertantes do tratamento – como mostra uma ilustração do meu próprio programa de pesquisa. Conduzimos um programa de longa duração que visava a desenvolver métodos para redução da chamada resposta impulsiva em indivíduos com transtorno do espectro autista e outros transtornos do neurodesenvolvimento (ou seja, responder muito rapidamente em tarefas que requeriam que os participantes inspecionassem cuidadosamente os estímulos para poder discriminá-los). Os estímulos foram apresentados em localizações definidas por bordas quadradas em uma tela de computador, simulando procedimentos bem estabelecidos de pesquisas muito anteriores de controle de estímulos e suas aplicações. Nossos procedimentos conseguiram eliminar a resposta impulsiva na maioria dos pacientes. Entretanto, essa resposta persistiu em poucas pessoas, apesar dos nossos melhores esforços para eliminá-la. No entanto, ocorreu uma reviravolta quando um membro da nossa equipe sugeriu a eliminação das bordas que definiam as localizações dos estímulos para simplificar mais sua exibição. Embora achássemos que essas bordas fossem características constantes irrelevantes da exibição, sua eliminação instantaneamente eliminou a resposta impulsiva.

O exemplo anterior ilustra uma consideração mais geral na análise do controle de estímulos: as propriedades controladoras dos estímulos que o pesquisador, professor ou terapeuta julga relevantes podem ser fortemente influenciadas pelo contexto mais amplo em que esses estímulos são apresentados. Descobrimos que a análise da classe dos estímulos é particularmente útil ao pensarmos nos estímulos contextuais e classes de estímulos relacionadas com a questão essencial da generalização do tratamento, em especial sua falha (ver McIlvane & Dube, 2003). Uma razão para que os terapeutas comportamentais prefiram oferecer terapia em ambientes cotidianos nos quais ocorre o comportamento-problema é minimizar a probabilidade de perder as determinantes contextuais críticas do controle de estímulos do comportamento.

Algumas vezes, no entanto, a terapia precisa ser conduzida fora de tais contextos (p. ex., quando o comportamento-problema é perigoso ou socialmente repugnante). Em tais casos, o terapeuta pode planejar os contextos do tratamento para incluir estímulos de classes equivalentes/perceptuais e/ou estímulos arbitrários que simulam contrapartidas naturais para maximizar o potencial para que os efeitos do tratamento sejam generalizados.

IMPLANTAÇÃO

Reforço diferencial simples. Para estabelecer o controle usando dois estímulos previamente neutros (A *versus* B), podem-se oferecer consequências de reforçamento positivo quando ocorre um comportamento-alvo na presença de A e não apresentar essas consequências quando B estiver presente. Em seguida, pode-se ver o comportamento-alvo ocorrendo mais frequentemente na presença de A do que de B. Conforme observei anteriormente, mesmo uma pequena diferença na resposta diferencial indica alguma medida de controle do estímulo. No entanto, depois da aplicação continuada dessas contingências, pode-se identificar que o indivíduo praticamente sempre responde a A e praticamente nunca a B.

Os primeiros esforços contínuos de aplicar procedimentos de reforço diferencial em contextos clínicos e educacionais começaram há mais de 60 anos. Por exemplo, Skinner em *The Technology of Teaching* (1968) estava voltado para sua aplicação ampla em educação regular e especial. Seu objetivo era traduzir os procedimentos e achados da pesquisa básica com não humanos para essas aplicações. O trabalho nessa tradição incluía o extenso desenvolvimento de tecnologia instrucional para populações normalmente capazes, desde crianças pequenas até profissionais em treinamento avançado. Outros esforços para desenvolver essa tecnologia foram direcionados para encontrar procedimentos terapêuticos efetivos para populações especiais (p. ex., pessoas com problemas neurodesenvolvimentais e neuropsiquiáticos; Ferster & DeMyer, 1961). Nas décadas posteriores a *The Technology of Teaching*, desenvolveu-se uma volumosa literatura, relatando muitos milhares de estudos de procedimentos de reforço para uma vasta gama de aplicações clínicas e educacionais benéficas. Esses estudos abordaram um leque de populações, incluindo crianças e adultos normalmente capazes, bem como indivíduos com uma ampla variedade de déficits e transtornos do neurodesenvolvimento, neuropsiquiátricos e outros déficits e transtornos neurocomportamentais.

Existem questões emergentes nos métodos baseados em reforço diferencial para estabelecer o controle de estímulos. A pesquisa comportamental aplicada destacou diferenças individuais em resposta aos procedimentos de reforço em populações clínicas. Por exemplo, pode ser difícil identificar e/ou manter a potência dos reforçadores para algumas crianças com transtorno do espectro autista e transtornos do neurodesenvolvimento relacionados (ver Higbee, 2009). Entretanto, mesmo que reforçadores aparentemente efetivos tenham sido identificados, pesquisas nos mostram que há outra consideração crítica para o planejamento da terapia efetiva: o grau em que o comportamento do cliente é sensível a disparidades entre os programas de reforço.

Conforme observado, se forem reforçados comportamentos dentro de determinada classe e extintos comportamentos em outras classes, a primeira passará a predominar. Na experiência cotidiana, no entanto, é raro encontrarmos (se é que encontramos) situações em que comportamentos desejáveis podem ser consistentemente reforçados ou em que comportamentos indesejáveis podem ser consistentemente extintos. Com mais frequência, esperamos apenas que (1) o comportamento desejável seja reforçado frequentemente (programas ricos em reforçamento), e o comportamento indesejável, apenas raramente (programas pobres), e que (2) o comportamento do cliente se mostre sensível à disparidade entre esses programas.

Meu grupo de pesquisa de controle de estímulos há muito tempo tem-se interessado em descobrir por que alguns indivíduos com transtornos do neurodesenvolvimento apresentam boa sensibilidade a disparidades de programas ricos *versus* pobres, enquanto outros parecem quase indiferentes a esses programas – mesmo em casos em que os testes de função do reforçador tradicional mostram fortes evidências de potência do reforço (p. ex., testes contrastando reforço contínuo *versus* programas de extinção, testes de preferência do reforçador). Estamos especialmente interessados em casos nos quais a indiferença a um programa rico *versus* pobre persiste apesar do treinamento programado que visa tornar as disparidades do programa fáceis de detectar (McIlvane & Kledaras, 2012).

A insensibilidade/indiferença ao programa pode ser uma variável oculta quando crianças com transtorno do espectro autista não respondem bem a terapias de análise comportamental aplicada (ver Sallows & Graupner, 2005). Um número crescente de estudos faz referência a indivíduos com outros transtornos do neurodesenvolvimento e neuropsiquiátricos exibindo respostas desviantes aos procedimentos de reforço. Por exemplo, achados de pesquisas de neurociência clínica sugerem que indivíduos com transtorno de déficit de atenção/hiperatividade (TDAH) exibem sensibilidade alterada ao reforço (p. ex., Luman, Tripp, & Scheres, 2010).

Modelagem. Muitas pesquisas mostraram que alguns indivíduos não respondem bem a métodos de reforço diferencial que visam estabelecer o controle de estímulos (devido talvez à insensibilidade não reconhecida ao programa de reforço). Além disso, os comportamentos não reforçados que resultam parecem interferir na aprendizagem. Em termos mais simples, tais indivíduos não parecem aprender com seus erros. Em um esforço para melhorar a situação, pesquisadores buscaram estudos de procedimentos que poderiam potencialmente estabelecer controle de estímulos, ao mesmo tempo minimizando respostas não reforçadas (os chamados procedimentos para aprendizagem sem erro; p. ex., Terrace, 1963). Um procedimento típico usa estímulos fáceis de discriminar altamente salientes que capturam a atenção prontamente e promovem aprendizagem rápida, até mesmo praticamente instantânea (p. ex., uma tarefa que requer que o indivíduo apenas discrimine cores diferentes). Depois disso, as diferenças de cores podem ser usadas como estímulos adicionais para direcionar a atenção para diferenças mais sutis entre estímulos potencialmente controladores. Muitos estudos documentam a superioridade desses métodos sem erro para a promoção do controle de estímulos em populações especiais (Snell, 2009). Também podemos minimizar o comportamento não reforçado sem usar procedimentos pontuais; procedimentos instrucionais programados estabelecem pré-requisitos comportamentais com cada comportamento novo aprendido, tornando mais provável que a aprendizagem subsequente prossiga com um mínimo de comportamento não reforçado (McIlvane, Gerard, Kledaras, Mackay, & Lionello-DeNolf, 2016).

Instruções verbais. Para pessoas com competências de linguagem adequadamente desenvolvidas, instruções verbais que descrevem contingências ambientais podem ser suficientes para estabelecer controle de estímulos, embora os processos exatos pelos quais isso ocorre ainda sejam um ponto de discussão (ver o Cap. 7). Na terapia de controle de estímulos para insônia, por exemplo, a terapia cognitivo-comportamental verbal provou ser muito útil (Jacob, 1998). Nessa abordagem, a insônia é atribuída em parte a hábitos mal-adaptativos que podem se desenvolver quando o sono não ocorre da maneira típica e torna o adormecer ainda mais difícil do que deveria ser (p. ex., olhar para o relógio, preocupar-se com o tempo que ainda resta antes de o indivíduo começar seu dia). A terapia cognitivo-comportamental para insônia (TCC-I) visa romper o controle de estímulos de tais comportamentos, por exemplo, instruindo os clientes a retirar o relógio do quarto, limitar o tempo na cama quando não estão dormindo, estabelecer horários definidos para dormir e acordar, etc. Entretanto, como todo comportamento governado por regras, a eficácia da TTC-I e de outras terapias de controle de estímulos verbais depende essencialmente de o controle estabelecido dessa maneira produzir os resultados desejados.

Persistência. Em geral, os terapeutas comportamentais se preocupam em fazer os comportamentos positivos persistirem e os comportamentos negativos enfraquecerem. A análise do impulso comportamental de Nevin (1992) faz analogias entre as relações descritas na física do movimento e as determinantes ambientais da persistência comportamental. O autor sugere que as variáveis de reforço associadas ao controle de estímulos determinam a persistência do controle dos estímulos. Se determinado estímulo prediz reforço rico, é provável que o comportamento persista. Se o reforço for reduzido, ele considera que o comportamento se torna menos persistente. Aparentemente, a análise do impulso pode parecer em conflito com o bem conhecido efeito de extinção do reforçamento parcial (PRE), em que o comportamento tende a se extinguir mais lentamente com reforço intermitente do que com reforço contínuo. Entretanto, como apontou Nevin (1992), o teste de resistência à extinção introduz outras variáveis que confundem a análise.

Os estudos de Nevin e as replicações diretas e sistemáticas feitas por outros emprestaram apoio empírico substancial para a análise dos impulsos. Por exemplo, Dube e McIlvane

(2002) mostraram que a análise dos impulsos pode informar procedimentos que visam aumentar a flexibilidade comportamental em crianças com transtorno do espectro autista. A tarefa-alvo era reverter uma discriminação previamente estabelecida (uma exigência básica para aprender tarefas educacionalmente relevantes, como combinar com uma amostra). Nos casos em que as crianças experimentaram programas de reforço relativamente simples no treinamento ao aprenderem A+ versus B- durante o treinamento, elas aprenderam a discriminação de B+ versus A- mais rapidamente do que nos casos em que as crianças experimentaram programas de treinamento relativamente mais ricos de A+ versus B-. Vendo a literatura como um todo, as análises dos impulsos comportamentais têm um impacto benéfico na terapia comportamental.

Alteração. Quando se trata de alterar o controle de estímulos mal-adaptativos estabelecidos de modo a beneficiar o cliente, são muitos os desafios para os clínicos praticantes e terapeutas comportamentais. Superficialmente, a abordagem óbvia seria usar extinção (i.e., seja qual for a consequência que mantém o comportamento, ele é eliminado) para romper a relação de contingência entre os estímulos e o(s) comportamento(s) controlado(s). No mundo externo ao laboratório, no entanto, frequentemente não controlamos as consequências até um nível adequado para impor condições para a extinção. Além disso, mesmo em condições de laboratório, a extinção pode meramente reduzir a probabilidade de controle do estímulo indesejado – e não destruir de fato o "vínculo" entre os estímulos e o(s) comportamento(s) de interesse. Esse resultado pode ser claramente mostrado em modelos comportamentais animais (p. ex., Podlesnik & Kelley, 2014), que podem informar análises de pessoas que recaem depois de encerrar uma terapia comportamental bem-sucedida para transtornos clínicos relacionados ao sistema de recompensa (RSRCDs), como abuso de substâncias, jogo compulsivo, obesidade, etc.

Nesse contexto, existe, de forma clara, desvantagem para a relação potencialmente benéfica descrita anteriormente na discussão de terapias de controle de estímulos. A supressão do controle de estímulos associados aos RSRCDs pode apenas reduzir sua frequência de modo temporário. Qualquer desafio que cause a ressurgência e o fortalecimento do controle de estímulos por algum membro de uma classe de RSRCD pode aumentar a probabilidade de que membros de outra classe exerçam controle de estímulos, mesmo em situações que não apresentam tais desafios.

O potencial para ressurgência pode ajudar a explicar os resultados inexpressivos da terapia de exposição a pistas (CET) para o tratamento de comportamento aditivo (ver Martin, LaRowe, & Malcolm, 2010). Em CET, os indivíduos com dependência são expostos a uma série de estímulos relacionados à droga (p. ex., MET com vários objetos para o uso de drogas) em um contexto no qual a fissura resultante não possa levar ao uso de drogas. A explicação é que a extinção dessas fissuras deve inicialmente levar a sintomas de abstinência e finalmente à extinção do comportamento de busca/ingestão de droga. Há dois problemas com a abordagem da CET. Primeiro, uma exposição subsequente até mesmo a um pequeno subgrupo de estímulos associados ao comportamento aditivo que leva à recaída (p. ex., encontrar um velho amigo que estava envolvido em uso de drogas no passado) pode estabelecer controle de alta probabilidade por outros membros da classe do estímulo, derrotando, assim, o intento da CET. Segundo, estímulos contextuais (i.e., aqueles em contextos familiares com uso de drogas) podem ser um componente não reconhecido do controle de estímulos do comportamento aditivo. Se esse for o caso, a CET fracassará se essas variáveis de controle dos estímulos não forem abordadas na terapia.

CONCLUSÕES

Nos dias atuais, não é possível abrir os inúmeros compêndios como este sem vermos muitas citações e discussões da prática baseada em evidências. Por razões práticas e éticas, clínicos e educadores desejam aplicar procedimentos terapêuticos e/ou educacionais que sejam apoiados por evidências científicas. Na minha experiência, a maioria dos clínicos praticantes e dos educadores tende a pensar em termos de classes amplas de procedimentos (p. ex., análise comportamental aplicada *versus* terapia de integração sensorial/terapia ocupacional para autismo). Neste capítulo, ilustro uma abordagem menos discutida para definir a prática baseada em evidências – ou seja, relacionar procedimentos terapêuticos/educacionais com princípios científicos, os quais devem embasar qualquer abordagem que seja escolhida. Fazendo isso, acredito que podemos promover o desenvolvimento comportamental, a saúde e o bem-estar e ter uma base de evidências segura sobre a qual fundamentar a própria prática e potencialmente melhorar sua eficácia, sem sermos capturados por modismos que podem dominar temporariamente os campos.

REFERÊNCIAS

Bortoloti, R., Pimentel, N. S., & de Rose, J. C. (2014). Electrophysiological investigation of the functional overlap between semantic and equivalence relations. *Psychology and Neuroscience, 7*(2), 183–191.

Dube, W. V., & McIlvane, W. J. (2002). Reinforcer rate and stimulus control in discrimination reversal learning. *Psychological Record, 52*(4), 405–416.

Ferster, C. B., & DeMyer, M. K. (1961). The development of performances in autistic children in an automatically controlled environment. *Journal of Chronic Diseases, 13*(4), 312–345.

Fields, L., Matneja, P., Varelas, A., Belanich, J., Fitzer, A., Shamoun, K. (2002). The formation of linked perceptual classes. *Journal of the Experimental Analysis of Behavior, 78*(3), 271–290.

Goldiamond, I. (1966). Perception, language and conceptualization rules. In B. Kleinmuntz (Ed.), *Problem solving: Research, method and theory* (pp. 183–224). New York: Wiley.

Hayes, S. C., Barnes-Holmes, D., & Roche, B. (Eds.). (2001). *Relational frame theory: A post-Skinnerian account of human language and cognition*. New York: Kluwer Academic/Plenum Publishers.

Herrnstein, R. J. (1979). Acquisition, generalization, and discrimination reversal of a natural concept. *Journal of Experimental Psychology: Animal Behavior Processes, 5*(2), 116–129.

Higbee, T. S. (2009). Reinforcer identification strategies and teaching learner readiness skills. In R. A. Rehfeldt & Y. Barnes-Holmes (Eds.), *Derived relational responding: Applications for learners with autism and other developmental disabilities*. Oakland, CA: New Harbinger Publications.

Hodgins, D. C. (2001). Processes of changing gambling behavior. *Addictive Behaviors, 26*(1), 121–128.

Jacob, G. D. (1998). *Say good night to insomnia*. New York: Henry Holt.

Luman, M., Tripp, G., & Scheres, A. (2010). Identifying the neurobiology of altered reinforcement sensitivity in ADHD: A review and research agenda. *Neuroscience and Biobehavioral Reviews, 34*(5), 744–754.

Martin, T., LaRowe, S. D., & Malcolm R. (2010). Progress in cue extinction therapy for the treatment of addictive disorders: A review update. *Open Addiction Journal, 3*, 92–101.

McIlvane, W. J., & Dube, W. V. (2003). Stimulus control topography coherence theory: Foundations and extensions. *Behavior Analyst, 26*(2), 195–213.

McIlvane, W. J., Dube, W. V., Green, G., & Serna, R. W. (1993). Programming conceptual and communication skill development: A methodological stimulus class analysis. In A. P. Kaiser & D. B. Gray (Eds.), *Enhancing children's language: Research foundations for intervention* (pp. 242–285). Baltimore, MD: Paul H. Brookes Publishing.

McIlvane, W. J., Gerard, C. J., Kledaras, J. B., Mackay, H. A., & Lionello-DeNolf, K. M. (2016). Teaching stimulus-stimulus relations to nonverbal individuals: Reflections on technology and future directions. *European Journal of Behavior Analysis, 17*(1), 49–68.

McIlvane, W. J., Hunt, A., Kledaras, J. K., & Deutsch, C. K. (2016). Behavioral heterogeneity among people with severe intellectual disabilities: Integrating single-case and group designs to develop effective interventions. In R. Sevcik & M. A. Romski (Eds.), *Communication interventions for individuals with severe disabilities: Exploring research challenges and opportunities* (pp. 189–207). Baltimore, MD: Paul H. Brookes Publishing.

McIlvane, W. J., & Kledaras, J. B. (2012). Some things we learned from Sidman and some things we did not (we think). *European Journal of Behavior Analysis, 13*(1), 97–109.

Nevin, J. A. (1992). An integrative model for the study of behavioral momentum. *Journal of the Experimental Analysis of Behavior, 57*(3), 301–316.

Podlesnik, C. A., & Kelley, M. E. (2014). Resurgence: Response competition, stimulus control, and reinforcer control. *Journal of the Experimental Analysis of Behavior, 102*(2), 231–240.

Sallows, G. O., & Graupner, T. D. (2005). Intensive behavioral treatment for children with autism: Four--year outcome and predictors. *American Journal on Mental Retardation, 110*(6), 417–438.

Sidman, M. (2000). Equivalence relations and the reinforcement contingency. *Journal of the Experimental Analysis of Behavior, 74*(1), 127–146.

Sidman, M. (2008). Reflections on stimulus control. *Behavior Analysis, 31*(2), 127–135.

Skinner, B. F. (1935). The generic nature of the concepts of stimulus and response. *Journal of General Psychology, 12*(1), 40–65.

Skinner, B. F. (1968). *The technology of teaching*. New York: Appleton-Century-Crofts.

Snell, M. E. (2009). Advances in instruction. In S. L. Odom, R. H. Horner, M. E. Snell, & J. Blacher (Eds.), *Handbook of developmental disabilities* (pp. 249–268). New York: Guilford Press.

Terrace, H. S. (1963). Discrimination learning with and without "errors." *Journal of the Experimental Analysis of Behavior, 6*(1), 1–27.

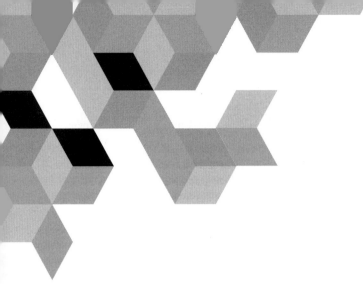

13

Modelagem

Raymond G. Miltenberger, PhD
Bryon G. Miller, MS
Heather H. Zerger, MS
Marissa A. Novotny, MS
Department of Child and Family Studies, University of South Florida

DEFINIÇÕES E HISTÓRICO

Modelagem é o reforço diferencial de aproximações sucessivas de um comportamento-alvo. Essa definição se baseia em um punhado de princípios comportamentais básicos. *Reforço* se refere ao aumento na probabilidade futura de determinada classe de comportamentos em condições similares devido à ocorrência relativamente imediata de uma consequência. O reforço, usado para aquisição e manutenção de um comportamento, é um componente dos procedimentos mais aplicados da análise comportamental. O princípio comportamental da *extinção* é a redução e posterior eliminação de um comportamento; ocorreu extinção quando um comportamento não produz mais uma consequência reforçadora. A combinação de reforço e extinção é referida como *reforço diferencial*, definido como o reforço de uma resposta específica, enquanto outras formas de resposta são colocadas em extinção (i.e., o reforço é suprimido). O resultado do reforço diferencial é o aumento na probabilidade da resposta reforçada e a redução em todas as outras respostas não reforçadas. *Aproximações sucessivas* são os passos em forma de resposta que levam ao comportamento-alvo de forma progressiva. Quando aproximações sucessivas são diferencialmente reforçadas, as formas de resposta mudam probabilisticamente na direção do alvo. Modelagem é um procedimento de treinamento que pode ser usado para gerar comportamento novo, restabelecer um comportamento exibido previamente ou mudar uma dimensão de um comportamento existente; essas aplicações são discutidas em detalhes a seguir.

EXEMPLOS

Modelagem pode ser conceituada como um procedimento de treinamento explícito e também como um fenômeno comportamental que pode ocorrer naturalmente ou involuntariamente. Como um procedimento de treinamento, um exemplo simples, porém ilustrativo, de modelagem é ensinar um pombo a fazer um giro no sentido horário (Chance, 2014). Inicialmente, qualquer giro em qualquer direção (i.e., o comportamento inicial) resulta em reforço (i.e., em geral um reforçador condicionado, como um estímulo auditivo, associado periodicamente a um reforçador não condicionado, como um grão). Depois que essa resposta ocorre confiavelmente, apenas giros no sentido horário são reforçados, enquanto os giros no sentido anti-horário são colocados em extinção. Os vários passos seguintes envolvem o reforço das aproximações graduais de um giro completo no sentido horário (p. ex., giros de um quarto, metade, três quartos no sentido horário) com todas as aproximações prévias colocadas em extinção. Nesse exemplo, o pombo é treinado especificamente para se engajar em um comportamento-alvo selecionado. No entanto, a modelagem com frequência ocorre de forma natural ou involuntária em consequência das contingências de reforço prevalentes (sociais e não sociais) e da extinção.

A intensidade de comportamentos-problema, como crises de birra ou autolesão, pode ser moldada de forma involuntária, quando emergem novas e frequentemente disruptivas ou perigosas topografias de comportamento (p. ex., Rasey & Iversen, 1993; Schaefer, 1970). Por exemplo, os pais podem reforçar a birra de um filho ao removerem suas demandas, de forma que se engajar em crises de birra normalmente resulta em a criança não ter de obedecer às instruções dos pais. Inicialmente, o comportamento-problema consiste em a criança dizer um "Não!" enfático quando instruída a realizar uma tarefa, o que faz os pais removerem a demanda (i.e., cedendo). Na tentativa de aumentar a obediência, os pais começam a insistir nas suas instruções, não removendo a demanda quando a criança protesta (i.e., extinção). Nesse contexto, a extinção com frequência está associada a um disparo da resposta, que pode consistir em aumento temporário na gravidade do comportamento-problema, ocorrência de novo comportamento ou resposta emocional. Quando confrontados com um disparo da resposta consistindo em comportamento-problema mais grave (p. ex., protestar verbalmente e gritar com os pais), os pais cedem novamente, reforçando uma aproximação sucessiva ao que, em última análise, emerge como um comportamento de birra. Esse processo, então, é repetido quando os pais começam a reforçar inadvertidamente topografias cada vez mais severas das birras do filho. Isso pode resultar na modelagem do comportamento-problema, desde um protesto verbal de pouca gravidade até uma crise de birra severa, como gritar, chorar, jogar objetos e apresentar comportamento agressivo.

É importante que os terapeutas entendam o uso inadvertido da modelagem para que possam assegurar que os cuidadores não sucumbam a essa prática. No entanto, o restante deste capítulo discute a modelagem como um procedimento de treinamento e revisa os passos envolvidos no seu uso de forma consistente e correta. Apresentamos exemplos ilustrativos de modelagem na literatura e os discutimos em mais detalhes.

IMPLANTAÇÃO

Para implantar a modelagem, o comportamento inicial é reforçado até que o indivíduo se engaje consistentemente nessa resposta. Depois que isso ocorre, a aproximação seguinte é reforçada, e a aproximação prévia não é reforçada (extinção). Depois que o indivíduo exibe consistentemente a segunda aproximação, ela é colocada em extinção quando a terceira aproximação é reforçada. A primeira e a segunda aproximações devem parar de ocorrer, já que o reforço é fornecido apenas para a aproximação subsequente. Esse uso do reforço diferencial é implantado para cada aproximação sucessiva até que o indivíduo se engaje consistentemente no comportamento-alvo. Embora o número de aproximações dentro de uma aplicação específica de modelagem possa variar devido à habilidade do indivíduo ou à complexidade da resposta-alvo em geral, os passos a seguir devem assegurar que a modelagem seja implantada corretamente (Miltenberger, 2016).

1. **Identifique o comportamento-alvo.** O comportamento-alvo deve ser identificado e claramente definido para determinar quando o procedimento de modelagem produziu com sucesso o comportamento-alvo.
2. **Determine se a modelagem é o melhor procedimento para conseguir que o comportamento-alvo ocorra.** O propósito da modelagem é gerar um comportamento ou uma dimensão do comportamento que já não ocorra. Com modelagem, o comportamento-alvo (ou o nível desejado do comportamento-alvo) é atingido de forma gradual. Se o indivíduo já está se engajando no comportamento-alvo, pelo menos ocasionalmente, então a modelagem não é necessária. O reforço diferencial pode ser usado para fortalecer o comportamento. Além disso, se puderem ser usadas estratégias de ensino mais eficientes, como incitação e esvanecimento, treinamento de habilidades comportamentais e encadeamento comportamental, para promover o comportamento, então não será necessária a modelagem.
3. **Identifique a primeira aproximação a ser reforçada.** Antes de começar o processo de modelagem, a primeira aproximação, ou comportamento inicial, deve ser identificada. O comportamento inicial deve ser uma resposta – relevante para o comportamento-alvo – que o indivíduo já exibe.
4. **Determine as demais aproximações do comportamento-alvo.** As demais aproximações também devem ser determinadas antes de se iniciar o processo de modelagem. Isso é importante porque o indivíduo deve dominar cada passo antes de passar para o seguinte. Depois que o comportamento inicial (e cada aproximação subsequente) foi reforçado e, então, colocado em extinção, um disparo de extinção irá gerar novos comportamentos, um dos quais será reforçado como maior aproximação do comportamento-alvo. Os passos da modelagem não devem ser tão grandes a ponto de o indivíduo não conseguir seguir facilmente de um passo para o seguinte. Os passos também não devem ser tão pequenos a ponto de tornarem lento o processo de modelagem. Eles devem ser dados de forma tal que haja uma expectativa razoável de que o aprendiz consiga avançar de um passo até o seguinte. Embora os passos da modelagem devam ser determinados antecipadamente, não é incomum que sejam consolidados, ou que passos adicionais sejam acrescentados durante o treinamento (ver o passo 7).
5. **Identifique o reforçador que será apresentado a cada aproximação.** O reforçador a ser usado durante o processo de modelagem deve poder ser apresentado imediatamente após a ocorrência da resposta apropriada. Ademais, deve ser um reforçador estabelecido para o aprendiz. Além disso, o reforçador deve ser um item que, quando apresentado repetidamente, não tenha probabilidade de produzir saciedade. Por exemplo, embora alimentos sejam reforçadores para a maioria dos aprendizes, é provável que eles percam seu valor de reforço quando o aprendiz continuar a receber o alimento. Reforços condicionados (p. ex., fichas ou elogios) são usados com frequência para evitar saciedade.
6. **Apresente reforço diferencial para cada aproximação sucessiva.** Para ini-

ciar o processo de modelagem, ofereça o reforçador para a ocorrência do comportamento inicial. Depois que esse passo ocorre de forma consistente, ele é colocado em extinção, e a aproximação seguinte é reforçada. Depois que a segunda aproximação ocorre de forma consistente, ela é colocada em extinção, e a aproximação seguinte é reforçada. Esse processo continua até que o comportamento-alvo seja alcançado.

7. **Determine o ritmo em que você avançará no processo de modelagem.** Cada aproximação é um trampolim para a aproximação seguinte. Portanto, depois que o aprendiz exibe de forma consistente o comportamento inicial, o treinador pode colocar essa resposta em extinção e avançar para a aproximação seguinte a ser reforçada. É importante progredir nos passos de modelagem em um ritmo apropriado. Se uma aproximação for reforçada excessivamente, poderá ser difícil avançar para o passo seguinte. Se a progressão não tiver sucesso, o treinador pode dar pistas ou incitar o indivíduo a se engajar na aproximação seguinte. Se o treinador achar que os passos de modelagem estabelecidos eram originalmente muito grandes para o aprendiz atingir, a aproximação sucessiva pode ser dividida em passos menores.

APLICAÇÕES

A modelagem é usada para fazer um indivíduo se engajar em um comportamento-alvo que ele já não está exibindo. Nas seções a seguir, descreveremos as três aplicações da modelagem: (1) geração de novo comportamento (i.e., comportamento que não esteja no repertório do aprendiz), (2) restabelecimento de um comportamento exibido previamente e (3) mudança de alguma dimensão de um comportamento existente.

Geração de novo comportamento

A modelagem pode ser usada para promover a aquisição de um comportamento que um indivíduo nunca exibiu (Miltenberger, 2016). Por exemplo, Ferguson e Rosales-Ruiz (2001) usaram oito passos de modelagem e um motivador (e comida ocasional) como reforçador para conseguir que cinco cavalos entrassem em um *trailer* de transporte. Previamente, procedimentos aversivos (chicotes e cordas) foram usados para fazer os cavalos embarcarem no *trailer*.

Em um exemplo humano de desenvolvimento de um novo comportamento, Shimizu, Yoon e McDonough (2010) usaram modelagem com crianças em idade pré-escolar diagnosticadas com deficiências intelectuais para ensinar a apontar e clicar com um *mouse* de computador. O primeiro passo da modelagem foi movimentar o *mouse* pela tela do computador. O reforçador consistia em estimulação visual e auditiva (retângulos na tela desapareciam ou mudavam de cor, e ocorria um som de bolhas). O segundo passo da modelagem era apontar o cursor até um retângulo para produzir o reforçador. No passo final da modelagem, o sujeito devia mover o *mouse*, apontá-lo para um retângulo e pressionar e soltar o *mouse* para que o reforçador fosse apresentado.

Mathews, Hodson, Crist e LaRouche (1992) usaram modelagem para aumentar a adesão das crianças ao uso de lentes de contato. Quatro crianças com menos de 5 anos que previamente haviam demonstrado não adesão às instruções do médico durante exames oftalmológicos de rotina foram escolhidas para participar do estudo. Oito passos de modelagem, ou variações desses passos, foram usados para ensinar a usar lentes de contato. Os passos da modelagem incluíam tocar o rosto da criança puxando e abrindo a pálpebra, fazer a criança puxar e abrir a pálpebra, colocar colírio nos olhos, aproximar-se do olho da criança com um dedo, tocar o olho da criança com um dedo, tocar com uma lente de contato macia no canto do olho da criança e tocar com uma lente dura no canto do olho da criança. A adesão a cada passo era reforçada com elogio, estrelas, bolhas, alimento ou acesso a brinquedos. Esse uso da modelagem aumentou o uso de lentes de contato em três das quatro crianças. Deve ser observado que esse exemplo é uma variação da modelagem; não envolvia aproximações sucessivas do comportamento-alvo, mas mudanças sucessivas na estimulação à qual os participantes eram expostos enquanto mantinham a pálpebra aberta e permaneciam colaborando.

Restabelecimento de um comportamento exibido previamente

A modelagem pode ser usada para ensinar um indivíduo a se engajar em comportamento exibido previamente que não ocorre mais. Em alguns casos, o indivíduo não exibe mais o comportamento porque perdeu a habilidade para fazê-lo (p. ex., ensinar alguém a falar após trauma craniencefálico) ou se recusa a fazê-lo.

Meyer, Hagopian e Paclawsky (1999) usaram modelagem para aumentar o número de passos que um estudante com deficiência intelectual realizava corretamente todos os dias. Previamente, ele havia apresentado comportamento agressivo grave quando solicitado a se arrumar para ir à escola. O procedimento de modelagem incluía dez passos, desde escovar os dentes até ficar na escola todos os dias. Os reforçadores apresentados eram contingentes a um número específico de passos que eram realizados a cada dia, e o número de passos necessários era sistematicamente aumentado. Os resultados do estudo sugerem que a modelagem pode ser usada com sucesso para aumentar a adesão a habilidades de higiene e a frequência escolar.

Taub e colaboradores (1994) usaram modelagem e *feedback*/elogio verbal como reforçadores para aumentar os movimentos motores de vítimas de acidente vascular cerebral (AVC) que haviam perdido o movimento em um dos membros. Os autores restringiram o movimento do membro não afetado e usaram modelagem para promover o uso do membro afetado com uma variedade de tarefas, entre as quais girar um arquivo rotatório, empurrar um disco em um jogo de *shuffleboard* e rolar uma bola. Os pesquisadores demonstraram que a modelagem aumentava o número de giros de um arquivo rotatório e a distância em que o sujeito empurrava o disco de *shuffleboard*. Além disso, o tempo que os indivíduos levaram para mover uma bola de lado a lado diminuiu. Esse estudo mostra que a modelagem pode facilitar a reabilitação comportamental em indivíduos que sofreram danos neurológicos devidos a um AVC. A modelagem, desde então, também tem demonstrado que leva a maior recuperação cortical (Liepert, Bauder, Miltner, Taub, & Weiller, 2000).

O'Neil e Gardner (1983) usaram um procedimento de modelagem para restabelecer uma caminhada independente com andador em um adulto idoso que não aderiu à fisioterapia (FT) após cirurgia de implantação de prótese no quadril. Para iniciar o procedimento de modelagem, o terapeuta reforçou a ida até a sala de FT (i.e., o comportamento inicial). Depois que o sujeito estava indo consistentemente até a sala de FT, o terapeuta reforçou a posição ereta entre duas barras paralelas durante um número crescente de segundos, e ir até a sala de FT foi colocado em extinção. Esse processo continuou ao longo de uma lista de aproximações sucessivas, incluindo andar entre as barras paralelas por um número crescente de passos e andar todo o comprimento das barras, até que o sujeito caminhasse de forma independente com um andador.

Ao usar modelagem para restabelecer o comportamento exibido previamente, é essencial, em primeiro lugar, determinar a razão pela qual o indivíduo não está se engajando no comportamento. Por exemplo, a presença de uma condição aversiva associada ao comportamento pode diminuir a motivação do indivíduo para se engajar no comportamento, e, nesse caso, manipular o ambiente de maneira a remover essa condição aversiva pode ser suficiente para promover resposta sem o uso de modelagem. Antes de iniciar a modelagem, no entanto, é essencial identificar um reforçador poderoso para fortalecer cada aproximação no processo de modelagem. O uso de estratégias motivacionais para aumentar o impacto dos reforçadores (ver o Cap. 27) também pode aumentar a eficácia da modelagem.

Mudança de alguma dimensão de um comportamento existente

Pode ser usada modelagem para aumentar ou diminuir alguma dimensão de um comportamento (frequência, intensidade, duração ou latência de uma resposta-alvo) que não esteja presente em um nível satisfatório. Nessa aplicação da modelagem, o alvo é uma mudança na dimensão comportamental, como aumento no volume da fala ou redução no número de cigarros fumados por dia.

Hagopian e Thompson (1999) usaram modelagem com um menino de 8 anos com fibrose cística e deficiência intelectual para aumentar sua adesão aos tratamentos respiratórios. O comportamento-alvo era fazer o menino manter no rosto a máscara de nebulização. Inicialmente, eles solicitaram que o menino mantivesse a máscara no rosto por 5 segundos, após os quais ele recebia elogio e acesso a seus itens preferidos. O tempo que ele tinha de manter a máscara no rosto era sistematicamente aumentado em 5 segundos até que a meta de 40 segundos fosse atingida. Os resultados do estudo mostram que a duração da adesão aumentou de uma média de 13 segundos para uma média de 37 segundos, e os resultados eram mantidos no acompanhamento na 14ª semana.

Em outro exemplo, Jackson e Wallace (1974) moldaram o comportamento na dimensão da intensidade reforçando sucessivamente a fala em tom mais alto com uma menina diagnosticada com deficiência intelectual leve. Nesse estudo, um reforçador era apresentado quando ela falava em níveis sucessivamente mais altos, conforme medido por um medidor de decibéis.

Hall, Maynes e Reiss (2009) usaram modelagem para aumentar a duração do contato visual em dois de três indivíduos com síndrome do X frágil. Os participantes recebiam reforçadores comestíveis e elogio caso fizessem contato visual por um período especificado. O tempo durante o qual faziam contato visual aumentava a cada ensaio, usando esquemas de reforço de percentil.

Dallery, Meredith e Glenn (2008) usaram modelagem para reduzir o número de cigarros que oito adultos fumavam. Acompanhando a linha de base, os pesquisadores calcularam um critério que especificava o número de cigarros que os participantes podiam fumar, o que determinavam a partir dos níveis de monóxido de carbono (CO) medidos. Se os níveis de CO dos participantes estivessem no nível ou abaixo do nível do critério estabelecido, eles recebiam um vale com valor financeiro. Os níveis de CO para cinco dos participantes haviam diminuído até os níveis de abstinência na conclusão do estudo.

Em um novo exemplo de modelagem, Scott, Scott e Goldwater (1997) melhoraram o desempenho de um praticante de atletismo. O comportamento-alvo era que um saltador com vara erguesse-a acima de sua cabeça o mais alto possível logo antes de plantar a vara para se lançar por sobre a barra. Scott e colaboradores usaram *feedback* auditivo como reforçador para atingir certa altura com a vara. A altura necessária para reforço foi aumentada com incrementos de 5 centímetros durante os sete passos de modelagem até que o atleta atingisse a extensão máxima de seu braço.

O'Neill e Gardner (1983) descrevem uma situação em que uma mulher diagnosticada com esclerose múltipla interrompia seu programa de terapia mais de uma vez por hora para idas ao banheiro. Em última instância, o terapeuta queria que ela esperasse 2 horas entre cada ida ao banheiro. O comportamento inicial – esperar 1 hora entre as idas ao banheiro – foi reforçado até que ela esperasse consistentemente essa quantidade de tempo. A aproximação seguinte era esperar 70 minutos. Nesse ponto, esperar 1 hora foi colocado em extinção, enquanto esperar 70 minutos foi reforçado com elogio e aprovação por parte do terapeuta. Esse processo de reforçar as crescentes latências entre as idas ao banheiro continuou até que o sujeito consistentemente esperasse 2 horas entre as idas ao banheiro.

Oportunidades para usar modelagem em psicoterapia

Embora os analistas comportamentais tenham sido mais comumente os que usam modelagem, as oportunidades para os psicólogos aplicados usarem-na estão por todos os lados. Por exemplo, um clínico realizando psicoterapia que está interessado em modelar autoexposição, abertura emocional ou atenção ao momento presente pode ter como alvo esse comportamento e mudá-lo na sessão. Reforçadores potenciais, como atenção, inclinar-se para a frente, adotar uma postura que espelhe a postura do cliente, fazer comentários clínicos ou elogios, podem ser explorados na sessão, e, se eles funcionarem como reforçadores, o clínico pode usá-los sistematicamente para estimular os clientes a falar ou ajudá-los a se aventurar em novas áreas em termos de suas relações com outras pessoas. De fato, essa ideia costuma ser usada na análise comportamental clínica e em formas contextuais de terapia cognitivo-comportamental, como a psicoterapia analítica funcional, a qual demonstrou empiricamente funcionar em parte por meio da modelagem na própria sessão de psicoterapia (Busch et al., 2009).

RESUMO

Modelagem é um procedimento de treinamento usado para desenvolver um comportamento que um indivíduo não está exibindo atualmente. De modo mais específico, a modelagem é usada para gerar um novo comportamento, restabelecer um comportamento exibido previamente e mudar a dimensão de um comportamento existente. Um objetivo da maioria dos procedimentos de análise comportamental aplicada é promover a ocorrência de um comportamento desejável que melhore a qualidade de vida do indivíduo que se engaja nesse comportamento. No entanto, o reforço não pode ser usado para fortalecer o comportamento desejável se ele já não ocorrer pelo menos ocasionalmente. A modelagem oferece aos indivíduos uma forma de adquirir o comportamento desejável de maneira gradual e de ser fortalecido pela aplicação de vários princípios básicos do comportamento. Embora a modelagem seja usada como um procedimento de treinamento, ela também pode ocorrer de modo acidental (p. ex., a modelagem inadvertida do comportamento-problema). As contingências de reforço prevalentes podem ocorrer de tal forma que uma variedade de comportamentos-alvo pode ser adquirida e moldada inadvertidamente.

Embora a modelagem seja uma ferramenta de treinamento valiosa, nem sempre é o método de ensino mais adequado ou mais eficiente. Mais uma vez, a modelagem costuma ser usada para ajudar um indivíduo a adquirir um comportamento que atualmente não é forte ou nunca foi estabelecido como parte de seu repertório comportamental. O treinador pode usar reforço diferencial para aumentar o comportamento que ocorre apenas ocasionalmente. Além disso, pode apresentar motivadores ou manipular eventos antecedentes para aumentar a motivação de forma que o comportamento tenha maior probabilidade de ocorrer e tenha contato com o reforço. Ainda, a modelagem não é ideal para o treinamento de cadeias de comportamento complexas que envolvam múltiplas topografias do comportamento a serem realizadas em sequência. Para treinar esses comportamentos, é mais apropriado criar uma análise da tarefa que divida uma cadeia de comportamentos em componentes individuais de estímulo-resposta. O treinador pode, então, usar estratégias de encadeamento comportamental que utilizem incitação e esvanecimento para ensinar cada componente de estímulo-resposta da cadeia comportamental.

REFERÊNCIAS

Busch, A. M., Kanter, J. W., Callaghan, G. M., Baruch, D. E., Weeks, C. E., & Berlin, K. S. (2009). A micro-process analysis of functional analytic psychotherapy's mechanism of change. *Behavior Therapy, 40*(3), 280–290.

Chance, P. (2014). *Learning and behavior*. Belmont, CA: Wadsworth Publishing.

Dallery, J., Meredith, S., & Glenn, I. M. (2008). A deposit contract method to deliver abstinence reinforcement for cigarette smoking. *Journal of Applied Behavior Analysis, 41*(4), 609–615.

Ferguson, D. L., & Rosales-Ruiz, J. (2001). Loading the problem loader: The effects of target training and shaping on trailer-loading behavior of horses. *Journal of Applied Behavior Analysis, 34*(4), 409–424.

Hagopian, L. P., & Thompson, R. H. (1999). Reinforcement of compliance with respiratory treatment in a child with cystic fibrosis. *Journal of Applied Behavior Analysis, 32*(2), 233–236.

Hall, S. S., Maynes, N. P., & Reiss, A. L. (2009). Using percentile schedules to increase eye contact in children with fragile X syndrome. *Journal of Applied Behavior Analysis, 42*(1), 171–176.

Jackson, D. A., & Wallace, R. F. (1974). The modification and generalization of voice loudness in a fifteen-year-old retarded girl. *Journal of Applied Behavior Analysis, 7*(3), 461–471.

Liepert, J., Bauder, H., Miltner, W. H. R., Taub, E., & Weiller, C. (2000). Treatment-induced cortical reorganization after stroke in humans. *Stroke, 31*(6), 1210–1216.

Matthews, J. R., Hodson, G. D., Crist, W. B., & LaRouche, G. R. (1992). Teaching young children to use contact lenses. *Journal of Applied Behavior Analysis, 25*(1), 229–235.

Meyer, E. A., Hagopian, L. P., & Paclawskyj, T. R. (1999). A function-based treatment for school refusal behavior using shaping and fading. *Research in Developmental Disabilities, 20*(6), 401–410.

Miltenberger, R. G. (2016). *Behavior modification: Principles and procedures* (6th ed.). Boston: Cengage Learning.

O'Neill, G. W., & Gardner, R. (1983). *Behavioral principles in medical rehabilitation: A practical guide*. Springfield, IL: Charles C. Thomas.

Rasey, H. W., & Iversen, I. H. (1993). An experimental acquisition of maladaptive behavior by shaping. *Journal of Behavior Therapy and Experimental Psychiatry, 24*(1), 37–43.

Schaefer, H. H. (1970). Self-injurious behavior: Shaping "head banging" in monkeys. *Journal of Applied Behavior Analysis, 3*(2), 111–116.

Scott, D., Scott, L. M., & Goldwater, B. (1997). A performance improvement program for an international-level track and field athlete. *Journal of Applied Behavior Analysis, 30*(3), 573–575.

Shimizu, H., Yoon, S., & McDonough, C. S. (2010). Teaching skills to use a computer mouse in preschoolers with developmental disabilities: Shaping moving a mouse and eye-hand coordination. *Research in Developmental Disabilities, 31*(6), 1448–1461.

Taub, E., Crago, J. E., Burgio, L. D., Groomes, T. E., Cook, E. W., DeLuca, S. C., et al. (1994). An operant approach to rehabilitation medicine: Overcoming learned nonuse by shaping. *Journal of the Experimental Analysis of Behavior, 61*(2), 281–293.

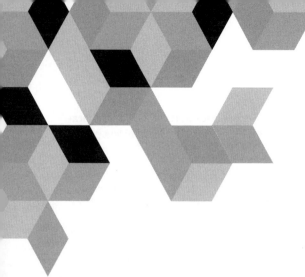

14
Autogerenciamento

Edward P. Sarafino, PhD
Department of Psychology, College of New Jersey

DEFINIÇÕES

Autogerenciamento se refere à aplicação de princípios comportamentais e cognitivos à mudança do próprio comportamento, obtendo-se controle sobre condições que encorajam comportamentos indesejáveis ou desencorajam os desejáveis. Como tal, o autogerenciamento reúne muitos dos processos tratados neste livro em um programa de mudança do comportamento especificamente direcionada. Este capítulo fornece uma breve visão geral desses princípios e processos, além das formas como eles podem ser usados para criar mudança autodirecionada. Descrições mais detalhadas e extensas do autogerenciamento estão disponíveis nos livros de Sarafino (2011) e Watson e Tharp (2014).

Um programa de autogerenciamento foca na mudança de um *comportamento-alvo* e no atingimento de uma *meta comportamental*, que é o nível do comportamento-alvo que o indivíduo deseja atingir. Por exemplo, para o comportamento-alvo de estudar, um estudante pode ter a meta comportamental semanal de passar duas horas em estudo focado para cada hora do tempo de aula programado. Ao atingir a meta comportamental, o aluno provavelmente atingirá um *objetivo final* pretendido, abstrato ou geral, como, por exemplo, melhorar suas notas. Com frequência, as pessoas pensam em um objetivo final a ser atingido e, então, determinam quais devem ser o comportamento-alvo e a meta comportamental para atingir o resultado desejado.

Alguns comportamentos-alvo envolvem um *déficit comportamental*. Por exemplo, a pessoa pode não realizar a atividade com suficiente frequência, duração, força ou suficientemente bem. Outros comportamentos-alvo envolvem um *excesso comportamental*, em que a atividade é realizada com muita frequência, muita força e durante muito tempo. Para muitas pessoas, o exercício físico é um déficit comportamental, e fumar cigarros, um excesso comportamental. Uma pessoa provavelmente atingirá seu objetivo se tiver alto grau de *autoeficácia*, a crença de que ela pode ser bem-sucedida em uma atividade específica que deseja realizar, como mudar um comportamento em um programa de autogerenciamento.

Aprendizagem e comportamento

A experiência leva à aprendizagem e desempenha um papel crítico no desenvolvimento de quase todos os traços e comportamentos. *Aprendizagem* é uma mudança relativamente permanente na tendência comportamental que resulta da experiência. Há dois tipos principais de aprendizagem (ver o Cap. 6):

- No *condicionamento (clássico) respondente*, um estímulo (o estímulo condicionado) passa a ter a capacidade de evocar uma resposta (a resposta condicionada) por meio de uma associação com um estímulo (o estímulo não condicionado) que já evoca resposta. No condicionamento respondente, *extinção* é um procedimento ou condição no qual um estímulo condicionado é repetidamente apresentado sem o estímulo não condicionado; esse processo reduz a força da resposta condicionada ou a probabilidade de que ela ocorra.
- No *condicionamento operante*, as consequências mudam o comportamento. Tanto o reforço positivo como o negativo (recompensa) aumentam a probabilidade de que o comportamento ocorra no futuro, enquanto a punição a diminui. No condicionamento operante, extinção é o procedimento ou condição por meio do qual o reforço é encerrado para um comportamento previamente reforçado, fazendo o comportamento diminuir em probabilidade e vigor. *Modelagem* é um método de reforço diferencial do comportamento-alvo sucessivo (discutido em detalhes no Cap. 13).

Esses tipos de aprendizagem podem ocorrer por meio da experiência direta ou vicariamente, como pela observação de experiências de aprendizagem de outras pessoas – um processo denominado *modelação*. Quando vemos alguém demonstrar medo de cobras em um filme de terror ou vemos um encanador desmontar uma torneira em nossa casa, podemos aprender esses comportamentos por meio da modelação. O processo de aprendizagem também estabelece os *antecedentes* de um comportamento: pistas que precedem e preparam a ocasião para o comportamento. Por exemplo, se observamos que estamos com fome e vemos um alimento atraente (os antecedentes), estendemos a mão até ele e o comemos, o que é um condicionamento operante. Para comportamentos respondentes, o antecedente é o estímulo condicionado. Conforme discutirei em mais detalhes a seguir, a resposta condicionada com frequência atua para produzir uma consequência na vida cotidiana.

Comportamentos que estão firmemente estabelecidos tendem a se tornar *habituais* – ou seja, são executados de forma automática e sem consciência, como quando pegamos um doce distraidamente e o colocamos na boca. Comportamentos habituais se tornam menos dependentes das consequências – por exemplo, o reforço que eles recebem – e mais dependentes das pistas antecedentes, como ver um doce com o canto dos olhos. O comportamento foi associado a essa pista no passado. Os antecedentes podem ser *explícitos* – ou seja, abertos à observação ou diretamente observáveis por meio dos nossos sentidos – ou *encobertos*: internos e não abertos à observação. Emoções negativas, como raiva ou depressão, podem servir como antecedentes encobertos, levando algumas pessoas a comprar coisas compulsivamente (Miltenberger et al., 2003). Em geral, as pessoas têm mais dificuldade para mudar comportamentos habituais, como comer em excesso ou fumar cigarros, do que comportamentos não habituais.

TÉCNICAS PARA MANEJO DO COMPORTAMENTO

Para modificar um comportamento-alvo de modo efetivo, ele precisa ser claramente definido para que possa ser medido com precisão. Apenas pela medição do comportamento-alvo é possível determinar se ele mudou. A observação casual do comportamento em geral não fornece um quadro preciso de sua ocorrência.

Avaliando a mudança comportamental

Para avaliar o programa de autogerenciamento, devem ser coletados dados sobre a ocorrência do comportamento antes e depois do programa. Os dados coletados antes de se tentar modificar o comportamento-alvo são denominados dados da *linha de base*; o termo "linha de base" também se refere ao período durante o qual esses dados são coletados. Os dados coletados quando tentamos modificar o comportamento são denominados dados de *intervenção*; o termo "intervenção" também se refere ao período durante o qual esses dados são coletados. Os programas de autogerenciamento em geral incluem uma fase de linha de base e uma fase de intervenção, com os dados sobre o comportamento-alvo sendo coletados em cada fase.

Como o comportamento pode mudar em muitos aspectos, é necessário selecionar os tipos de dados que melhor refletem como você deseja que o comportamento mude e também o progresso feito em direção a esses objetivos. O objetivo é modificar a frequência em que o comportamento ocorre, por quanto tempo e com que força. Essas medidas formam três tipos de dados:

- *Frequência* – o número de vezes que um comportamento foi observado. Esse tipo de dado é melhor quando cada exemplo do comportamento-alvo tem início e fim claros e demora aproximadamente a mesma quantidade de tempo para ser executado.
- *Duração* – o tempo que dura o comportamento-alvo do início ao fim. Exemplos incluem medir a duração de cada sessão de exercício físico, assistir à TV ou estudar.
- *Magnitude* – intensidade, grau ou tamanho de uma ação ou seu produto. Exemplos incluem medir o volume de sua fala, a força de uma emoção que você sentiu e o peso dos halteres que você levantou.

Um tipo de dado usado com menos frequência em autogerenciamento é a *qualidade*, ou como o comportamento-alvo é executado, como tocar um instrumento musical ou executar competências atléticas. Às vezes, é útil e importante coletar mais de um tipo de dado para um comportamento-alvo particular – por exemplo, você pode planejar um programa de autogerenciamento para aumentar a frequência, a duração e a magnitude do exercício físico que um cliente realiza.

Para avaliar mudanças no comportamento-alvo, é útil construir um *gráfico* – um desenho que represente as variações nos dados – mostrando como uma variável muda com outra variável. Uma *variável* é uma característica das pessoas, objetos ou eventos que pode variar. A frequência, a duração e a magnitude de um comportamento são variáveis, assim como o tempo. Para um programa de autogerenciamento, o terapeuta cria um gráfico de linhas com dois eixos: a linha horizontal (abscissa) representa o tempo, como os dias, e a linha vertical (ordenada) representa a ocorrência do comportamento-alvo. Os dados da linha de base são representados no lado esquerdo no tempo, e os dados da intervenção são representados ao longo do tempo no lado direito da linha de base. Se os dados da intervenção mostrarem melhora substancial no comportamento-alvo nesse nível na linha de base, trata-se de um sinal claro de que o programa de autogerenciamento foi bem-sucedido. Por exemplo, em um programa de autogerenciamento para reduzir o consumo de cigarros, o nível do gráfico na linha de base para a frequência do tabagismo seria significativamente mais alto do que na intervenção.

Avaliando as funções comportamentais

Uma *análise funcional* é um procedimento que ajuda a definir o comportamento-alvo com exatidão e identifica as conexões entre o comportamento e seus antecedentes e consequências. O comportamento-alvo pode ser um comportamento operante ou um comportamento respondente. Em geral, para realizar a análise funcional de um comportamento, o cliente precisa observar e registrar cada exemplo do comportamento e os antecedentes e as consequências que ele identifica. São necessários vários dias de observação e registro anteriores ou simultâneos ao período da linha de base. Usando as informações que são coletadas, o terapeuta pode, então, determinar como alterar os antecedentes e as consequências que produziram e mantiveram o comportamento no passado. Esse plano formará a base para o programa de autogerenciamento.

MUDANDO O COMPORTAMENTO OPERANTE

O comportamento aprendido por meio do condicionamento operante segue uma sequência padrão: um ou mais antecedentes levam ao comportamento, que produz uma ou mais consequências. Para mudar um comportamento operante, o terapeuta precisa gerenciar seus antecedentes e consequências.

Gerenciando os antecedentes operantes

Uma estratégia para gerenciar os antecedentes operantes é desenvolver ou aplicar novos antecedentes. Ao ser aplicado um novo antecedente, o comportamento apropriado precisa ser reforçado quando ocorrer. Três métodos para o desenvolvimento de novos antecedentes são incitação, esvanecimento e modelação. Um *desencadeante* é um estímulo que é acrescentado ao antecedente desejado ou normal para um comportamento apropriado, e *incitação* é um procedimento que se soma ao *desencadeante*. A função da incitação é lembrar o cliente de executar um comportamento que ele já sabe como fazer ou ajudá-lo a executar um comportamento que ele não faz com frequência ou suficientemente bem. Alguns *desencadeantes* envolvem guiar fisicamente um comportamento, como pegar a mão da cliente para ajudá-la a aplicar a cobertura em um bolo decorativo. Outros *desencadeantes* são verbais, dizendo ao cliente o que fazer ou não fazer, como um aviso na cozinha que diz "não beliscar". E outros *desencadeantes* são gráficos ou auditivos, como uma fotografia do cliente quando ele era mais magro ou um alarme que o faz lembrar de parar de falar ao telefone. Depois que os antecedentes normais levam de forma confiável ao comportamento desejado, o terapeuta pode usar *esvanecimento*, um procedimento pelo qual os *desencadeantes* são gradualmente removidos. Na modelação, as pessoas aprendem comportamentos observando outra pessoa realizá-los.

Outros métodos para desenvolver ou aplicar novos antecedentes envolvem fazer mudanças ambientais e usar estratégias cognitivas. Como os antecedentes geralmente ocorrem no ambiente, o comportamento desejável pode ser encorajado com mudanças ambientais sendo feitas de três maneiras: primeiro, substituir o antigo ambiente por um novo (p. ex., mudando para um local mais silencioso para estudar); segundo, alterar a disponibilidade de itens que encorajam o comportamento indesejável ou desencorajam o comportamento desejável (p. ex., remover os cigarros para alguém que está tentando parar de fumar); terceiro, *restringir*, ou seja, limitar uma gama de situações para um comportamento indesejável, como limitar os lugares ou a hora do dia em que o comportamento é permitido (p. ex., reduzir a quantidade de tempo gasto assistindo à TV, limitando o comportamento a um lugar e tempo específicos).

Uma estratégia cognitiva para aplicar um novo *antecedente* é a autoinstrução, que envolve usar uma afirmação que ajude o cliente a executar um comportamento ou lhe diga como realizá-lo. Uma autoinstrução é similar a um *desencadeante* verbal, só que geralmente é aplicada de maneira disfarçada. As instruções devem ser razoáveis; o cliente dizer a si mesmo que é capaz de realizar um feito impossível ou que mudar seu comportamento terá efeitos de longo alcance na sua vida não é crível e levará ao fracasso.

Gerenciando as consequências do comportamento operante

Para mudar o comportamento operante nos programas de autogerenciamento, podem ser considerados dois tipos de consequências – reforço e punição. O reforço pode ser classificado como *positivo*, o que envolve introduzir ou acrescentar um estímulo depois que o comportamento é realizado, ou *negativo*, o que envolve reduzir ou remover uma circunstância desagradável existente se ocorrer um comportamento apropriado. O reforço é mais efetivo quando ocorre imediatamente após o comportamento, em vez de depois de um tempo. Para reduzir um excesso comportamental, a extinção deve ser usada sempre que possível para diminuir a probabilidade e o vigor do comportamento-alvo. A técnica de punição pode ser usada para reduzir um excesso comportamental, mas isso pode ter efeitos problemáticos. Em geral, o reforço positivo é a consequência mais usada e efetiva nos programas de autogerenciamento e é o tipo no qual irei me concentrar.

Ao escolher reforçadores positivos para aplicar na mudança de um comportamento operante, é importante usar aqueles que têm alto nível de *valor de recompensa*, o grau em que a recompensa é desejável. Quanto maior o valor de recompensa, mais provavelmente ele irá reforçar o comportamento (Trosclair-Lasserrre, Lerman, Call, Addison, & Kodak, 2008). Duas dimensões de um reforçador que afetam seu valor de recompensa são quantidade e qualidade. Por exemplo, quando usamos um doce como reforçador, uma grande quantidade e o sabor favorito serão mais efetivos do que uma pequena quantidade e um sabor meramente aceitável. Alguns tipos de reforçadores positivos que os terapeutas frequentemente aplicam nos programas de autogerenciamento incluem:

- itens tangíveis, ou objetos materiais, como dinheiro, artigos de vestuário ou gravações musicais;
- itens consumíveis ou coisas que o cliente pode comer ou beber, como salgadinhos, frutas ou refrigerantes;
- atividades ou coisas que o cliente gosta de fazer, como assistir à TV ou checar as mensagens de *e-mail*; e
- fichas ou itens que simbolizem uma recompensa, como ingressos, pequenas fichas ou marcações de visto em uma tabela, que podem ser trocados por recompensas tangíveis, consumíveis ou por uma atividade.

Fichas não têm valor de recompensa por si só; elas se tornam reforçadores quando associadas aos reforçadores que podem comprar. Elas são úteis para tornar o reforço imediato, preenchendo a lacuna entre comportar-se apropriadamente e o recebimento do reforçador. Uma forma de escolher os reforçadores usados em um programa de autogerenciamento é pedir que o cliente preencha uma pesquisa denominada "questionário dos itens e experiências preferidos" (Sarafino & Graham, 2006). Não é aconselhável usar reforçadores que possam atuar contra o objetivo comportamental, como usar doces como recompensa em um programa para reduzir a ingestão calórica.

Depois que os reforçadores foram selecionados, o terapeuta precisa planejar como e quando aplicá-los. Em programas de autogerenciamento, os reforçadores costumam ser autoadministrados. Isso é conveniente, mas o reforçador não deve ser ganho de forma muito fácil. Se a pessoa não consegue determinar objetivamente se o comportamento merece uma recompensa, outra pessoa pode precisar julgar se a recompensa foi merecida. Sempre que possível, o reforço deve ser administrado imediatamente após a ocorrência do comportamento desejado – quanto mais demorado, provavelmente menos efetivo ele será.

MUDANDO COMPORTAMENTOS EMOCIONAIS

As pessoas aprendem comportamentos emocionais, como o comportamento de esquiva em resposta ao medo, por meio do condicionamento respondente direto ou indireto. O condicionamento é direto quando o estímulo condicionado (como um cão) é associado a um estímulo não condicionado (como o rosnado e um ataque do cão); o condicionamento é indireto quando a aprendizagem é adquirida pela modelação, imaginando-a ou aprendendo com os outros.

Para dar início a um programa de autogerenciamento, o terapeuta precisa construir uma escala de classificação para avaliar a intensidade da resposta emocional. Além disso, é necessária uma análise funcional para identificar e descrever os antecedentes, o comportamento e as consequências (Emmelkamp, Bouman, & Scoling, 1992). A razão para identificar as consequências do comportamento emocional é que os condicionamentos respondentes e operantes geralmente ocorrem juntos na vida real – por exemplo, comportar-se de maneira temerosa pode levar ao reforçamento, como escapar das tarefas caseiras. Os comportamentos respondentes podem ser gerenciados pela aplicação de métodos comportamentais, afetivos e cognitivos.

Métodos comportamentais para gerenciamento de comportamentos respondentes

Os métodos comportamentais podem ser úteis em um programa de autogerenciamento para reduzir um comportamento emocional. Um dos métodos é a *extinção*: a apresentação do estímulo condicionado (p. ex., um inseto voador) sem o estímulo não condicionado (picada) e a resposta associada (dor), enfraquecendo, assim, a emoção (medo). As pessoas temerosas antecipam a possibilidade de um estímulo condicionado, como insetos que podem picar, e evitam situações em que esses insetos podem estar. Em consequência, não ocorre extinção, e o medo persiste (Lovibond, Mitchell, Minard, Brady, & Menzies, 2009). Um programa de autogerenciamento para reduzir o medo pode desencorajar a esquiva e encorajar a extinção do comportamento.

Outro método comportamental que pode reduzir o comportamento emocional é a *dessensibilização sistemática*, em que são apresentados estímulos condicionados enquanto o terapeuta encoraja a pessoa a relaxar (Wolpe, 1973). Para colocar em prática esse procedimento, o terapeuta precisa criar uma lista de estímulos condicionados que podem despertar vários níveis de medo (p. ex., de insetos que picam) e, então, organizar a lista como uma *hierarquia de estímulos* – ou seja, os estímulos condicionados são colocados em ordem de classificação, desde muito leve até muito forte, quanto à intensidade do medo que eles despertam. Um exemplo de um estímulo leve pode ser ver uma abelha pendurada em uma grade a 1,5 metro de distância, pelo lado de fora de uma janela. Um estímulo forte pode ser ficar em uma sala pequena com uma abelha voando a sua volta (nesse exemplo, o cliente tem espaço suficiente para ficar afastado dela). A dessensibilização sistemática combina essas exposições com exercícios de relaxamento. Por exemplo, o terapeuta pode primeiro apresentar ao cliente o estímulo mais leve na hierarquia e lhe pedir que localize a intensidade de seu medo em uma escala de classificação. Essa série de passos constitui um "ensaio" no procedimento. O ensaio seria, então, conduzido repetidamente até que a classificação fosse zero para dois ensaios sucessivos. Em seguida, seriam realizados ensaios repetidos com o próximo estímulo mais forte na hierarquia até que a classificação fosse zero para dois ensaios sucessivos. Esse procedimento continuaria até que todos os estímulos na hierarquia tivessem sido abordados. A redução de um medo de força moderada provavelmente exigirá pelo menos várias sessões com duração de 15 a 30 minutos.

Métodos afetivo e cognitivo para o manejo de comportamentos respondentes

Técnicas de relaxamento, entre as quais relaxamento muscular progressivo e meditação, podem ser úteis para a redução do sofrimento emocional. No relaxamento muscular progressivo, o cliente pode prestar atenção às sensações corporais enquanto alternadamente testa e relaxa grupos musculares específicos. Por exemplo, ele pode contrair e relaxar os músculos dos braços repetidamente, seguidos pelos músculos da face, depois os ombros, o abdome e as pernas. Prender e liberar a respiração também pode ser incluído. Nas sessões de meditação (ver o Cap. 26), o cliente contemplaria ou focaria a atenção em um objeto, evento ou ideia. Por exemplo, ele poderia focar a atenção em um estímulo para meditação, como um objeto visual estático, um som pronunciado (um mantra) ou sua própria respiração. Depois de praticar a técnica de relaxamento por muitas sessões e dominá-la, o cliente provavelmente poderá encurtar as sessões; na meditação, ele pode simplesmente parar antes, e no relaxamento progressivo ele pode eliminar ou combinar certos grupos musculares.

Os métodos cognitivos, que modificam pensamentos que servem como antecedentes para o comportamento emocional (ver o Cap. 21), também podem ser usados para reduzir as emoções e as crenças em programas de autogerenciamento. Por exemplo, o cliente pode pensar "Não consigo me proteger contra uma abelha", o que torna o medo mais forte e mais provável de ocorrer. Para combater esse tipo de pensamento, o terapeuta poderia instruir o cliente a fazer autoafirmações de dois tipos. Primeiramente, *afirmações de enfrentamento* são declarações que o cliente faz a si mesmo que enfatizam sua habilidade de tolerar situações desagradáveis, como: "Relaxe, eu estou no controle porque posso me afastar da abelha". Segundo, *afirmações reinterpretativas* são coisas que o cliente diz a si mesmo que redefinem a circunstância, como, por exemplo, dar a si mesmo uma razão para encará-la de forma diferente. Por exemplo, ele pode dizer: "A abelha não está interessada em mim e não vai estar, contanto que eu a deixe em paz". Outro método cognitivo para redução do medo é a distração, como, por exemplo, desviar a atenção de um estímulo condicionado que evoca um comportamento emocional para outros estímulos explícitos ou encobertos. Por exemplo, se o cliente vê uma abelha na rua, ele pode desviar sua atenção para uma flor bonita ou uma árvore.

IMPLANTAÇÃO

Para maximizar a eficácia de um programa de autogerenciamento, ele deve incluir métodos para abordar o comportamento-alvo, seus antecedentes e suas consequências. A escolha dos métodos a serem incluídos no plano dependerá das respostas a duas perguntas:

- O comportamento-alvo envolve comportamento operante, comportamento respondente ou ambos?
- O programa pretende modificar um excesso comportamental ou um déficit comportamental?

Por exemplo, o reforço positivo é um método essencial para corrigir um déficit comportamental operante, e extinção e punição seriam úteis na redução de um excesso comportamental. Os resultados da avaliação funcional devem informar o plano final.

Finalizando o plano

Depois de selecionar as técnicas a serem aplicadas, elas devem ser planejadas para serem mais efetivas – por exemplo, escolha reforçadores com alto valor de recompensa e garanta que o cliente não receba reforçadores aos quais ele não fez jus. Além disso, certifique-se de que os critérios para reforço não são nem tão rígidos, tornando improvável que o cliente consiga merecê-los, nem fáceis demais, tornando improvável que esse comportamento melhore o suficiente para atingir o objetivo comportamental. Sugira que o cliente envolva amigos e família, caso estes queiram ajudar.

Prepare os materiais necessários para executar o programa de autogerenciamento. Você não vai querer que o cliente fique sem eles no meio do processo: isso é especialmente importante se os materiais forem reforçadores. Além disso, é uma boa ideia formalizar o plano em um contrato comportamental, que especifique claramente o comportamento-alvo, as condições nas quais ele deve ou não ser executado e as consequências de realizar o comportamento (Philips, 2005). Faça o cliente redigir o contrato e assiná-lo; se o cliente escolheu aproveitar o auxílio de outra pessoa para executar o plano, faça-o descrever seu papel no contrato e assiná-lo.

Implantando o plano

A coleta de dados é parte essencial da implantação de um programa de autogerenciamento. Antes de tentar mudar o comportamento-alvo, devem ser coletados os dados da linha de base para que o cliente possa ver o nível inicial do comportamento e compará-lo com esses níveis depois que a intervenção começar. Certifique-se de que os clientes registrem cada ocasião em que o comportamento ocorrer assim que ele acontecer; enfatize que, se deixarem para mais tarde, sua memória do comportamento não será tão precisa; isso significa que os clientes devem ter em mãos material para registrar sempre que o comportamento ocorrer. Se um cliente estiver tentando mudar um comportamento-alvo que ocorre distraidamente, como praguejar ou roer unhas, auxilie-o a planejar um procedimento que o ajude a lembrar de estar atento ao comportamento e registrar os dados. O cliente deve registrar os dados em um gráfico durante a fase da linha de base e continuar fazendo o mesmo durante a intervenção. Verifique o gráfico durante a intervenção para ver se o comportamento do cliente melhorou ou não em relação à linha de base e se continua a melhorar durante as semanas de intervenção. Se as melhorias não forem tão fortes quanto você ou seu cliente gostaria, examine os métodos que estão sendo usados e tente torná-los mais fortes.

Mantendo as mudanças comportamentais

As pessoas que mudam seu comportamento algumas vezes revertem a sua antiga maneira de se comportar com o passar do tempo. Esse processo começa com um *lapso*, uma situação de regressão, como quando um cliente que tem sucesso em exercitar-se regularmente pula um dia. O cliente provavelmente poderá se recuperar de forma rápida de um lapso se ele souber que a regressão é comum e deve ser esperada. Se ele não se recuperar rapidamente, pode ocorrer uma *recaída* – o comportamento indesejado retorna ao seu nível antigo, como não se exercitar. Muitos métodos estão disponíveis para manter as mudanças comportamentais. Por exemplo, o terapeuta pode reintroduzir partes dos métodos de intervenção, como *desencadeantes* ou reforçadores, ou desenvolver um sistema de parceria, em que o cliente e um amigo ou parente que mudou um comportamento similar se mantêm em contato e dão um ao outro encorajamento e ideias de como manter o comportamento.

RESUMO

O autogerenciamento descreve métodos que os próprios indivíduos podem usar para aumentar comportamentos desejáveis ou reduzir comportamentos indesejáveis. Esses métodos estão enraizados nos princípios comportamentais e cognitivos. Os princípios comportamentais mais comuns incluem condicionamento respondente, condicionamento operante, modelagem e modelação; os princípios cognitivos mais comuns incluem autoafirmações (como afirmações de enfrentamento e reinterpretativas) e distração. A execução de um plano de autogerenciamento requer a avaliação precisa e frequente do comportamento-alvo, um objetivo comportamental claro e uma avaliação funcional do antecedente e das consequências do comportamento-alvo. Os programas de autogerenciamento devem ser parte integrante de muitos, se não de todos, dos tratamentos de problemas psicológicos.

REFERÊNCIAS

Emmelkamp, P. M. G., Bouman, T. K., & Scholing, A. (1992). *Anxiety disorders: A practitioner's guide*. Chichester, UK: Wiley.

Lovibond, P. F., Mitchell, C. J., Minard, E., Brady, A., & Menzies, R. G. (2009). Safety behaviors preserve threat beliefs: Protection from extinction of human fear conditioning by an avoidance response. *Behaviour Research and Therapy, 47*(8), 716–720.

Miltenberger, R. G., Redlin, J., Crosby, R., Stickney, M., Mitchell, J., Wonderlich, S., et al. (2003). Direct and retrospective assessment of factors contributing to compulsive buying. *Journal of Behavior Therapy and Experimental Psychiatry, 34*(1), 1–9.

Philips, A. F. (2005). Behavioral contracting. In M. Hersen & J. Rosqvist (Eds.), *Encyclopedia of behavior modification and cognitive behavior therapy: Adult clinical applications* (vol. 1, pp. 106– 110). Thousand Oaks, CA: Sage Publications.

Sarafino, E. P. (2011). *Self-management: Using behavioral and cognitive principles to manage your life*. New York: Wiley.

Sarafino, E. P., & Graham, J. A. (2006). Development and psychometric evaluation of an instrument to assess reinforcer preferences: The preferred items and experiences questionnaire. *Behavior Modification, 30*(6), 835–847.

Trosclair-Lasserre, N. M., Lerman, D. C., Call, N. A., Addison, L. R., & Kodak, T. (2008). Reinforcement magnitude: An evaluation of preference and reinforcer efficacy. *Journal of Applied Behavior Analysis, 41*(2), 203–220.

Watson, D. L., & Tharp, R. G. (2014) *Self-directed behavior: Self-modification for personal adjustment* (10th ed.). Belmont, CA: Wadsworth.

Wolpe, J. (1973). *The practice of behavior therapy* (2nd ed.). New York: Pergamon Press.

15

Redução da excitação

Matthew McKay, PhD
The Wright Institute, Berkeley, CA

HISTÓRICO

Os processos de redução da excitação abordados neste capítulo estão voltados para a excitação do sistema nervoso simpático (Selye, 1955) e podem ser distinguidos da redução da excitação voltada para os processos cognitivos (Beck, 1976), o controle atencional (Wells, 2011) e a descentralização/distanciamento/desfusão (Hayes, Strosahl, & Wilson, 012), que são tratados em outros capítulos deste livro. A história das estratégias modernas de redução da excitação começa na década de 1920, quando Jacobson (1929) introduziu o relaxamento muscular progressivo (RMP). Desde então, vários exercícios de respiração, relaxamento muscular e visualização foram acrescentados a um novo arsenal complexo denominado, em geral, como treinamento de relaxamento.

Na década de 1930, o relaxamento autógeno (Schultz & Luthe, 1959) apresentou uma nova forma de redução da excitação baseada na *autossugestão*: aqueles que procuram alívio do estresse por meio desse método repetem frases usando temas de calor, peso e outras sugestões. Ele foi praticado por anos na Alemanha, e Kenneth Pelletier (1977) o popularizou nos Estados Unidos.

Mindfulness como uma técnica para redução do estresse foi introduzido no Ocidente na década de 1960 por Maharishi Mahesh Yogi (2001) como meditação transcendental, uma forma laica do que Benson (1997) posteriormente popularizou e denominou resposta de relaxamento. Mais recentemente, foi introduzida a redução do estresse baseada em *mindfulness* (Kabat-Zinn, 1990); ela incorpora meditação e ioga a um programa de redução do estresse ensinado em aulas de 6 a 12 semanas no mundo inteiro.

APLICAÇÕES

Os alvos dos processos de redução da excitação incluem problemas de saúde e dor crônica; transtornos relacionados à raiva; desregulação emocional; e a maioria dos transtornos de ansiedade, como transtorno de ansiedade generalizada (TAG), fobia específica, transtorno de ansiedade social e transtorno de estresse pós-traumático (TEPT).

Saúde

Inúmeros problemas de saúde específicos associados a altos níveis de estresse, como hipertensão, transtornos gastrintestinais, problemas cardiovasculares, cefaleias tensionais, certos transtornos imunes e suscetibilidade a infecções, parecem melhorar com treinamento em *mindfulness* ou relaxamento (p. ex., Huguet, McGrath, Stinson, Tougas, & Doucette, 2014; Krants & McGeney, 2002). O relaxamento autógeno provou reduzir os sintomas de asma, transtornos gastrintestinais, arritmias, hipertensão e cefaleias tensionais (p. ex., Linden, 1990). Além disso, dor crônica associada a lesão na região lombar, fibromialgia, câncer, síndrome do intestino irritável, lesão nervosa e outros transtornos têm sido tratados com *mindfulness* (Kabat-Zinn, 1990, 2006), treinamento de relaxamento (Kwekkeboom & Gretarsdottir, 2006) e relaxamento autógeno (Sadigh, 2001).

Transtornos emocionais

As estratégias de relaxamento são usadas em terapia comportamental dialética (Linehan, 1993) para atingir a desregulação emocional e melhorar a eficácia do enfrentamento. O relaxamento também é um componente essencial dos protocolos de controle da raiva (p. ex., Deffenbacher & McKay, 2000).

Talvez as aplicações mais amplas para relaxamento e redução da excitação sejam para os transtornos de ansiedade. Craske e Barlow (2006) incluem treinamento de relaxamento em seu protocolo para TAG, mas Barlow (Allen, Mcugh, & Barlow, 2008), desde então, abandonou o relaxamento em seu protocolo unificado para transtornos emocionais, argumentando que ele promove evitação não sadia dos afetos. Igualmente, o relaxamento costumava ser usado nos protocolos de exposição para fobia (p. ex., Bourne, 1998), mas acabou demonstrando que reduz os efeitos de extinção dos tratamentos de exposição (Craske et al., 2008).

O treinamento de relaxamento para TEPT apresentou resultados inconclusivos. Mais uma vez, embora o relaxamento pareça reduzir a eficácia dos tratamentos de exposição breve e prolongada, ele continua a ter utilidade no manejo de sintomas de TEPT, como volatilidade emocional e *flashbacks* (Smyth, 1999).

Em suma, embora a redução da excitação não seja mais recomendada para exposição – com a possível exceção para exposição à raiva (Deffenbacher & McKay, 2000) –, ela continua a apresentar utilidade para regulação emocional (Linehan, 1993) e problemas de saúde relacionados ao estresse.

TÉCNICAS

Recomendo os seis processos de redução da excitação listados a seguir em virtude de sua eficácia apoiada pela pesquisa, além da facilidade com que podem ser ensinados ou aprendidos (Davis, Eshelman, & McKays, 2008). Os métodos passo a passo para ensiná-los são apresentados a seguir:

- Técnicas respiratórias
- RMP e relaxamento passivo
- Treinamento de relaxamento aplicado
- Técnicas de *mindfulness*
- Visualização
- Relaxamento autógeno

Técnicas respiratórias

Respiração diafragmática. Durante períodos de estresse, o diafragma se contrai para se preparar para luta ou fuga (Cannon, 1915), enviando uma mensagem de "perigo" para o cérebro. O objetivo da respiração diafragmática é esticar e relaxar o diafragma, enviando um sinal ao cérebro de que tudo está seguro. A respiração diafragmática também tende a diminuir a frequência respiratória, melhorando o tônus vagal (Hirsch & Bishop, 1981).

Para praticar essa técnica, faça os clientes seguirem estes passos:

1. Coloque uma mão sobre o abdome logo acima da linha da cintura, e a outra mão sobre o peito. Pressione com a mão sobre o abdome.
2. Inspire lentamente de forma que (1) a mão sobre o abdome seja empurrada para fora, enquanto (2) a mão sobre o peito permanece parada. (Você deve demonstrar a respiração diafragmática, ao mesmo tempo que monitora a habilidade do indivíduo de expandir o diafragma.)

Se os clientes tiverem dificuldade (p. ex., ambas as mãos se movem ou a mão no peito se ergue em um movimento errático), você pode sugerir o seguinte:

- Faça mais pressão com a mão sobre o abdome.
- Imagine que o abdome é um balão que está enchendo de ar.
- Deite-se (1) de bruços pressionando o abdome contra o chão enquanto respira, ou deite-se (2) para cima com um livro ou objeto similar colocado sobre o abdome, o qual você possa ver levantar e baixar.

A respiração diafragmática deve ser praticada por 5 ou 10 minutos de cada vez, pelo menos três vezes por dia, para que a habilidade seja adquirida. Depois disso, além da prática diária, encoraje os clientes a usarem respiração diafragmática sempre que notarem ansiedade ou tensão física.

Um alerta: sabe-se que a respiração diafragmática induz hipocapnia, paradoxalmente aumentando a ansiedade em indivíduos com transtornos de ansiedade, especialmente pânico. Caso isso ocorra, a retenção da respiração assistida por capnômetro (para medir os níveis de dióxido de carbono e ajudar a diminuir a frequência respiratória) é uma alternativa viável (Meuret, Rosenfield, Seidel, Bhaskara, & Hofmann, 2010).

Treinamento de controle respiratório. Essa técnica (Mais, 1993) tem sido usada para desacelerar a respiração para fins de relaxamento, além de controlar a hiperventilação no transtorno de pânico. Encoraje os indivíduos a dominarem os passos a seguir:

1. Expire profundamente.
2. Inspire pelo nariz por três batimentos.
3. Expire pelo nariz por quatro batimentos.
4. Depois que o ritmo estiver confortavelmente estabelecido, a respiração pode ser ainda mais desacelerada: inspire por quatro batimentos; expire por cinco batimentos.
5. Pratique três vezes ao dia por 5 minutos; depois de dominado, use o método durante situações estressantes.

Relaxamento muscular progressivo e relaxamento passivo

Relaxamento muscular progressivo. Depois que Edmond Jacobson desenvolveu o RMP na década de 1920, Joseph Wolpe (1958) tomou emprestada a técnica como um componente da dessensibilização sistemática, e outros terapeutas comportamentais utilizaram-na como uma estratégia efetiva para redução da excitação. O processo se direciona para a excitação do sistema nervoso simpático, reduzindo a tensão nos músculos motores geralmente ativados na resposta ao estresse de luta ou fuga. A seguir, é apresentada uma sequência instrucional para RMP básico, adaptado de Davis, Eshelman e McKay (2008).

Contraia cada grupo muscular por 5 a 7 segundos.

Comece a relaxar enquanto respira algumas vezes, lenta e profundamente... Agora, enquanto deixa o resto do seu corpo relaxar, cerre os punhos e dobre-os voltados para os pulsos... Sinta a tensão em seus punhos e antebraços... Agora relaxe... Sinta o relaxamento em suas mãos e antebraços... Observe o contraste com a tensão... Repita isso e todos os procedimentos seguintes pelo menos mais uma vez. Agora dobre os cotovelos e contraia os bíceps... Observe a sensação de elasticidade... Deixe as mãos caírem e relaxe... Sinta essa diferença... Volte a atenção para sua cabeça, franzindo a testa e o couro cabeludo. Agora relaxe e suavize. Agora faça uma careta e observe a tensão se espalhando pela testa... Descanse. Deixe que sua fronte se suavize novamente... Feche os olhos bem apertados... mais forte... Relaxe os olhos. Agora abra bem a boca e sinta a tensão na sua mandíbula... Relaxe a mandíbula. Observe o contraste entre tensão e relaxamento. Agora pressione a língua contra o céu da boca. Experimente a pressão no fundo da boca... Relaxe... Pressione seus lábios agora, faça um "bico" em forma de O... Relaxe os lábios... Sinta o relaxamento na testa, no couro cabeludo, nos olhos, na mandíbula, na língua e nos lábios... Relaxe cada vez mais...

Agora gire a cabeça lentamente em torno do pescoço, sentindo o ponto de tensão mudando enquanto sua cabeça se move... e então lentamente gire a cabeça na outra direção. Relaxe, deixando que sua cabeça retorne até uma posição ereta confortável... Agora encolha os ombros; erga os ombros até as orelhas... Mantenha-se assim... Deixe os ombros caírem e sinta o relaxamento se espalhando pelo pescoço, garganta e ombros.

Agora contraia o abdome e mantenha-se assim. Sinta a tensão... Relaxe... Agora coloque a mão sobre o abdome. Respire profundamente para dentro do abdome, empurrando sua mão para cima. Mantenha-se assim... e relaxe... Sinta as sensações do relaxamento enquanto libera o ar rapidamente. Agora curve suas costas sem se esforçar. Mantenha o resto do corpo o mais relaxado possível. Concentre a tensão na região lombar... Agora relaxe... Deixe que a tensão se dissolva.

Contraia as nádegas e as coxas... Relaxe e sinta a diferença... Agora endireite e contraia suas pernas e vire os dedos dos pés para cima. Experimente a tensão... Relaxe... Endireite e contraia as pernas e curve os dedos dos pés em direção ao rosto. Relaxe.

Sinta o calor e a carga do relaxamento no corpo inteiro enquanto continua a respirar lenta e profundamente.

Durante o treinamento de RMP, é importante investigar como você sente o relaxamento em cada grupo muscular. Os músculos parecem pesados, formigando, quentes, etc.?

Pedir aos clientes para observarem a experiência de relaxamento irá ajudá-los a diferenciar entre estados tensos e relaxados. Também facilitará o procedimento de relaxamento passivo, explicado mais adiante nesta seção.

Alguns indivíduos resistem à sequência instrucional descrita, considerando-a excessivamente longa e trabalhosa. Se esse for o caso, apresente-lhes a versão abreviada, que leva menos de 5 minutos.

- *Postura de homem forte:* torça os punhos; contraia os bíceps e antebraços. Mantenha-se assim por 7 segundos e depois relaxe. Observe a sensação de relaxamento.
- *Rosto como uma noz:* faça uma careta; contraia os olhos, as bochechas, a mandíbula, o pescoço e os ombros. Mantenha-se assim por 7 segundos e depois relaxe. Repita. Observe a sensação de relaxamento.

- *Giro da cabeça:* gire a cabeça no sentido horário em um círculo completo e depois faça o inverso.
- *Cabeça como um arco:* estique os ombros para trás enquanto arqueia as costas suavemente. Mantenha-se assim por 7 segundos e depois relaxe. Repita. Observe a sensação de relaxamento.
- *Faça uma pausa:* respirações diafragmáticas.
- *Cabeça e dedos dos pés:* puxe os dedos dos pés para trás em direção à cabeça enquanto contrai as panturrilhas, as coxas e as nádegas. Mantenha-se assim por 7 minutos e depois relaxe.
- *Postura de bailarina:* fique na ponta dos pés enquanto contrai as panturrilhas, as coxas e as nádegas. Mantenha-se assim por 7 segundos e depois relaxe. Observe a sensação de relaxamento.

Relaxamento passivo. Esse procedimento, também conhecido como contração passiva ou relaxamento sem tensão, segue a mesma sequência e relaxa os mesmos grupos musculares que a versão resumida do RMP. Instrua os indivíduos a observarem cada grupo muscular visado, notando as áreas de tensão. Depois disso, eles devem realizar uma respiração diafragmática profunda. Assim que começarem a expirar, devem dizer a si mesmos "Relaxe" e continuar a relaxar alguma tensão que exista na área-alvo. Cada passo deve ser repetido uma vez, e os indivíduos devem ser encorajados a procurarem a sensação de relaxamento que atingiram no RMP.

Enquanto a maioria das pessoas é compreensivelmente relutante em realizar a versão mais longa do RMP em um lugar público, o relaxamento passivo tem a vantagem de poder ser feito sem ninguém perceber, portanto pode ser usado em qualquer lugar. Além disso, o cliente pode simplificar o procedimento para focar em um único grupo muscular que habitualmente guarda tensão.

Treinamento de relaxamento aplicado

Öst (1987) desenvolveu o treinamento de relaxamento aplicado para relaxar rapidamente indivíduos severamente fóbicos, além de pessoas que sofrem de transtornos de estresse inespecífico e insônia inicial. A maior vantagem do método de Öst é que ele proporciona rápido alívio do estresse. Embora o relaxamento aplicado leve várias semanas de prática para ser aprendido, a técnica pode reduzir significativamente a excitação em 1 ou 2 minutos.

Passo 1, RMP: o processo de treinamento se inicia com RMP – é recomendado o uso da versão abreviada. Ele deve ser praticado três vezes ao dia por no mínimo uma semana.

Passo 2, relaxamento passivo: essa técnica deve ser praticada exclusivamente durante mais uma semana. Encoraje os indivíduos a se certificarem de que cada grupo muscular esteja profundamente relaxado antes de passar para o grupo-alvo seguinte. Além disso, instrua para observarem se a tensão começa a reaparecer em músculos relaxados anteriormente. Em caso afirmativo, eles devem ser relaxados outra vez.

Passo 3, relaxamento controlado por sinais: esse procedimento só deve ser iniciado depois que o relaxamento passivo foi dominado. De fato, cada sessão da prática controlada por sinais começa com relaxamento passivo. Em seguida, ainda em um estado de liberação muscular profunda, o foco se volta para a respiração. Enquanto respiram profunda e regularmente, os indivíduos devem agora dizer a si mesmos "Inspire" enquanto inalam e "Relaxe" enquanto deixam o ar sair. Encoraje-os a deixar a palavra "relaxe" povoar cada pensamento na mente, enquanto cada respiração traz uma sensação mais profunda de calma e paz. A respiração controlada por sinais continua por no mínimo 5 minutos durante cada sessão de prática (duas vezes ao dia).

Passo 4, relaxamento rápido: para essa técnica, os indivíduos escolhem um sinal de relaxamento especial – de preferência algo que eles vejam com certa frequência durante o dia. Exemplos podem ser um relógio de pulso, o corredor até o banheiro, um espelho particular ou um objeto de arte, etc. Cada vez que o objeto que serve de sinal for notado, instrua-os a seguirem esta sequência:

- Respire profundamente usando o mantra "inspire/relaxe".
- Faça uma varredura pelo corpo procurando tensão, focando nos músculos que precisam relaxar.
- Esvazie de tensão os músculos-alvo a cada expiração; progressivamente relaxe a contração em cada área do corpo afetada.

O objetivo é usar o relaxamento rápido 15 minutos por dia para que os indivíduos possam treinar o relaxamento enquanto se encontram em situações naturais e não estressantes. Caso não encontrem seu sinal para relaxamento com suficiente frequência, eles devem acrescentar um ou mais sinais até que atinjam 15 oportunidades de prática por dia.

Passo 5, relaxamento aplicado: o último estágio do treinamento introduz o uso rápido do relaxamento diante de situações ameaçadoras. Os indivíduos devem usar as mesmas técnicas descritas no item anterior. Eles devem observar seus próprios sinais fisiológicos de estresse – frequência cardíaca acelerada, tensão no pescoço, sensação de calor, nó no estômago, etc. – e usar os sinais para dar início ao relaxamento aplicado. Imediatamente após observarem um sinal, eles devem:

- respirar profundamente, dizer a si mesmos "Inspire" e depois "Relaxe";
- rastrear o corpo procurando tensão; e
- concentrar-se no relaxamento dos *músculos que no momento não são necessários.*

Como um sinal de estresse pode ocorrer a qualquer momento – de pé, sentado, andando –, o foco deve ser na liberação da tensão nos grupos musculares que no momento não estão ativos. Se o indivíduo estiver de pé, a tensão pode ser liberada no tórax, nos braços, nos ombros e na face; se estiver sentado, a tensão pode ser relaxada nas pernas, no abdome, nos braços e na face.

O procedimento de relaxamento de Öst oferece uma intervenção versátil para os clínicos porque pode ser usado em qualquer hora, em qualquer lugar – não importa qual seja a atividade no momento.

Técnicas de *mindfulness*

Mindfulness é um componente de muitas terapias comportamentais mais recentes (redução do estresse baseada em *mindfulness*, terapia de aceitação e compromisso, terapia comportamental dialética e outras). O objetivo comum é gradualmente libertar os indivíduos de um foco no passado e no futuro – a fonte de ruminação e preocupação – e ancorar sua consciência no momento presente (Kabat-Zinn, 1990, 2006). Em essência, os processos de *mindfulness* iniciam a realocação da atenção, de ameaças futuras ou de perdas e fracassos passados para a experiência sensorial no momento presente e de processos cognitivos para sensações específicas.

Meditação com exploração do corpo. Esse exercício simples de foco no momento presente encoraja os indivíduos a observarem sem julgamento as sensações corporais internas – desde os dedos dos pés até a cabeça. O roteiro a seguir, adaptado de Davis, Eshelman e McKay (2008), tipifica o processo de exploração corporal:

1. Comece tomando consciência do seu peito e abdome levantando e baixando com a respiração. Você pode surfar nas ondas da sua respiração e deixar que ela ancore você no momento presente.
2. Direcione a atenção para as solas dos pés. Observe alguma sensação que esteja presente ali. Sem julgar ou tentar torná-la diferente, simplesmente observe a sensação. Depois de alguns momentos, imagine que sua respiração está fluindo para as solas dos pés. Enquanto inspira e expira, você pode experimentar uma abertura ou abrandamento e uma liberação da tensão. Simplesmente observe.
3. Agora direcione a atenção para o resto dos seus pés, subindo até os tornozelos. Tome consciência de alguma sensação nessa parte do seu corpo. Depois de alguns momentos, imagine que sua respiração flui, descendo até seus pés. Respire para dentro e para fora dos seus pés, simplesmente observando as sensações.
4. Prossiga subindo pelo seu corpo desta maneira – a parte inferior das pernas, joelhos, coxas, pelve, quadris, nádegas, região lombar, parte superior das costas, peito e abdome, parte superior dos ombros, pescoço, cabeça e face. Use o tempo que precisar para sentir cada parte do corpo e observe as sensações que estão presentes, sem forçá-las ou tentar torná-las diferentes. Respire para dentro de cada área do corpo e relaxe enquanto passa para a área seguinte.
5. Observe alguma parte do seu corpo que tenha dor, tensão ou desconforto. Simplesmente fique com as sensações de uma forma não julgadora. Enquanto respira, imagine sua respiração abrindo os músculos contraídos ou áreas dolorosas e criando mais espaço. Enquanto expira, imagine a tensão ou dor fluindo para fora dessa parte do seu corpo.
6. Quando chegar ao alto da cabeça, explore seu corpo uma última vez procurando alguma área de tensão ou desconforto. Então imagine que você tem um orifício respiratório no alto da cabeça, muito semelhante aos espiráculos que as baleias ou os golfinhos usam para respirar. Inspire a partir do alto da cabeça, fazendo sua respiração descer por todo o corpo até as solas dos pés, e depois volte novamente através de todo o seu corpo. Deixe que sua respiração elimine qualquer tensão ou sensações desconfortáveis.

Meditação com contagem da respiração. A meditação vipassana clássica tem três componentes:

1. Observe a respiração. Isso pode ser feito sentindo ou observando o processo respiratório (o ar frio descendo pela parte de trás da garganta, as costelas e o diafragma se expandindo, etc.) ou focando a atenção no movimento do diafragma.
2. Conte a respiração. Cada expiração é contada, até 4 ou 10, e o processo é repetido por um período de tempo determinado. Thich Nhat Hahn (1989) sugere uma alternativa simples: apenas registrar "dentro" na inspiração e "fora" na expiração.
3. Quando surgir um pensamento, simplesmente perceba esse pensamento – talvez dizendo a si mesmo "pensamento" – e volte a observar a respiração.

Ao ensinar esse processo, enfatize que inevitavelmente surgirão pensamentos; isso não é uma falha ou um erro, porque a mente não gosta de estar vazia. O objetivo dessa meditação é perceber os pensamentos tão logo seja possível e, então, voltar a atenção para a respiração.

***Mindfulness* na vida diária.** Prestar atenção ao momento presente é uma prática que os indivíduos podem desenvolver focando nas sensações associadas a uma experiência diária particular:

- *Caminhar em atenção plena* pode incluir observar ou contar os próprios passos e notar as sensações nas pernas e o balanço dos braços, a sensação do ar batendo no rosto, a pressão dos pés sobre o chão, e assim por diante. Quando surgem pensamentos, a atenção é suavemente trazida de volta para essas sensações físicas.
- *Beber com atenção plena* pode incluir a sensação do calor nas mãos, o vapor no rosto, o líquido quente tocando os lábios e a língua e descendo pela parte de trás da garganta, etc. Mais uma vez, quando surgirem pensamentos, a atenção é redirecionada para a experiência de beber.
- Exercícios de *mindfulness* adicionais podem incluir escovar os dentes, comer cerais, comer frutas, lavar os pratos, tomar banho, dirigir, fazer exercícios e muitos outros. Uma nova atividade de *mindfulness* deve ser acrescentada a cada semana até que o cliente tenha desenvolvido um repertório diário substancial de experiências como essas.

Visualização

Os processos de visualização induzem a realocação da atenção, de sensações de luta ou fuga e processos cognitivos relacionados para imagens não ameaçadoras que sinalizam ao sistema nervoso parassimpático liberar a tensão. O exercício de relaxamento mais comum baseado em imagem guiada é a visualização de um lugar especial (ou seguro) (Achterberg, Dossey, & Kokmeier, 1994; Siegel 1990). A visualização tem sido amplamente usada para a redução da excitação e para o manejo de reações a estresse extremo depois de ensaios de exposição em TEPT.

Encoraje os indivíduos a escolherem um lugar onde se sintam seguros e em paz. Pode ser uma praia bonita, uma pradaria ou um quarto da infância onde eram felizes. Se não existir esse lugar real, encoraje-os a criarem um ambiente ficcional, mas seguro e relaxado. Algumas pessoas, particularmente aquelas com história de abuso, podem criar imagens com proteções extraordinariamente incorporadas. Uma mulher que sofreu abuso sexual, por exemplo, desenvolveu um lugar seguro na praia – mas com paredes de 10 metros de altura e com cacos de vidro no alto, estendendo-se até dentro do oceano.

Depois que a visualização foi escolhida, encoraje os indivíduos a preencherem os detalhes, incluindo a imagem visual (formas, cores, objetos), auditiva (vozes, sons no ambiente) e cinestésica (sensação da temperatura, texturas, peso, pressão). É crucial usar as três modalidades sensoriais citadas a fim de que a imagem seja suficientemente rica para impactar o nível de excitação. Agora, conduza vários ensaios de visualização do lugar especial, fazendo as leituras do estresse (de 0 a 10) antes e depois para verificar a eficácia. Encoraje sessões de prática duas vezes ao dia durante a semana seguinte para atingir o domínio.

A visualização do lugar especial pode ser combinada com outros exercícios de relaxamento para um efeito aditivo. O aumento das técnicas pode incluir respiração diafragmática, relaxamento passivo (focado em um grupo muscular tenso em particular), relaxamento controlado por sinais e outros. Por exemplo, enquanto evocam um campo aberto sossegado, os indivíduos também podem fazer respirações profundas ou relaxar a tensão na região dos ombros.

Relaxamento autógeno

A técnica do relaxamento autógeno é direcionada para o sistema nervoso autônomo simpático e o tônus vagal usando autossugestão para criar um relaxamento profundo. As fórmulas verbais autógenas a seguir foram desenvolvidas e combinadas em cinco conjuntos para reduzir o estresse e normalizar as funções corporais essenciais.

CONJUNTO 1

Meu braço direito está pesado.
Meu braço esquerdo está pesado.
Meus dois braços estão pesados.
Minha perna direita está pesada.
Minha perna esquerda está pesada.
Minhas duas pernas estão pesadas.
Meus braços e pernas estão pesados.

CONJUNTO 2

Meu braço direito está quente.
Meu braço esquerdo está quente.
Meus dois braços estão quentes.
Minha perna direita está quente.
Meus braços e pernas estão quentes.

CONJUNTO 3

Meu braço direito está pesado e quente.
Meus braços estão pesados e quentes.
Minhas pernas estão pesadas e quentes.
Meus braços e pernas estão pesados e quentes.
Minha respiração está leve.
Minha frequência cardíaca está calma e regular.

CONJUNTO 4

Meu braço direito está pesado e quente.
Meus braços e pernas estão pesados e quentes.
Minha respiração está leve.
Minha frequência cardíaca está calma e regular.
Meu plexo solar está quente.

CONJUNTO 5

Meu braço direito está pesado e quente.
Meus braços e pernas estão pesados e quentes.
Minha respiração está leve.
Minha frequência cardíaca está calma e regular.
Meu plexo solar está quente.
Meus braços e pernas estão quentes.
Minha testa está fria.

Os indivíduos devem aprender um conjunto de cada vez. Os conjuntos podem ser registrados ou memorizados. Em geral, é recomendado que os clientes pratiquem duas vezes por dia e que tenham uma semana para dominar cada conjunto. Como cada conjunto inclui temas dos conjuntos prévios, não há necessidade de repetir os conjuntos anteriores – o conjunto no qual um indivíduo está trabalhando pode ser seu foco inteiro. (Outras fórmulas autógenas para acalmar a mente e condições físicas específicas encontram-se disponíveis; ver Davis et al., 2008.)

As orientações para praticar o relaxamento autógeno são as seguintes:

- Fechar os olhos.
- Repetir cada fórmula (sugestão) quatro vezes, dizendo-a lentamente (silenciosamente) e pausando alguns segundos entre as fórmulas.

- Enquanto repetem a fórmula, os indivíduos devem "se concentrar passivamente" na parte do corpo para a qual ela está direcionada. Isso significa ficar alerta à experiência sem analisá-la.
- Quando a mente divaga – como é natural –, a atenção deve se voltar para a fórmula o mais brevemente possível.
- Os sintomas de "descarga autógena" (formigamento, correntes elétricas, movimentos involuntários, alterações no peso ou na temperatura percebida, etc.) são normais e transitórios. Os indivíduos são encorajados a notá-los e retornar para a fórmula.

ESCOLHENDO UM PROTOCOLO DE RELAXAMENTO

As pessoas inevitavelmente têm preferências por algumas técnicas de redução da excitação em relação a outras; portanto, é aconselhável ensinar de 4 a 5 técnicas para que possam decidir o que funciona melhor. Para estresse inespecífico, comece com técnicas respiratórias, incluindo a meditação com contagem da respiração, e prossiga com relaxamento muscular e (para aumentar as opções) visualização.

Se um indivíduo sofre de problemas de saúde significativos que são influenciados por estresse, comece com processos de relaxamento que se voltem diretamente para a tensão muscular – RMP, relaxamento autógeno ou exploração do corpo. Para dor crônica e problemas com grupos musculares específicos, tente RMP (se tolerado) e, por fim, relaxamento passivo, além de meditação com exploração do corpo. Se ruminação e preocupação fizerem parte do quadro clínico, você pode incluir exercícios de *mindfulness* para acalmar a atividade mental.

Indivíduos que são afligidos por estresse no trabalho ou em outros locais públicos são mais bem atendidos com treinamento de relaxamento aplicado, porque pode ser usado em praticamente qualquer circunstância e rapidamente impacta os níveis de excitação. Problemas com desregulação emocional, incluindo TAG, podem ser tratados com técnicas respiratórias (respiração diafragmática, relaxamento aplicado e meditação com contagem da respiração). Comece pedindo que o cliente use a meditação com contagem da respiração a intervalos regulares durante o dia para reduzir a excitação inicial. Depois, introduza respiração diafragmática ou relaxamento aplicado para uso durante recrudescimentos agudos na emoção. A visualização do lugar especial pode ser usada como coadjuvante para praticamente qualquer problema-alvo, mas pode ser especialmente útil para o estresse relacionado à ansiedade.

CONSIDERAÇÕES SOBRE A DOSE

A maioria das técnicas de relaxamento requer 2 ou 3 sessões de prática diária – durante pelo menos uma semana – para obtenção de domínio. Técnicas projetadas para reduzir a excitação geral (RMP, *mindfulness*, relaxamento autógeno, visualização de um lugar especial) devem ser programadas a intervalos regulares ao longo do dia (associadas a eventos como o uso do banheiro ou sinalizadas por um alarme no *smartphone*). Depois de dominadas, as técnicas projetadas para abordar surtos imprevisíveis de estresse (respiração diafragmática, relaxamento aplicado e relaxamento passivo) podem ser usadas sempre que os sintomas de estresse surgirem.

REAÇÕES PARADOXAIS

Alguns indivíduos, sobretudo pessoas com história de trauma, paradoxalmente irão responder ao treinamento de relaxamento com ansiedade e hipervigilância. Isso é particularmente verdadeiro com RMP e alguns exercícios respiratórios. Quando isso acontece, a melhor abordagem é trocar por uma estratégia diferente de redução da excitação (algumas vezes, relaxamento autógeno e *mindfulness* são mais bem tolerados) ou ajustar a dose do relaxamento, começando com 10 a 20 segundos e ir aumentando em pequenos acréscimos.

REFERÊNCIAS

Achterberg, J., Dossey, B. M., & Kolkmeier, L. (1994). *Rituals of healing: Using imagery for health and wellness*. New York: Bantam Books.

Allen, L. B., McHugh, R. K., & Barlow, D. (2008). Emotional disorders: A unified protocol. In D. Barlow (Ed.), *Clinical handbook of psychological disorders: A step- -by-step treatment manual* (4th ed., pp. 216–249). New York: Guilford Press.

Beck, A. T. (1976). *Cognitive therapy and the emotional disorders*. New York: International Universities Press.

Benson, H. (1997). *Timeless healing: The power and biology of belief*. New York: Scribner.

Bourne, E. (1998). *Overcoming specific phobia: A hierarchy and exposure-based protocol for the treatment of all specific phobias*. Oakland, CA: New Harbinger Publications.

Cannon, W. (1915). *Bodily changes in pain, hunger, fear and rage: An account of recent researches into the function of emotional excitement*. New York: D. Appleton.

Craske, M. G., & Barlow, D. H. (2006). *Mastery of your anxiety and worry* (2nd ed.). New York: Oxford University Press.

Craske, M. G., Kircanski, K., Zelikowsky, M., Mystkowski, J., Chowdhury, N., & Baker, A. (2008). Optimizing inhibitory learning during exposure therapy. *Behaviour Research and Therapy, 46*(1), 5–27.

Davis, M., Eshelman, E. R., & McKay, M. (2008). *The relaxation and stress reduction workbook*. Oakland, CA: New Harbinger Publications.

Deffenbacher, J. L., & McKay, M. (2000). *Overcoming situational and general anger: A protocol for the treatment of anger based on relaxation, cognitive restructuring, and coping skills training*. Oakland, CA: New Harbinger Publications.

Hayes, S. C., Strosahl, K. D., & Wilson, K. G. (2012). *Acceptance and commitment therapy: The process and practice of mindful change* (2nd ed.). New York: Guilford Press.

Hirsch, J. A., & Bishop, B. (1981). Respiratory sinus arrhythmia in humans: How breathing pattern modulates heart rate. *American Journal of Physiology, 241*(4), H620–H629.

Huguet, A., McGrath, P. J., Stinson, J., Tougas, M. E., & Doucette, S. (2014). Efficacy of psychological treatment for headaches: An overview of systematic reviews and analysis of potential modifiers of treatment efficacy. *Clinical Journal of Pain, 30*(4), 353–369.

Jacobson, E. (1929). *Progressive relaxation*. Chicago: University of Chicago Press.

Kabat-Zinn, J. (1990). *Full catastrophe living: Using the wisdom of your body and mind to face stress, pain, and illness*. New York: Delacorte Press.

Kabat-Zinn, J. (2006). *Coming to our senses: Healing ourselves and the world through mindfulness*. New York: Hyperion.

Krantz, D. S., & McGeney, M. K. (2002). Effects of psychological and social factors on organic disease: A critical assessment of research on coronary heart disease. *Annual Review of Psychology, 53*(1), 341–369.

Kwekkeboom, K. O., & Gretasdottir, E. (2006). Systematic review of relaxation interventions for pain. *Journal of Nursing Scholarship, 38*(3), 269–277.

Linden, W. (1990). *Autogenics training: A clinical guide*. New York: Guilford Press.

Linehan, M. M. (1993). *Cognitive behavioral treatment of borderline personality disorder*. New York: Guilford Press.

Mahesh Yogi, M. (2001). *Science of being and art of living: Transcendental meditation*. New York: Plume.

Masi, N. (1993). *Breath of life*. Plantation, FL: Resource Warehouse. Audio recording.

Meuret, A. E., Rosenfield, D., Seidel, A., Bhaskara, L., & Hofmann, S. G. (2010). Respiratory and cognitive mediators of treatment change in panic disorder: Evidence for intervention specificity. *Journal of Consulting and Clinical Psychology, 78*(5), 691–704.

Nhat Hahn, T. (1989). *The miracle of mindfulness: A manual on meditation*. Boston: Beacon Press.

Öst, L.-G. (1987). Applied relaxation: Description of a coping technique and review of controlled studies. *Behaviour Research and Therapy, 25*(5), 397–409.

Pelletier, K. R. (1977). *Mind as healer, mind as slayer: A holistic approach to preventing stress disorders*. New York: Delta.

Sadigh, M. R. (2001). *Autogenic training: A mind-body approach to the treatment of fibromyalgia and chronic pain syndrome*. Binghamton, NY: Haworth Medical Press.

Schultz, J. H., & Luthe, W. (1959). *Autogenic training*. New York: Grune and Stratton.

Selye, H. (1955). Stress and disease. *Science, 122*(3171), 625–631.

Siegel, B. S. (1990). *Love, medicine, and miracles: Lessons learned about self-healing from a surgeon's experience with exceptional patients*. New York: Harper and Row.

Smyth, L. D. (1999). *Overcoming post-traumatic stress disorder: a cognitive-behavioral exposure-based protocol for the treatment of PTSD and other anxiety disorders*. Oakland, CA: New Harbinger Publications.

Wells, A. (2011). *Metacognitive therapy for anxiety and depression*. New York: Guilford Press.

Wolpe, J. (1958). *Psychotherapy by reciprocal inhibition*. Stanford, CA: Stanford University Press.

16

Enfrentamento e regulação emocional

Amelia Aldao, PhD
Andre J. Plate, BS
Department of Psychology, The Ohio State University

DEFINIÇÕES E HISTÓRICO

Regulação emocional é o processo pelo qual os indivíduos modificam a intensidade e/ou a duração de suas emoções para responderem aos vários desafios apresentados pelo ambiente (p. ex., Gross, 1998). Esse construto provém da literatura de enfrentamento, especificamente sobre enfrentamento focado nas emoções (Lazarus & Folkman, 1984). Desde a publicação do modelo de processo de regulação emocional de Gross, em 1998, tem ocorrido um crescimento exponencial no estudo das estratégias de regulação emocional em pesquisa básica (Webb, Miles, & Sheeran, 2012) e clínica (Aldao, Nolen-Hoeksema, & Schweizer, 2010). Duas estratégias de regulação comumente discutidas são a *reavaliação cognitiva* (i. e., reinterpretação de pensamentos ou situações com o objetivo de mudar a intensidade e/ou a duração das experiências emocionais; ver o Cap. 21) e a *aceitação* (i.e., experimentar pensamentos, emoções e sensações fisiológicas no momento presente e observá-los de maneira não julgadora; ver o Cap. 24). No entanto, algumas vezes os clientes podem encontrar dificuldades quando procuram implantar essas estratégias de regulação emocional na vida diária, em parte porque sua eficácia varia como uma função do contexto (p. ex., Aldao, 2013).

REAVALIAÇÃO E ACEITAÇÃO

A ideia de que mudar especificamente a forma como pensamos pode alterar nossas experiências emocionais foi conceituada por Aaron Beck no início da década de 1960 quando ele começou a formalizar sua altamente influente terapia cognitiva para depressão (A. T. Beck, 1954). Por meio de reestruturação cognitiva e reavaliação, o cliente é encorajado a modificar o pensamento mal-adaptativo avaliando criticamente as evidências a favor e contra um pensamento automático ou crença abrangente e gerando alternativas cognitivas. Estudos identificaram que a reavaliação aumenta desde o pré-tratamento até o pós-tratamento (Mennin, Fresco, Ritter, & Heimberg, 2015) e que essas mudanças são mediadoras da melhora após o tratamento (Goldin et al., 2012).

Um número crescente de profissionais e pesquisadores tem-se concentrado na importância da *aceitação*, em vez de mudança, das emoções difíceis, sensações físicas ou outras experiências. Por exemplo, a terapia de aceitação e compromisso (ACT; Hayes, Strosahl, & Wilson, 1999) está baseada na ideia de que evitar a experiência emocional tende a ser tóxico, especialmente quando ela se torna fixada em todos os contextos (i.e., desconectada dos valores de longo prazo), estimulando um padrão de inflexibilidade que pode levar ao início, à manutenção e/ou à exacerbação de psicopatologia. Por exemplo, uma pessoa que ingere álcool depois do trabalho todos os dias pode, com isso, reduzir a tensão, aumentar sentimentos prazerosos ou ambos. Independentemente do contexto, essa pessoa pode se engajar mais prontamente em padrões comportamentais (i.e., beber) que entram em conflito com seus valores pessoais (p. ex., estar emocionalmente disponível para seu cônjuge e filhos). A ACT e terapias relacionadas, como a terapia comportamental dialética (DBT; Linehan, 1993), ensinam competências de aceitação que, nesse caso, podem ajudar o cliente a experimentar a fissura por álcool com abertura e curiosidade, sem ter que agir em conformidade com ela. As competências de aceitação são prontamente aumentadas do pré-tratamento para o pós-tratamento, e essas mudanças costumam ser mediadoras da melhora clínica de longo prazo (p. ex., Gifford et al., 2011).

Ensinando reavaliação e aceitação, um clínico pode ajudar uma mulher que sofre de transtorno de ansiedade generalizada e depressão a aumentar sua consciência da presença e da função de suas emoções e preocupações penosas. Fazer isso pode ajudá-la a notar que sua experiência de ansiedade é caracterizada por padrões de processamento específicos (p. ex., preocupação), sensações fisiológicas (p. ex., tensão muscular) e comportamentos mal-adaptativos (p. ex., irritabilidade, esquiva rígida de situações que despertam ansiedade). Ao desenvolver consciência e aceitação das experiências emocionais, ela pode estar mais bem equipada para adotar padrões de pensamento flexíveis posteriormente no tratamento. Por exemplo, ela pode passar a ver suas preocupações como meros pensamentos dos quais pode se afastar ou sentimentos que são temporários e vão passar com o tempo. Ela também pode reconhecer sem julgamento sua tensão muscular como uma sensação corporal que é desconfortável, embora não prejudicial. Isso, por sua vez, pode reduzir sua esquiva, melhorar suas habilidades para reavaliar suas cognições mal-adaptativas e aumentar seu engajamento em comportamentos adaptativos de longo prazo.

É importante mencionar, no entanto, que ensinar essas estratégias de regulação emocional aos clientes pode ser desafiador. É particularmente comum que os clientes aprendam facilmente a implantar a reavaliação e/ou a aceitação durante as sessões de terapia, mas depois tenham dificuldades quando as utilizam em resposta aos estressores da vida real. Para ensinarmos os clientes de forma efetiva a usarem estratégias de regulação emocional de modo flexível em sua vida diária – e, consequentemente, melhorar a eficácia das abordagens cognitivo-comportamentais –, torna-se essencial que os ajudemos a generalizar a aprendizagem do consultório de terapia para o mundo exterior. Para isso, voltamo-nos para o trabalho mais recente no campo da ciência afetiva, que cada vez mais tem focado nos fatores contextuais que regulam o uso e o impacto das estratégias de regulação emocional (p. ex., Aldao, 2013; Aldao, Sheppes, & Gross, 2015; Kashdan & Rottenberg, 2010).

O PAPEL DO CONTEXTO

Há duas fontes principais de variabilidade contextual que podem lançar luz sobre o uso geral das estratégias de regulação. Primeiramente, cada estratégia (p. ex., reavaliação, aceitação) pode ser implantada de diferentes maneiras pelo emprego de uma ampla gama de táticas regulatórias, tais como foco nos aspectos positivos da situação, reconceituação das consequências futuras, distanciamento da situação e até mesmo aceitação de aspectos da experiência (McRae, Ciesielski, & Gross, 2012). Referimo-nos a isso como *drift regulatório*. Em segundo lugar, determinada estratégia pode ter funções diferentes em cada contexto. Referimo-nos a isso como *multifinalidade*.

Drift regulatório

Achados metanalíticos sugerem que mesmo pequenas variações no modo como uma estratégia é implantada podem ter consequências divergentes no afeto (Webb et al., 2012). Nesse aspecto, Webb e colaboradores identificaram três tipos de reavaliação comumente dados como instruções em estudos de laboratório: (1) reavaliação do estímulo emocional (p. ex., reinterpretar uma situação negativa para encará-la mais positivamente), (2) reavaliação da resposta emocional (p. ex., reestruturar uma reação emocional para minimizar suas consequências negativas) e (3) adoção de uma perspectiva diferente (p. ex., observar as emoções e os eventos pela perspectiva de uma terceira pessoa ou desprender-se dos próprios pensamentos por meio de desfusão cognitiva). Cada uma dessas reavaliações produziu efeitos diferenciais na excitação emocional. Por exemplo, a reavaliação do estímulo emocional foi mais efetiva na redução dos resultados emocionais do que a reavaliação da resposta emocional.

Os indivíduos com psicopatologia tendem a ter dificuldade para reconhecer que diferentes situações podem requerer diferentes objetivos regulatórios (p. ex., Ehring & Quack, 2010). Os clientes tendem a ter dificuldade para identificar e nomear suas emoções (p. ex., Vine & Aldao, 2014), o que pode reduzir sua consciência de quais emoções precisam ser reguladas em primeiro lugar. Isso pode ajudar a explicar por que problemas na identificação emocional estão associados a uma variedade de comportamentos mal-adaptativos, como consumo excessivo de álcool em curto espaço de tempo (*binge drinking*), agressão e autolesão (Kashdan, Barrett, & McKnight, 2015). Por fim, mesmo quando os clientes estão cientes dos objetivos de uma situação e das emoções nela experimentadas, eles ainda podem se deixar levar utilizando estratégias regulatórias que proporcionam alívio rápido e fácil em curto prazo, mesmo que em detrimento de resultados de longo prazo (p. ex., Aldao, Masuda, & Lillis, 2006). Por exemplo, uma cliente com transtorno obsessivo-compulsivo poderia aprender a reavaliar suas preocupações com contaminação relacionadas a tocar os corrimãos no metrô mudando de "Eu toquei em algo sujo, vou contrair uma doença" para "Eu toquei em algo sujo, mas as chances de realmente contrair uma doença são muito baixas". Fazer isso permitiria que ela aceitasse a incerteza. Entretanto, quando o trem do metrô acelera repentinamente, e ela se desequilibra e precisa se agarrar para não cair, ela pode se desviar, usando uma forma mais mal-adaptativa de reavaliação. Ela pode responder aos seus pensamentos obsessivos dizendo: "Eu toquei em algo sujo e me contaminei, mas minha amiga está aqui, então, desde que eu tenha a garantia de que não vou contrair uma doença, estarei segura". Esse tipo de reavaliação pode resultar em redução similar da ansiedade em curto prazo, como o primeiro tipo, mas, com o tempo, irá resultar na crença equivocada de que a cliente precisa depender de uma amiga e buscar garantias (p. ex., comportamentos de segurança mal-adaptativos), o que pode impedir oportunidades de aprendizagem corretiva (i.e., tocar o corrimão não significa que ela vai contrair uma doença). Vale mencionar, no entanto, que o uso de comportamentos de segurança pode nem sempre ser prejudicial (p. ex., Rachman, Radomsky, & Shafran, 2008), o que sugere que realizar uma análise funcional cuidadosa de suas consequências de longo prazo – e o potencial para interferir nos valores – seja essencial.

Multifinalidade

Determinada estratégia tem diferentes relações funcionais com os resultados emocionais, cognitivos e comportamentais em diferentes contextos – o que é chamado de *multifinalidade* (Nolen-Hoeksema & Watkins, 2011). Por exemplo, estressores sociais podem alterar a ligação entre estresse e regulação emocional adaptativa. Isso não é de causar surpresa, já que ocorre uma quantidade substancial de regulação emocional em relação a outras pessoas (p. ex., Hofmann, 2014; Zaki & Williams, 2013). Por exemplo, em um estudo recente, descobrimos que o uso de reavaliação por adolescentes estava associado à reatividade fisiológica flexível (i.e., retração vagal) em resposta ao estresse *somente* com altos níveis de estressores interpessoais (i.e., vitimização pelos pares). Quando os estressores interpessoais eram baixos, a reavaliação estava associada a uma resposta fisiológica mal-adaptativa (Christensen, Aldao, Sheridan, & McLaughlin, 2015). Em outro estudo, a reavaliação estava associada a redução nos sintomas de depressão *apenas* quando os participantes estavam experimentando estressores incontroláveis. Se os estressores fossem controláveis, o uso de reavaliação levava a níveis mais altos de depressão (Troy, Shallcross, & Mauss, 2013).

Além disso, há evidências sugerindo que a ligação entre aceitação e saúde mental pode ser uma função do contexto. Shallcross, Troy, Boland e Mauss (2010) encontraram que, quando participantes da comunidade relatavam a experiência de altos níveis de estresse, seu uso habitual de aceitação estava associado a níveis ligeiramente mais baixos de sintomas de depressão quatro meses mais tarde. Para os participantes que relataram níveis baixos de estresse, não havia associação entre aceitação e sintomas de depressão.

Se a utilidade de determinada estratégia se articula com o contexto particular em que ela é implantada (p. ex., Aldao, 2013), pode ser importante combinar estratégias para determinado tipo de situação (p. ex., Cheng, Lau, & Chan). Os clientes podem experimentar dificuldades com essa combinação por inúmeras razões. Conforme discutimos anteriormente, é possível que eles tenham dificuldade para identificar os objetivos de uma situação e/ou as emoções que experimentam e, consequentemente, qual estratégia de regulação usar. Além disso, eles podem perseverar e usar a mesma estratégia em contextos completamente diferentes. É possível que os clientes perseverem ao *selecionarem* quais estratégias usar. Nesse aspecto, um estudo recente com uma amostra de bombeiros encontrou que níveis mais baixos de troca entre as estratégias (reavaliação, distração) como uma função das várias intensidades emocionais (baixa, alta) estavam associados a uma relação positiva entre exposição a trauma e sintomas de TEPT. Ou seja, em participantes com baixa flexibilidade regulatória, a ligação entre trauma e sintomas era forte. Por sua vez, em participantes com maior flexibilidade regulatória, essa ligação era inexistente (Levy-Gigi et al., 2016). Assim, esses achados sugerem que a flexibilidade regulatória pode ser um fator crítico subjacente à relação entre exposição ao trauma e a experiência de sintomas psicológicos.

Talvez essa baixa flexibilidade regulatória envolvendo reavaliação possa ser resultante da baixa confiança dos indivíduos em sua habilidade de modificar efetivamente as emoções. Nesse aspecto, um estudo recente identificou que, no contexto de um estressor social, participantes sadios a quem era dito que as emoções eram maleáveis tinham maior probabilidade de usar reavaliação espontaneamente do que aqueles a quem era dito que emoções não são maleáveis (Kneeland, Nolen-Hoeksema, Dovidio, & Gruber, 2016).

Também é provável que os clientes tenham inflexibilidade mesmo quando explicitamente instruídos a usar estratégias regulatórias diferentes. Nesse aspecto, Bonanno e colaboradores demonstraram que indivíduos com transtornos psicológicos (p. ex., trauma, luto complicado) têm dificuldade para seguir instruções de intensificar ou suprimir as expressões faciais em resposta a imagens que provocam emoções (p. ex., Bonanno, 2004; Gupta & Bonanno, 2010).

Os clientes podem, ainda, ter dificuldade para incorporar *feedback* sobre sua utilização de estratégias regulatórias. Um estudo recente examinou a troca de reavaliação para distração em resposta à visualização de figuras que evocavam emoções. Foi constatado que, quando os participantes eram altamente responsivos ao *feedback* interno (definido como alta atividade do corrugador, o que reflete franzir a testa) enquanto visualizavam as figuras em ensaios nos quais eles acabavam trocando as estratégias, maior troca estava associada a mais alta satisfação na vida. Por sua vez, quando os participantes eram menos responsivos ao *feedback* interno, maior troca estava associada a menor satisfação na vida (Birk & Bonanno, 2016). Em outras palavras, a troca que estava baseada no *feedback* interno estava associada a alta satisfação na vida, enquanto a troca que estava fracamente associada a *feedback* (i.e., era aleatória) estava associada a baixa satisfação na vida. Esses achados ressaltam a importância de incorporar informações significativas sobre o ambiente e as nossas reações a ele antes de fazermos escolhas regulatórias. Assim, a psicopatologia está associada a dificuldades para identificar e nomear reações emocionais (p. ex., Vine & Aldao, 2014) e sensações físicas (p. ex., Olatunji & Wolitzky-Taylor, 2009).

ENSINANDO FLEXIBILIDADE NA REGULAÇÃO EMOCIONAL

Com base nas pesquisas da ciência afetiva revisadas anteriormente, nesta seção apresentamos uma série de recomendações para ajudar os clientes a melhorarem sua flexibilidade regulatória e generalizarem o que aprendem em psicoterapia para suas vidas fora do consultório de terapia.

O primeiro passo é detectar como variadas emoções, pensamentos, objetivos e resultados afetivos e comportamentais caracterizam diferentes situações. É essencial ajudar os clientes a equilibrarem os resultados de curto e longo prazos da regulação emocional; caso contrário, eles podem se desviar para a utilização de estratégias que proporcionam alívio imediato, mas podem interferir no funcionamento em longo prazo. Para fazer isso, pode ser útil modificar o "registro diário de pensamentos disfuncionais" (A. T. Beck, 1979; J. S. Beck, 2011) e transformá-lo em um "mapa da regulação emocional"; essa folha de exercícios (fornecida no final do capítulo) pode ajudar os clientes a se tornarem mais conscientes de suas reações emocionais e consequências subsequentes. Recomendamos começar pelas seguintes colunas desse mapa: (1) descrição da situação, (2) emoções experimentadas (úteis e inúteis) e sua intensidade, (3) estratégias regulatórias usadas, (4) resultados da regulação em curto prazo e (5) resultados da regulação no longo prazo. Você também pode usar esse mapa da regulação emocional para preparar exercícios que ajudem seus clientes a regularem flexivelmente suas emoções (ver também Aldao et al., 2015). Estas são algumas técnicas de flexibilidade para desenvolver tal mapa:

Praticar diferentes tipos de reavaliações. O registro diário dos pensamentos disfuncionais (A. T. Beck, 1979) contém uma série de perguntas que os clientes podem fazer a si mesmos para reavaliarem pensamentos distorcidos (p. ex., "Quais são as evidências de que este pensamento é verdadeiro?" e "Existem explicações alternativas que possam ser formas mais úteis e realistas de pensar?"). Essas perguntas podem ajudar os clientes a criarem seu mapa personalizado da regulação emocional respondendo a *cada* pensamento mal-adaptativo.

Praticar diferentes tipos de aceitação. Encoraje os clientes a praticarem aceitação e aprendizagem a partir de diferentes aspectos experienciais de situações difíceis, tais como sensações corporais, impulsos comportamentais, memórias ou emoções. Por exemplo, os clientes podem aceitar as sensações fisiológicas desagradáveis com curiosidade desapaixonada, não procurando mudá-las ou manipulá-las, mas trocá-las pelas memórias que essas sensações trazem à mente (ver o Cap. 24).

Regular uma ampla gama de emoções. Repita os passos anteriores com situações emocionais que são menos problemáticas para os clientes. Por exemplo, você pode pedir que os clientes que são principalmente ansiosos e que experimentam baixos níveis de raiva reavaliem e aceitem situações que despertam raiva. Isso também vai facilitar o crescimento do repertório de estratégias deles em muitas áreas diferentes de suas vidas que provocam respostas emocionais.

Contrarregular. Na maior parte do tempo, os clientes querem ser capazes de fazer a regulação descendente das emoções negativas e a regulação ascendente das positivas. No entanto, isso reflete uma abordagem limitada da regulação emocional. Algumas vezes, pode ser muito útil aumentar as emoções negativas (p. ex., aumentar a raiva para ser assertivo durante a comunicação) e/ou reduzir as positivas (p. ex., resistir à tentação de rir durante uma reunião de trabalho séria; ver Tamir, Mitchell, & Gross, 2008). Assim, é importante praticar regulação ascendente e descendente com todos os tipos de emoções.

Regular por meio dos contextos sociais. Levando em consideração evidências que sugerem que os estressores sociais são moderadores particularmente importantes da regulação emocional e do funcionamento adaptativo (p. ex., Christensen et al., 2015; Toy et al., 2013), e o trabalho recente que associa a regulação emocional interpessoal rígida à psicopatologia (p. ex., Hofmann, 2014; Hofmann, Carpenter, & Curtiss, 2016), você pode pedir que os clientes pratiquem diferentes estratégias de regulação emocional em contextos que variem na quantidade de estresse social que eles produzem. Você também pode pedir que recrutem amigos e/ou familiares para ajudá-los a implantar certas formas de estratégias em determinados contextos. Embora os clientes, por fim, precisem se regular sozinhos, esse tipo de apoio social pode ser particularmente útil nos estágios iniciais do tratamento. Também pode ser útil que os clientes identifiquem se certos indivíduos e/ou relações os deixam com maior ou menor probabilidade de implantar diferentes formas de regulação. Além disso, pode ser útil que eles identifiquem se dependem excessivamente de determinado indivíduo ou tipo de interação. Isso pode ser indicativo de um comportamento de segurança inflexível.

Troca entre as estratégias. Encoraje os clientes a criarem experimentos nos quais vivenciem uma estratégia de regulação emocional que, com base em seu mapa regulatório, pode não funcionar tão bem em determinada situação. Peça que escolham outra estratégia de seu repertório e repitam o experimento usando a nova estratégia. Essa nova estratégia produz efeitos semelhantes ou diferentes? Para esse exercício, você pode começar com situações que sejam menos evocativas emocionalmente ou utilizar estratégias que o cliente sinta maior autoeficácia ao usar em situações menos estressantes. Dessa forma, os clientes podem explorar diferentes opções de regulação em um contexto mais seguro até que tenham desenvolvido competências regulatórias mais refinadas que possam ser expandidas gradualmente para ambientes mais desafiadores. Além disso, você também pode avançar para o monitoramento dos efeitos de longo prazo e a capacidade adaptativa do uso de cada estratégia.

CONCLUSÕES

As abordagens cognitivo-comportamentais ensinam os clientes a usarem estratégias como reavaliação e aceitação para manejar suas experiências emocionais de formas mais adaptativas e funcionais. No entanto, a utilização flexível dessas estratégias no mundo real pode ser consideravelmente difícil, e essas dificuldades ajudam a explicar o fato de a terapia cognitivo-comportamental não ser tão efetiva para todos (Vittengl, Clark, Dunn, & Jarrett, 2007). Neste capítulo, voltamo-nos para as pesquisas mais recentes na ciência afetiva em busca de respostas. Essa literatura crescente sugere que as dificuldades que nossos clientes encontram para generalizar o conhecimento da regulação emocional para sua vida cotidiana provêm da natureza da regulação emocional que é dependente do contexto. Ao ajudarmos nossos clientes a regularem suas emoções mais de modo mais flexível, nós, os terapeutas, estamos direcionados para processos que devem levar a maior sucesso e maior eficácia das abordagens de terapia baseadas em evidências.

Mapa de regulação emocional

Use esta folha de exercícios para monitorar suas emoções em situações estressantes, além das estratégias que você usou para manejar suas emoções. Consulte esta folha para avaliar as consequências de longo prazo do uso dessas estratégias de regulação emocional. Depois disso, avalie o quanto cada estratégia foi efetiva e ajuste quais estratégias irá usar no futuro de forma adequada. Lembre-se: é importante experimentar e praticar diferentes estratégias para as diferentes emoções que você experimenta. Fazer isso irá melhorar sua habilidade de manejar uma variedade de emoções em muitas situações.

1. DESCRIÇÃO DA SITUAÇÃO	2. EMOÇÕES EXPERIMENTADAS E SUA INTENSIDADE	3. ESTRATÉGIAS DE REGULAÇÃO USADAS	4. RESULTADOS DE CURTO PRAZO DA REGULAÇÃO	5. RESULTADOS DE LONGO PRAZO DA REGULAÇÃO
Seja o mais específico possível. O que você estava fazendo? O que desencadeou sua resposta emocional? Quando foi isso? Com quem você estava? Onde você estava?	Descreva as emoções que você experimentou. Classifique a intensidade de cada emoção (0-100).	Liste quais estratégias de regulação emocional você usou. Seja muito detalhado sobre como você usou cada estratégia específica.	O que aconteceu imediatamente depois que você usou essas estratégias? Como suas emoções mudaram? Elas aumentaram ou diminuíram de intensidade? Como seus pensamentos, sensações físicas e comportamentos mudaram?	O uso dessas estratégias o ajudou a alcançar objetivos de longo prazo? Como? Como você poderia manejar suas emoções de forma diferente no futuro?

REFERÊNCIAS

Aldao, A. (2013). The future of emotion regulation research: Capturing context. *Perspectives on Psychological Science, 8*(2), 155–172.

Aldao, A., Nolen-Hoeksema, S., & Schweizer, S. (2010). Emotion-regulation strategies across psychopathology: A meta-analytic review. *Clinical Psychology Review, 30*(2), 217–237.

Aldao, A., Sheppes, G., & Gross, J. J. (2015). Emotion regulation flexibility. *Cognitive Therapy and Research, 39*(3), 263–278.

Barlow, D. H. (2002). *Anxiety and its disorders: The nature and treatment of anxiety and panic* (2nd ed.). New York: Guilford Press.

Beck, A. T. (1964). Thinking and depression: II. Theory and therapy. *Archives of General Psychiatry, 10*(6), 561–571.

Beck, A. T. (1979). *Cognitive therapy of depression*. New York: Guilford Press.

Beck, J. S. (2011). *Cognitive behavior therapy: Basics and beyond* (2nd ed.). New York: Guilford Press.

Birk, J. L., & Bonanno, G. A. (2016). When to throw the switch: The adaptiveness of modifying emotion regulation strategies based on affective and physiological feedback. *Emotion, 16*(6), 657–670.

Bonanno, G. A. (2004). Loss, trauma, and human resilience: Have we underestimated the human capacity to thrive after extremely aversive events? *American Psychologist, 59*(1), 20–28.

Cheng, C., Lau, B. H.-P., & Chan, M.-P. S. (2014). Coping flexibility and psychological adjustment to stressful life changes: A meta-analytic review. *Psychological Bulletin, 140*(6), 1582–1607.

Christensen, K. A., Aldao, A., Sheridan, M. A., & McLaughlin, K. A. (2015). Habitual reappraisal in context: Peer victimization moderates its association with physiological reactivity to social stress. *Cognition and Emotion, 31*(2), 384–394.

Ehring, T., & Quack, D. (2010). Emotion regulation difficulties in trauma survivors: The role of trauma type and PTSD symptom severity. *Behavior Therapy, 41*(4), 587–598.

Gifford, E. V., Kohlenberg, B. S., Hayes, S. C., Pierson, H. M., Piasecki, M. P., Antonuccio, D. O., et al. (2011). Does acceptance and relationship focused behavior therapy contribute to bupropion outcomes? A randomized controlled trial of functional analytic psychotherapy and acceptance and commitment therapy for smoking cessation. *Behavior Therapy, 42*(4), 700–715.

Goldin, P. R., Ziv, M., Jazaieri, H., Werner, K., Kraemer, H., Heimberg, R. G., et al. (2012). Cognitive reappraisal self-efficacy mediates the effects of individual cognitive-behavioral therapy for social anxiety disorder. *Journal of Consulting and Clinical Psychology, 80*(6), 1034–1040.

Gross, J. J. (1998). The emerging field of emotion regulation: An integrative review. *Review of General Psychology, 2*(3), 271–299.

Gupta, S., & Bonanno, G. A. (2010). Trait self-enhancement as a buffer against potentially traumatic events: A prospective study. *Psychological Trauma: Theory, Research, Practice, and Policy, 2*(2), 83–92.

Hayes, S. C., Luoma, J. B., Bond, F. W., Masuda, A., & Lillis, J. (2006). Acceptance and commitment therapy: Model, processes, and outcomes. *Behaviour Research and Therapy, 44*(1), 1–25.

Hayes, S. C., Strosahl, K. D., & Wilson, K. G. (1999). *Acceptance and commitment therapy: An experiential approach to behavior change*. New York: Guilford Press.

Hofmann, S. G. (2014). Interpersonal emotion regulation model of mood and anxiety disorders. *Cognitive Therapy and Research, 38*(5), 483–492.

Hofmann, S. G., Carpenter, J. K., & Curtiss, J. (2016). Interpersonal Emotion Regulation Questionnaire (IERQ): Scale development and psychometric characteristics. *Cognitive Therapy and Research, 40*(3), 341–356.

Kashdan, T. B., Barrett, L. F., & McKnight, P. E. (2015). Unpacking emotion differentiation: Transforming unpleasant experience by perceiving distinctions in negativity. *Current Directions in Psychological Science, 24*(1), 10–16.

Kashdan, T. B., & Rottenberg, J. (2010). Psychological flexibility as a fundamental aspect of health. *Clinical Psychology Review, 30*(7), 865–878.

Kneeland, E. T., Nolen-Hoeksema, S., Dovidio, J. F., & Gruber, J. (2016). Emotion malleability beliefs influence the spontaneous regulation of social anxiety. *Cognitive Therapy and Research, 40*(4), 496–509.

Lazarus, R. S., & Folkman, S. (1984). *Stress, appraisal, and coping*. New York: Springer.

Levy-Gigi, E., Bonanno, G. A., Shapiro, A. R., Richter-Levin, G., Kéri, S., & Sheppes, G. (2016). Emotion regulatory flexibility sheds light on the elusive relationship between repeated traumatic exposure and posttraumatic stress disorder symptoms. *Clinical Psychological Science, 4*(1), 28–39.

Linehan, M. M. (1993). *Cognitive behavioral treatment of borderline personality disorder*. New York: Guilford Press.

McRae, K., Ciesielski, B., & Gross, J. J. (2012). Unpacking cognitive reappraisal: Goals, tactics, and outcomes. *Emotion, 12*(2), 250–255.

Mennin, D. S., Fresco, D. M., Ritter, M., & Heimberg, R. G. (2015). An open trial of emotion regulation therapy for generalized anxiety disorder and co-occurring depression. *Depression and Anxiety, 32*(8), 614–623.

Nolen-Hoeksema, S., & Watkins, E. R. (2011). A heuristic for developing transdiagnostic models of psychopathology: Explaining multifinality and divergent trajectories. *Perspectives on Psychological Science, 6*(6), 589–609.

Olatunji, B. O., & Wolitzky-Taylor, K. B. (2009). Anxiety sensitivity and the anxiety disorders: A meta-analytic review and synthesis. *Psychological Bulletin, 135*(6), 974–999.

Rachman, S., Radomsky, A. S., & Shafran, R. (2008). Safety behaviour: A reconsideration. *Behaviour Research and Therapy, 46*(2), 163–173.

Shallcross, A. J., Troy, A. S., Boland, M., & Mauss, I. B. (2010). Let it be: Accepting negative emotional experiences predicts decreased negative affect and depressive symptoms. *Behaviour Research and Therapy, 48*(9), 921–929.

Tamir, M., Mitchell, C., & Gross, J. J. (2008). Hedonic and instrumental motives in anger regulation. *Psychological Science, 19*(4), 324–328.

Troy, A. S., Shallcross, A. J., & Mauss, I. B. (2013). A person-by-situation approach to emotion regulation: Cognitive reappraisal can either help or hurt, depending on the context. *Psychological Science, 24*(12), 2505–2514.

Vine, V., & Aldao, A. (2014). Impaired emotional clarity and psychopathology: A transdiagnostic deficit with symptom-specific pathways through emotion regulation. *Journal of Social and Clinical Psychology, 33*(4), 319–342.

Vittengl, J. R., Clark, L. A., Dunn, T. W., & Jarrett, R. B. (2007). Reducing relapse and recurrence in unipolar depression: A comparative meta-analysis of cognitive-behavioral therapy's effects. *Journal of Consulting and Clinical Psychology, 75*(3), 475–488.

Webb, T. L., Miles, E., & Sheeran, P. (2012). Dealing with feeling: A meta-analysis of the effectiveness of strategies derived from the process model of emotion regulation. *Psychological Bulletin, 138*(4), 775–808.

Zaki, J., & Williams, W. C. (2013). Interpersonal emotion regulation. *Emotion, 13*(5), 803–810.

17

Solução de problemas

Arthur M. Nezu, PhD
Christine Maguth Nezu, PhD
Alexandra P. Greenfield, MS
Department of Psychology, Drexel University

DEFINIÇÕES E HISTÓRICO

A *terapia de solução de problemas* (TSP) é uma intervenção psicossocial que treina os indivíduos para adotar e aplicar efetivamente atitudes para a solução de problemas (p. ex., autoeficácia aprimorada) e comportamentos (p. ex., solução de problemas planejada), a fim de ajudá-los a lidar de forma efetiva com as exigências de eventos estressantes (Nezu, 2004). O objetivo é não só reduzir a psicopatologia, mas também aprimorar o funcionamento psicológico em uma direção positiva para prevenir recaídas e o desenvolvimento de novos problemas estressantes. Originalmente descrita por D'Zurilla e Goldfried (1971), a teoria e a prática da TSP foram refinadas e significativamente revisadas para assimilar pesquisas recentes em psicopatologia, ciência cognitiva e neurociência afetiva. Como o protocolo de terapia mudou significativamente em relação às suas raízes iniciais, usamos o termo terapia de solução de problemas *contemporânea* para destacar essas mudanças (Nezu, Greenfield, & Nezu, 2016).

Baseada em um modelo biopsicossocial de diátese-estresse, a TSP envolve o treinamento das pessoas para lidar de forma efetiva com estressores na vida que supostamente geram resultados negativos de saúde e saúde mental (p. ex., morte de uma pessoa amada, doença crônica, perda do emprego) e problemas diários constantes (p. ex., tensão contínua com colegas de trabalho, finanças reduzidas, dificuldades conjugais). A teoria da TSP sugere que muito do que é conceituado como psicopatologia é uma função do enfrentamento ineficaz de tais estressores. Como tal, a hipótese é a de que ensinar os indivíduos a se tornarem melhores solucionadores de problemas leva à redução de problemas físicos e de saúde mental existentes, além de maior resiliência diante de estressores futuros. Os escores de ensaios controlados randomizados e metanálises (p. ex., Barth et al., 2013; Bell & D'Zurilla, 2009; Cape, Whittington, Buszewicz, Wallace, & Underwood, 2010; Kirkham, Seitz, & Choi, 2015; Malouff, Thorsteinsson, & Schutte, 2007) indicam que a TSP é um tratamento efetivo para uma população diversificada de indivíduos que experimentam uma gama variada de transtornos psicológicos, comportamentais e de saúde.

KITS DE FERRAMENTAS

Segundo a abordagem da TSP, certos obstáculos importantes podem impedir a resolução efetiva de problemas, incluindo (a) sobrecarga cognitiva, (b) desregulação emocional, (c) processamento cognitivo enviesado de informações relacionadas às emoções, (d) fraca motivação e (e) estratégias de solução de problemas ineficazes. Para superar tais barreiras, a TSP fornece treinamento em quatro principais "*kits* de ferramentas" para solução de problemas: (a) multitarefas para solução de problemas, (b) método de aproximação dos problemas "pare, desacelere, pense e aja" (S.S.T.A.: *stop, slow down, think* e *act*), (c) pensamento sadio e imaginação positiva e (d) solução de problemas planejada (ver Nezu, Nezu, & D'Zurilla, 2013, para uma manual detalhado de tratamento com TSP).

Observe que uma formulação de caso individualizada dos pontos fortes e fracos na solução de problemas específicos de um cliente deve determinar se *todas* as estratégias em *todos* os *kits* de ferramentas são ensinadas e enfatizadas. Em outras palavras, não é obrigatório empregar todos os materiais de todos os quatro *kits* de ferramentas durante o tratamento. Em vez disso, os terapeutas devem usar avaliação e dados dos resultados para informar quais ferramentas enfatizar e incluir.

Para ajudar a ilustrar essa abordagem global, primeiramente apresentamos Jéssica, uma cliente para quem a TSP foi avaliada como apropriada e potencialmente útil. O restante do capítulo fornece breves descrições das ferramentas da TSP com algumas ilustrações de como elas foram aplicadas ao seu caso.

ESTUDO DE CASO

Jéssica era uma estudante de Medicina de 30 anos com história familiar de ansiedade e depressão. Ela chegou ao tratamento com a visão de que era incapaz de atingir seus objetivos na vida. Achava que as outras pessoas eram sempre "mais felizes" e menos preocupadas com suas realizações, relacionamentos ou valor. Quando focou nos objetivos acadêmicos, ela se tornou obsessiva e convencida de que nunca conseguiria atingi-los. Além disso, caso tivesse algum sucesso, ela achava que sua vida pessoal certamente seria prejudicada e que nunca teria relacionamentos de qualidade ou seria capaz de experimentar atividades de lazer prazerosas simultaneamente. Os relacionamentos pessoais e românticos de Jéssica em geral focavam na excitação sexual ou nos cuidados a outras pessoas. Isso frequentemente criava obstáculos na busca de seus objetivos de vida mais importantes. O sentimento de fracasso resultante e a comparação com outros que avançavam em suas vidas criaram um círculo vicioso de problemas angustiantes.

Como função de uma avaliação formal, o terapeuta identificou que Jéssica tinha um forte senso de propósito, uma mente criativa e habilidosa e o desejo de ter uma conexão afetiva com outras pessoas. Entretanto, seus meios para tentar resolver problemas ou atingir objetivos eram continuamente frustrados pela sua orientação negativa para os problemas (vergonha, preocupação, pessimismo) e por sua esquiva de ter conexões significativas. Por exemplo, quando os relacionamentos unilaterais que escolhia e criava não eram correspondidos, ela experimentava uma sensação de carência, raiva, fracasso e temor. Devido às suas fortes reações ao estresse (i.e., sentir-se sobrecarregada, deprimida e ansiosa), além de suas tentativas malsucedidas de perseguir seus valores e sonhos de vida, o terapeuta determinou que a TSP seria uma abordagem terapêutica apropriada.

À medida que descrevermos as principais ferramentas da TSP a seguir, também incluiremos exemplos relevantes das sessões de tratamento de Jéssica.

Kit de ferramentas 1: superando a sobrecarga cognitiva

Uma das barreiras para a solução de problemas efetiva é a capacidade limitada do cérebro de realizar com sucesso múltiplas tarefas simultaneamente, especialmente quando em situação de estresse. Para superar essa barreira, o primeiro kit de ferramentas da TSP envolve o treinamento dos indivíduos para usar três competências de reforço multitarefas: externalização, simplificação e visualização.

A *externalização* envolve expor informações externamente. Esse procedimento alivia a mente de ter que ativamente manter as informações a serem lembradas. A externalização pode incluir anotar ideias, desenhar um diagrama, fazer uma lista, criar um registro em áudio ou falar em voz alta.

A *simplificação* envolve separar um problema em partes mais gerenciáveis. Para usar essa estratégia, os clientes são ensinados a focar somente nas informações mais relevantes: identificar passos menores e concretos para atingir seu objetivo e traduzir conceitos complexos, vagos e abstratos para uma linguagem mais simples, específica e concreta. Uma maneira de os indivíduos praticarem o uso dessa habilidade é escrever uma breve descrição do problema (i.e., aplicar a estratégia de externalização) e, então, pedir ou imaginar que pedem a um amigo para ler a descrição e dar *feedback* quanto a sua clareza.

A *visualização* pode ser usada para uma variedade de propósitos a fim de auxiliar no processo de solução de problemas. Ao usarem a imaginação visual, os clientes são ensinados a envolver todos os seus sentidos (quando for relevante) para imaginar que veem, cheiram, saboreiam, tocam e ouvem a experiência que estão criando em suas mentes. Uma forma de visualização é a *clarificação do problema*, em que os clientes criam uma representação visual de um problema que enfrentam ou de um objetivo que desejam atingir para obter clareza sobre ele. Uma segunda forma de visualização é o *ensaio imaginário*, em que os clientes praticam soluções planejadas em sua mente. Essa forma de visualização pode ser especialmente útil quando as pessoas estão sobrecarregadas com as considerações de como irão executar uma solução ou um plano de ação pessoal posteriormente. Uma terceira forma é a *imaginação guiada*, um tipo de controle do estresse que reduz a excitação negativa do indivíduo. Nessa atividade, o terapeuta fornece instruções detalhadas que estimulam a habilidade do cliente para fazer uma viagem mental até um "lugar seguro" relaxante, como o seu lugar favorito de férias.

Trecho de uma sessão relacionada. Este trecho demonstra como Jéssica aplicou algumas das ferramentas multitarefa para lidar com a ansiedade.

Jéssica: Eu me senti oprimida. Meu peito começou a ficar apertado quando pensei em me encontrar com aquele rapaz – com quem comecei a sair – para tomar uns drinques.

Terapeuta: Você conseguiu usar alguma das suas ferramentas multitarefa para controlar esse sentimento de se sentir oprimida, conforme discutimos?

Jéssica: Sim, eu decidi usar a externalização combinada com visualização – listei algumas das minhas preocupações, especialmente a de querer passar mais tempo com ele. Então escrevi meus objetivos para mudar a forma como eu costumava me relacionar com os homens – realmente quero ser mais honesta ao expressar as coisas que são importantes para mim. Eu me visualizei expressando para ele que eu gostaria de poder passar mais tempo com ele. Usei a visualização para praticar como ser honesta, mas também justa e empática, não sendo exigente como antes, dizendo que eu entendia que sua agenda era atribulada e assumindo a responsabilidade pela minha agenda também ser um obstáculo, mas que eu queria ter mais tempo para passear – algumas atividades cotidianas e coisas assim. Ele expressou algumas coisas sobre como isso era difícil, porque nossas agendas nem sempre combinavam, e disse que, na verdade, ele está tentando economizar dinheiro este ano, então isso significa trabalhar mais, etc. Ele não disse necessariamente que gostaria de me encontrar, mas acho que me expressar assim para ele foi importante para mim – pois eu estava sendo honesta. De modo geral, o encontro real acabou sendo muito bom. Eu me senti menos oprimida, mais relaxada.

Kit de ferramentas 2 da TSP: superando a desregulação emocional e resolvendo problemas mal-adaptativos em situações de estresse

Estímulos estressantes podem gerar excitação neurobiológica significativa, que leva a uma reação emocional negativa imediata. Dada a velocidade com que essas respostas podem ser geradas, essa excitação negativa pode impactar as tentativas de solução de problemas de formas prejudiciais, tais como esquivar-se ou ser impulsivo em vez de planejador ou racional. A aplicação do segundo *kit* de ferramentas da TSP – pare, desacelere, pense e aja (S.S.T.A.) – pode ajudar os indivíduos a superar as dificuldades no controle dessas reações emocionais negativas.

Trecho de sessão relacionada. Este trecho demonstra como descrever o *kit* de ferramentas S.S.T.A. e por que ele é importante.

Jéssica: Por que eu jamais consigo entrar numa situação sem uma constante insegurança? Outras pessoas conseguem se submeter a um teste ou fazer uma apresentação sem se recolherem ao seu quarto e ficar ruminando com a ideia de que os outros vão saber o quanto elas são incapazes. Eu estou com medo de fazer os exames do Conselho de Medicina – e se eu simplesmente me perder e congelar?

Terapeuta: Vamos ver se podemos usar a ferramenta de simplificação para primeiro desmembrar essa situação e então pensar em maneiras que ajudem a "retreinar seu cérebro" para que você foque na solução do problema, e não na preocupação. A resposta ao seu primeiro questionamento é simplesmente porque você é humana. Todos têm insegurança. A diferença entre você e alguma outra pessoa é que a sua insegurança leva a maior preocupação, o que, por sua vez, leva a ainda mais preocupação, e assim por diante. Em questão de segundos, sua excitação vai de 0 a 60 – mais comumente de 30 a 100, porque você começa a ficar excitada. É importante que você diminua o volume dessa excitação por um tempo suficiente que permita que seu cérebro comece a resolver o problema. O objetivo desse novo *kit* de ferramentas é ganhar algum tempo, tomar mais consciência dos seus sentimentos e minimizar seu impacto negativo na solução do problema. É importante fazer as emoções trabalharem a seu favor, aprendendo a tomar mais consciência, a controlar melhor ou regular suas emoções negativas e assimilar a lição que suas emoções estão lhe dando. Esse conjunto de ferramentas é representado pelo acrônimo S.S.T.A., que significa pare, desacelere, pense e aja. Ele será mais bem aprendido pela prática continuada.

Jéssica: Como isso pode me ajudar a enfrentar a banca médica?

Terapeuta: Vamos primeiro usar a visualização – coloque-se nessa situação neste momento. Imagine que você está no seu refúgio estudando para o exame de qualificação. Você começa a se sentir insegura. O que vem a seguir?

Jéssica: Eu penso que posso não passar no exame... Começo a me sentir nauseada e fico dizendo repetidamente: "Por que eu não posso ser diferente, como todos os outros? Por que eu tenho que me preocupar tanto? Por que eu sou tão atrapalhada?".

Terapeuta: Agora *pare*! Comece a respirar lentamente, o que, a propósito, é uma das várias e diferentes técnicas para desacelerar que eu vou lhe ensinar. Use essa estratégia de desacelerar para tomar consciência do que está acontecendo e do que você está sentindo.

Jéssica: Estou apavorada e me sinto inferior a todos os outros.

Terapeuta: Vê o que você descobriu aqui observando a sua experiência interna? Você *sente* o desconforto normal do medo de que possa fracassar, mas, com base no seu passado, você aprendeu a automaticamente dizer a si mesma que esse sentimento significa que há algo de errado com você. Como isso é uma inverdade e não é útil, vamos fazer você treinar seu cérebro para diminuir o volume dessa excitação, de modo que ele possa voltar a focar no estudo sem essa interferência de suas preocupações. É como usar os freios no trem desde cedo, em vez de deixar que ele saia da estação e depois tentar pará-lo.

(Nota: Jéssica achou úteis as técnicas de desaceleração de S.S.T.A. e de respiração lenta e relatou que as usou aproximadamente dez vezes durante seu exame diante da banca, no qual, diga-se de passagem, ela passou com sucesso.)

Ao praticar o procedimento de S.S.T.A., o terapeuta instrui os clientes a selecionar um problema atual, usar a visualização para reexperimentar a situação em que o problema surgiu e, então, seguir estes passos:

Passo 1: pare e tome consciência. Os clientes primeiro aprendem a *parar* quando tomam consciência de uma mudança significativa na emoção, para que possam estar mais atentos à experiência. Uma variedade de comportamentos (p. ex., gritar bem alto, visualizar um sinal de PARE ou uma luz vermelha piscante no semáforo, erguer as mãos) pode ajudá-los a "pisar no freio" para que possam identificar e interpretar suas emoções.

Esse passo inicial ajuda os indivíduos a tomarem consciência de suas reações a estímulos estressantes e a estarem em mais sintonia com o significado e a natureza de suas experiências emocionais. O terapeuta ensina os clientes a identificarem desencadeantes específicos e a aumentarem sua consciência emocional, parando para observar seus sentimentos ao longo do dia; os eventos que levaram a alguma mudança nas emoções, nas sensações físicas e no comportamento; além da intensidade de seus sentimentos. Ele ainda ensina a usar a externalização para anotar essas observações, o que pode ajudá-los a lembrar e a clarificar o que estão sentindo.

Passo 2: desacelere. Como a regulação das emoções negativas pode ser muito difícil, esse kit de ferramentas oferece aos clientes uma variedade de formas de desacelerar para que possam continuar acionando os freios. Além disso, essas estratégias podem ajudar os indivíduos a aceitarem melhor ou tolerarem essa excitação, além de entenderem melhor que essas emoções basicamente denotam que está ocorrendo um problema e que ele precisa ser resolvido. As estratégias incluem contar de 10 até 1, praticar respiração diafragmática, imaginação ou visualização guiada, sorrir, bocejar, fazer meditação, relaxamento muscular profundo, exercícios, conversar com outras pessoas e orar. Os clientes também são encorajados a usar abordagens que já foram úteis no passado.

Passos 3 e 4: pense e aja. Depois que os indivíduos são mais capazes de abordar o problema com menos excitação e interferência emocional, eles aprendem a aplicar uma série de passos de pensamento crítico para lidar de forma mais sistemática e racional com a situação-problema. Esses passos estão contidos no kit de ferramentas 4. No entanto, quando for relevante e necessário, o terapeuta pode fornecer aos clientes um terceiro kit de ferramentas, que aborda o pensamento negativo e a baixa motivação.

Kit de ferramentas 3: superando o pensamento negativo e a baixa motivação

O terceiro kit de ferramentas para solução de problemas – pensamento sadio e imaginação positiva – é direcionado para indivíduos para os quais lidar com pensamento negativo e sentimentos de desesperança interfere na solução efetiva do problema. O modelo ABC do pensamento é uma abordagem que se baseia fortemente em outras estratégias cognitivas e comportamentais que ajudam os indivíduos a reestruturar cognitivamente seu pensamento negativo detectando crenças irracionais, testando a validade das cognições negativas comportamentalmente e modificando crenças disfuncionais mal-adaptativas. Segundo essa abordagem, os clientes são convidados a identificar (A) o evento ativador (*activating*) ou o problema estressante, (B) crenças (*beliefs*) ou pensamentos sobre o problema e (C) sua reação emocional consequente (*consequential*) e, então, examinar a precisão ou a imprecisão dos pensamentos. Esses pensamentos podem ser substituídos por autoafirmações mais positivas. Além disso, métodos de desfusão cognitiva, aceitação e *mindfulness* (ver os Caps. 23, 24 e 26) podem ser empregados nesse ponto da TSP.

A atividade dentro da sessão chamada de dramatização de defesa inversa é outra ferramenta que pode ajudar os indivíduos a superar o pensamento negativo. Nessa atividade, o terapeuta adota temporariamente uma atitude negativa em relação a um problema estressante e pede que o cliente assuma o papel do terapeuta, cujo objetivo é argumentar por que a afirmação negativa é incorreta, irracional ou mal-adaptativa. O processo de verbalização de um conjunto de crenças mais apropriadas ajuda o indivíduo a começar a adotar pessoalmente uma orientação mais positiva para o problema e tornar-se mais consciente da possibilidade de maior flexibilidade cognitiva durante padrões bem praticados de pensamento negativo. Essa atividade também pode ser usada em um contexto grupal, quando os participantes se alternam representando repostas mal-adaptativas e adaptativas para determinado problema.

Para aumentar a esperança e a adoção de uma orientação mais positiva para o problema, uma quarta forma de visualização pode ser uma ferramenta efetiva. Os indivíduos são convidados a visualizar a experiência de ter resolvido o problema (em contraste com focar em *como* resolver o problema). Essas imagens também podem ser associadas a valores do cliente (ver o Cap. 25) para aumentar ainda mais sua motivação. Além disso, visualizando a simplificação de grandes objetivos transformados em objetivos menores e mais administráveis, os indivíduos podem ficar mais engajados na solução de problemas planejada.

Kit de ferramentas 4: estimulando a solução de problemas efetiva

O *kit* de ferramentas final foca no ensino de habilidades planejadas para a solução de problemas. A primeira é a *definição do problema*, em que os clientes aprendem a aproveitar a oportunidade para entender plenamente a natureza do problema antes de tentar resolvê-lo. Ao descrever esse processo aos clientes, pode ser útil usar a analogia do planejamento de um roteiro de viagem como semelhante ao processo de definição de problemas. Além disso, o sucesso da definição de problemas envolve procurar todas as informações disponíveis sobre o problema e discriminar entre fatos e suposições. Um exercício útil para demonstrar esse último princípio é mostrar aos clientes uma fotografia de uma situação ambígua retirada de uma revista ou jornal. O terapeuta orienta os indivíduos a olharem para a fotografia por alguns momentos, depois colocarem-na de lado e, então, escreverem tudo o que viram ou pensaram que estava acontecendo nela. Depois disso, examinam a lista e, juntamente com o *feedback* do terapeuta, diferenciam as afirmações que descrevem os fatos daquelas que descrevem as suposições.

A definição do problema também envolve descrever os fatos acerca de um problema em uma linguagem clara e inequívoca, o que os clientes podem fazer usando as estratégias de externalização e simplificação do *kit* de ferramentas multitarefa. É muito importante que os clientes identifiquem objetivos que sejam realistas e atingíveis. Se um objetivo parecer inicialmente muito grande para ser atingido, o cliente pode usar simplificação para dividir o problema em outros menores, ao mesmo tempo que mantém o destino final em mente. Depois que os clientes articularam um objetivo ou um conjunto de objetivos, eles são ensinados a identificar as barreiras para atingir esses objetivos. Esta última atividade é particularmente importante, já que é improvável que um cliente resolva com sucesso determinado problema a menos que a maioria dessas barreiras seja superada.

Trecho de sessão relacionada. Este trecho demonstra como ajudar um cliente a definir melhor um problema.

Jéssica: Com meus turnos na faculdade de Medicina, não tenho tempo para mim. Não me dou bem tendo que trabalhar à noite no hospital – depois disso, me sinto tão cansada que só quero dormir. Estou começando a achar que nunca vou ter um relacionamento de qualidade ou vida pessoal.

Depois de passar algum tempo revisando a percepção de Jéssica de estar sobrecarregada e sua suposição de que a existência de obstáculos representa evidência válida de que jamais terá uma vida pessoal, ela e seu terapeuta começaram a colaborar na identificação de objetivos para aumentar as horas vagas mais gratificantes.

Jéssica: Eu teria mais esperança se conseguisse sair uma vez por semana para fazer alguma coisa por mim e me sentir mais equilibrada.

Terapeuta: Ótimo. Então vamos desmembrar isso para sermos mais específicos sobre o que "equilíbrio" significa para você.

Jéssica: Não tem nada a ver com faculdade ou medicina, mas alguma coisa que faça eu me sentir mais forte, mais saudável e mais conectada com as pessoas.

Terapeuta: Ok... então o objetivo é uma vez por semana fazer alguma coisa por você e sentir-se mais *equilibrada*, ou seja, "sentir-se mais forte, mais saudável e mais conectada com as pessoas"?

Jéssica: Certo, mas com a minha agenda, eu não vejo como...

Terapeuta: Você vê o que está fazendo? Você está muito à frente de mim; ainda nem terminamos de definir este problema e você já ficou negativa. Nós precisamos identificar os obstáculos ao seu objetivo para encontrarmos soluções para superar esses obstáculos. Sei que as suas barreiras são estressantes e reais... Se elas não existissem, você poderia ir e simplesmente atingir seu objetivo. Algumas vezes, eu acho que uma das maiores barreiras para você é respeitar e validar que tais obstáculos são significativos. Vamos começar a listar essas barreiras.

Jéssica: Ok, eu tenho muito pouco tempo. Talvez apenas duas ou três vezes por semana eu pudesse arranjar umas duas horas longe do hospital.

Terapeuta: Ok. Tempo muito limitado... isso com certeza representa um desafio.

Jéssica: E meus amigos geralmente têm agendas diferentes.

Terapeuta: Outro obstáculo significativo, especialmente para pessoas da sua idade, que estão em meio à construção de suas carreiras.

Jéssica: Não tenho um homem na minha vida e não tenho tempo para marcar muitos encontros.

Terapeuta: Certo: sem uma pessoa significativa, neste momento, com quem você possa contar para ajudar a organizar as coisas.

Jéssica: Dinheiro.

Terapeuta: Finanças limitadas representam mais um obstáculo. Algum outro?

Jéssica: Estou cansada quando saio do plantão, e isso me deixa com um humor tão ruim que nem mesmo me sinto motivada para fazer planos.

Terapeuta: Essa lista nos dá uma definição abrangente do problema. Vamos recapitular os obstáculos, o que realmente reforça o quanto esse problema é estressante para você solucionar. Estou muito orgulhoso por você tentar. Os obstáculos incluem tempo limitado, amigos com horários diferentes, nenhuma pessoa significativa com quem contar, finanças limitadas e humor negativo quando você sai do plantão.

Jéssica: Então parece que você entende por que esse é um problema difícil (*suspira*).

Ao final da definição desse problema, Jéssica tinha um sentimento de ser ouvida, de que seus objetivos estavam sendo apoiados e de que seus obstáculos estavam sendo identificados e validados. Foi importante tanto para ela quanto para o terapeuta reconhecer que, quando passasse para o próximo aspecto do *kit* de ferramentas para solução de problemas, Jéssica estaria gerando formas criativas de se aproximar de seus objetivos e enfrentar seus obstáculos. Por exemplo, uma forma de manejar o obstáculo do desânimo depois do plantão é planejar dormir por várias horas e evitar planejar atividades para esse momento particular (já que seu humor pode sabotar suas melhores intenções e contribuir para seu sentimento de estar sobrecarregada).

A segunda habilidade para a solução de problemas planejada é a *geração de alternativas*, o que envolve uma tempestade de ideias sobre uma gama de soluções possíveis para chegar mais perto dos objetivos e superar os obstáculos identificados, aumentando a flexibilidade cognitiva (ver o Cap. 21). A criação de um repertório de opções para a solução pode aumentar as chances dos clientes de chegarem à melhor solução, ajudá-los a se sentir mais esperançosos, minimizar o pensamento dicotômico e reduzir a tendência a agir impulsivamente. São três os princípios básicos da tempestade de ideias usados para estimular a própria criatividade: a quantidade leva à qualidade (i.e., quanto mais, melhor); retardar o julgamento (i.e., adiar o julgamento até depois de gerado um repertório de ideias); e variedade melhora a criatividade (i.e., pensar em uma grande variedade de ideias). Quando os clientes se sentem travados, o terapeuta pode sugerir combinar duas ou mais ideias para criar outra, tomando uma ideia e modificando-a ligeiramente para gerar uma nova abordagem, pensando em como outros resolveriam o problema, ou visualizando a si mesmos ou aos outros superando os vários obstáculos ao objetivo. Os clientes podem praticar essa habilidade de criatividade básica com uma variedade de problemas hipotéticos, como a geração de ideias sobre o que poderíamos fazer com um único tijolo. Também pode ser útil criar um problema mais realista com barreiras específicas, como as formas pelas quais podemos conhecer pessoas novas depois de nos mudarmos para outro bairro enquanto lidamos com barreiras como a timidez ou finanças limitadas. Ao aplicarem os princípios da tempestade de ideias a cenários que não são carregados de emoção, os clientes podem praticá-los para melhorar a competência de geração de alternativas antes de aplicá-los a problemas do mundo real mais carregados emocionalmente, que os levaram a buscar terapia para superá-los.

A *tomada de decisão* é a terceira tarefa para a solução de problemas planejada. Ela envolve inicialmente examinar as soluções ineficazes óbvias, prevendo uma gama de consequências possíveis para as soluções restantes, conduzindo uma análise dos custos e benefícios dos resultados previstos e desenvolvendo um plano de solução concebido para atingir o objetivo articulado para a solução de problemas. Ao pesarem os prós e os contras das várias ideias de solução, os indivíduos são ensinados a usar os seguintes critérios: a probabilidade de que a solução possa superar os principais obstáculos, a probabilidade de que o indivíduo consiga levar a cabo a solução, várias consequências pessoais (p. ex., tempo, esforço, saúde física) e várias consequências sociais (p. ex., efeitos na família e nos amigos). Eles também são instruídos a considerar as consequências de curto e longo prazos. Um plano para a solução, então, incluiria alternativas que são muito bem classificadas em sua hierarquia.

Na última atividade para a solução de problemas planejada, *implantação da solução e verificação*, os clientes observam e monitoram os efeitos da solução escolhida, determinam se o problema é resolvido com sucesso e solucionam as áreas problemáticas quando os esforços para a resolução de problemas não são bem-sucedidos. Além disso, é importante que os próprios clientes reforcem a si mesmos por terem-se engajado no processo de solução de problemas planejada, particularmente aqueles indivíduos que acham que são fracos na solução de problemas e duvidam de sua habilidade de resolver com sucesso problemas estressantes. Exemplos incluem ir ao seu restaurante favorito, comprar um vestido novo ou simplesmente "dar um tapinha nas próprias costas".

IMPLANTANDO OS *KITS* DE FERRAMENTAS

Embora cada *kit* de ferramentas seja introduzido e aprendido de forma linear, a maioria das sessões de TSP visa à integração dessas estratégias para que o cliente possa aplicá-las a desafios estressantes atuais. Na prática, a TSP é aplicada menos como um protocolo padrão e mais como uma estratégia implantada de modo flexível – baseada no julgamento clínico consistente – que se concentra nas áreas-alvo de prática e progresso do cliente. Por exemplo, foi empregado muito tempo ajudando Jéssica a melhor regular sua excitação negativa quando confrontada com problemas, a controlar a sobrecarga cognitiva e a diminuir os sentimentos de desesperança.

REFERÊNCIAS

Barth, J., Munder, T., Gerger, H., Nüesch, E., Trelle, S., Znoj, H., et al. (2013). Comparative efficacy of seven psychotherapeutic interventions for patients with depression: A network meta-analysis. *PLoS Medicine, 10*(5), e1001454.

Bell, A. C., & D'Zurilla, T. J. (2009). Problem-solving therapy for depression: A meta-analysis. *Clinical Psychology Review, 29*(4), 348–353.

Cape, J., Whittington, C., Buszewicz, M., Wallace, P., & Underwood, L. (2010). Brief psychological therapies for anxiety and depression in primary care: Meta-analysis and meta-regression. *BMC Medicine, 8*(Article 38).

D'Zurilla, T. J., & Goldfried, M. R. (1971). Problem solving and behavior modification. *Journal of Abnormal Psychology, 78*(1), 107–126.

Kirkham, J., Seitz, D. P., & Choi, N. G. (2015). Meta-analysis of problem solving therapy for the treatment of depression in older adults. *American Journal of Geriatric Psychiatry, 23*(3), S129– S130.

Malouff, J. M., Thorsteinsson, E. B., & Schutte, N. S. (2007). The efficacy of problem solving therapy in reducing mental and physical health problems: A meta-analysis. *Clinical Psychology Review, 27*(1), 46–57.

Nezu, A. M. (2004). Problem solving and behavior therapy revisited. *Behavior Therapy, 35*(1), 1–33.

Nezu, A. M., Greenfield, A. P., & Nezu, C. M. (2016). Contemporary problem-solving therapy: A transdiagnostic approach. In C. M. Nezu & A. M. Nezu (Eds.), *The Oxford handbook of cognitive and behavioral therapies* (pp. 160–171). New York: Oxford University Press.

Nezu, A. M., Nezu, C. M., & D'Zurilla, T. J. (2013). *Problem-solving therapy: A treatment manual.* New York: Springer.

18

Estratégias de exposição

Carolyn D. Davies, MA
Michelle G. Craske, PhD
Department of Psychology, University of California, Los Angeles

DEFINIÇÕES E HISTÓRICO

Exposição se refere ao processo de ajudar um cliente a encarar repetidamente um estímulo temido para que ele aprenda formas novas e mais adaptativas de resposta e para reduzir a ansiedade e o medo associados ao estímulo. Um estímulo que é alvo de exposição pode incluir objetos animados ou inanimados (p. ex., aranhas, elevadores), situações ou atividades (p. ex., falar em público), cognições (p. ex. pensamentos intrusivos sobre contaminação), sensações físicas (p. ex., taquicardia) ou memórias (p. ex., memórias penosas de uma agressão).

A exposição é reconhecida como uma estratégia comportamental altamente efetiva para tratar uma gama de problemas de ansiedade e relacionados a medo, incluindo transtorno de pânico, agorafobia, transtorno de ansiedade social, transtorno de estresse pós-traumático (TEPT) e transtorno obsessivo-compulsivo (TOC; Stewart & Chambless, 2009). Desde seus dias iniciais, a exposição tem sido central para as terapias comportamentais e cognitivas por meio do uso de dessensibilização sistemática para tratar fobias e transtornos de ansiedade (Wolpe, 1958).

BASE TEÓRICA

Medo (uma resposta emocional a uma ameaça iminente) e *ansiedade* (uma resposta emocional a uma ameaça antecipada ou potencial) podem se desenvolver depois que uma pessoa tem uma experiência negativa direta com um objeto ou situação (por meio de um processo denominado *condicionamento respondente*), observa as experiências aversivas ou o comportamento temeroso de outras pessoas (denominado *condicionamento vicário*) ou recebe informações carregadas de ameaças de outras pessoas. Depois dessas experiências, um objeto ou situação previamente neutros podem passar a ser associados a perigo, originando respostas de medo e ansiedade, expectativas negativas sobre o estímulo temido e comportamentos associados (p. ex., esquiva) em encontros subsequentes com o estímulo. Além disso, o medo pode se generalizar para incluir outros objetos ou situações associados. Por exemplo, uma mulher que ficou presa em um elevador por várias horas quando criança passou a ter medo extremo de lugares fechados, a ponto de ter ataques de pânico em inúmeras situações caso se sentisse presa. Ela evitava elevadores a todo custo, e seu medo e esquiva de elevadores se generalizaram para outras situações parecidas, tais como estar em uma sala pequena, sentar-se na fila do meio em um auditório e até mesmo ficar presa no trânsito.

Os comportamentos de esquiva são centrais para a manutenção do medo e da ansiedade. Embora a esquiva ou os comportamentos de escape possam reduzir o estresse temporariamente, eles mantêm a ansiedade e o medo a longo prazo, impedindo que ocorra nova aprendizagem. Com efeito, a exposição é concebida para remover comportamentos de esquiva de modo que crenças mal-adaptativas não sejam reforçadas e possa ocorrer nova aprendizagem.

COMO FUNCIONA A EXPOSIÇÃO?

A exposição se baseia em processos que facilitam uma nova aprendizagem. Um desses processos é chamado de aprendizagem inibitória, a qual foi extensamente examinada por meio de estudos que usaram extinção. De modo semelhante à exposição, a *extinção* envolve a apresentação de um estímulo temido repetidamente sem seu resultado aversivo associado. Por meio da extinção, o indivíduo forma uma nova associação com o estímulo, de modo a existirem duas associações concomitantes: uma associação *excitatória*, que conota perigo, e uma associação *inibitória*, que conota segurança. Assim, depois de um procedimento de extinção, o indivíduo terá memórias do estímulo associado tanto a perigo quanto a segurança (Bouton, 2004). Usando o exemplo do elevador, depois de completadas várias exposições de uso de um elevador sem ficar presa, a cliente agora teria duas associações diferentes vinculadas a elevadores: uma que sinaliza perigo ou ficar presa (associação excitatória) e outra que sinaliza segurança (associação inibitória). Boa parte das pesquisas sobre a melhoria da exposição foca no exame de formas de aprimorar a aprendizagem inibitória para fortalecer e promover a recuperação de associações inibitórias (Craske, Treanor, Conway, Zbozinek, & Vervliet, 2014). Inúmeras estratégias para intensificar a aprendizagem inibitória foram testadas e estão descritas na seção "Estratégias de melhoria."

Entretanto, a redução das respostas de medo durante as sessões de exposição não parece ser necessária para a melhoria (Craske et al., 2008) e, assim, pode não ser o fator principal de mudança. Aceitação psicológica (ver o Cap. 24) e desfusão cognitiva (ver o Cap. 23) podem facilitar os resultados da exposição (Arch et al., 2012), particularmente entre pessoas com múltiplos problemas (Wolitzky-Taylor, Arch, Rosenfield, & Craske, 2012) ou altos níveis de esquiva comportamental (Davies, Niles, Pittig, Arch, & Craske, 2015). Por fim, o aumento na autoeficácia como resultado da realização de exposições também desempenha um papel na facilitação do engajamento do indivíduo e na melhoria com a terapia de exposição (Jones & Menzies, 2000).

TIPOS DE EXPOSIÇÃO

A exposição pode ser implantada como um componente dentro de um plano de tratamento ou como um tratamento por si só. Inúmeros protocolos de tratamento e tratamentos manualizados incluem exposição, com terapia de exposição prolongada para TEPT (Foa, Hembree, & Rothbaum, 2007) e exposição e prevenção de resposta para TOC (p. ex., Foa, Yadin, & Lichner, 2012), porém os princípios básicos da exposição são os mesmos, independentemente do diagnóstico ou manual de tratamento.

As exposições são altamente individualizadas para os medos e os comportamentos de esquiva do cliente e, por conseguinte, precisam ser planejadas colaborativamente pelo terapeuta e o cliente. Em geral, ambos concordam com uma hierarquia de situações temidas e montam uma lista de exposições durante o curso de aproximadamente 12 a 15 sessões, com exposições nas sessões e entre as sessões, que são definidas como tarefas de casa. As exposições dentro das sessões permitem que o terapeuta ajude a planejar e demonstrar exposições, guiar e reforçar comportamentos e medir o progresso. As exposições entre as sessões são essenciais para aumentar a aprendizagem e melhorar os resultados clínicos, já que permitem maior frequência e uma variedade de exposições em contextos sem o terapeuta. São três os tipos principais de exposição.

A *exposição ao vivo* envolve a exposição direta a situações ou objetos vivos. Por exemplo, um terapeuta com um cliente que tem medo de falar em público pode pedir que ele fale diante de uma plateia; para um cliente com fobia de sangue e/ou injeções, o terapeuta pode pedir que ele olhe para fotografias ou vídeos de uma retirada de sangue e, por fim, fazer o cliente ter seu sangue retirado em uma clínica. A terapia de exposição com realidade virtual pode ser usada para situações às quais é difícil ter acesso.

A *exposição interoceptiva* se refere à indução deliberada de sensações físicas, como aumento na frequência cardíaca, tontura ou dificuldade para respirar. A exposição interoceptiva é relevante para clientes que experimentam algum tipo de sensações de pânico ou preocupações excessivas com sensações corporais. As exposições interoceptivas comuns incluem correr no lugar, hiperventilação, olhar-se em um espelho, respirar por meio de um canudo e girar em círculos.

A *exposição imaginária* é mais útil quando não é possível ou viável ter acesso a uma situação temida ao vivo ou quando uma imagem por si só é o estímulo temido (como em TOC ou TEPT). Durante a exposição imaginária, os clientes imaginam vividamente e descrevem em detalhes um cenário temido, usando uma linguagem na primeira pessoa e no tempo presente. Então, registram e repetidamente ouvem o cenário. Uma variação em exposição imaginária é a *exposição escrita*, que envolve a escrita em detalhes de um cenário temido e sua leitura repetida. Exemplos de exposição imaginária incluem imaginar ser demitido do emprego (para um cliente que se preocupa excessivamente com a possibilidade de cometer um erro no trabalho e ser demitido) ou imaginar um evento traumático que ocorreu durante um combate (para um soldado com TEPT).

IMPLANTAÇÃO

Antes de iniciar a terapia de exposição, o terapeuta deve ter uma compreensão clara de como a exposição será útil para o cliente. Avaliar cuidadosamente o medo e a ansiedade, incluindo o papel que os comportamentos de esquiva desempenham no sofrimento do cliente, ajudará terapeuta e cliente a desenvolverem e aderirem a um plano de tratamento de exposição.

Ao apresentar a justificativa para exposição, o ponto principal a ser transmitido é que comportamentos de esquiva, embora temporariamente aliviem a ansiedade, podem aumentar o sofrimento e manter o medo e a ansiedade em longo prazo. No diálogo exemplificado a seguir, o terapeuta inicialmente avalia os comportamentos de esquiva com uma cliente que tem ataques de pânico.

Terapeuta: Quando nos sentimos ansiosos ou com medo, nossa resposta natural é tentar evitar ou nos afastarmos do que faz nos sentirmos assim. Quais são algumas situações que você evita?

Cliente: Acho que no meu caso é principalmente em relação a dirigir. Eu conseguia pelo menos dirigir na pista da direita na estrada, mas agora só consigo dirigir nas ruas secundárias. Também evito dirigir sobre pontes.

Terapeuta: Ok, então dirigir em estradas e pontes. E quanto a outras situações? Há alguma outra atividade ou lugar que você evita?

Cliente: Bem, eu não gosto de multidões, também. Meu filho queria que eu o levasse para assistir a um filme que acabou de ser lançado, mas, só de pensar em ficar na fila e depois me sentar naquele cinema cheio... Não consegui me permitir fazer isso. Em vez disso, a minha irmã o levou.

Terapeuta: Esses comportamentos – evitar multidões e dirigir somente em certas áreas – são respostas muito comuns a ansiedade e sentimentos de pânico. A esquiva é uma resposta natural a situações que achamos que são ameaçadoras ou assustadoras. Lamentavelmente, esquiva em excesso pode interferir em nossas vidas e nos impedir de fazer coisas que queremos fazer. O quanto você acha que comportamentos de esquiva impactaram você?

Cliente: Me impactaram muito. A parte mais difícil foi com meu filho. Sinto-me muito mal por não poder levá-lo aos lugares a que ele quer ir ou desfrutar das coisas com ele. Essa é definitivamente a pior parte nisso tudo.

Alguns pontos importantes devem ser observados a partir desse diálogo. Primeiro, o terapeuta forneceu alguma psicoeducação sobre comportamentos de esquiva. Segundo, começou a identificar comportamentos de esquiva como o problema (em vez da ansiedade ou do medo em si), já que eles serão o alvo da exposição. Terceiro, o terapeuta evocou exemplos de como os comportamentos de esquiva interferem na vida da cliente. Depois de responder com a validação apropriada, o terapeuta fez uma introdução à exposição.

Terapeuta: Além de interferir em nossas vidas, a esquiva também nos impede de aprender que nem sempre ocorrem maus resultados ou que eles não são tão ruins quanto achávamos inicialmente. Então, embora a esquiva possa algumas vezes proporcionar alívio temporário da ansiedade, em longo prazo pode, na verdade, piorá-la, o que leva a ainda mais esquiva. Por essa razão, o foco deste tratamento é reduzir a esquiva abordando ou confrontando as situações e sensações que você evita. Sei que isso pode ser difícil, portanto, vamos começar gradualmente e preparar o caminho para situações que são mais difíceis. O que lhe parece?

Depois de checar com a cliente para se certificar de que ela entende a justificativa para a exposição, ambos podem começar a criar um plano para exposições usando os passos a seguir:

1. Criar uma hierarquia. O primeiro passo no planejamento de exposições é criar uma lista das situações temidas (também chamada de hierarquia dos medos) e as classificações de seus medos associados (em uma escala de 0 a 10, com 10 sendo a mais extrema). Essa lista deve incluir uma variedade de situações que despertam níveis leves (3 a 4), moderados (5 a 7) e altos (8 a 10) de medo ou ansiedade. Além disso, a hierarquia deve incluir situações que podem ser visadas com exposição ao vivo, interoceptiva e imaginária. Terapeuta e cliente trabalham juntos para criar essa lista e podem continuar a aumentá-la quando necessário.

Como parte desse passo de geração de uma lista, o terapeuta pode realizar uma avaliação das exposições interoceptivas para identificar as sensações físicas que precisam ser focadas. O terapeuta exemplifica cada exercício interoceptivo (correr no lugar, girar em círculos, etc.), e depois o cliente completa o exercício, com a meta de continuar por aproximadamente 1 minuto. Depois de cada exercício, o terapeuta reúne as duas classificações do cliente: o nível de medo e ansiedade e o nível de semelhança das sensações experimentadas quando ansioso. As exposições interoceptivas que despertam altos níveis de semelhança e níveis moderados a altos de medo ou ansiedade devem ser acrescentadas à hierarquia de exposição.

2. Escolher uma primeira exposição. Não é necessária adesão estrita à ordem da hierarquia, mas as exposições iniciais devem começar na extremidade inferior, em um nível de medo de aproximadamente 3 ou 4. Isso permite que o cliente entenda o procedimento de exposição e desenvolva alguma autoeficácia, o que pode ajudá-lo a se engajar em exposições mais difíceis posteriormente.

3. Identificar os resultados negativos antecipados. Antes de iniciar uma exposição, o terapeuta evoca os resultados esperados ou antecipados pelo cliente. Isso permite que terapeuta e cliente "testem" uma hipótese sobre o resultado de uma exposição e encoraja o cliente a se tornar um "cientista" que testa previsões e reúne evidências. Vale destacar que um resultado esperado precisa ser testável e observável. Por exemplo, no caso da cliente com ataques de pânico descrita anteriormente, a hipótese que ela poderia testar durante a exposição interoceptiva é: "Se eu girar em círculos por mais de meio minuto, vou desmaiar". Depois que é obtido um resultado testável, o terapeuta pode perguntar: "Numa escala de 0 a 100, qual a probabilidade de isso ocorrer?"

Uma segunda informação importante antes de uma exposição é classificar quão ruim seria se o resultado negativo previsto ocorresse. Por exemplo, o terapeuta pode perguntar: "Numa escala de 0 a 100, o quanto seria ruim se você desmaiasse como resultado da exposição?". Essa pergunta pode ser especialmente útil para situações em que o resultado antecipado pode realmente ocorrer (p. ex., rejeição no caso de exposição a ansiedade social), depois do que os clientes aprendem que o resultado não foi tão ruim quanto haviam antecipado inicialmente.

4. Testar os resultados negativos antecipados. Terapeuta e cliente decidem, então, sobre a melhor exposição para testar os resultados negativos antecipados pelo cliente. Significativamente, a quantidade de tempo em que o cliente se envolve na exposição é predeterminado, com base não no nível de redução do medo durante a exposição, mas no que o cliente precisa aprender. Por exemplo, para a cliente que experimenta ataques de pânico, a exposição pode consistir em girar em círculos por 1 minuto (ver a Tabela 18.1). Essa abordagem não só ajuda a maximizar a quebra da expectativa (ver, na próxima seção, a estratégia "Faça o teste" para melhorar a exposição), mas também encoraja a cliente a focar nos resultados comportamentais como o objetivo, e não na redução do medo.

5. Fazer perguntas de acompanhamento depois da exposição. Depois de cada exposição, o terapeuta faz ao cliente perguntas direcionadas sobre o que aconteceu. Por exemplo: "Aquilo com o que você estava mais preocupado que acontecesse realmente aconteceu?" ou "O que você esperava que acontecesse em comparação com o que realmente aconteceu?" ou "Você conseguiu lidar com o estresse ou desconforto?". Durante o trabalho de exposi-

TABELA 18.1 | Exercício de primeira exposição para uma cliente com transtorno de pânico

Um exemplo de um exercício de primeira exposição para uma cliente com transtorno de pânico. Exposições adicionais são planejadas da mesma maneira, em geral aumentando de dificuldade à medida que as sessões prosseguem.

Antes da exposição	
Objetivo:	Girar em círculos por 1 minuto.
O que você está mais preocupado que aconteça?	Vou desmaiar.
Numa escala de 0 a 100, qual a probabilidade de que isso aconteça?	85
Numa escala de 0 a 100, o quanto seria ruim se isso realmente acontecesse?	95

Depois da exposição	
Aquilo com o que você mais estava preocupado aconteceu?	Não.
Como você sabe?	Eu permaneci consciente.
O que você aprendeu?	Sentir tontura não significa necessariamente que eu vou desmaiar.

ção, o terapeuta identifica e reforça *comportamentos de aproximação* (comportamentos que vão em direção a situações anteriormente evitadas) com o objetivo de ajudar o cliente a se engajar nos comportamentos *apesar* dos sentimentos de ansiedade.

ESTRATÉGIAS DE APRIMORAMENTO

Pesquisas sobre aprendizagem inibitória durante a exposição levaram à identificação de estratégias que os terapeutas podem usar para refinar e aprimorar a exposição. Essas estratégias, juntamente com suas bases teóricas, detalhadas em um trabalho prévio do nosso laboratório (Craske et al., 2014), estão resumidas a seguir.

Quebra de expectativa – "Faça o teste". A ideia básica dessa estratégia é maximizar a diferença entre o resultado negativo antecipado e o resultado real durante a exposição; ela está baseada na premissa de que a divergência entre expectativa e resultado é essencial para a nova aprendizagem (Hofmann, 2008).

O terapeuta deve procurar enfatizar essa divergência o máximo possível (1) fazendo o cliente identificar expectativas específicas sobre um resultado aversivo antes de uma exposição; (2) planejando a exposição para testar essa expectativa; (3) determinando a duração da exposição com base no que é necessário para quebrar as expectativas, e não com base na redução dos níveis de medo; e (4) pedindo aos clientes, depois de cada exposição, para julgarem o que aprenderam (p. ex., "O que o surpreendeu ao fazer essa exposição? O que você aprendeu ao fazer essa exposição?"). Além disso, os terapeutas devem evitar usar estratégias de reestruturação cognitiva antes das exposições, pois essas intervenções são concebidas para reduzir a discrepância entre a expectativa inicial do cliente e o resultado real.

Extinção aprofundada – "Combine". Essa estratégia combina múltiplos estímulos temidos, ou pistas, em uma exposição. Depois de conduzir a exposição para cada pista individualmente, as duas pistas podem ser combinadas para aprofundar o processo de aprendizagem. Por exemplo, exposição imaginária a uma obsessão, como a obsessão de esfaquear uma pessoa amada, e exposição ao vivo a uma pista que desencadeia a obsessão, como segurar uma faca, seriam, então, seguidas pela exposição à obsessão de esfaquear uma pessoa amada enquanto segura uma faca. A exposição interoceptiva também pode ser incorporada à exposição ao vivo ou imaginária. Por exemplo, um cliente com ansiedade social corre no lugar para elevar sua frequência cardíaca antes de fazer um discurso.

Extinção reforçada – "Enfrente seu medo". Essa estratégia envolve ocasionalmente incluir resultados aversivos ou deliberadamente negativos durante uma exposição. Exemplos incluem acrescentar rejeição social nas exposições a situações sociais ou deliberadamente induzir um ataque de pânico. Nesses exemplos, a exposição pode não só melhorar a aprendizagem ao aumentar a saliência da exposição como também pode oferecer ao cliente a oportunidade de aprender novas estratégias de enfrentamento para os resultados negativos. Essa estratégia não deve ser usada em situações nas quais um resultado negativo seria perigoso (p. ex., você não faria uma exposição a um acidente de carro).

Variabilidade – "Varie". Incluir variabilidade nas exposições melhora a aprendizagem inibitória durante a exposição e representa melhor as situações que o cliente enfrentará fora da terapia. Os terapeutas podem variar as exposições de inúmeras maneiras, como incluindo exposições a uma ampla gama de estímulos diversos, variando o tempo e a intensidade das exposições, realizando exposições em lugares familiares e não familiares e em horários variados do dia e realizando exposições a partir dos níveis variados da hierarquia do cliente em vez de progredir de forma constante das exposições mais fáceis até as mais difíceis.

Remoção de comportamentos de segurança – "Jogue fora". Essa estratégia remove ou evita os *sinais de segurança* ou *comportamentos de segurança*, que são objetos ou comportamentos que reduzem ou minimizam o medo ou a ansiedade. Os sinais de segurança comuns incluem a presença de outra pessoa (inclusive o terapeuta), medicação, um telefone celular e alimento ou bebida; os comportamentos de segurança comuns incluem solicitar garantias de outra pessoa, evitar contato visual, realizar preparação excessiva, fugir e executar comportamentos compulsivos (p. ex., lavagem das mãos ou verificação). Os sinais e comportamentos de segurança podem ser prejudiciais para a terapia de exposição e podem levar a interferência ou estresse com os sinais e os próprios comportamentos (p. ex., telefonar excessivamente para um amigo pedindo para tranquilizá-lo pode interferir na amizade). Assim, os terapeutas devem encorajar os clientes a eliminarem ou reduzirem gradualmente o uso de sinais e comportamentos de segurança.

Foco atencional. "Mantenha-se atento". Essa estratégia ajuda os clientes a manterem o foco atencional durante a exposição. Prestar atenção aos estímulos da exposição ajuda os clientes a observarem os resultados da exposição e os impede de se distraírem e se engajarem em comportamentos de segurança. O terapeuta pode encorajar os clientes a "manterem-se atentos" direcionando seu olhar durante a exposição ao vivo ou redirecionando suas descrições durante a exposição imaginária.

Nomeação do afeto – "Fale". Nomeação do afeto se refere ao uso de palavras para descrever o conteúdo de uma exposição (p. ex., "aranha feia") ou a resposta emocional durante a exposição (p. ex., "ansioso" ou "assustado"). Essa estratégia está baseada na pesquisa em neurociência social que mostra que o processamento linguístico pode atenuar respostas afetivas (Lieberman et al., 2017). Para usar essa estratégia, o terapeuta deve encorajar os clientes a nomearem sua emoção no momento ou descrever o objeto ou situação atual sem usar qualquer estratégia para alterar ou mudar suas cognições.

Recuperação mental/pistas para recuperação – "Traga de volta". A estratégia final usa lembretes (também denominados pistas para recuperação) para ajudar os clientes a lembrarem o que aprenderam durante exposições anteriores. Essa estratégia é mais bem usada para prevenção de recaída em vez de no início do tratamento porque as pistas para recuperação podem se tornar sinais de segurança. Como parte da prevenção de recaída, o terapeuta pode encorajar os clientes a se lembrarem do que aprenderam durante a terapia de exposição cada vez que encontrarem um estímulo previamente temido ou fazê-los carregarem um item (p. ex., uma pulseira) que sirva como um lembrete tátil.

APLICAÇÕES E CONTRAINDICAÇÕES

A exposição é efetiva para o tratamento da maioria dos problemas de ansiedade e relacionados a medo. Os terapeutas podem avaliar se a exposição é necessária realizando uma avaliação diagnóstica ou uma análise funcional para determinar por que o cliente está tendo determinado comportamento problemático. Por exemplo, o terapeuta pode perguntar: "Que tipos de situações desencadeiam seu medo ou ansiedade? O que você faz quando experimenta ansiedade ou medo? Com o que você mais se preocupa que possa acontecer se não tiver esse comportamento?". A superestimação da ameaça e os comportamentos de segurança ou esquiva indicam que provavelmente a exposição é necessária. A exposição é geralmente muito segura e efetiva para abordar medo, ansiedade e a esquiva mal-adaptativa associada. No entanto, há certos casos em que a exposição é contraindicada ou deve ser usada com cautela:

- *Autolesão suicida ou não suicida recente.* Existem poucos dados sobre o uso de exposição com clientes altamente suicidas ou que praticam autolesão, mas é recomendado adiar a exposição até que a suicidalidade ou autolesão tenha sido mitigada.
- *Perigo ambiental.* As exposições não devem ser conduzidas nas situações em que existe perigo real. Por exemplo, não realize exposição ao vivo com o parceiro abusivo de um cliente.
- *Exposições interoceptivas com certas condições médicas.* Algumas exposições interoceptivas podem agravar certas condições médicas (p. ex., transtorno convulsivo). Em tais casos, o terapeuta deve consultar o médico do cliente para adaptar as exposições interoceptivas.

DICAS PARA O SUCESSO

Como ocorre com qualquer estratégia terapêutica, problemas podem surgir. A seguir, apresentamos dicas para ajudar a abordar as questões mais comuns.

Redirecione as previsões sobre as respostas emocionais. Em geral, os clientes identificarão um resultado previsto sobre sua resposta emocional durante uma exposição, como: "Vou entrar em pânico" ou "Vou ficar ansioso". Em tais casos, poderá ser necessária mais sondagem para trazer à tona previsões observáveis ou comportamentais. Por exemplo, o terapeuta pode perguntar: "O que você está mais preocupado que possa acontecer se você entrar em pânico?". Se a maior preocupação do cliente for que a ansiedade será opressora, ele pode prever, por exemplo: "Vou ficar tão ansioso que não vou conseguir fazer nada". Uma exposição planejada para testar essa previsão envolveria fazer o cliente realizar alguma atividade imediatamente após a exposição.

Evite previsões com leitura da mente. *Previsões com leitura da mente* são previsões sobre o que os outros vão pensar. Por exemplo, um cliente que vai falar em público pode prever: "A plateia vai notar que estou nervoso" ou "Eles vão achar que eu sou burro e incompetente". Para evocar um resultado comportamental, experimente uma das seguintes alternativas:

- *Faça uma sondagem dos comportamentos observáveis de outras pessoas.* Usando o exemplo anterior, o terapeuta pode perguntar: "O que especificamente a plateia vai *fazer* se achar que você é burro e incompetente?".
- *Peça feedback de outros indivíduos envolvidos na exposição.* Por exemplo, após falar em público, o cliente pode perguntar à plateia: "Como eu me saí? Pareci nervoso para vocês?". Quando for viável e apropriado, essa abordagem pode ser útil. No entanto, ela não deve ser usada excessivamente, pois pedir *feedback* pode ser tornar um comportamento de segurança.
- *Use feedback em vídeo. Feedback* em vídeo pode ser usado para testar previsões específicas sobre a aparência de um cliente (p. ex., "Eu vou ruborizar") ou desempenho (p. ex., "Vou tropeçar nas palavras") durante uma exposição. Essa abordagem é mais útil para exposições em público, mas, como no caso do *feedback*, não deve ser usada em excesso.

Não deixe a ansiedade – sua ou de seu cliente – interferir no trabalho de exposição. Os terapeutas para quem a exposição é uma novidade podem ficar desconfortáveis com a ideia de intencionalmente provocar medo e ansiedade durante a terapia, talvez devido à crença de que os sintomas do cliente irão piorar ou de que ele irá abandonar o tratamento. Os terapeutas que evitam suas próprias emoções tendem a evitar fazer exposição (Scherr, Herbert, & Forman, 2015), à custa da melhora de seus clientes. Embora a exposição possa ser difícil, sabemos, com base em décadas de pesquisas, que, apesar de seu efeito temporário de produzir ansiedade ou medo, ela é muito efetiva para proporcionar alívio em longo prazo da ansiedade e dos problemas baseados no medo. As sugestões a seguir podem ajudar a evitar que a ansiedade de seu cliente ou a sua interfiram no tratamento de exposição efetivo:

- *Pratique, pratique, pratique.* Como ocorre com algum comportamento novo, conduzir exposições requer prática. Praticar exposições que você pedirá que um cliente realize antes de uma sessão é uma forma de aumentar seu conforto e habilidade com novas exposições.
- *Use a modelação do terapeuta.* Demonstrar as exposições para seu cliente pode ser muito útil, especialmente nas sessões iniciais.
- *Reitere a justificativa para a exposição.* Se você ficar travado, tente retomar o rumo discutindo com o cliente as razões para realizar exposições.
- *Vá progredindo.* Se uma exposição for muito difícil para um cliente, não desista. Comece por uma exposição mais fácil para ajudar seu cliente a construir autoeficácia e depois desenvolva as exposições mais desafiadoras.
- *Esteja atento aos sinais e aos comportamentos de segurança.* Às vezes, esses comportamentos e sinais podem ser difíceis de interromper. Se seu cliente estiver reportando baixos níveis de medo durante uma exposição difícil, esse pode ser um indício de que ele está usando comportamentos ou sinais de segurança.
- *Tenha em mente que a ansiedade significa que a exposição está funcionando.*

Não enfatize demasiadamente a redução do medo. Embora possa ocorrer redução do medo durante o curso da terapia de exposição, esse não é o objetivo principal. Em vez disso:

- *Reforce comportamentos de aproximação.* Use encorajamento e elogio para reforçar comportamentos de aproximação e a conclusão de exposições independentemente de ter havido mudança no medo ou na ansiedade.
- *Foque nos resultados reais.* Depois de concluir uma exposição, faça ao cliente perguntas específicas de acompanhamento para ressaltar os resultados reais da exposição, em vez do nível de medo.
- *Tenha em mente que a redução do medo durante a exposição não é necessária para que o cliente melhore.* De fato, aprender a tolerar o medo e agir apesar das emoções difíceis é provavelmente um componente mais importante da exposição do que a redução do medo.

Leve em consideração as adaptações culturais da exposição. A utilização de abordagens culturalmente informadas para adaptar as exposições para populações diferentes pode melhorar os resultados (p. ex., ver Pan, Huey, & Hernandez, 2011).

REFERÊNCIAS

Arch, J. J., Eifert, G. H., Davies, C., Plumb Vilardaga, J. C., Rose, R. D., & Craske, M. G. (2012). Randomized clinical trial of cognitive behavioral therapy (CBT) versus acceptance and commitment therapy (ACT) for mixed anxiety disorders. *Journal of Consulting and Clinical Psychology, 80*(5), 750–765.

Bouton, M. E. (2004). Context and behavioral processes in extinction. *Learning and Memory, 11*(5), 485–494.

Craske, M. G., Kircanski, K., Zelikowsky, M., Mystkowski, J., Chowdhury, N., & Baker, A. (2008). Optimizing inhibitory learning during exposure therapy. *Behaviour Research and Therapy, 46*(1), 5–27.

Craske, M. G., Treanor, M., Conway, C. C., Zbozinek, T., & Vervliet, B. (2014). Maximizing exposure therapy: An inhibitory learning approach. *Behaviour Research and Therapy, 58*(1), 10–23.

Davies, C. D., Niles, A. N., Pittig, A., Arch, J. J., & Craske, M. G. (2015). Physiological and behavioral indices of emotion dysregulation as predictors of outcome from cognitive behavioral therapy and acceptance and commitment therapy for anxiety. *Journal of Behavior Therapy and Experimental Psychiatry, 46*, 35–43.

Foa, E. B., Hembree, E. A., & Rothbaum, B. O. (2007). *Prolonged exposure therapy for PTSD: Emotional processing of traumatic experiences therapist guide.* Oxford: Oxford University Press.

Foa, E. B., Yadin, E., & Lichner, T. K. (2012). *Exposure and response (ritual) prevention for obsessive compulsive disorder: Therapist guide* (2nd ed.). Oxford: Oxford University Press.

Hofmann, S. G. (2008). Cognitive processes during fear acquisition and extinction in animals and humans: Implications for exposure therapy of anxiety disorders. *Clinical Psychology Review, 28*(2), 199–210.

Jones, M. K., & Menzies, R. G. (2000). Danger expectancies, self-efficacy and insight in spider phobia. *Behaviour Research and Therapy, 38*(6), 585–600.

Lieberman, M. D., Eisenberger, N. I., Crockett, M. J., Tom, S. M., Pfeifer, J. H., & Way, B. M. (2007). Putting feelings into words: Affect labeling disrupts amygdala activity in response to affective stimuli. *Psychological Science, 18*(5), 421–428.

Pan, D., Huey Jr., S. J., & Hernandez, D. (2011). Culturally-adapted versus standard exposure treatment for phobic Asian Americans: Treatment efficacy, moderators, and predictors. *Cultural Diversity and Ethnic Minority Psychology, 17*(1), 11–22.

Scherr, S. R., Herbert, J. D., & Forman, E. M. (2015). The role of therapist experiential avoidance in predicting therapist preference for exposure treatment for OCD. *Journal of Contextual Behavioral Science, 4*(1), 21–29.

Stewart, R. E., & Chambless, D. L. (2009). Cognitive-behavioral therapy for adult anxiety disorders in clinical practice: A meta-analysis of effectiveness studies. *Journal of Consulting and Clinical Psychology, 77*(4), 595–606.

Wolitzky-Taylor, K. B., Arch, J. J., Rosenfield, D., & Craske, M. G. (2012). Moderators and non-specific predictors of treatment outcome for anxiety disorders: A comparison of cognitive behavioral therapy to acceptance and commitment therapy. *Journal of Consulting and Clinical Psychology, 80*(5), 786–799.

Wolpe, J. (1958). *Psychotherapy by reciprocal inhibition.* Stanford, CA: Stanford University Press.

19

Ativação comportamental

Christopher R. Martell, PhD, ABPP
*Department of Psychological and Brain Sciences,
University of Massachusetts, Amherst*

HISTÓRICO

A ativação comportamental (AC) é não só uma estratégia comportamental usada como parte de uma terapia cognitivo-comportamental (TCC) mais ampla para depressão como também um tratamento completo por si só. Quando usada como parte da TCC mais ampla, é mais apropriadamente referida como agenda de atividades ou agenda dos eventos prazerosos (MacPhillamy & Lewinsohn, 1982). Como tratamento isolado, popularizou-se a partir de dois protocolos bem conhecidos. Um protocolo está baseado em um grande estudo conduzido na University of Washington (Dimidjian et al., 2006), que começou com o protocolo original (Martell, Addis, & Jacobson, 2001) e resultou em um guia atualizado para o clínico (Martell, Dimidjian, & Herman-Dunn, 2010). Esse protocolo permite uma média de 24 sessões de AC e é apresentado como um tratamento flexível, com prioridades estratégicas e os objetivos do cliente baseados nas necessidades de cada cliente particular. A ativação comportamental para depressão (ACPD; Lejuez, Hopko, Acierno, Daghters, & Pagoto, 2011), uma abordagem mais breve da AC, foi desenvolvida independentemente e contemporaneamente. Meu foco principal neste capítulo será na AC em bases mais amplas (Martell et al., 2001, 2010), já que esta oferece uma metodologia abrangente para a condução do tratamento, mas compartilha muitos elementos com as versões autônomas, e mencionarei algumas características da ACPD.

COMPETÊNCIAS CLÍNICAS BÁSICAS

Pode parecer simples, pelo próprio nome – "ativação comportamental" –, que tornar as pessoas ativas seja algo fácil. No entanto, há uma qualidade irônica na condução da AC, na medida em que, em geral, o que os indivíduos deprimidos acham extremamente difícil é o que estamos pedindo que façam: ser ativos. É, portanto, importante que os terapeutas demonstrem competência clínica adequada e mantenham certa postura com os clientes para encorajar a ativação.

Empatia e cordialidade. Embora não seja preciso dizer que os terapeutas devem ter empatia por seus clientes, é importante repetir que o trabalho de AC pode frequentemente ser esgotante para os terapeutas. Como estamos pedindo que os clientes façam o que é difícil para eles, os terapeutas precisam se imaginar nas situações de seus clientes para ajudá-los a desmembrar as tarefas em passos administráveis. Além disso, o terapeuta que tem empatia com os clientes pode evitar que eles fiquem frustrados quando têm dificuldade para completar as tarefas. A AC é uma terapia diretiva, em que os terapeutas colaboram com os clientes, mas também fazem sugestões de atividades possíveis que o cliente pode tentar, e é sempre mais fácil ter uma boa relação de trabalho quando o terapeuta expressa cordialidade e preocupação genuínas.

Dando atenção ao momento presente. Terapeutas que trabalham com clientes deprimidos reconhecerão como o humor destes permeia todos os aspectos de sua vida, inclusive as sessões de terapia. Os terapeutas de AC, portanto, precisam estar alertas durante as sessões às oportunidades para ativar e engajar os clientes. Prestando atenção ao momento presente da sessão, os terapeutas podem estrategicamente responder com exemplos de melhora no comportamento. Embora os terapeutas não precisem de treinamento formal em *mindfulness* (Kabat-Zinn, 1994), esse trabalho de prestar atenção ao momento presente certamente tem muito em comum com as abordagens de tratamento baseadas em *mindfulness* no tocante a ajudar os clientes a controlar a ruminação inútil (Segal, Williams, & Teasdale, 2001). Por exemplo, se um cliente conta uma história que demonstra esperança, o terapeuta pode ser receptivo com uma resposta entusiástica, mas natural. Igualmente, o terapeuta pode mudar sua postura corporal para se adequar ao cliente que está fazendo melhor contato visual, fornecendo reforço natural para o engajamento.

Na AC, os clientes são ensinados a prestar atenção ao momento presente. Em vez de focar nos fracassos passados ou nas preocupações futuras, a ativação requer que eles se engajem no que estão fazendo no momento. Mesmo pessoas que não estão deprimidas algumas vezes lidam com uma atividade sem prestar muita atenção. Com que frequência completamos uma tarefa cotidiana, como lavar os pratos ou dobrar a roupa lavada, e basicamente esquecemos o que fizemos porque nossa mente estava em outro lugar durante o processo? Quando indivíduos deprimidos ficam presos a padrões de pensamento negativos, a prática de prestar atenção aos detalhes de cada atividade e ao contexto ambiental em que ela ocorre pode ajudar a aumentar a probabilidade de que ficar ativos irá melhorar seu humor e tirá-los do pântano da depressão.

Validação. Os indivíduos deprimidos não estão simplesmente se lamentando ou se queixando sobre nada; eles estão experimentando uma vida que parece ausente de prazer e podem ter dificuldade em realizar até as atividades mais básicas. Assim, os terapeutas precisam validar as experiências do cliente, ao mesmo tempo que os encorajam a realizar as atividades de modo diferente para conseguir ultrapassar a tristeza. Martell e colaboradores (2010) definem "validação" na AC como "demonstrar compreensão da experiência do cliente... e comunicar que você a entende, com base na sua história ou no contexto atual" (pp. 51-52).

Aceitação implícita. A AC é considerada uma terapia comportamental contemporânea baseada no contexto (Martell et al., 2001), e, como outros métodos comportamentais contextuais (p. ex., Hayes, Strosahl, & Wilson, 2012), formas modernas de AC enfatizam a aceitação da emoção e das dificuldades da vida (ver o Cap. 24 deste livro). Na AC, a aceitação é implícita em vez de explícita; não é um objetivo direto. Entretanto, quando os clientes são solicitados a realizar atividades sem primeiro modificar a maneira como se sentem, a ideia implícita é a de que eles podem aceitar os sentimentos negativos e agir de formas construtivas mesmo quando estão se sentindo mal. Na AC, há um foco centrado na ação em concordância com um objetivo em vez de com um humor.

TÉCNICAS E PROCESSOS

A AC intencionalmente não inclui muitas técnicas. É um tratamento parcimonioso com o único propósito de fazer as pessoas voltarem a realizar atividades, de modo a aumentar a probabilidade de terem seu comportamento reforçado positivamente em seu ambiente cotidiano. A ideia é a de que, quanto mais ativos os clientes se tornarem, maior será a probabilidade de seu comportamento ser reforçado positivamente, ou seja, maior será a probabilidade de continuarem a realizar atividades em condições similares. Assim, todo o programa de AC, seja ele o protocolo altamente estruturado usado por Lejuez e colaboradores (2011), seja a abordagem mais idiográfica defendida por Martell e colaboradores (2001, 2010), gira em torno da estruturação e do agendamento do reforço de atividades que o cliente realiza durante o tratamento.

Valores, reforço e monitoramento das atividades. É mais possível colocar os clientes em contato com reforçadores naturais quando eles realizam uma atividade que seja consistente com o que eles valorizam muito na vida (p. ex., ser um bom pai, manter amizades fortes, ter sucesso na carreira, etc.) ou quando realizam atividades previamente associadas a uma melhora no humor. Assim, a colaboração entre terapeuta e cliente para aumentar a atividade e o engajamento foca na identificação de atividades que provavelmente serão reforçadas positivamente no ambiente natural. Para tentar otimizar isso, os terapeutas estruturam tarefas para que os clientes possam realizar em seu estado atual de depressão e removem barreiras que impedem os clientes de realizar e concluir essas atividades. Lejuez e colaboradores destacaram apropriadamente o fato de que atividades que são consistentes com os valores do cliente serão reforçadas naturalmente no ambiente. Em seu manual revisado da ACPD (Lejuez et al., 2011), os autores afirmam:

> O estabelecimento dos valores antes da identificação das atividades ajuda a assegurar que as atividades escolhidas (comportamentos sadios) serão reforçadas positivamente com o tempo, em virtude de serem conectadas a valores, não tendo sido selecionadas arbitrariamente. Os pacientes são solicitados a considerar múltiplas áreas na vida quando identificam valores e atividades para garantir que aumentem seu acesso ao reforço positivo em diversas áreas da vida em vez de apenas em uma ou duas, sendo que esta última situação pode restringir as oportunidades de sucesso. (p. 114)

Assim, conversar um pouco sobre o que os clientes valorizam, ou o que é importante para eles na vida, é um primeiro passo importante ao começar a identificar atividades que provavelmente serão antidepressivas (Martell et al., 2010) para eles (ver o Cap. 25, sobre o trabalho com valores, neste livro; ver também Hayes et al., 2012). Uma tarefa inicial para estruturação e agendamento das atividades é fazer os clientes monitorarem as atividades por no mínimo uma semana entre as sessões.

O monitoramento das atividades consiste em fazer os clientes anotarem o que fizeram, qual emoção estava associada a uma atividade particular e quão intensamente eles experimentaram a emoção. Quando os clientes anotam as atividades e as emoções, terapeuta e cliente podem discutir a conexão entre a atividade e o humor, e o monitoramento mais detalhado ajuda a destacar como as várias atividades e contextos – mesmo aquelas que ocorrem por apenas algumas horas – podem resultar em mudanças de humor; essa informação pode ser útil na avaliação da função de uma atividade. Os clientes podem registrar todas as horas de todos os dias, embora isso geralmente não seja prático. Assim, eu peço que os clientes registrem as atividades aproximadamente três vezes por dia – por exemplo, no almoço, no jantar e na hora de dormir –, anotando o que fizeram e como se sentiram nas horas anteriores, ou então em períodos de tempo especificados durante a semana.

É mais fácil para os clientes realizarem o monitoramento das atividades se lhes for dito que precisam escrever apenas uma palavra ou duas que irão refrescar sua memória para revisar com o terapeuta durante a sessão. Quando os terapeutas revisam o monitoramento das atividades com os clientes, eles conseguem saber quais atividades e situações podem estar associadas à piora do humor e, portanto, ser inicialmente evitadas, e quais atividades estão associadas a melhoras no humor e, assim, podem ser boas candidatas a ser aumentadas. A revisão também é útil para avaliar os componentes que originaram as melhoras. No entanto, é importante ter em mente que essa informação isolada não é suficiente para decidir se uma atividade deve ser evitada ou aumentada. Por exemplo, alguns clientes podem realizar atividades para evitar sentimentos de tristeza ou pesar que, em última análise, seria importante que enfrentassem para que o tratamento tenha benefícios duradouros.

Estruturação e agendamento de atividades. Algumas formas de agendamento de atividades têm sido usadas há décadas em terapias comportamentais e cognitivo-comportamentais para depressão. O agendamento de eventos prazerosos (MacPhillamy & Lewinsohn, 1982) e classificações de domínio/prazer e agendamento (Beck, Rush, Shaw, & Emery, 1979) têm sido os tipos-padrão de agendamento de atividades. Conforme dito anteriormente, a identificação de atividades que são consistentes com os valores de um cliente ou que foram associadas a melhoras no humor do cliente é um bom tópico para começar o agendamento de atividades. Lejues e colaboradores (2011) também fazem os clientes desenvolverem uma hierarquia de atividades, baseada em sua dificuldade prevista, e então definem objetivos para a semana. Martell e colaboradores (2010) trabalharam com clientes com base na premissa de que a mudança é mais fácil quando realizada gradualmente, e, assim, os terapeutas de AC que usam esse modelo prestam atenção significativa à estruturação de uma atividade para que seja provável que ela aconteça; eles também se certificam de que existem detalhes suficientes sobre o que, quando, onde e com quem a atividade irá acontecer para aumentar a probabilidade de que o cliente realmente consiga realizá-la. Agendamento de atividades não é simplesmente dizer aos clientes para fazerem coisas que eles não fazem, que é o que frequentemente os clientes deprimidos já ouviram de amigos e familiares.

Os terapeutas iniciantes em AC podem cometer o erro de designar atividades que parecem ser agradáveis, mas que não são consistentes com os valores do cliente ou podem não ser as atividades certas para se direcionar inicialmente. Eles com frequência aproveitam oportunidades para sugerir que os clientes façam caminhadas ou tomem um café com amigos. Sem uma análise funcional ou uma avaliação para entender como várias atividades servirão a um cliente, sugerir uma atividade que pode ser boa para um cliente é arriscado; isso pode resultar apenas na sua aquiescência a uma regra em vez de na adoção de comportamentos que serão reforçados naturalmente em seu ambiente e terão alta probabilidade de aumentar e, por fim, melhorar o humor deprimido.

O exemplo a seguir demonstra como um terapeuta e uma cliente revisaram uma tabela de monitoramento de atividade e construíram juntos um exercício de ativação inicial. Durante a semana seguinte a esta sessão de terapia, a cliente deveria realizar a atividade.

Daphne havia completado três dias de atividades e havia registrado as emoções que sentiu durante cada atividade na sua tabela de monitoramento antes de ir para sua sessão de terapia. O terapeuta discutiu cada anotação com Daphne. Dois padrões emergiram, os quais o terapeuta destacou para Daphne. Primeiro, quando Daphne passava algum tempo sozinha, ela geralmente bebia uma cerveja ou duas e remoía suas perdas e fracassos, e suas taxas de depressão chegavam ao nível máximo. Embora essa inquietação pudesse ser um foco de atenção, durante essa tarefa inicial, o terapeuta notou outro padrão. Quando Daphne telefonava para sua amiga Anna, seu humor melhorava. Ela havia ligado para Anna várias vezes durante a semana, cada uma dessas vezes classificando sua depressão como muito mais baixa. Em uma anotação, Daphne listou sua emoção enquanto conversava com Anna como "feliz".

O terapeuta e Daphne haviam discutido antes o que ela mais valorizava nas relações sociais, e Daphne relatou que valorizava "compartilhar ajuda mútua e compreensão com os amigos". Quando o terapeuta perguntou o que Daphne e Anna haviam discutido durante as conversas ao telefone na semana anterior, Daphne relatou que Anna estava planejando se mudar para um novo apartamento, mais perto de onde Daphne morava, e ela estava muito animada por ter uma amiga como ela morando tão perto. Anna atualmente vivia do outro lado da cidade. Então Daphne e seu terapeuta discutiram atividades que ela poderia realizar durante a próxima semana. Daphne achou que se sentiria melhor consigo mesma se oferecesse ajuda a Anna com sua mudança, mas também temia falhar nessa tarefa, pois já havia falhado em inúmeras atividades planejadas recentemente.

O terapeuta pediu que Daphne descrevesse algumas atividades que ela achava que seriam administráveis durante a semana seguinte. Ela disse que morava perto de uma loja de locação que vendia caixas para mudanças e achou que seria um gesto gentil comprar algumas caixas e dá-las para Anna. Levando em conta a realidade de que Daphne não havia cumprido muitas tarefas longe de casa recentemente, seu terapeuta perguntou como eles poderiam desmembrar a tarefa de modo que ela tivesse mais sucesso. Daphne percebeu que comprar as caixas e depois levá-las de carro até a casa de Anna seria ambicioso. Ela disse também que precisava descobrir de que tipo de caixas Anna precisava. Daphne e seu terapeuta desmembraram a atividade em três tarefas menores. Primeiramente, Daphne ligaria para Anna na terça-feira, depois do trabalho, para perguntar que tipo de caixa ela poderia usar. Segundo, iria de carro até a loja de locação na quinta-feira de manhã e compraria quantas caixas pudesse pagar e as arrumaria dentro do seu pequeno carro. Em terceiro lugar, na sexta-feira à noite, ligaria para Anna novamente e lhe diria o que comprara e, então, combinaria de encontrar a amiga na semana seguinte para tomar um café e levar as caixas para ela.

Terapeutas e clientes podem usar diários ou tabelas das atividades durante o tratamento, ou podem usá-los somente durante as sessões iniciais e depois combinar outros métodos para monitorar as atividades do cliente. Alguns clientes preferem simplesmente listar as atividades e marcá-las quando completadas. Embora eu acredite que isso aumente a probabilidade de sucesso se os clientes puderem dedicar um tempo específico para realizar uma atividade, não acho útil forçá-los a fazer isso se eles preferirem simplesmente se comprometer em realizar as atividades como um objetivo semanal, sem especificar horários de forma antecipada. A AC é uma terapia pragmática, e os profissionais usam o que funciona, seguindo os princípios comportamentais básicos e a formulação da AC. Os terapeutas também individualizam o tratamento entendendo as situações e consequências que provavelmente aumentarão a atividade e o engajamento do cliente.

Análise funcional. Os terapeutas de AC têm mais interesse na função do comportamento de um cliente do que na sua topografia. Em outras palavras, a AC não tem a ver com aumentar atividades que parecem positivas ou agradáveis segundo a perspectiva de um observador externo, ou mesmo pela perspectiva do cliente. Em vez disso, a AC se preocupa com as consequências funcionais do comportamento e com as condições sob as quais um comportamento tem mais probabilidade de aumentar em frequência com o tempo quando ele é reforçado pelas suas consequências. Assim, os terapeutas de AC usam uma análise funcional clínica ou, mais tecnicamente, uma avaliação funcional (A-B-C – antecedente, comportamento, consequência) para entender o comportamento dos clientes e os ensinam a compreender seu comportamento dessa maneira. Os pontos a seguir ilustram vários usos da análise funcional em AC:

- *Entender o repertório comportamental do cliente.* A análise funcional é usada em AC para obter uma melhor compreensão dos clientes, a fim de ajudá-los a ativar e realizar atividades potencialmente reforçadoras ou comportamentos antidepressivos (Martell et al., 2010) que, por fim, serão reforçados. O terapeuta pode obter uma compreensão geral das contingências que controlam o comportamento do cliente. Falando de uma forma ampla, ela é útil para entender se os comportamentos do cliente que são alvo na sessão estão sob controle aversivo, como quando um cliente realiza uma atividade principalmente para evitar sentimentos ou situações que ele experimenta como desagradáveis, ou se os comportamentos que mantêm a depressão estão sendo reforçados positivamente, como quando um cliente se deita imediatamente quando chega em casa na volta do trabalho porque os familiares então se sentam com ele e lhe dão a atenção que de outra forma não receberia (Lejuez et al., 2011).

- *Identificar barreiras para a ativação.* A avaliação funcional também é usada a serviço de tarefas de ativação específicas. É comum que os clientes tenham dificuldade para realizar atividades. Se esse não fosse o caso, provavelmente não estariam em tratamento. Ensinar os clientes a entender uma simples contingência de três termos, A-B-C, pode ajudar terapeuta e cliente a entenderem melhor as dificuldades na ativação. Em geral, o terapeuta deve mudar o jargão de "antecedente, comportamento, consequência" para algo mais acessível. O mesmo processo pode ser descrito para os clientes como "situação e ação e uma consequência" ou até mesmo "O que aconteceu?" ou "O que você fez?" e "O que aconteceu a seguir?".

BARREIRAS

Ativação é difícil. Isso vale para todos. Em algumas manhãs estamos cansados e, na verdade, não queremos sair da cama. Cada vez que pressionamos a tecla "soneca", tivemos uma barreira à ativação. As barreiras podem ser externas ou públicas: por exemplo, planejar participar de um evento, mas ter um problema com o carro no mesmo dia. Elas também podem ser internas ou privadas: por exemplo, não querer sair da cama por estar se sentindo cansado.

As barreiras à ativação são idiossincráticas, e identificar o que é particularmente problemático para um indivíduo é importante. No entanto, há duas barreiras relativamente comuns que são identificadas e visadas em AC: comportamentos de esquiva e ruminação. Wolpe (1982) sugere que muitos comportamentos das pessoas a quem atualmente diagnosticaríamos com depressão ou ansiedade funcionam como esquiva. Muitos dos comportamentos de clientes deprimidos são negativamente reforçados e permitem que eles escapem ou evitem questões como os sentimentos ou situações aversivas que temem.

Em AC, os pensamentos são abordados como comportamentos privados, e, em vez de atentarem para o conteúdo, como corretamente fariam em terapia cognitiva, os terapeutas de AC consideram a função dos processos de pensamento ruminativo. Quando os clientes dizem ao terapeuta que estão pensando em coisas repetidamente, ou quando o terapeuta nota que isso está ocorrendo, os clientes são convidados a tentar um dos dois comportamentos alternativos. O terapeuta primeiramente pede que os clientes usem uma breve competência de solução de problemas para declarar um problema, fazer uma tempestade de ideias na busca de soluções, decidir sobre uma tentativa e então avaliar o resultado. Se os clientes não conseguirem identificar uma solução para um problema ou estiverem ruminando sobre coisas que aconteceram no passado, o terapeuta os convida a prestar atenção à experiência de uma atividade. Isso é sugerido para que eles redirecionem a atenção, deixando de ruminar para prestar atenção a cenas, sons, cheiros e outras sensações ou a elementos de uma tarefa. Essa também é uma maneira de ajudar os clientes a realmente se envolverem em comportamentos que estão buscando, em vez de apenas realizarem os movimentos enquanto ruminam sobre outras coisas perturbadoras que os afastam do momento.

RESUMO

A AC é um procedimento simples que tem sido usado principalmente com clientes deprimidos ou com clientes que são deprimidos e têm problemas médicos comórbidos (Hopko, Bell, Armento, Hunt, & Lejuez, 2005). O foco principal do processo é o reforço, mas processos relacionados de atenção ao momento presente, aceitação emocional e clarificação de valores também estão envolvidos. O objetivo da AC é fazer os clientes praticarem ativamente comportamentos que eles valorizam, têm significado para eles e provavelmente serão reforçados no ambiente.

Pesquisas indicam que a AC pode ser conduzida com sucesso de modo menos formal, seguindo uma formulação comportamental clara (Dimidjian et al., 2006), ou em um formato breve muito estruturado (Lejuez et al., 2011). A AC pode ser usada como estratégia em uma intervenção cognitivo-comportamental mais ampla (Beck et al., 1979); nesse caso, ela em geral consiste em simplesmente identificar atividades que dão aos clientes sensação de prazer ou realização e é conduzida seguindo uma conceituação de caso que serve para mudar crenças e comportamentos inúteis.

Embora a AC inicialmente tenha sido estudada para o tratamento da depressão, vários estudos sugerem que ela mostrou ser promissora com outros problemas, e pesquisas estão em andamento para expandir seu uso. Espera-se que pesquisas futuras clarifiquem as adaptações culturais que possam ser necessárias com populações diferentes, os processos fisiológicos que são impactados com a AC e seus usos em diferentes faixas etárias.

REFERÊNCIAS

Beck, A. T., Rush, A. J., Shaw, B. F., & Emery, G. (1979). *Cognitive therapy of depression.* New York: Guilford Press.

Dimidjian, S., Hollon, S. D., Dobson, K. S., Schmaling, K. B., Kohlenberg, R. J., Addis, M. E., et al. (2006). Randomized trial of behavioral activation, cognitive therapy, and antidepressant medication in the acute treatment of adults with major depression. *Journal of Consulting and Clinical Psychology, 74*(4), 658–670.

Hayes, S. C., Strosahl, K. D., & Wilson, K. G. (2012). *Acceptance and commitment therapy: The process and practice of mindful change* (2nd ed.). New York: Guilford Press.

Hopko, D. R., Bell, J. L., Armento, M. E. A., Hunt, M. K., & Lejuez, C. W. (2005). Behavior therapy for depressed cancer patients in primary care. *Psychotherapy: Theory, Research, Practice, Training, 42*(2), 236–243.

Kabat-Zinn, J. (1994). *Wherever you go, there you are: Mindfulness meditation in Everyday life.* New York: Hyperion.

Lejuez, C. W., Hopko, D. R., Acierno, R., Daughters, S. B., & Pagoto, S. L. (2011). Ten year revision of the brief behavioral activation treatment for depression: Revised treatment manual. *Behavior Modification, 35*(2), 111–161.

MacPhillamy, D. J., & Lewinsohn, P. M. (1982). The pleasant events schedule: Studies in reliability, validity, and scale intercorrelation. *Journal of Consulting and Clinical Psychology, 50*(3), 363–380.

Martell, C. R., Addis, M. E., & Jacobson, N. S. (2001). *Depression in context: Strategies for guided action.* New York: W. W. Norton.

Martell, C. R., Dimidjian, S., & Herman-Dunn, R. (2010). *Behavioral activation for depression: A clinician's guide.* New York: Guilford Press.

Segal, Z. V., Williams, J. M. G., & Teasdale, J. D. (2001). *Mindfulness-based cognitive therapy for depression: A new approach to preventing relapse.* New York: Guilford Press.

Wolpe, J. (1982). *The practice of behavior therapy* (3rd ed.). New York: Pergamon Press.

20

Competências interpessoais

Kim T. Mueser, PhD
Center for Psychiatric Rehabilitation and Departments of Occupational Therapy, Psychology, and Psychiatry, Boston University

HISTÓRICO

As pessoas são, por natureza, criaturas gregárias. A maioria dos indivíduos vive com outras pessoas, com quem compartilham tarefas domésticas, trabalha com outras pessoas, tem momentos de lazer e atividades recreativas com outras e compartilha ou se esforça para ter relacionamentos próximos, pessoalmente e fisicamente íntimos com algumas poucas pessoas selecionadas. A capacidade humana única para comunicação e comportamento cooperativo levou ao desenvolvimento de sistemas sociais complexos, domínio sobre o ambiente e a habilidade de prolongar e melhorar a qualidade de suas vidas.

Dada a importância da comunicação para o comportamento cooperativo, não causa surpresa que as competências interpessoais para expressar pensamentos, sentimentos, necessidades, preferências e desejos e para responder aos outros desempenhem um papel no funcionamento em uma ampla gama de domínios sociais e outros domínios na vida.

Problemas no funcionamento levam naturalmente a infelicidade, frustração e insatisfação. As habilidades de reconhecer quando competências sociais deficientes em áreas específicas estão contribuindo para os problemas de um cliente ou limitando o potencial para seu crescimento e de ensinar competências mais efetivas são essenciais para os terapeutas cognitivos e comportamentais que trabalham com qualquer população clínica.

COMPREENDENDO OS PROBLEMAS COM AS COMPETÊNCIAS INTERPESSOAIS

O desejo por interações mais efetivas com os outros pode ser usado para motivar a mudança e melhorar as competências interpessoais. As pessoas frequentemente procuram terapia porque estão infelizes com seus relacionamentos. Uma pessoa pode não ter amigos e se sentir ansiosa em situações sociais ou pode ansiar por proximidade e intimidade com um companheiro romântico. Pessoas em relacionamentos íntimos podem se sentir infelizes devido a uma variedade de problemas, tais como conflito em relação a dinheiro ou à criação dos filhos; falta de envolvimento ou afeição; dificuldade para expressar ou responder a sentimentos ou desejos; ou comportamentos interpessoais destrutivos, tais como abuso verbal ou físico.

Competências interpessoais problemáticas também podem contribuir para problemas no trabalho, como dificuldades em interagir com os clientes ou em responder ao *feedback* de um supervisor. Competências interpessoais limitadas para situações como fazer compras, solicitar reparos ao síndico ou resolver um desentendimento com um vizinho ou colega de quarto também podem interferir na vida diária e na independência. Quando as pessoas não têm competências adequadas, a habilidade para obter tratamento apropriado e controlar as condições de saúde física e mental também pode ser ameaçada devido a sua esquiva de profissionais da saúde, à eficácia limitada de suas interações com esses profissionais e a sua habilidade reduzida de obter apoio social para controle da doença.

Uma forte base de evidências apoia a eficácia do treinamento das competências interpessoais para melhoria do funcionamento social e comunitário (Kurtz & Mueser, 2008; Lyman et al., 2014). O uso desses métodos para melhorar as competências sociais é especialmente importante para as populações clínicas com funcionamento psicossocial deficiente, como as pessoas com transtornos do espectro da esquizofrenia ou aquelas com transtornos do desenvolvimento, como transtornos do espectro autista ou deficiência intelectual.

DEFINIÇÕES

Competência interpessoal pode ser definida como a integração tranquila e contínua de comportamentos específicos necessários para a comunicação efetiva e essenciais para a obtenção de objetivos sociais e instrumentais (Liberman, DeRisi, & Mueser, 1989). Quatro tipos diferentes de competências são comumente distinguidos: competências não verbais, características paralinguísticas, conteúdo verbal e equilíbrio interativo. Os terapeutas em geral ensinam competências interpessoais complexas focando em componentes específicos que são construídos gradualmente por meio de prática extensiva e *feedback*.

Competências não verbais são comportamentos diferentes da fala, tais como contato visual, expressão facial, uso de gestos, proximidade interpessoal e orientação corporal, que comunicam interesse, sentimentos e significado durante as interações sociais. *Características paralinguísticas* são as características da fala, como volume, fluência e o afeto expressado por meio do tom e da intensidade (prosódia). *Conteúdo verbal* é a adequação do que é dito, incluindo a escolha das palavras e do fraseado, independentemente de como é dito. *Equilíbrio interativo* se refere à interação da comunicação entre duas pessoas, incluindo o tempo de latência da resposta à declaração do interlocutor, a proporção de tempo gasto falando e a relevância e a reatividade ao que o interlocutor disse.

Os comportamentos não verbais e paralinguísticos são algumas vezes inconsistentes com o conteúdo verbal de uma comunicação, o que pode comprometer a intenção da pessoa. Por exemplo, expressar um sentimento negativo em um tom de voz baixo e titubeante com uma expressão facial de pedido de desculpas pode ser interpretado com o significado de que a pessoa não está realmente incomodada e de que a questão pode ser ignorada. Problemas com o equilíbrio interativo, como longas latências de resposta devido à capacidade reduzida de processamento da informação na esquizofrenia (Mueser, Bellak, Douglas, & Morrison, 1991), podem interferir no fluxo e refluxo de uma conversa e torná-la incômoda e desagradável para o interlocutor.

Já interromper frequentemente ou responder muito rapidamente pode fazer a conversa parecer precipitada ou apressada e pode ser interpretado com o significando de que o interlocutor não está realmente interessado no que a outra pessoa tem a dizer.

As interações sociais efetivas também requerem competências de cognição social, incluindo a habilidade de perceber com precisão e responder à informação relevante em diferentes situações sociais e compreender as "regras tácitas" comuns da comunicação dentro de uma cultura e um contexto (Augoustinos, Walker, & Donaghue, 2006). A informação social importante deve ser depreendida do contexto situacional no qual a interação se dá (p. ex., o contexto, como público, privado, trabalho, casa; a relação com o indivíduo, como um estranho, colega de trabalho, chefe, amigo, familiar) e do comportamento da outra pessoa. Perceber com exatidão as emoções conversacionais do parceiro a partir de pistas paralinguísticas não verbais e entender a perspectiva da pessoa (denominada teoria da mente) são competências-chave da cognição social que estão frequentemente prejudicadas em pessoas com doença mental grave (Penn, Corrigan, Bentall, Racenstein, & Newman, 1997).

FATORES ALÉM DAS COMPETÊNCIAS QUE PODEM AFETAR O FUNCIONAMENTO SOCIAL

Além das competências interpessoais, uma variedade de outros fatores pode influenciar o funcionamento social. Depressão e crenças associadas de desesperança, desamparo e desvalia frequentemente comprometem o impulso social e reduzem o esforço que as pessoas empregam para se conectar com os outros. O simples fato de parecer triste pode fazer alguém parecer menos atrativo e atraente para os outros (Mueser, Grau, Sussman, & Rosen, 1984), e viver com uma pessoa deprimida pode induzir depressão (Coyne et al., 1987). A ansiedade pode levar a esquiva social ou resultar em tamanha inquietação com as preocupações a ponto de fazer as pessoas serem incapazes de usar as competências disponíveis. Raiva ou frustração podem inibir a habilidade das pessoas de ouvir as perspectivas das outras, provocando expressões incontroladas de sentimentos negativos e maior conflito interpessoal.

Outros sintomas psiquiátricos também podem ser problemáticos. Sintomas negativos de esquizofrenia, como apatia e anedonia, podem reduzir o impulso social quando as pessoas têm expectativa de que as interações sociais exigirão esforço excessivo ou não serão gratificantes (Gard, Kring, Gard, Horan, & Green, 2007). *Afeto embotado* (expressividade facial e paralinguística diminuídas) e *alogia* (pobreza do discurso) podem fazer a pessoa parecer menos envolvida durante as interações sociais do que ela realmente se sente. Sintomas psicóticos, como alucinações e delírios, podem distrair ou preocupar as pessoas, tornando-as desatentas, não reativas ou inapropriadas durante as interações sociais. Hipomania e mania podem prejudicar as relações sociais de um indivíduo devido a sintomas como pressão por falar, irritabilidade, grandiosidade e maior envolvimento em atividades com consequências potencialmente nocivas (p. ex., ter contatos sexuais, gastar dinheiro). O uso e a dependência de substâncias podem ter impacto importante no funcionamento social, variando dos efeitos de desinibição do álcool na agressão até a manipulação das relações próximas com a intenção de manter a dependência de uma droga.

O ambiente também pode influenciar a habilidade das pessoas de usarem as competências interpessoais e se beneficiarem com o treinamento das competências. Quando as oportunidades de atividades sociais significativas são limitadas, como geralmente é o caso das pessoas institucionalizadas por períodos de tempo prolongados (Wing & Brown, 1970), o funcionamento social prejudicado contínuo é uma conclusão inevitável, independentemente das competências interpessoais da pessoa. Igualmente, se os esforços para usar competências interpessoais apropriadas, como a expressão de sentimentos ou preferências, forem frustrados, como no exemplo de uma pessoa deprimida que vivia com um parceiro dominador, a pessoa deprimida pode desistir de tentar usar essas competências e, consequentemente, permanecer insatisfeita e infeliz no relacionamento.

HISTÓRIA E FUNDAMENTOS TEÓRICOS DO TREINAMENTO DE COMPETÊNCIAS INTERPESSOAIS

Os métodos de treinamento de competências interpessoais datam das décadas de 1950 e 1960, e seus fundamentos são encontrados no trabalho inicial de Salter (1949), Wolpe (1958) e Lazarus (1966), que focava na ajuda aos indivíduos para superar a timidez e a ansiedade nas relações íntimas. As origens teóricas de alguns desses trabalhos provêm de pesquisas anteriores sobre condicionamento operante, modelagem e demonstração de aprendizagem social. O trabalho de Skinner (1953) sobre o uso de reforço positivo e modelagem (ver os Caps. 11 e 13) mostrou que era possível ensinar comportamentos complexos desmembrando-os em comportamentos mais simples. O trabalho de Bandura (Bandura, Ross, & Ross, 1961) sobre modelação social demonstrou o poder da observação de outras pessoas na aprendizagem de novos comportamentos sociais. O desenvolvimento do ensaio comportamental em dramatizações como técnica para facilitar a prática inicial e refinar as competências reforçou ainda mais os benefícios da combinação de modelação social e demonstração para ensinar competências interpessoais. O uso sistemático de dramatizações para demonstrar inicialmente as competências, e então engajar os indivíduos em ensaios comportamentais dessas competências, seguido pelo *feedback* da modelação, resultou em um método eficiente para ensinar competências interpessoais em condições relativamente controladas. Os clientes podiam, então, praticar essas competências em situações de ocorrência natural.

Em suma, os clínicos fornecem treinamento das competências interpessoais primeiramente subdividindo uma competência em seus elementos constituintes, revisando-os com o cliente e, então, demonstrando a competência por meio de dramatização. Depois de discutir a demonstração, o clínico leva o cliente a praticar a competência por meio da dramatização, seguida pelo *feedback* positivo e depois corretivo do desempenho do cliente. O clínico, então, leva o cliente a outra dramatização para melhorar ainda mais seu desempenho, seguida por *feedback* adicional para moldar a competência. Várias dramatizações são conduzidas com o cliente, cada uma delas seguida por *feedback* para aprimorar a competência. Por fim, o cliente e o clínico combinam uma tarefa de casa para uma competência que o cliente experimentará em situações na vida real.

FORMATO E LOGÍSTICA DO TREINAMENTO DE COMPETÊNCIAS INTERPESSOAIS

O treinamento de competências pode ser realizado em vários formatos: individual, grupal, familiar ou para casais. Em um formato grupal, o número de participantes geralmente é limitado de 6 a 8 pessoas, para permitir tempo suficiente para todos praticarem as competências. O treinamento de competências em formato grupal é geralmente mais eficiente e possibilita acesso a múltiplos modelos de papéis e o apoio e encorajamento dos outros membros do grupo para experimentar novas competências.

O treinamento de competências interpessoais é algumas vezes o foco primário da intervenção e abrange um currículo previamente planejado de competências que abordam uma área temática específica. Tais programas são tipicamente oferecidos em um formato grupal, como as competências para conversar, para pessoas com doença mental grave (Bellack, Mueser, Gingerich, & Agresta, 2004), competências para recusar o uso de substância, para pessoas com adição (Monti, Kadden, Rohsenow, Cooney, & Abrams, 2002), ou competências para manejo de conflitos, para pessoas com problemas com raiva ou agressão (Taylor & Novaco, 2005). As sessões em geral duram de 1 a 1,5 hora e são realizadas de 1 a 3 vezes por semana, com os programas durando de 2 a 3 meses até mais de 1 ano.

O treinamento de competências interpessoais também pode fazer parte de um programa multicomponente, como terapia comportamental dialética para pessoas com transtorno da personalidade *borderline* (Linehan, 1993) ou um programa que ensina competências de autogerenciamento (ver o Cap. 14). O programa de manejo e recuperação de doenças (Mueser & Gingerich, 2011) oferece treinamento de competências para ajudar pessoas com doença mental grave a interagirem mais efetivamente com os prestadores do tratamento e para aumentar o apoio social para controle de sua doença. Os programas de terapia familiar concebidos para ensinar as famílias a ajudar um ente querido a controlar uma doença mental como esquizofrenia ou transtorno bipolar frequentemente incorporam comunicação e solução de problemas para reduzir o estresse familiar, além de psicoeducação sobre a natureza da doença psiquiátrica (Miklowitz, 2010; Mueser & Glynn, 1999).

As competências interpessoais também podem ser ensinadas, quando surgir a necessidade, durante a psicoterapia individual. Nessas circunstâncias, o treinamento de competências pode variar de 10 a 15 minutos por sessão durante várias sessões até um foco mais estendido por um período mais longo.

MÉTODOS DE TREINAMENTO

Independentemente da modalidade de tratamento usada ou da importância do tratamento, o treinamento de competências interpessoais usa um método sistemático, resumido na Tabela 20.1. O treinamento de competências interpessoais é definido mais basicamente pelo uso integrado de quatro técnicas, descritas a seguir.

Foco nos componentes nucleares das competências interpessoais específicas. Para usar uma abordagem de modelagem para ensinar competências, o clínico precisa primeiramente prestar atenção aos componentes específicos da competência visada. As competências não verbais e paralinguísticas devem ser consistentes com o conteúdo verbal da comunicação. As pessoas frequentemente ficam presas ao que devem dizer em situações particulares, e tratar disso é útil para desmembrar o conteúdo verbal das competências específicas em vários passos. Esses passos, que podem ser combinados com elementos não verbais ou paralinguísticos, podem, então, ser destacados quando for demonstrada a competência e dado *feedback* depois das dramatizações. A Tabela 20.2 fornece exemplos dos passos para treinamento de competências interpessoais comuns; currículos extensos para uma ampla gama de competências estão facilmente acessíveis aos clínicos em outros lugares (p. ex., Bellack et al., 2004; Monti et al., 2002).

TABELA 20.1 | Passos das competências interpessoais comuns

ESCUTA ATIVA
- Olhe para a pessoa.
- Demonstre que você está ouvindo com um aceno de cabeça, sorrindo ou dizendo alguma coisa como "hum, hum" ou "ok".
- Faça perguntas para descobrir mais informações ou certificar-se de que você entendeu.
- Repita os principais pontos abordados pela pessoa ou faça um comentário sobre alguma coisa que ela disse.

EXPRESSE UM SENTIMENTO POSITIVO
- Olhe para a pessoa com uma expressão facial positiva.
- Descreva com o que você está satisfeito.
- Diga como você se sentiu com isso.

FAÇA UMA SOLICITAÇÃO
- Olhe para a pessoa.
- Explique o que você gostaria que ela fizesse.
- Diga-lhe como você se sentiria com isso.

EXPRESSE UM SENTIMENTO NEGATIVO
- Olhe para a pessoa com uma expressão facial séria.
- Explique com o que você está incomodado.
- Diga-lhe como você se sentiu.
- Sugira uma forma para que isso possa ser evitado no futuro.

COMBINE E NEGOCIE
- Explique seu ponto de vista.
- Ouça o ponto de vista da outra pessoa.
- Repita ou parafraseie o ponto de vista da outra pessoa.
- Sugira um acordo.
- Converse até que vocês cheguem a um acordo com o qual ambos concordem.

FAÇA UM ELOGIO
- Olhe para a pessoa.
- Use um tom de voz positivo e sincero.
- Seja específico sobre o que você gosta.

Use demonstração nas dramatizações para demonstrar competências interpessoais. Embora seja subutilizada na prática do dia a dia, a demonstração rotineira das competências interpessoais é uma técnica poderosa no treinamento de competências. Demonstrar uma competência antes de envolver o cliente na dramatização para praticá-la deixa a pessoa mais à vontade, reduzindo a ansiedade e normalizando a dramatização como uma parte do processo psicoterapêutico, como algo que é usado pelo clínico e o cliente igualmente.

Alguns clientes têm dificuldade de melhorar suas competências durante as sucessivas dramatizações a partir do *feedback* e de instruções verbais unicamente. Em tais casos, a demonstração adicional por parte do clínico poderá ser útil. Antes de demonstrar a competência novamente, o clínico pode chamar a atenção do cliente para comportamentos componentes específicos (p. ex., volume da voz, uma declaração com sentimento), seguidos pela experimentação da competência pelo cliente mais uma vez na dramatização. Em algumas situações, pode ser útil destacar a im-

TABELA 20.2 | Abordagem geral do treinamento de competências interpessoais

1. **Estabeleça uma justificativa para a competência.**
   - Introduza a competência brevemente.
   - Evoque as razões para aprender a competência fazendo perguntas.
   - Reconheça todas as razões dadas.
   - Forneça uma justificativa adicional quando necessário.

2. **Discuta os passos da competência.**
   - Subdivida a competência em 3 a 5 passos componentes.
   - Use folhetos, pôsteres, etc., quando viável.
   - Discuta brevemente as razões de cada passo.

3. **Demonstre a competência em uma dramatização.**
   - Explique que você irá demonstrar a competência.
   - "Defina" ou explique o contexto da situação da dramatização.
   - Demonstre a competência em uma dramatização.
   - Seja breve na dramatização e atenha-se à questão.

4. **Revise a dramatização com o(s) cliente(s).**
   - Discuta quais passos específicos da competência foram usados na dramatização.
   - Peça que o(s) cliente(s) avalie(m) a eficácia da dramatização.

5. **Envolva o cliente em uma dramatização da mesma situação ou de uma similar.**
   - Peça que o cliente tente usar a competência em uma dramatização.
   - Modifique a situação, quando necessário, para torná-la plausível para a pessoa.
   - Para grupos, peça que os outros membros observem o cliente para fornecer *feedback*.

6. **Forneça *feedback* positivo.**
   - Forneça *feedback* positivo específico sobre o que a pessoa fez bem na dramatização.
   - Elogie todos os esforços.
   - Inclua *feedback* sobre os passos da competência e outros aspectos do desempenho que foram bem executados.
   - Se estiver em formato de grupo,
     - obtenha primeiro o *feedback* positivo dos membros do grupo antes de dar *feedback* positivo adicional e
     - deixe de fora qualquer *feedback* ou crítica negativa.

7. **Forneça *feedback* corretivo.**
   - Dê (ou obtenha com os membros do grupo) sugestões sobre como o cliente poderia executar melhor a competência.
   - Limite o *feedback* a uma ou duas sugestões.
   - Comunique as sugestões de maneira positiva e otimista.

8. **Envolva o cliente em 1 a 3 dramatizações da mesma situação.**
   - Solicite que a pessoa mude um ou dois comportamentos por dramatização.
   - Foque em comportamentos que são mais salientes e passíveis de mudança.
   - Use demonstração adicional, se necessário, para destacar comportamentos específicos que a pessoa está tentando mudar.

(Continua)

(Continuação)
TABELA 20.2 | Abordagem geral do treinamento de competências interpessoais

9. **Depois de cada dramatização, forneça *feedback* adicional e sugestões para melhoria do desempenho.**
   - Foque primeiro nos comportamentos que deveriam ter mudado.
   - Use estratégias de ensino adicionais, quando necessário, para facilitar a mudança do comportamento (p. ex., treinamento, instigação, modelagem).
   - Seja generoso, mas específico, quando fornecer *feedback*.
   - Deixe o *feedback* corretivo para a última dramatização que o cliente realizar.
   - Obtenha a autoavaliação do desempenho do cliente depois da última dramatização.
   - Se o treinamento de competências for conduzido em formato grupal ou familiar, siga os passos 5 a 8 para cada membro.

10. **Desenvolva uma tarefa para o cliente (ou os membros do grupo) praticar a competência por conta própria.**
    - Desenvolva a tarefa colaborativamente com o cliente.
    - Tenha como objetivo o cliente praticar a competência no mínimo duas vezes antes da próxima sessão.
    - Adapte a tarefa para maximizar a relevância para o cliente e sua probabilidade de prosseguir.
    - Resolva possíveis obstáculos para o cliente prosseguir na tarefa.
    - Revise a tarefa de casa no início da sessão seguinte.

portância de uma competência componente particular demonstrando-a em duas dramatizações sucessivas, uma mostrando um fraco desempenho e a outra um bom desempenho do componente, seguidas por discussão e depois uma dramatização em que o cliente experimente a competência novamente.

Use *feedback* positivo e corretivo para moldar competências sociais durante múltiplas dramatizações. O pressuposto primário subjacente à abordagem do treinamento de competências é o de que a melhoria da competência de um indivíduo na execução de uma competência em situações simuladas facilitará a transferência dessa competência para interações de ocorrência natural. Praticar repetidamente e aperfeiçoar as competências é diferente de "experimentar" uma competência uma vez em uma dramatização. Entretanto, a maior aprendizagem ocorre em sucessivas dramatizações da mesma situação, com o clínico se direcionando para nuanças específicas da competência e o cliente experimentando fazer essas mudanças e desenvolvendo conforto e familiaridade com a competência na segurança da sessão. Assim, quando treina inicialmente uma competência interpessoal, o clínico deve envolver o cliente em, no mínimo, duas dramatizações, com três sendo ainda melhor, e quatro ou mais dramatizações frequentemente gerando os maiores benefícios.

A condição indispensável do treinamento de competências é envolver o cliente em múltiplas dramatizações da mesma competência e situação dentro de uma sessão, combinadas com a demonstração do clínico, *feedback* e instruções para moldar o desempenho da competência. A natureza do *feedback* fornecido para cada dramatização é essencial para assegurar que a experiência de aprendizagem do cliente seja positiva e para tornar o treinamento das competências o mais efetivo possível. Para reforçar o esforço da pessoa em aprender novas competências e maximizar sua disposição para tentar novamente, o *feedback* positivo e genuíno sempre deve ser dado imediatamente após a dramatização do cliente, antes que seja dado qualquer *feedback* negativo. O *feedback* deve ser específico para o comportamento, deve chamar a atenção para aspectos específicos bem executados da competência e começar com as competências componentes que melhoraram de uma dramatização para a seguinte.

O propósito principal do *feedback* corretivo é identificar áreas específicas do desempenho do cliente que poderiam ser melhoradas e, então, engajar a pessoa em outra dramatização focando na mudança dessas competências componentes. A escolha de quais áreas focar para mudança é determinada pela saliência do déficit e a facilidade com a qual o cliente pode mudá-la. Por exemplo, quando o volume da voz do cliente é muito baixo ou seu tom é suave ou manso, a intensidade vocal, firmeza ou expressividade pode ser uma prioridade inicial. Quando um simples passo de conteúdo verbal de uma competência é omitido de uma dramatização, como a descrição de um sentimento ou não ser específico sobre alguma coisa, geralmente é fácil para os clientes acrescentar esse passo durante a dramatização seguinte.

O clínico precisa ser capaz de passar para o *feedback* corretivo sem negar os sentimentos cordiais gerados pelo *feedback* positivo. Ele pode conseguir isso sendo breve; oferecendo *feedback* prático específico; e passando rapidamente para sugestões, de forma positiva e otimista, de como a pessoa pode melhorar seu desempenho na dramatização seguinte. Também é útil evitar usar afirmações com "mas" depois de dar *feedback* positivo (p. ex., "Bom trabalho! Você fez uma expressão facial agradável e foi claro em relação ao que lhe agradou naquela dramatização, *mas* deixou de fora como se sentiu com isso").

Desenvolva tarefas para praticar em casa. A natureza artificial da dramatização oferece uma oportunidade única para as pessoas aprenderem, praticarem e refinarem suas competências interpessoais sem preocupação com as repercussões sociais de seu comportamento. Isso é diferente de praticar competências em situações sociais no mundo real, onde as consequências da habilidade, ou a falta dela, são naturalmente experimentadas. Entretanto, para que os clientes percebam os benefícios das competências interpessoais melhoradas, esforços regulares precisam ser empenhados para ajudá-los a usar essas competências por conta própria.

Acompanhe as tarefas de casa. Primeiro, depois de estabelecer a justificativa para praticar as competências fora da sessão, o clínico e o cliente devem desenvolver colaborativamente tarefas de casa para assegurar sua compreensão, adesão e viabilidade. Segundo, as tarefas devem ser específicas e incluir planos, tais como quantas vezes o cliente usará a competência, com quem e em que situações e como ele irá se lembrar da tarefa. Terceiro, o clínico e o cliente devem antecipar possíveis obstáculos para a realização das tarefas de casa e identificar soluções para esses obstáculos.

Embora algumas tarefas sejam o método-padrão para facilitar a generalização das competências, são necessárias estratégias adicionais para clientes com desafios cognitivos ou sintomas importantes. Uma estratégia é usar saídas para prática ao vivo, concebidas para proporcionar aos clientes uma experiência acolhedora quando experimentarem competências recentemente aprendidas em contextos naturais (Glynn et al., 2002). Os clínicos em geral proporcionam essas saídas quando conduzem o treinamento de competências em formato grupal, e elas envolvem excursões em grupo regularmente agendadas para ambientes na comunidade onde os clientes podem experimentar suas competências.

Outra estratégia para facilitar a generalização é envolver apoiadores nativos (Wallace & Tauber, 2004). *Apoiadores nativos* são pessoas próximas aos clientes que costumam ter uma relação não profissional com eles (p. ex., um familiar, um amigo próximo), embora a equipe paraprofissional possa servir para pessoas que vivem em ambientes residenciais ou hospitalares há muito tempo. Devido ao seu envolvimento com o cliente fora das sessões, essas pessoas estão em numa posição ideal para estimular e reforçar o uso das competências pelo cliente. Para envolver essas pessoas, o clínico precisa se aproximar dos apoiadores nativos (com a permissão do cliente) e envolvê-los para que eles possam entender a natureza do programa de treinamento de competências e apoiar seus objetivos. Então, em reuniões regulares, o clínico compartilha informações com as pessoas apoiadoras sobre as competências recentemente visadas, identifica situações adequadas ao uso das competências e obtém *feedback* sobre o uso que o cliente faz das competências ou dos esforços dessa pessoa para estimular seu uso.

PROCESSOS DE MUDANÇA

Existem provavelmente múltiplos processos de mudança envolvidos no modo como o treinamento de competências interpessoais melhora o funcionamento social. A conceituação dominante que originou o modelo de treinamento de competências foi a de que as relações sociais requerem a integração das competências sociais componentes, e deixar de aprender essas competências ou perdê-las pelo desuso contribui para o mau funcionamento social. Com base nessa conceituação, a abordagem de treinamento de competências foi desenvolvida com o objetivo de aumentar o repertório de competências pessoais do indivíduo, por meio de modelagem e prática extensiva, e para ajudar os clientes a desempenharem as competências automaticamente quando desejado. Embora as competências interpessoais sejam estáveis ao longo do tempo na ausência de intervenção, baixas competências sociais estão associadas ao pior funcionamento psicossocial, e o treinamento das competências aumenta tanto as competências sociais quanto o funcionamento social (Bellack, Morrison, Wixted, & Mueser, 1990; Kurtz & Mueser, 2008). Ainda precisa ser mais estudado se a melhoria nas competências sociais é mediadora de ganhos no funcionamento social.

Algumas pessoas que são capazes de desempenhar competências interpessoais, mas não as utilizam quando surgem as oportunidades, parecem se beneficiar com o treinamento de tais competências. Por exemplo, alguns clientes têm baixa autoeficácia em sua habilidade de ter interações sociais de sucesso (Pratt, Mueser, Smith, & Lu, 2005) devido a fatores como depressão ou antecipação de fracasso social (Granholm, Holden, Link, McQuaid, & Jeste, 2013). A natureza positiva e validante do treinamento de competências, combinada com o processo de combinações colaborativas para experimentar competências em diferentes situações, pode encorajar os clientes a usar suas competências, levando a experiências sociais positivas que desafiam suas crenças imprecisas. O programa de treinamento de competências sociais comportamentais procura capitalizar esses dois processos combinando o treinamento de competências com a terapia cognitivo-comportamental no intuito de desafiar percepções imprecisas de si e dos outros, ambas as quais interferem na busca dos objetivos sociais (Granholm McQuaid, & Holden, 2016).

Outros processos de mudança que podem contribuir para os efeitos do treinamento de competências interpessoais são exposição e maior aceitação emocional (ver os Caps. 18 e 24). As dramatizações despertam pequenas quantidades de desconforto em um ambiente seguro, e a exposição repetida a essas situações quando os clientes buscam seus objetivos sociais pode reduzir a esquiva de situações sociais que igualmente produzem algum desconforto.

ESTUDO DE CASO

Juan era um homem latino de 32 anos com transtorno da personalidade esquizotípica. Sua preocupação presente eram os problemas no trabalho. Juan era consultor em tecnologia de informática e trabalhava para uma grande empresa, onde fazia consertos e atualizações de *software* para os *laptops* e computadores pessoais dos empregados. Ele expressou preocupação por frequentemente se sentir desconfortável no trabalho e ter medo de perder o emprego. O clínico utilizou duas sessões com Juan obtendo informações de sua história passada e uma história do trabalho mais detalhada antes de se aprofundar em situações específicas que Juan achava difíceis de manejar.

O clínico ficou sabendo que Juan tinha dificuldade de interagir com os empregados cujos computadores consertava, de responder ao *feedback* de seu supervisor e de socializar com seus colegas consultores. Com a ajuda de Juan, o clínico desenvolveu com ele uma série de dramatizações para avaliar suas competências interpessoais nessas situações. Essa avaliação indicou que Juan tinha dificuldades de se engajar em conversas informais com os empregados quando ia consertar seus computadores, bem como com seus colegas durante interações informais ou nos intervalos. Ele também achava difícil responder aos empregados que estavam ansiosos para ter seu computador consertado. Juan não via por que tinha que interagir tanto com os empregados e colegas e achava que eles deveriam apenas deixá-lo sozinho para que pudesse fazer seu trabalho. Por fim, Juan tinha dificuldades de ouvir o *feedback* negativo de seu supervisor e as sugestões para melhorar seu desempenho no trabalho.

Para abordar esses problemas, o clínico identificou várias competências para ensinar a Juan, inicialmente usando as mesmas situações de dramatização desenvolvidas para a avaliação para ensinar as competências, e então desenvolveu outras situações de dramatização para facilitar a prática dentro da sessão. O clínico também reservou algum tempo para conversar com Juan sobre a importância das interações sociais informais (ou "triviais") no trabalho e o ajudou a conceituar "competências interpessoais" nessas situações como semelhantes a sua *expertise* tecnológica – apenas outra parte de seu trabalho. O clínico se voltou para a melhoria das competências conversacionais para reduzir o desconforto de Juan ao interagir com colegas e empregados; essas competências incluíam identificar tópicos adequados para a socialização informal (p. ex., esportes, o clima, notícias locais), fazer escuta ativa dos outros, responder aos comentários de outras pessoas apresentando sua própria perspectiva e encerrar de forma elegante as conversas breves.

Para abordar as situações em que os empregados ficavam ansiosos com o conserto de seus computadores, o clínico ensinou Juan a reconhecer as preocupações deles, parafraseando-as e tranquilizando-os de que se ocuparia delas com um conserto no prazo mais breve possível. Para melhorar a habilidade de Juan de responder ao *feedback* de seu supervisor, o clínico o ensinou a refletir sobre o que ouviu seu supervisor dizer para se assegurar de que havia entendido adequadamente, buscar clarificação de como poderia melhorar seu desempenho e solicitar *feedback* depois das tentativas de implantar as mudanças desejadas.

O treinamento de competências foi feito em 24 sessões durante um período de seis meses. Eles passaram a maior parte de cada sessão dramatizando as competências recentemente aprendidas, as quais eram introduzidas a cada duas ou três sessões; usando dramatizações para revisar as tarefas práticas e conduzir treinamento adicional quando necessário; e revisando competências previamente ensinadas. Juan foi prontamente engajado no treinamento das competências, e durante o curso do tratamento suas competências interpessoais melhoraram nas situações visadas, com seu desconforto no trabalho se tornando especialmente menor. Próximo ao final do tratamento, Juan relatou que havia sido recomendado para uma promoção porque seu supervisor havia notado melhorias significativas em seu trabalho.

CONCLUSÕES

As competências interpessoais efetivas desempenham um papel importante na qualidade das relações próximas e têm forte influência em outros domínios da vida, como trabalho, escola ou paternidade, e também no autocuidado e na vida independente. Competências interpessoais deficientes em áreas específicas são um fator comum que contribui para estresse e desajustamento e estão subjacentes a muitos dos problemas para os quais as pessoas procuram psicoterapia. O ensino de competências interpessoais é uma competência essencial necessária requerida de todos os clínicos cognitivos e comportamentais praticantes. Os clínicos podem ensinar competências interpessoais usando um método de treinamento sistemático que envolve desmembrar competências complexas em componentes ou passos mais simples, demonstrando a competência em dramatizações, envolvendo o cliente em dramatizações para praticar a competência, fornecendo *feedback* positivo e corretivo depois de cada dramatização para aprimorar o desempenho do cliente e desenvolvendo tarefas de casa para os clientes praticarem as competências fora da sessão. O treinamento das competências interpessoais melhora o funcionamento social e a adaptação na comunidade e pode ajudar com problemas de funcionamento vocacional, abuso de substâncias, conflito familiar e/ou de casais e a colaboração com provedores de tratamento.

REFERÊNCIAS

Augoustinos, M., Walker, I., & Donaghue, N. (2006). *Social cognition: An integrated introduction*. London: Sage Publications.

Bandura, A., Ross, D., & Ross, S. A. (1961). Transmission of aggression through the imitation of aggressive models. *Journal of Abnormal and Social Psychology, 63*(3), 575-582.

Bellack, A. S., Morrison, R. L., Wixted, J. T., & Mueser, K. T. (1990). An analysis of social competence in schizophrenia. *British Journal of Psychiatry, 156*(6), 809-818.

Bellack, A. S., Mueser, K. T., Gingerich, S., & Agresta, J. (2004). *Social skills training for schizophrenia: A step-by-step guide* (2nd ed.). New York: Guilford Press.

Coyne, J. C., Kessler, R. C., Tal, M., Turnbull, J., Wortman, C. B., & Greden, J. F. (1987). Living with a depressed person. *Journal of Consulting and Clinical Psychology, 55*(3), 347-352.

Gard, D. E., Kring, A. M., Gard, M. G., Horan, W. P., & Green, M. F. (2007). Anhedonia in schizophrenia: Distinctions between anticipatory and consummatory pleasure. *Schizophrenia Research, 93*(1-3), 253-260.

Glynn, S. M., Marder, S. R., Liberman, R. P., Blair, K., Wirshing, W. C., Wirshing, D. A., et al. (2002). Supplementing clinic-based skills training with manual-based community support sessions: Effects on social adjustment of patients with schizophrenia. *American Journal of Psychiatry, 159*(5), 829-837.

Granholm, E., Holden, J., Link, P. C., McQuaid, J. R., & Jeste, D. V. (2013). Randomized controlled trial of cognitive behavioral social skills training for older consumers with schizophrenia: Defeatist performance attitudes and functional outcome. *American Journal of Geriatric Psychiatry, 21*(3), 251-262.

Granholm, E. L., McQuaid, J. R., & Holden, J. L. (2016). *Cognitive-behavioral social skills training for schizophrenia: A practical treatment guide*. New York: Guilford Press.

Kurtz, M. M., & Mueser, K. T. (2008). A meta-analysis of controlled research on social skills training for schizophrenia. *Journal of Consulting and Clinical Psychology, 76*(3), 491-504.

Lazarus, A. A. (1966). Behaviour rehearsal vs. non-directive therapy vs. advice in effecting behaviour change. *Behaviour Research and Therapy, 4*(3), 209--212.

Liberman, R. P., DeRisi, W. J., & Mueser, K. T. (1989). *Social skills training for psychiatric patients*. Needham Heights, MA: Allyn and Bacon.

Linehan, M. M. (1993). *Cognitive behavioral treatment of borderline personality disorder*. New York: Guilford Press.

Lyman, D. R., Kurtz, M. M., Farkas, M., George, P., Dougherty, R. H., Daniels, A. S., et al. (2014). Skill building: Assessing the evidence. *Psychiatric Services, 65*(6), 727-738.

Miklowitz, D. J. (2010). *Bipolar disorder: A family-focused treatment approach* (2nd ed.). New York: Guilford Press.

Monti, P. M., Kadden, R. M., Rohsenow, D. J., Cooney, N. L., & Abrams, D. B. (2002). *Treating Alcohol depen-*

dence: A coping skills training guide (2nd ed.). New York: Guilford Press.

Mueser, K. T., Bellack, A. S., Douglas, M. S., & Morrison, R. L. (1991). Prevalence and stability of social skill deficits in schizophrenia. *Schizophrenia Research, 5*(2), 167-176.

Mueser, K. T., & Gingerich, S. (2011). *Illness management and recovery: Personalized skills and strategies for those with mental illness* (3rd ed.). Center City, MN: Hazelden Publishing.

Mueser, K. T., & Glynn, S. M. (1999). *Behavioral family therapy for psychiatric disorders* (2nd ed.). Oakland, CA: New Harbinger Publications.

Mueser, K. T., Grau, B. W., Sussman, S., & Rosen, A. J. (1984). You're only as pretty as you feel: Facial expression as a determinant of physical attractiveness. *Journal of Personality and Social Psychology, 46*(2), 469-478.

Penn, D. L., Corrigan, P. W., Bentall, R. P., Racenstein, J. M., & Newman, L. (1997). Social cognition in schizophrenia. *Psychological Bulletin, 121*(1), 114-132.

Pratt, S. I., Mueser, K. T., Smith, T. E., & Lu, W. (2005). Self-efficacy and psychosocial functioning in schizophrenia: A mediational analysis. *Schizophrenia Research, 78*(2-3), 187-197.

Salter, A. (1949). *Conditioned reflex therapy*. New York: Creative Age Press.

Skinner, B. F. (1953). *Science and human behavior*. New York: Simon and Schuster.

Taylor, J. L., & Novaco, R. W. (2005). *Anger treatment for people with developmental disabilities: A theory, evidence and manual based approach*. Chichester, UK: John Wiley and Sons.

Wallace, C. J., & Tauber, R. (2004). Supplementing supported employment with workplace skills training. *Psychiatric Services, 55*(5), 513-515.

Wing, J. K., & Brown, G. W. (1970). *Institutionalism and schizophrenia: A comparative study of three mental hospitals 1960-1968*. Cambridge, UK: Cambridge University Press.

Wolpe, J. (1958). *Psychotherapy by reciprocal inhibition*. Stanford, CA: Stanford University Press.

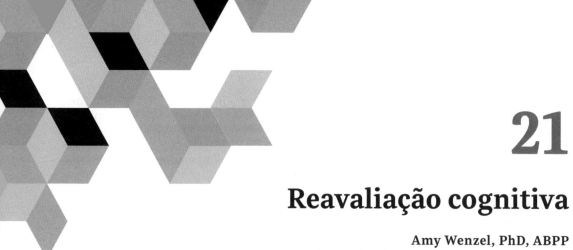

21
Reavaliação cognitiva

Amy Wenzel, PhD, ABPP
University of Pennsylvania School of Medicine

DEFINIÇÕES E HISTÓRICO

Há mais de 2 mil anos, o filósofo grego Aristóteles observou: "É a marca de uma mente educada ser capaz de acolher um pensamento sem aceitá-lo". Nos dias atuais, profissionais de saúde mental de todas as orientações teóricas trabalham com clientes cujas vidas são entravadas por pensamentos negativos e críticos que eles encaram como verdades absolutas. Para responder às necessidades desses clientes, os pacotes de tratamento na família das terapias cognitivo-comportamentais (TCCs) incorporaram estratégias de reconhecimento e abordagem dos pensamentos e crenças negativas.

Reavaliação cognitiva é uma estratégia por meio da qual as pessoas reinterpretam o significado de um estímulo com o intuito de alterar sua resposta emocional (Gross, 1998). Uma abordagem tradicional para a reavaliação cognitiva usada em muitos pacotes de tratamento cognitivo-comportamental é a *reestruturação cognitiva*, ou o processo guiado e sistemático pelo qual os clínicos ajudam os clientes a reconhecer e, se necessário, modificar pensamentos inúteis associados ao sofrimento emocional. Essa é uma intervenção estratégica essencial na abordagem da psicoterapia cognitiva de Aaron T. Beck (p. ex., A.T. Beck, Rush, Shaw, & Emery, 1979). Em contraste com a reinterpretação e mudança do pensamento, a *desfusão cognitiva* é a habilidade de se distanciar dos próprios pensamentos e seguir em frente, mesmo na presença deles (Hayes, Strosahl, & Wilson, 2012), o que permite que as pessoas se desprendam do significado que associam aos seus pensamentos (ver o Cap. 23 deste livro para uma discussão mais aprofundada). O uso regular de reavaliação e desfusão cognitivas promove a *flexibilidade psicológica*, ou a habilidade de viver plenamente no momento presente e realizar atividades valorizadas, independentemente dos pensamentos que se possa estar experimentando. Neste capítulo, ilustro a reavaliação cognitiva por meio de uma descrição de técnicas para realização da reestruturação cognitiva. No entanto, este capítulo também demonstra como a desfusão e a consciência do momento presente podem ser usadas em combinação para atingir a flexibilidade psicológica.

Um corpo de pesquisa crescente dedica atenção aos mecanismos pelos quais a reavaliação cognitiva alcança os resultados desejados no tratamento. Talvez o princípio mais central da TCC de Beck seja o de que a cognição é mediadora da associação entre as experiências na vida e nossas reações emocionais e comportamentais (cf. Dobson & Dozois, 2010). Seguramente existem dados que apoiam essa noção (Hofmann, 2004; Hofmann et al., 2007). Ao mesmo tempo, também existem pesquisas que não apoiam essa premissa, seja porque (a) os estudos não incluíam as variáveis e os testes estatísticos necessários para demonstrar a mediação de forma inequívoca (cf. Smits, Julian, Rosenfield, & Powers, 2012); (b) a mudança nos sintomas do sofrimento emocional ocorreu antes da mudança nos mediadores (p. ex., Stice, Rohde, Seeley, & Gau, 2010); (c) a mudança na cognição problemática simplesmente não previu o resultado (p. ex., Burns & Spangler, 2001); ou (d) a mudança na cognição problemática foi tão grande em uma condição não TCC (p. ex., farmacoterapia) quanto em TCC (p. ex., DeRubeis et al., 1990). Pesquisas mais recentes levantam a possibilidade de a reavaliação cognitiva exercer seus efeitos por meio do processo de *descentralização*, ou a habilidade para reconhecer que os pensamentos são simplesmente eventos mentais em vez de verdades que necessitam de um curso de ação particular (Hayes-Skelton & Graham, 2013).

Os terapeutas cognitivo-comportamentais que usam a reavaliação cognitiva com seus clientes podem se direcionar para três níveis de cognição: (a) pensamentos que surgem em situações específicas (i.e., pensamentos automáticos); (b) regras e pressupostos condicionais (i.e., crenças intermediárias) que guiam a maneira característica como as pessoas interpretam eventos e respondem comportamentalmente; e (c) crenças nucleares, ou crenças fundamentais que as pessoas têm sobre si mesmas, os outros, o mundo ou o futuro (cf. J.S.Beck, 2011). Considere o caso de Lisa, uma cliente que descreve a situação perturbadora de não ter sido convidada para o chá de bebê de uma amiga. Seu pensamento automático seria algo como: "Minha amiga não gosta de mim". Esse pensamento automático estaria associado a um pressuposto condicional, como "Eu sou indesejável". Com o tempo, por meio da reavaliação cognitiva, os clientes são capazes de ver que os pensamentos automáticos que eles experimentam em situações específicas são reflexos das crenças subjacentes que apresentam. A reavaliação cognitiva ajuda os clientes a desacelerarem seu pensamento para reconhecerem o pensamento mal-adaptativo (i.e., um pensamento que é distorcido ou exagerado, ou simplesmente inútil, mesmo que exato) e (a) tomar medidas estratégicas para assegurarem que seu pensamento seja tão exato e tão útil quanto possível, ou (b) reconhecerem que seu pensamento é simplesmente uma atividade mental que não tem nenhuma base na realidade e na sua habilidade de viver suas vidas da forma que desejam. Na próxima seção, descrevo as técnicas para disponibilizar a reestruturação cognitiva: a abordagem de reavaliação cognitiva que é frequentemente usada por terapeutas cognitivo-comportamentais.

IMPLANTAÇÃO

A reestruturação cognitiva geralmente ocorre em três passos: identificação, avaliação e modificação de pensamentos automáticos ou crenças subjacentes. As próximas seções oferecem orientações para a implantação de cada um desses passos.

Identificar pensamentos mal-adaptativos

Quando os clínicos observam uma mudança negativa distinta no afeto dos clientes, eles perguntam: "O que estava passando pela sua mente naquele momento?". Quando os clientes identificam um pensamento, os clínicos perguntam qual é a emoção que eles estavam experimentando. Esses passos servem para reforçar ainda mais a associação entre cognição e emoção e também proporcionam ao cliente suficiente prática na desaceleração de seu pensamento, de modo que possam reconhecer pensamentos-chave associados ao seu sofrimento emocional. Depois que os clientes identificaram uma ou mais emoções, os clínicos em geral lhes pedem para classificar a intensidade das emoções em uma escala de 0 a 10 do tipo Likert (p. ex., 0 = intensidade muito baixa; 10 = o sofrimento emocional mais intenso imaginável) ou usar porcentagens (p. ex., 30, 95%). Em alguns casos, os clínicos pedem que os clientes classifiquem (usando um tipo de escala similar) o grau em que acreditam no pensamento automático. É importante instruir os clientes para classificarem a intensidade de suas emoções no início do processo de reestruturação cognitiva, pois eles irão usar essas classificações mais tarde para avaliar o grau em que a reestruturação cognitiva foi efetiva.

Embora esse exercício pareça simples, na realidade ele pode ser difícil para muitos clientes. A maioria das pessoas não praticou a desaceleração de seu pensamento para identificar pensamentos-chave associados ao sofrimento emocional. Assim, o simples ato de cuidadosamente identificar a cognição, em si mesma, tem o potencial de ser terapêutico por três motivos: ele (a) reforça o modelo cognitivo e ilustra a forma como tem relevância contínua nas vidas dos clientes, (b) cria consciência dos processos psicológicos que estão exacerbando os problemas de saúde mental e (c) interrompe o "trem descontrolado" do pensamento negativo que pode ocorrer com alguns clientes. Quando os clientes experimentam dificuldade para identificar pensamentos, os terapeutas cognitivo-comportamentais podem lhes perguntar o que "acham" que estavam pensando à luz de sua reação emocional ou podem fornecer um cardápio de opções entre as quais o cliente pode escolher. Eles também podem avaliar a presença de imagens em vez de pensamentos na forma de linguagem verbal, já que alguns clientes relatam ter imagens de resultados futuros terríveis ou memórias perturbadoras do passado.

Com o tempo, os clientes adquirem competência para identificar e trabalhar com pensamentos automáticos. Nesse ponto, muitos terapeutas cognitivo-comportamentais avançam na direção de um foco de trabalho no nível das crenças subjacentes (i.e., regras e pressupostos condicionais de nível intermediário, crenças nucleares). Há muitas maneiras de identificar crenças subjacentes. Os clientes podem identificar temas inerentes aos pensamentos automáticos que moldaram no curso do tratamento. Os terapeutas podem usar a *técnica da seta descendente*, na qual repetidamente sondam um cliente sobre o significado associado a um pensamento automático até que o cliente chegue a um significado que seja tão fundamental que não haja um significado adicional abaixo dele (Burns, 1980). Lembremo-nos do exemplo anterior de Lisa, que identificou o pensamento automático "Minha amiga não gosta de mim" quando percebeu que não tinha sido convidada para o chá de bebê. Usando a técnica da seta descendente, seu terapeuta lhe perguntou: "O que significa você não ter sido convidada?". Lisa respondeu: "Significa que nós nunca fomos amigas". O terapeuta continuou: "O que isso significa a seu respeito, caso vocês nunca tenham sido amigas?". Lisa respondeu: "Significa que eu invisto mais nos meus amigos do que eles em mim". O terapeuta continuou: "O que isso quer dizer, caso você invista mais em seus amigos do que eles em você?". Lisa ficou temerosa, começou a tremer e respondeu com uma crença central: "Significa que eu sou totalmente indesejável." Quando os clientes demonstram afeto significativo na sessão, como medo, temores, aversão ao contato visual, etc., isso fornece ainda outra pista de que eles identificaram uma poderosa crença subjacente aos seus pensamentos automáticos.

Avaliar pensamentos mal-adaptativos

Depois que os clientes reconheceram os pensamentos e as crenças que têm potencial para exacerbar o sofrimento emocional, eles podem começar a considerar a precisão e a utilidade de seu pensamento, assim como o grau em que estão atribuindo significado excessivo a ele. Embora muitos clínicos descrevam esse processo como um pensamento mal-adaptativo "desafiador", é preferível abordá-lo por um posicionamento mais neutro, de maneira que o clínico e o cliente sejam detetives que conjuntamente examinam as evidências, ou cientistas que avaliam os dados e então chegam a uma conclusão (i.e., uma abordagem que testa hipóteses). A maioria dos clínicos acha que, com a vasta maioria dos clientes, existe um grau de verdade em seu pensamento (se não vários graus de verdade), portanto é importante não pressupor que seu pensamento seja completamente anormal. Muitos clínicos preferem ter como objetivo um pensamento "equilibrado", que é atingido pelo reconhecimento e tolerância da precisão do pensamento dos clientes e pela modificação das distorções (embora deva ser mencionado que outros clínicos, particularmente aqueles que atuam segundo o posicionamento das abordagens baseadas na aceitação, usam desfusão cognitiva para intervir de forma a promover distância do pensamento mal-adaptativo, em vez de mudar o conteúdo do pensamento).

Não existe nenhuma fórmula que os clínicos usem para avaliar o pensamento mal-adaptativo. Ao contrário, eles estão conscientes de que estão atuando segundo um ponto de vista do *empirismo colaborativo*, ou o trabalho conjunto entre o clínico e o cliente, no qual eles assumem uma abordagem científica para examinar e tirar conclusões sobre o pensamento e o comportamento do cliente. Em vez de dizerem aos clientes como pensar, os clínicos usam a *descoberta guiada*, em que fazem perguntas guiadas de final aberto (i.e., questionamento socrático) e preparam novas experiências para motivar os clientes a avaliarem seu pensamento e desenvolverem uma abordagem alternativa para encarar as circunstâncias da vida. Nos próximos parágrafos, descrevo as linhas típicas do questionamento socrático.

Talvez a forma mais versátil de avaliar o pensamento mal-adaptativo seja perguntar: "Que evidências apoiam este pensamento ou crença? Que evidências são inconsistentes com este pensamento ou crença?". Os clientes que seguem essa linha de questionamento socrático com frequência descobrem que estão focados exclusivamente em evidências que apoiam o pensamento mal-adaptativo, ignorando um vasto leque de evidências que são inconsistentes com o pensamento ou crença. Depois que consideram todo o espectro de evidências que é relevante para seu pensamento, eles costumam ver que seu pensamento ou crença original é excessivamente pessimista, autodepreciativo ou crítico. Embora muitos clínicos tenham grande sucesso com essa ferramenta, duas advertências são relevantes. Em primeiro lugar, os clientes algumas vezes identificam evidências que apoiam seu pensamento, mas que não são verdadeiramente factuais, ou eles lhes atribuem importância excessiva. Por exemplo, quando foi solicitado a Lisa que apresentasse evidências de que sua amiga não gostava dela, ela listou o fato de não ter sido convidada para o chá de bebê. Embora essa afirmação possa ser factual, Lisa está associando a ela uma interpretação negativa, equiparando ser convidada para um chá de bebê a ser apreciada por sua amiga e, então, concluindo que a amiga não gosta dela. Assim, às vezes, as evidências que os clientes identificam podem precisar ser sujeitadas à reestruturação cognitiva. Em segundo lugar, os clínicos que trabalham com clientes com transtorno obsessivo-compulsivo são encorajados a usar o exame das evidências com muito critério (Abramowitz & Arch, 2013), já que essa ferramenta pode se tornar uma compulsão que eles usam para minimizar a ansiedade associada a seus pensamentos automáticos obsessivos.

Quando os clientes experimentam adversidades na vida, frequentemente as atribuem a uma deficiência pessoal, o que, por sua vez, pode exacerbar seu sofrimento emocional. *Reatribuição* é uma técnica de reestruturação cognitiva em que os clientes aprendem a considerar muitas explicações de por que um evento ocorreu, em vez de focar exclusivamente (e incorretamente) na ideia de que há algo de errado com eles ou no que fizeram. Os clínicos que usam essa técnica fazem um questionamento socrático: "Existem outras explicações para esta situação infeliz?". Quando o terapeuta de Lisa usou reatribuição e a encorajou a considerar explicações viáveis para o fato de não ter sido convidada para o chá de bebê, ela reconheceu que a amiga tinha uma família grande, e em geral apenas a família era convidada para eventos como esse; que provavelmente foi outra pessoa, e não sua amiga, que organizou o chá e fez a lista dos convidados; e que ela e a amiga recentemente haviam saído para almoçar e o encontro fora repleto de cordialidade e boa conversa. Os clínicos que usam reatribuição algumas vezes desenham um gráfico em forma de *pizza* com seus clientes, possibilitando-lhes a atribuição de várias explicações para a adversidade em um formato gráfico.

Todos os clínicos encontram clientes que *catastrofizam*, ou que se preocupam que coisas horríveis aconteçam com eles ou com seus familiares no futuro. Tem sido tradição na TCC iniciar uma linha de questionamento socrático em que os clínicos pedem que os clientes identifiquem os resultados piores, os melhores e os mais realistas. Em muitos casos, os clientes, particularmente aqueles com transtorno de ansiedade, não experimentam um decréscimo correspondente no sofrimento emocional quando usam essa ferramenta, alegando que para eles a remota possibilidade do pior resultado é difícil de tolerar. No entanto, muitos desses clientes respondem bem à avaliação de como poderiam lidar com o pior resultado, talvez até mesmo desenvolvendo um *plano de descatastrofização* descrevendo como procederiam caso ocorresse o pior resultado. Embora essa ferramenta possa ser útil no manejo da ansiedade e na promoção de uma orientação para a solução do problema, deve ser observado que ela também serve para reduzir a incerteza, mesmo quando a tolerância ao risco e à incerteza for a própria competência que melhor serviria a esses clientes.

Às vezes, os clientes estão absorvidos em sua experiência interna e têm dificuldade de separar a lógica do sofrimento emocional. Para obter alguma distância da situação problemática, o clínico pode apresentar a pergunta socrática: "O que você diria a um amigo se ele estivesse nessa situação?". Os clientes geralmente descobrem que diriam a um amigo alguma coisa diferente e muito mais equilibrada do que o que estão dizendo a si mesmos, o que pode motivá-los a avaliar por que estão tratando a si mesmos de forma diferente de como tratariam outras pessoas.

É importante que os clínicos reconheçam que nem todos os pensamentos automáticos são negativos e distorcidos; em alguns casos, os pensamentos automáticos representam uma realidade bem real e difícil. Nesses casos, é contraindicado fazer perguntas guiadas para avaliar a correção desses pensamentos. Os clínicos podem, no entanto, encorajar os clientes a avaliar o quanto seu pensamento é útil para seu humor, para os outros, para a solução de problemas e para a aceitação. Assim, os clínicos podem formular perguntas socráticas como "Qual é o efeito de focar nesse pensamento automático?" ou "Qual é o efeito de mudar seu pensamento?" ou "Quais são as vantagens e desvantagens de focar nesse pensamento?". Os clientes que consideram as respostas a essas perguntas com frequência percebem que, em vez de aceitarem circunstâncias estressantes ou frustrantes na vida, sua ruminação está exacerbando seu estresse emocional, mantendo-os atrelados a uma batalha contra essas circunstâncias. Os clínicos podem, então, ajudar esses clientes a adotarem um foco no momento presente, distanciando-se de seus pensamentos (i.e., desfusão cognitiva) e atribuindo-lhes menos importância para atingir flexibilidade psicológica, o que lhes permite viverem suas vidas de acordo com seus valores, mesmo na presença de um pensamento perturbador.

O questionamento socrático nada mais é do que uma maneira de facilitar a avaliação do pensamento mal-adaptativo. Talvez a ferramenta mais poderosa seja o *experimento comportamental*, em que os clientes testam, prospectivamente, sem críticas, e em geral em seus próprios ambientes, a precisão e as implicações de seu pensamento mal-adaptativo. Considere Lisa, novamente. Se ela avançasse mais um passo no seu pensamento sobre a amiga, de modo a prever que esta recusaria se ela propusesse outro encontro para almoçarem, e aceitasse que essa previsão fosse verdadeira, é provável que Lisa não fizesse a tentativa e começasse a se afastar da amiga. Um experimento comportamental que ela poderia implementar entre as sessões iria requerer que propusesse à amiga outro encontro para almoçar e, então, usasse essa experiência para concluir em que medida seu pensamento era correto. Como a reação dos outros aos clientes não pode ser controlada, sempre existe a possibilidade de que a previsão deles se realize. Assim, os terapeutas cognitivo-comportamentais planejam uma situação "em que todos ganham", de maneira que os resultados do experimento forneçam evidências de que o pensamento do cliente era distorcido ou demonstrem que o cliente consegue tolerar o sofrimento associado a um resultado negativo.

As técnicas descritas até aqui podem ser usadas para modificar crenças subjacentes, além de pensamentos automáticos específicos para uma situação. No entanto, existem algumas estratégias de reavaliação voltadas especificamente para a modificação de crenças (J. S. Beck, 2011; Persons, Davidson, & Tompkins, 2001). Por exemplo, os clientes podem manter um registro de dados positivos, o que lhes permite acumular evidências que surgem na vida diária que *apoiam* uma crença adaptativa. Lisa, por exemplo, pode manter um registro contínuo de exemplos de amigos que tomaram a iniciativa do contato com ela. Os testes históricos das crenças fornecem um fórum para os clientes avaliarem as evidências que apoiam as crenças mal-adaptativas e adaptativas em períodos de tempo distintos nas suas vidas. Quando embarcam em um teste histórico de suas crenças, muitos clientes percebem que ignoraram experiências importantes na vida que são inconsistentes com a crença mal-adaptativa que foi ativada, mesmo que no momento estejam experimentando muitos problemas. Os terapeutas cognitivo-comportamentais também usam dramatizações experienciais para reestruturar memórias-chave precoces que supostamente contribuem para o desenvolvimento de uma crença mal-adaptativa. Por exemplo, um cliente pode desempenhar dois papéis, tais como seu *self* atual e ele mesmo na idade em que um evento negativo importante ocorreu em sua vida, e seu *self* atual aplicaria ferramentas de reavaliação cognitiva para ajudar seu *self* mais jovem a interpretar o evento de maneira mais benigna (ver o Cap. 22 para uma discussão de técnicas adicionais para modificação de crenças).

Modificar pensamentos mal-adaptativos

Se, depois de avaliarem a precisão e a utilidade de seus pensamentos, os clientes perceberem que eles são problemáticos, a única opção é tratar de modificá-los. Os pensamentos automáticos modificados são frequentemente referidos como respostas alternativas, respostas racionais, respostas adaptativas ou respostas equilibradas. Prefiro o termo "equilibrado", porque costumam existir aspectos negativos e positivos nas circunstâncias de vida que os clientes enfrentam. Um pensamento automático reestruturado em um pensamento que é uniformemente positivo tem o potencial de ser tão impreciso quanto o pensamento automático original. Assim, as respostas equilibradas devem ser críveis e convincentes, explicando tanto os aspectos positivos quanto os negativos de uma situação. É por isso que é errôneo a reestruturação cognitiva ser equiparada com o pensamento positivo, já que o objetivo da reavaliação cognitiva é atingir um pensamento equilibrado, realista e aceitável em vez de um pensamento positivo *per se*.

Os clínicos encorajam os clientes a elaborarem respostas equilibradas com base nas conclusões que tiraram a partir da avaliação guiada. Essas respostas equilibradas tendem a ser mais demoradas do que o pensamento automático original. A razão para isso é que os pensamentos automáticos tendem a ser rápidos, avaliativos e críticos, como o de Lisa, "Minha amiga não gosta de mim". As repostas equilibradas levam em conta as nuanças, já que a maioria das situações que as pessoas enfrentam na vida é multifacetada. Assim, uma resposta equilibrada pode incorporar os destaques da avaliação das evidências que apoiam e não apoiam o pensamento automático, a partir de um exercício de reatribuição, do plano de descatastrofização e da análise das vantagens e das desvantagens. Quando Lisa respondeu ao seu questionamento socrático, chegou à seguinte resposta equilibrada:

Não tem problema em ficar desapontada por não ter sido convidada para o chá de bebê, pois eu teria gostado de compartilhar esse momento especial com minha amiga, mas sei que é normal a sua grande família restringir eventos como esse apenas aos membros da família. Nós duas almoçamos juntas recentemente, e me pareceu que ambas gostamos muito da companhia uma da outra. Até marcamos outro encontro para almoçarmos de novo. O que está acontecendo aqui é que a minha crença de ser indesejável foi ativada, e o curso de ação mais adaptativo é me distanciar dessa crença para que eu continue a agir como uma boa amiga para ela, o que é importante para mim e também aumenta as chances de nós duas cultivarmos uma amizade mais próxima.

Embora as respostas equilibradas com frequência sejam relativamente longas, há vezes em que clientes com determinadas apresentações clínicas, como ataques de pânico recorrentes ou crise suicida, precisam de uma resposta que seja relativamente direta e fácil de lembrar.

Depois de construírem uma resposta equilibrada, os clientes reclassificam a intensidade de seu sofrimento emocional. Eles comparam as classificações do sofrimento emocional associado ao pensamento automático original com a resposta equilibrada para determinar se o exercício de reestruturação cognitiva os ajudou a sentir-se melhor. Na maioria dos casos, os clínicos não devem esperar que as classificações do sofrimento emocional tenham sido reduzidas a 0 ou 0%, já que os clientes geralmente estão enfrentando circunstâncias na vida que seriam desagradáveis ou difíceis para a maioria das pessoas. Entretanto, o objetivo dos exercícios é que as classificações sejam reduzidas a um nível em que os clientes as experimentem como controláveis e permitam que tomem atitudes com habilidade. Se, depois de construírem uma resposta equilibrada, os clientes fornecerem classificações do grau em que acreditavam no pensamento automático original, depois de terem completado o exercício de reestruturação cognitiva eles devem indicar o grau em que *agora* acreditam no pensamento automático original. Segundo a perspectiva do cultivo de um senso de flexibilidade psicológica, quando os clientes passam por esse processo, eles também podem praticar a adoção de foco no momento presente, observando seu pensamento mal-adaptativo e tomando as medidas necessárias para se distanciar de seus pensamentos. Eles podem começar a reconhecer que os pensamentos mal-adaptativos nem sempre têm que ser mudados e que podem viver uma vida de qualidade mesmo quando esses pensamentos estiverem presentes.

Igualmente, as crenças mal-adaptativas podem ser modificadas e transformadas em crenças mais equilibradas e adaptativas com o uso das intervenções descritas na seção anterior. Os clínicos encorajam os clientes a elaborarem uma crença adaptativa que seja equilibrada, convincente e crível (Wenzel, 2012). Lembre-se da crença central de Lisa: "Eu sou indesejável". Se ela tem uma história de receber *feedback* negativo das outras pessoas, uma crença adaptativa como "Eu sou desejável" pode não soar como verdadeira. "Eu tenho pontos fortes e fragilidades, como todas as outras pessoas" e "Tenho muito a oferecer aos amigos, mesmo que eu cometa erros ocasionais" são exemplos de crenças mais equilibradas na direção das quais ela pode trabalhar.

FERRAMENTAS

A reavaliação cognitiva costuma ser feita verbalmente no contexto da conversa entre o cliente e o clínico na sessão. Além disso, os clínicos frequentemente usam um ou mais recursos que auxiliam os clientes a organizarem seu trabalho e lembrarem-se dos frutos de seu trabalho fora da sessão. Descrevo essas ferramentas a seguir.

Registro de pensamentos

Um *registro de pensamentos* é uma folha de papel na qual os clientes trabalham o procedimento de reestruturação cognitiva. Os clientes em geral começam com um registro de pensamentos de três colunas, no qual registram algumas palavras sobre situações que aumentam seu sofrimento emocional, além das cognições e experiências emocionais que as acompanham. Quando adquirem competência para identificar seus pensamentos, eles mudam para um registro de pensamentos de cinco colunas, que acrescenta mais duas colunas às três iniciais – uma para registrar uma resposta equilibrada e uma para reclassificar a intensidade da experiência emocional. Entre as sessões, os clientes geralmente fazem um registro de pensamentos para trabalhar com os pensamentos automáticos que surgem na vida diária. A ideia por trás do registro de pensamentos é que ele permite que os clientes pratiquem a aplicação da reestruturação cognitiva em "tempo real" para que possam, por fim, captar e reestruturar cognições inúteis sem ter que escrevê-las.

Cartão de enfrentamento

Um *cartão de enfrentamento* é um lembrete do trabalho feito na sessão que os clientes podem consultar fora da sessão; em geral, os lembretes são escritos em uma folha de papel, um cartão de fichário ou um cartão de visitas. Os cartões de enfrentamento são versáteis e adaptados às necessidades de cada cliente. Por exemplo, clientes que experimentam pensamentos automáticos podem trabalhar com seu terapeuta na sessão para elaborar uma resposta equilibrada convincente. Então, no cartão de enfrentamento, podem escrever o pensamento automático original em um dos lados e a resposta equilibrada no outro. Outros clientes preferem lembretes de como avaliar seus pensamentos automáticos para que possam listar perguntas nos cartões de enfrentamento, tais como: "Que evidências apoiam meu pensamento sobre esta situação?" ou "Que evidências não apoiam meu pensamento sobre esta situação?". Outros clientes, ainda, preferem listar evidências concretas para combater um pensamento automático recorrente.

Tecnologia

No século XXI, os terapeutas cognitivo-comportamentais estão descobrindo que muitos clientes preferem registrar sua tarefa de casa usando tecnologia em vez de registrá-la em uma folha de papel. Arquivos de Microsoft Word e Excel permitem muita flexibilidade, na medida em que os clientes podem usar estímulos personalizados para identificar e avaliar seu pensamento. Outros clientes registram seus pensamentos em dispositivos móveis para captar e reestruturar os pensamentos automáticos quando eles estão em movimento. Além disso, existem muitos aplicativos (*apps*) que fornecem um modelo para os clientes registrarem seu trabalho de reestruturação cognitiva usando *smartphones* ou *tablets*. Tais *apps* podem ser localizados fazendo-se uma busca por "terapia cognitivo-comportamental" nas lojas de aplicativos.

RESUMO

A reavaliação cognitiva é indicada para uma gama de condições de saúde mental, incluindo (mas não limitada a) depressão, transtornos de ansiedade, transtornos obsessivo-compulsivos e relacionados a trauma e estressores, transtornos alimentares, adição e adaptação a problemas médicos, como dor crônica, câncer e diabetes. Pode, ainda, ser usada com clientes com transtornos psicóticos, não necessariamente para desafiar diretamente o pensamento delirante, mas para ajudá-los a obter uma perspectiva mais suave das atitudes mais derrotistas que têm sobre si mesmos e sobre a probabilidade de viver uma vida de qualidade (A. T. Beck, Grant, Huh, Perivoliotis, & Chang, 2013). A reavaliação cognitiva também está incorporada a muitos protocolos de TCC para crianças com transtornos mentais, cuja capacidade cognitiva ainda está se desenvolvendo (p. ex., Kendall & Hedtke, 2006), e para adultos com lesão cerebral traumática, cujas capacidades cognitivas foram comprometidas (Hsieh et al., 2012). No entanto, com essas populações, ela costuma ser implementada em um formato mais digerível (p. ex., o desenvolvimento de uma afirmação de enfrentamento, a identificação e nomeação de erros no pensamento) do que na forma mais sofisticada descrita neste capítulo.

Muitos clientes sinalizam que a reavaliação cognitiva é uma competência para a vida que eles gostariam de ter aprendido quando eram mais jovens, antes que houvesse a necessidade de procurar um terapeuta cognitivo-comportamental. As evidências de sua eficácia residem no grau em que os clientes conseguem ter controle sobre a reatividade emocional, envolver-se na solução de problemas efetiva e atingir qualidade de vida como resultado de pensarem de maneira mais equilibrada. Entretanto, é importante reconhecer que a reavaliação cognitiva não é indicada em todos os casos e que forçá-la quando não é indicada pode interferir no curso da TCC, que de outra forma seria efetiva. Por exemplo, clientes que já encaram sua situação de maneira correta e realista geralmente se beneficiam mais de intervenções que promovem solução de problemas, tolerância ao sofrimento e/ou aceitação. Forçar a reavaliação cognitiva nesses casos pode ser confuso ou invalidante. Além disso, conforme mencionado previamente, alguns clientes usam reavaliação cognitiva de uma forma compulsiva ou que reforça a esquiva ou intolerância do afeto negativo. O não reconhecimento de que esses problemas são exacerbados pela reavaliação cognitiva pode aumentar a probabilidade de recorrência ou recaída.

As evidências são, no mínimo, mistas no que tange ao grau em que a reavaliação cognitiva especificamente afeta os resultados por meio do processo de redução da frequência ou do grau de crença na cognição mal-adaptativa. A pesquisa recente de Hayes-Skelton e Graham (2013) levanta a possibilidade de que a descentralização explique seu efeito positivo. Curiosamente, dados reportados por Hayes-Skelton e colaboradores sugerem que a descentralização pode ser um mecanismo de mudança importante em inúmeras abordagens terapêuticas, como *mindfulness*, abordagens baseadas em aceitação e mesmo relaxamento aplicado, além de reavaliação cognitiva (Hayes-Skelton, Calloway, Roemer, & Orsillo, 2015). Será importante para as pesquisas futuras identificar formas de aprimorar a habilidade da reavaliação cognitiva para facilitar a descentralização. Uma possibilidade é encorajar os clientes a antecederem a reavaliação cognitiva com uma técnica baseada na aceitação, pois pesquisas recentes indicam que a reavaliação cognitiva precedida por autocompaixão está associada a maiores reduções na depressão do que a reavaliação cognitiva isoladamente (Diedrich Hofmann, Cuijpers, & Berking, 2016). Quando os terapeutas cognitivo-comportamentais continuarem a usar a reavaliação cognitiva com seus clientes, será importante que façam isso dando atenção à facilitação da descentralização e ao aumento na flexibilidade psicológica, em vez de focarem em simplesmente mudar pensamentos e crenças mal-adaptativos.

Em suma, os clínicos são encorajados a assumir uma abordagem de cientista-praticante para avaliar o grau em que a reavaliação cognitiva aprimora o tratamento para qualquer cliente, pensando criticamente sobre a função a que ela serve para o cliente. Isso significa que o clínico reúne dados observacionais e quantitativos dos clientes individuais para examinar não só o grau em que a reavaliação cognitiva reduz o afeto negativo e melhora o funcionamento, mas também em que medida ela tem efeitos negativos inesperados, tais como o reforço de crenças inúteis sobre a necessidade de segurança ou a necessidade de evitar um afeto desconfortável a qualquer custo. Quando a reavaliação cognitiva facilita a abordagem (*versus* esquiva) dos problemas na vida, a tolerância à incerteza e ao sofrimento e a aceitação, ela pode ser uma ferramenta poderosa que melhora a qualidade de vida e permite que os clientes adotem toda a gama de estratégias cognitivas e comportamentais que os clínicos podem lhes oferecer.

REFERÊNCIAS

Abramowitz, J. S., & Arch, J. J. (2013). Strategies for improving long-term outcomes in cognitive behavioral therapy for obsessive-compulsive disorder: Insights from learning theory. *Cognitive and Behavioral Practice, 21*(1), 20–31.

Beck, A. T., Grant, P. M., Huh, G. A., Perivoliotis, D., & Chang, N. A. (2013). Dysfunctional attitudes and expectancies in deficit syndrome schizophrenia. *Schizophrenia Bulletin, 39*(1), 43–51.

Beck, A. T., Rush, A. J., Shaw, B. F., & Emery, G. (1979). *Cognitive therapy of depression*. New York: Guilford Press.

Beck, J. S. (2011). *Cognitive behavior therapy: Basics and beyond* (2nd ed.). New York: Guilford Press.

Burns, D. D. (1980). *Feeling good: The new mood therapy*. New York: Signet.

Burns, D. D., & Spangler, D. L. (2001). Do changes in dysfunctional attitudes mediate changes in depression and anxiety in cognitive behavioral therapy? *Behavior Therapy, 32*(2), 337–369.

DeRubeis, R. J., Evans, M. D., Hollon, S. D., Garvey, M. J., Grove, W. M., & Tuason, V. B. (1990). How does cognitive therapy work? Cognitive change and symptom change in cognitive therapy and pharmacotherapy for depression. *Journal of Consulting and Clinical Psychology, 58*(6), 862–869.

Diedrich, A., Hofmann, S. G., Cuijpers, P., & Berking, M. (2016). Self-compassion enhances the efficacy of explicit cognitive reappraisal as an emotion regulation strategy in individuals with major depressive disorder. *Behaviour Research and Therapy, 82*, 1–10.

Dobson, K. S., & Dozois, D. J. A. (2010). Historical and philosophical bases of the cognitive-behavioral therapies. In K. S. Dobson (Ed.), *Handbook of cognitive-behavioral therapies* (3rd ed., pp. 3–38). New York: Guilford Press.

Gross, J. J. (1998). The emerging field of emotion regulation: An integrative review. *Review of General Psychology, 2*(3), 271–299.

Hayes, S. C., Strosahl, K. D., & Wilson, K. G. (2012). *Acceptance and commitment therapy: The process and practice of mindful change* (2nd ed.). New York: Guilford Press.

Hayes-Skelton, S. A., Calloway, A., Roemer, L., & Orsillo, S. M. (2015). Decentering as a potential common mechanism across two therapies for generalized anxiety disorder. *Journal of Consulting and Clinical Psychology, 83*(2), 395–404.

Hayes-Skelton, S., & Graham, J. (2013). Decentering as a common link among mindfulness, cognitive reappraisal, and social anxiety. *Behavioural and Cognitive Psychotherapy, 41*(3), 317–328.

Hofmann, S. G. (2004). Cognitive mediation of treatment change in social phobia. *Journal of Consulting and Clinical Psychology, 72*(3), 393–399.

Hofmann, S. G., Meuret, A. E., Rosenfield, D., Suvak, M. K., Barlow, D. H., Gorman, J. M., et al. (2007). Preliminary evidence for cognitive mediation during cognitive-behavioral therapy of panic disorder. *Journal of Consulting and Clinical Psychology, 75*(3), 374–379.

Hsieh, M. Y., Ponsford, J., Wong, D., Schönberger, M., McKay, A., & Haines, K. (2012). A cognitive behaviour therapy (CBT) programme for anxiety following moderate-severe traumatic brain injury (TBI): Two case studies. *Brain Injury, 26*(2), 126–138.

Kendall, P. C., & Hedtke, K. A. (2006). *Cognitive-behavioral therapy for anxious children: Therapist manual* (3rd ed.). Ardmore, PA: Workbook Publishing.

Persons, J. B., Davidson, J., & Tompkins, M. A. (2001). *Essential components of cognitive-behavior therapy for depression*. Washington, DC: American Psychological Association.

Smits, J. A. J., Julian, K., Rosenfield, D., & Powers, M. B. (2012). Threat reappraisal as a mediator of symptom change in cognitive-behavioral treatment of anxiety disorders: A systematic review. *Journal of Consulting and Clinical Psychology, 80*(4), 624–635.

Stice, E., Rohde, P., Seeley, J. R., & Gau, J. M. (2010). Testing mediators of intervention effects in randomized controlled trials: An evaluation of three depression prevention programs. *Journal of Consulting and Clinical Psychology, 78*(2), 273–280.

Wenzel, A. (2012). Modification of core beliefs in cognitive therapy. In I. R. de Oliveira (Ed.), *Standard and innovative strategies in cognitive behavior therapy* (pp. 17–34). Rijeka, Croatia: Intech. Available online at http://www.intechopen.com/books/standard-and-innovative-strategies-in-cognitive-behavior-therapy/modification-of--core-beliefs-in-cognitive-therapy.

22

Modificando crenças nucleares

Arnoud Arntz, PhD
Department of Clinical Psychology, University of Amsterdam;
Department of Clinical Psychological Science, Maastricht University

DEFINIÇÕES E HISTÓRICO

Uma das mais importantes estruturas cognitivas conceituadas pelas teorias cognitivas da psicopatologia é o *esquema*. Beck (1967) introduziu o conceito de esquema no contexto da terapia cognitiva, postulando que "um esquema é uma estrutura para triagem, codificação e avaliação dos estímulos que interferem no organismo" (p. 283). Segundo o ponto de vista dos processos da informação, ele pode ser pensado como uma estrutura de conhecimento generalizado na memória que representa o mundo, o futuro e o *self*. Acredita-se que governa elementos do processamento da informação, tais como atenção (no que focar), interpretação (o significado que é dado aos estímulos) e memória (quais memórias implícitas e explícitas são desencadeadas por pistas específicas).

Crenças nucleares são as representações verbais dos elementos centrais dos esquemas, algumas vezes denominados pressupostos nucleares. Depois que um esquema é ativado, processos atencionais seletivos permitem que boa parte da informação disponível permaneça não processada; no entanto, muito significado é agregado aos dados brutos quando um esquema é ativado.

Como um esquema guia o processamento da informação de modo que a informação incompatível com o esquema é negligenciada, distorcida ou vista como irrelevante, os esquemas são altamente resistentes à mudança depois de formados. Nas teorias cognitivas, os vieses dos esquemas estão subjacentes ao processamento das informações.

Piaget (1923) introduziu pela primeira vez o conceito de esquema na psicologia. Ele distinguiu entre duas maneiras principais pelas quais as pessoas lidam com informações que são incompatíveis com um esquema existente: acomodação *versus* assimilação. O padrão é *assimilação*: uma nova experiência é transformada para combinar com o esquema existente. Entretanto, se a discrepância for muito grande, pode ocorrer *acomodação*: um esquema existente é modificado para melhor representar a realidade ou um novo esquema é formado. Um pressuposto básico das teorias cognitivas da psicopatologia é o de que o mesmo fenômeno está subjacente à manutenção da psicopatologia: pessoas que sofrem de problemas psicopatológicos mantêm seus esquemas baseados na assimilação em vez de mudarem seus esquemas pela acomodação, e é tarefa do tratamento psicológico ajudar os clientes a mudarem seus esquemas disfuncionais.

Grande parte da pesquisa dos modelos cognitivos da psicopatologia e muitas técnicas terapêuticas da terapia cognitiva focam nos processos de informação enviesada e na sua modificação. Isso é, em certa medida, surpreendente, porque o modelo cognitivo sugere que é melhor focar em esquemas do que em vieses cognitivos. Afinal de contas, é o esquema que possivelmente está subjacente aos vieses cognitivos, e, se a mudança dos vieses cognitivos não resultar na alteração do esquema, a mudança será frágil e o risco de recaída pode ser grande. Embora seja verdade que corrigir os vieses cognitivos pode levar a mudança no esquema (acomodação) se a informação desconfirmada não puder ser ignorada, a modificação do esquema ou a formação de novos esquemas é difícil e, assim, pode precisar ser facilitada pelo trabalho guiado.

Antes de abordarmos a mudança dos esquemas, será útil distinguirmos as três camadas de crenças. No núcleo encontram-se as *crenças incondicionais*, que representam os pressupostos básicos sobre si mesmo, os outros e o mundo. Exemplos são: "Eu sou mau", "Eu sou superior", "Os outros são irresponsáveis", "As outras pessoas são boas" e "O mundo é uma selva". A primeira camada em torno do núcleo consiste em *pressupostos condicionais*, que são crenças sobre relações condicionais que podem ser formuladas em termos de "se... então..."; por exemplo: "Se eu deixar que outras pessoas descubram quem eu realmente sou, elas vão me rejeitar"; "Se eu me apegar a outras pessoas, elas vão me abandonar"; "Se eu demonstrar fraqueza, os outros vão me humilhar". As chamadas *crenças instrumentais*, que representam crenças sobre como evitar coisas ruins e obter coisas boas, constituem a camada externa. Exemplos incluem: "Verifique as intenções ocultas das outras pessoas", "Evite demonstrar emoções" e "Seja o chefe". Essa ordenação das crenças não só reflete diferentes tipos de crenças como também distingue o que está aparente na superfície (comportamentos observáveis que refletem crenças instrumentais) e o que está abaixo da superfície.

A teoria cognitiva postula que é necessário mudar as estratégias comportamentais e cognitivas que são governadas pela camada externa das crenças instrumentais antes que provavelmente ocorra mudança no nível das crenças nucleares. Em grande parte, as estratégias que decorrem das crenças instrumentais determinam as situações em que os clientes irão entrar; como irão lidar com a situação e, assim, como as outras pessoas irão se comportar; ou que informações irão obter. Por conseguinte, sem mudanças nas estratégias, as informações que desconfirmam as crenças condicionais e nucleares existentes não estarão disponíveis nem serão processadas e, consequentemente, não poderão levar a uma mudança nos esquemas.

ORIGENS DAS CRENÇAS NUCLEARES

Os esquemas e crenças nucleares começam a se desenvolver muito cedo na vida, mesmo em níveis pré-verbais. Um exemplo bem conhecido é o apego. Com base em uma necessidade inata de proximidade e comportamento confortante por parte dos cuidadores, especialmente em momentos de estresse, os bebês começam a construir representações de apego que podem ter influência duradoura no desenvolvimento posterior, inclusive de autoestima, regulação emocional e relacionamentos íntimos. Por exemplo, crianças que vivenciam apego seguro com os cuidadores tendem a desenvolver amor-próprio e uma visão positiva dos outros, isto é, elas tendem a confiar nos outros e a igualmente respeitar suas próprias necessidades e as das outras pessoas. Crianças que experimentam apego inseguro tendem a desenvolver visões negativas sobre si mesmas e os outros. Contudo, esquemas formados mais tarde e, portanto, crenças nucleares também podem conter significados não verbais. Embora possamos descrever as crenças nucleares em palavras, isso não significa necessariamente que elas estejam representadas em forma verbal na memória. Uma implicação é que formas verbais puras de tentar mudar as crenças podem fracassar (os clientes podem dizer: "Eu entendo o que você diz, mas não sinto assim"), e outros métodos serão necessários.

Uma das maneiras como os esquemas se formam é por meio da experiência direta (sensorial). Os condicionamentos clássico e operante desempenham um papel nisso; por exemplo, quando uma criança é punida repetidamente quando expressa emoções negativas, isso pode resultar em crenças nucleares como: "Emoções são ruins" e "Eu sou uma pessoa má (porque experimento essas emoções)". Uma segunda forma é por meio da modelação: ver como outras pessoas agem oferece um modelo esquemático que a criança internaliza. Uma terceira forma é por meio da informação verbal, como histórias, alertas e instruções. Por fim, uma vez que as pessoas tendem a dar um sentido às experiências e às informações, a forma como o indivíduo raciocina desempenha um papel na formação dos esquemas. Isso significa que as capacidades intelectuais e, portanto, todas as influências sobre essas capacidades, como a fase do desenvolvimento, cultura, educação, etc., têm influência. Porém, essa forma final também implica certa casualidade; há um fator de acaso no que as pessoas fazem da nova informação que é condensada em uma representação esquemática.

Compreender os fatores que contribuem para essa "busca de sentido das experiências" é útil para provocar uma mudança nas crenças nucleares. Por exemplo, quando são maltratadas pelos pais, é comum que as crianças concluam que elas mesmas devem ser más. Infância e adolescência são fases do desenvolvimento em que se formam os esquemas básicos, mas, mesmo que a mudança dos esquemas seja mais difícil na idade adulta, ela não é impossível. A terapia psicológica é um método concebido para fazer exatamente isso.

DESCOBRINDO E FORMULANDO CRENÇAS NUCLEARES

Na prática clínica, o terapeuta precisa descobrir e formular adequadamente as crenças nucleares que estão subjacentes aos problemas dos clientes para tratá-los adequadamente. Como isso é alcançado?

Uma das formas, sugerida por Padesky (1994), é que o terapeuta pergunte diretamente acerca das ideias nucleares que o cliente possa ter sobre si mesmo ("O que isso diz sobre você?"), os outros ("O que isso diz sobre os outros?") e sobre o mundo ("O que isso diz sobre sua vida/o mundo/como as coisas em geral ocorrem?"). Para chegar até as verdadeiras crenças nucleares e evitar a esquiva, pode ser importante que seja ativado afeto suficiente enquanto é discutido o problema.

Outra forma é usar uma técnica cognitiva estruturada denominada técnica da seta descendente. O ponto de partida é um pensamento automático ou uma emoção que é desencadeada em uma situação concreta. O terapeuta, então, pergunta o que esse pensamento ou emoção significa para o cliente (o terapeuta pode acrescentar: "se isso for verdade") e continua perguntando até detectar uma ideia básica incondicional que aparentemente se encontra na raiz da resposta emocional na situação inicial. Este é um exemplo:

Cliente: Fui rejeitado para uma promoção no trabalho.

Terapeuta: O que isso significa para você?

↓

Cliente: Que eu não atendo às expectativas.

Terapeuta: [Se isso for verdade...] O que isso significa para você?

↓

Cliente: Eu faço uma confusão com tudo.

Terapeuta: [Se isso for verdade...] O que isso significa para você?

↓

Cliente: Eu sou um perdedor.

Terapeuta: [Se isso for verdade...] O que isso significa para você?

↓

Cliente: Que eu sou um nada.

Observe que o terapeuta não desafia as ideias intermediárias expressas pelo cliente, mas aceita-as no momento até que a crença nuclear seja identificada. Um processo muito parecido pode ser usado para evocar crenças nucleares sobre outras pessoas ("O que isso significa sobre outras pessoas?") e o mundo em geral.

Uma abordagem adicional é solicitar que os clientes imaginem a situação na raiz do problema presente e perguntar-lhes o que estão sentindo e pensando. Por exemplo, o terapeuta pode pedir ao cliente que foi rejeitado para uma promoção no trabalho que feche os olhos e imagine novamente a situação na qual teve os mesmos sentimentos negativos que teve quando soube que havia sido rejeitado para a promoção. O terapeuta instrui o cliente a imaginar a situação da forma mais vívida possível e depois a focar nas emoções. Então, instrui o cliente a deixar a imagem ir embora, mas ficar com a emoção e ver se alguma memória precoce (da infância) surge espontaneamente. Em caso afirmativo, o terapeuta instrui o cliente a reviver a experiência focando nos detalhes perceptuais, emoções e pensamentos. Esses pensamentos podem revelar crenças nucleares; caso contrário, o terapeuta pode perguntar ao cliente o que a experiência significa para ele. Voltando ao exemplo do cliente que não conseguiu a promoção no trabalho, ele relatou que teve uma lembrança de seu pai ridicularizando-o quando criança por causa de seu interesse "estúpido" em um tipo específico de esporte, dando-lhe o sentimento de que ele era desvalorizado – "um nada". Uma técnica de imaginação similar pode ser usada para focar em experiências traumáticas e descobrir as "crenças encapsuladas" associadas a essas experiências.

Ao identificar crenças nucleares, pode ser útil perguntar aos clientes como eles gostariam de ver a si mesmos e como gostariam que fossem as outras pessoas e o mundo. Esses desejos em geral formam o oposto das crenças nucleares negativas dos clientes. Por exemplo, o cliente que foi rejeitado para a promoção no emprego poderia dizer que gostaria de se ver como alguém com capacidades claras que as outras pessoas acolham e reconheçam e que o mundo deveria ser justo.

Questionários sobre crenças e esquemas também podem ser úteis como ponto de partida para discutir quais crenças nucleares tiveram influência nos escores elevados. Explorar itens particulares que obtiveram classificação alta também pode fornecer pistas importantes.

É importante que as crenças nucleares sejam formuladas de forma que façam sentido para o cliente: o terapeuta deve trabalhar com o cliente para encontrar a melhor formulação, pedindo que ele classifique a credibilidade da crença (p. ex., "Como você classificaria a crença 'Eu sou um nada?'") em uma escala de 0 a 100, em que 100 é a credibilidade mais alta. Se a classificação não for muito alta, a formulação em geral deve ser adaptada – ela ainda não reflete uma crença nuclear. Entretanto, às vezes, as pessoas têm sistemas de crenças duais, acreditando na crença nuclear em determinadas condições, mas não em outras. Nesse caso, é importante obter as duas classificações de credibilidade. Por exemplo, uma cliente com pânico pode dizer que acredita plenamente que tem um coração saudável, mas, quando experimenta sensações físicas específicas, acha que tem uma condição cardíaca perigosa, como angina de peito.

MUDANDO CRENÇAS NUCLEARES

Três formas comuns de mudar crenças nucleares são com raciocínio, teste empírico e intervenções experienciais.

Raciocínio

Utilizando diálogos socráticos e outras formas racionais de estimular o cliente a refletir sobre suas crenças nucleares, os terapeutas podem lançar dúvidas sobre essas crenças e promover um processo de mudança. Por exemplo, os argumentos a favor e contra a crença podem ser revisados (técnica dos prós e contras), pode ser feita uma reinterpretação da situação ou situações originais subjacentes à crença, e assim por diante (ver o Cap. 21 para mais exemplos de técnicas). As três técnicas específicas a seguir podem ser especialmente úteis na mudança de crenças nucleares.

Investigação de uma relação (causal). Esta técnica pode ser usada quando os clientes acreditam fortemente em relações disfuncionais (Padesky, 1994; Arntz & van Genderen, 2009). Suponha que um cliente acredite que a realização no trabalho seja a única maneira de ser querido e amado pelas pessoas. Os dois construtos são escritos no quadro branco – a causa como o eixo x (sucesso no trabalho) e a consequência (ser amado) como o eixo y. O cliente traça a linha que representa seu pressuposto: a diagonal. O terapeuta verifica se o cliente concorda que, se esse pressuposto for verdadeiro, todas as pessoas se agrupariam em torno da linha. A seguir, o terapeuta pede que o cliente pense em pessoas concretas com sucesso muito alto no trabalho, pessoas com sucesso muito baixo no trabalho e pessoas que são muito amadas e que são detestadas. Depois de posicionar as várias pessoas no espaço bidimensional, pode ficar óbvio que não há dados para a relação presumida. Isso pode ajudar o cliente a reavaliar a ideia de que sucesso no trabalho implica ser amado e pode ajudá-lo alcançar o que mais valoriza, caso seja ter boas relações com a família e os amigos.

Gráfico da responsabilidade em forma de *pizza*. Outro auxílio visual para mudar crenças nucleares é o gráfico em forma de *pizza*, geralmente empregado quando crenças de responsabilidade excessiva são desafiadas (Van Oppen & Arntz, 1994). Se um cliente tem tendência a se sentir excessivamente responsável (ou culpado, etc.), o terapeuta pode aplicar repetidamente essa técnica a situações específicas. Primeiro, pergunta ao cliente o quanto ele acha que é responsável, o que é expresso como uma porcentagem. Em seguida, é desenhado um gráfico em forma de *pizza*, e todos os fatores que desempenharam o papel de provocar um evento particular são listados e recebem uma fatia da *pizza*, que representa sua porcentagem de responsabilidade. A parte do cliente é colocada na *pizza* somente depois que todos os outros fatores foram adicionados. Frequentemente esses clientes não têm esquema para o acaso; eles tendem a acreditar que tudo o que acontece é causado por forças intencionais; assim, para atribuir uma parte apropriada da torta a fatores do acaso, é importante trabalhar no conceito. Essa técnica frequentemente provoca grandes mudanças na porcentagem da responsabilidade que os clientes sentem em relação às situações.

Classificação multidimensional de um *continuum*. Esta técnica pode ser usada quando os clientes adotam um raciocínio dicotômico e/ou unidimensional para chegar a conclusões que estão mais baseadas em uma avaliação com mais nuanças (Padesky, 1994; Arntz & van Genderen, 2009). Por exemplo, os clientes podem dizer que eles não têm nenhum valor para outras pessoas por causa de um único atributo e achar que existem apenas duas categorias (sem valor e valorizado). A técnica começa com a listagem das características que contribuem para tornar a pessoa sem valor *versus* valorizada. Depois disso, para cada atributo é registrada uma escala visual analógica (EVA), com as âncoras representando posições extremas no atributo. As técnicas ajudam os clientes a perceberem que a maioria das conclusões deve estar baseada em avaliações matizadas de múltiplos aspectos.

Existem problemas na tentativa de mudar crenças nucleares pelo raciocínio: os clientes podem ter limitações em suas capacidades de raciocínio, e o *insight* ponderado pode não afetar o esquema. Por exemplo, os clientes podem responder: "Entendo o que você quer dizer, mas não sinto assim". Em tais situações, o teste empírico e métodos experienciais podem ajudar a provocar mudança em um "nível de sentimento".

Teste empírico

Experimentos podem ser usados para testar a sustentabilidade das crenças. É importante formular predições claras para que elas possam ser comparadas com os resultados observáveis do experimento. Suponha que um cliente acredite que tem um lado fraco que provocará rejeição se for descoberto por outros. O cliente poderia testar isso compartilhando com outras pessoas sentimentos pessoais que ele considera que revelam sua fraqueza e, então, observar como elas respondem. É útil fazer os clientes escreverem crenças e previsões antigas e alternativas de como elas podem ser observadas antes de ser realizado o experimento e depois fazê-los escrever o que observaram como resultado do teste. A predição a partir da crença disfuncional desse cliente pode ser que os outros irão rejeitá-lo, tendo como resultado a crítica, o encerramento de uma conversa ou a outra pessoa não querer mais vê-lo. A predição alternativa poderia ser os outros apreciarem sua abertura e demonstrarem aceitação dizendo coisas empáticas, compartilhando sentimentos íntimos ou dando continuidade ao relacionamento. Deve ser tomado cuidado especial para impedir que os clientes usem comportamentos de segurança que interfiram no teste. Se, por exemplo, o cliente menciona apenas casualmente uma "fraqueza" enquanto o foco é outro tópico, as chances são altas de que os outros ignorem sua declaração. Um teste apropriado envolveria compartilhar sua "fraqueza" quando os outros estão plenamente atentos ao que ele está dizendo.

Em situações mais graves, os clientes podem ainda não ser capazes de formular crenças alternativas e mais funcionais. Nesse caso, as crenças nucleares de um cliente parecem ser a única representação pensável. É melhor ainda não formular crenças alternativas até que as crenças existentes sejam refutadas (ver Bennett-Levy et al., 2004, para um guia ampliado para a montagem de experimentos para uma variedade de problemas clínicos).

Testes empíricos oferecem evidências poderosas a favor e contra as crenças e, portanto, são importantes para a modificação da crença. A maioria dos clientes se convencerá mais pelas evidências que eles mesmos experimentam do que pelo raciocínio abstrato.

Intervenções experienciais

Os métodos experienciais estão baseados na capacidade dos humanos de *imaginar*, aportando novas informações enquanto os canais sensoriais, emocionais, comportamentais e cognitivos estão ativados. Os métodos experienciais ganharam má reputação nas décadas de 1960 e 1970, quando eram aplicados de forma descontrolada, mas nos dias atuais estão plenamente integrados à TCC e a terapias baseadas em evidências em geral. Discutirei três técnicas principais.

Imaginação. Pesquisas demonstraram que a imaginação está mais profundamente conectada às emoções do que o pensamento verbal e pode provocar mudanças de maior duração (Hackmann, Bennett-Levy, & Holmes, 2011; Holmes & Mathews, 2010). Talvez a técnica de imaginação mais importante para mudar crenças nucleares seja a *reescrita imaginária* (Arntz & Weertman, 1999), em que o indivíduo tenta identificar memórias de eventos passados que se encontram na raiz da formação de crenças nucleares, que em geral se desenvolveram durante a infância. Uma boa forma de identificar essas memórias é pedir que o cliente feche os olhos e imagine um evento recente durante o qual experimentou um problema. O terapeuta instrui o cliente a imaginar a experiência da forma mais vívida possível, focando em percepções, sentimentos e pensamentos. Em seguida, o terapeuta instrui o cliente a se fixar na emoção, mas abandonar a imagem, para ver se surge uma imagem da infância (criando uma ponte de afeto). Depois disso, o terapeuta instrui o cliente a dizer com que idade se encontra, qual é a situação e a focar no que ele percebe ("O que você vê, ouve, cheira, sente, etc., no seu corpo?"), experimenta emocionalmente, pensa e precisa. Em outras palavras, o terapeuta convida o cliente a experimentar a sequência de eventos na perspectiva da primeira pessoa, como se ela estivesse acontecendo no aqui e agora.

Se o cliente recupera a memória, que é com frequência de natureza (psicologicamente) traumática, e a excitação emocional é suficientemente alta, o terapeuta pode – em fantasia – entrar na imagem e intervir interrompendo o abuso e negligência, corrigindo o(s) perpetrador(es) e cuidando das demais necessidades da criança. Em outras palavras, o significado da experiência original é corrigido por meio das experiências com um final diferente na fantasia. Embora a técnica não grave por cima da memória original (não ocorre perda da memória ou do conhecimento factual do que aconteceu), frequentemente ocorre uma mudança drástica no significado do evento original (Arntz, 2012). Em casos menos graves, ou mais no final do tratamento, o cliente pode se imaginar entrando na cena como adulto, confrontando o perpetrador e cuidando da criança.

Dramatização. Esta técnica pode ser usada para configurar quase qualquer situação que seja relevante para criar crenças nucleares ou testá-las. Três exemplos do uso de dramatização são as dramatizações históricas, as dramatizações simbólicas e as dramatizações focadas no presente.

Nas *dramatizações históricas*, cliente e terapeuta encenam situações do passado do cliente (geralmente a infância) que contribuíram para a formação de crenças nucleares (Padesky, 1994; Arntz & van Genderen, 2009). O cliente descreve a situação e o comportamento da outra pessoa, geralmente (mas não necessariamente) um dos pais. (Por conveniência, descrevo dramatizações da interação pai-filho.) Então, o terapeuta faz o papel do pai, e o cliente, o do filho. Isso costuma provocar uma rápida ativação das crenças e das emoções que as acompanham. Há duas opções para abordar essas crenças: reinterpretação do drama e reescrita do drama.

Com a reinterpretação do drama, que é usada quando a criança pode ter interpretado erroneamente o pai ou a mãe, os papéis são trocados. O terapeuta instrui o cliente a representar o pai ou mãe e a estar atento a qualquer pensamento, emoção e intenção segundo a perspectiva do pai ou da mãe. O terapeuta faz o papel do cliente. Depois disso, eles discutem a experiência do cliente no papel do pai ou da mãe e comparam-na com a interpretação original. O terapeuta destaca as discrepâncias, e o cliente é estimulado a reinterpretar a situação original. Com a nova interpretação, segue-se um terceiro ato, em que o cliente interpreta o filho, agora com a nova interpretação, comportando-se de forma diferente em relação ao pai (p. ex., pedindo atenção de maneira mais assertiva, porque o cliente percebe que seu pai ou mãe não era receptivo porque estava envolvido em seus próprios problemas, e não porque via seu filho de forma desvalorizada).

Com a opção de reescrever o roteiro, a cena reescrita com base no que foi imaginado é encenada. A dramatização é reiniciada em um bom momento para intervenção, e o terapeuta intervém, corrigindo o pai ou a mãe (interrompendo o abuso, introduzindo segurança). Observe que o pai ou a mãe, no momento, não é encenado por ninguém (p. ex., ele pode estar sentado em uma cadeira vazia). A seguir, o terapeuta cuida da criança, dizendo coisas tranquilizantes, corrigindo interpretações erradas e oferecendo uma explicação sadia ("Não é sua culpa; seu pai tem um problema com bebida e perde o controle por causa das suas frustrações, e é por isso que ele bate em você e diz essas coisas terríveis – não porque você é uma criança má."). Mais adiante na terapia, ou ao trabalhar com clientes mais sadios, os clientes podem entrar na dramatização como um adulto, dirigir-se ao pai ou à mãe e cuidar do filho (agora não encenado por ninguém). O terapeuta pode atuar como um treinador para o cliente.

Nas *dramatizações simbólicas*, terapeuta e cliente criam uma situação que tem relevância simbólica para a crença nuclear, mas que nunca aconteceu nem irá acontecer. Um exemplo é a encenação do tribunal, desenvolvida para desafiar crenças nucleares sobre responsabilidade (Van Oppen & Arntz, 1994). Nessa dramatização, uma acusação específica relativa à crença nuclear é encenada como se tivesse sido apresentada diante de um tribunal (p. ex., "O acusado é culpado da morte do pedestre porque teve o pensamento intrusivo de que o pedestre poderia ser morto por um carro que ele não viu, mas o acusado não agiu considerando o pensamento para evitar o acidente"). O cliente e o terapeuta podem encenar diferentes papéis (o promotor, o advogado de defesa, o juiz, o júri) e trocar argumentos. Experimentar diferentes visões do caso (fantasia) ajuda os clientes a reconsiderarem sua crença original.

Por fim, as crenças nucleares podem ser testadas em *dramatizações focadas no presente*. De certa forma, este é um experimento comportamental realizado com dramatização, em que os clientes podem trocar os papéis e assumir diferentes perspectivas, o que os ajuda a descobrir como são seus contatos com outras pessoas.

Múltiplas cadeiras. Esta técnica é derivada da terapia da Gestalt e pode ser aplicada de diferentes maneiras. A ideia básica é colocar diferentes perspectivas em diferentes cadeiras e deixar que o cliente se sente em cada uma delas e expresse tais perspectivas. Por exemplo, o cliente pode expressar uma crença nuclear autopunitiva em uma das cadeiras; expressar o impacto no *self* e nas necessidades do *self* em outra cadeira; e expressar uma nova visão sadia ainda em outra cadeira. Em outra aplicação, o terapeuta pode desafiar a crença nuclear que é colocada simbolicamente em uma cadeira vazia, enquanto o cliente observa. Dessa maneira, o cliente pode se distanciar da crença nuclear e não experimentar o desafio do terapeuta como se estivesse sendo pessoalmente criticado. O cliente pode se juntar ao terapeuta no desafio da crença nuclear e, mais adiante no tratamento, provavelmente poderá fazer sozinho o trabalho de desafiar, precisando apenas de alguma orientação do terapeuta. Em ainda outra variação, figuras-chave do passado ou do presente são simbolicamente colocadas nas cadeiras vazias e o cliente é estimulado a expressar suas perspectivas.

PROCESSOS DE MUDANÇA

Os métodos terapêuticos descritos neste capítulo são reconhecidamente úteis clinicamente porque modificam as crenças nucleares (p. ex., Wild, Hackmann, & Clark, 2008). Será necessário um foco mais amplo no tipo de pesquisa orientada para processos discutido neste livro para ver se métodos como reescrever o imaginário podem também alterar processos como desfusão cognitiva (ver o Cap. 23), autoaceitação (ver o Cap. 24) ou *mindfulness* (ver o Cap. 26), mas os passos iniciais nessa direção já apoiam essa possibilidade (p. ex., Reimer, 2014).

RESUMO

As crenças nucleares podem ser abordadas por muitas intervenções, e a posição assumida aqui é que é bom usar diferentes canais de mudança: raciocínio, teste empírico e intervenção experiencial. Os clientes provavelmente diferem quanto a sua sensibilidade a cada intervenção, portanto é bom ter opções de intervenção e integrar os vários canais. Neste capítulo, enfatizei a importância de experimentar informações desconfirmatórias, e não só tentar convencer os clientes com o raciocínio verbal. A razão para isso é que embora terapeuta e cliente possam formular as crenças nucleares em palavras, essas representações nem sempre estão abertas a argumentos verbais. Os clientes frequentemente precisam experimentar a desconfirmação em um nível sensorial e emocional.

O pensamento atual referente aos efeitos do tratamento psicológico é o de que esquemas antigos (disfuncionais) ou esquemas novos (funcionais) competem pela recuperação (Brewin, 2006). Em outras palavras, a cada encontro com uma pista relevante, há uma chance de que o esquema antigo seja ativado e a crença nuclear disfuncional domine a pessoa. No entanto, pesquisas básicas sugerem que pode ser possível mudar o significado da representação original do conhecimento (Arntz, 2012). Nesse caso, isso terá importantes implicações para a prática, pois modificar a representação original é preferível a construir uma nova representação que tenha que competir com a antiga. Por exemplo, as chances de recaída são muito mais altas quando duas representações têm que competir do que quando a representação original pode ser mudada. Pesquisas futuras lançarão luz sobre essa questão.

REFERÊNCIAS

Arntz, A. (2012). Imagery rescripting as a therapeutic technique: Review of clinical trials, basic studies, and research agenda. *Journal of Experimental Psychopathology, 3*(2), 189–208.

Arntz, A., & van Genderen, H. (2009). *Schema therapy for borderline personality disorder*. Chichester, UK: Wiley-Blackwell.

Arntz, A., & Weertman, A. (1999). Treatment of childhood memories: Theory and practice. *Behaviour Research and Therapy, 37*(8), 715–740.

Beck, A. T. (1967). *Depression: Clinical, experimental, and theoretical aspects*. Philadelphia: University of Pennsylvania Press.

Bennett-Levy, J., Butler, G., Fennell, M., Hackmann, A., Mueller, M., & Westbrook, D. (Eds.). (2004). *Oxford guide to behavioural experiments in cognitive therapy*. Oxford: Oxford University Press.

Brewin, C. R. (2006). Understanding cognitive behaviour therapy: A retrieval competition account. *Behaviour Research and Therapy, 44*(6), 765–784.

Hackmann, A., Bennett-Levy, J., & Holmes, E. A. (Eds.). (2011). *Oxford guide to imagery in cognitive therapy*. Oxford: Oxford University Press.

Holmes, E. A., & Mathews, A. (2010). Mental imagery in emotion and emotional disorders. *Clinical Psychology Review, 30*(3), 349–362.

Padesky, C. A. (1994). Schema change processes in cognitive therapy. *Clinical Psychology and Psychotherapy, 1*(5), 267–278.

Piaget, J. (1923). *Langage et pensée chez l'enfant* (1st ed. with preface by É. Claparède). Paris: Delachaux et Niestlé.

Reimer, S. G. (2014). *Single-session imagery rescripting for social anxiety disorder: Efficacy and mechanisms*. Doctoral dissertation, University of Waterloo, Ontario. Retrieved from UWSPACE, Waterloo's Institutional Repository. (hdl.handle.net/10012/8583).

Van Oppen, P., & Arntz, A. (1994). Cognitive therapy for obsessive-compulsive disorder. *Behaviour Research and Therapy, 32*(1), 79–87.

Wild, J., Hackmann, A., & Clark, D. M. (2008). Rescripting early memories linked to negative images in social phobia: A pilot study. *Behavior Therapy, 39*(1), 47–56.

23

Desfusão cognitiva

J.T. Blackledge, PhD
Department of Psychology, Morehead State University

DEFINIÇÕES E HISTÓRICO

Desfusão cognitiva se refere ao processo de redução das funções emocionais e comportamentais automáticas dos pensamentos pelo aumento da consciência sobre o processo de pensar para além do conteúdo ou significado literal do pensamento. Embora o termo tenha surgido no âmbito da terapia de aceitação e compromisso (Hayes & Strosahl, 2004), em que foi originalmente denominado desliteralização (Hayes, Strosahl, & Wilson, 1999), ele está intimamente relacionado a outros processos, como distanciamento (Beck, 1976), descentralização (Fresco et al., 2007), *mindfulness* (Bishop et al., 2004), consciência metacognitiva (Wells, 2008) e mentalização (Fonagy & Target, 1997). Neste curto capítulo, utilizarei o termo de uma forma ampla, deliberadamente incluindo alguns aspectos desses outros conceitos e métodos. Esse uso mais amplo parece apropriado porque alguns estudos (p. ex., Arch, Wolitzky-Taylor, Eifert, & Craske, 2012) mostram que medidas da desfusão cognitiva são mediadoras do resultado de métodos cognitivo-comportamentais tradicionais.

As técnicas e estratégias de desfusão cognitiva são concebidas para auxiliar os clientes em psicoterapia a interpretar menos literalmente pensamentos problemáticos e capacitá-los a agir de formas mais efetivas e construtivas quando pensamentos problemáticos estiverem restringindo o repertório. Por exemplo, um cliente que acredita não ser merecedor de ser amado devido às várias falhas autopercebidas pode não buscar um parceiro romântico desejado ou pode não se expor suficientemente a um parceiro para que possa construir uma quantidade de intimidade significativa. Os métodos de desfusão podem ajudar o cliente a colocar menos pressão no pensamento "Não mereço ser amado" ou em pensamentos relacionados e ajudam a capacitá-lo a se comportar de várias maneiras mais favoráveis para construir intimidade e ser amado, mesmo quando esses pensamentos estão presentes.

Incorporado ao construto de desfusão e processos relacionados encontra-se um pressuposto de que pensamentos ou palavras provavelmente são incapazes de capturar toda a riqueza e profundidade da experiência direta. É comum que os clientes vejam os pensamentos (particularmente os imperiosos) como os árbitros definitivos da verdade, mesmo quando eles não conseguem capturar as complexidades da experiência humana. Quando estamos "fusionados" com nossos pensamentos (i.e., quando os interpretamos literalmente), "o pensamento regula o comportamento sem qualquer aporte adicional" de nossas experiências diretas, "sobrecarregando o contato com os antecedentes diretos e as consequências do comportamento" (Hayes, Strosahl, & Wilson, 2012, p. 244). O pensamento humano coloca-se como um representante dos eventos, mas esse representante com frequência é, metaforicamente, um instantâneo bidimensional de um mundo tridimensional. Mais tecnicamente, "fusão cognitiva é um processo pelo qual eventos verbais exercem forte controle do estímulo sobre a resposta, excluindo outras variáveis" (Hayes et al., 2012, p. 69). Os métodos de desfusão são concebidos para aumentar a flexibilidade cognitiva, permitindo que os clientes prestem atenção a outros eventos experimentados diretamente, visando possibilitar uma ação mais efetiva.

Tanto as estratégias de desfusão quanto a reestruturação cognitiva tradicional estão baseadas no pressuposto de que os pensamentos podem servir como barreiras à ação efetiva e levam a reações emocionais potencialmente problemáticas. Contudo, perspectivas cognitivas mais tradicionais (p. ex., Beck, 1976) enfatizam a importância da mudança do conteúdo cognitivo para que ocorra a mudança emocional e comportamental (ver o Cap. 21), enquanto a desfusão, a descentralização ou a consciência metacognitiva colocam maior ênfase na relação de uma pessoa com seu próprio pensamento – ou seja, no *contexto* em que os pensamentos são experimentados.

Uma ampla variedade de fatores contextuais está em jogo quando as pessoas falam de maneiras em que suas palavras são interpretadas literalmente. Uma pessoa pode falar em determinado ritmo – nem tão rapidamente (como fala um leiloeiro), nem tão lentamente (imagine-se, por exemplo, prolongando cada sílaba desta frase por vários segundos). Inúmeras regras gramaticais são respeitadas para que os adjetivos, advérbios, substantivos e verbos sejam usados apropriadamente para transmitir o significado pretendido. As palavras "corretas" precisam ser usadas para fazer referência às várias "coisas" abordadas pelo discurso. Ao se expressar verbalmente um pensamento emocionalmente carregado, cadência, inflexão emocional e comportamento não verbal geralmente correspondem à emoção ou às emoções que estão sendo expressas (pense, por exemplo, em como as pessoas se parecem e soam quando expressam genuinamente raiva ou tristeza). Talvez, em especial, quando a fala está sendo interpretada literalmente, haja um foco no conteúdo do que está sendo dito em vez de no processo de formulação e expressão dessas palavras (i.e., um ouvinte acompanharia atentamente uma linha de pensamento em vez de focar nas sensações físicas associadas à formação das palavras ou às propriedades acústicas dos sons que cada sílaba faz). Se, enquanto fala, você focou demasiadamente no processo da fala, você pode rapidamente se desviar da sua linha de pensamento.

Em outras palavras, as pessoas têm, na história de vida, a experiência de serem reforçadas por se comportarem de uma forma literal quando se deparam com contextos literais de estímulos verbais. Esse "contexto de literalidade" (Hayes et al., 1999 p. 64) leva esses eventos verbais e cognitivos a funcionarem de uma forma consistente com seus conteúdos. A forma dos pensamentos funciona para encorajar reações emocionais, cognitivas e comportamentais características – mas somente em contextos designados para produzir esse efeito e impacto (ver Hayes et al.,

2012, pp. 27-59, ou Hayes, Barnes-Holmes, & Roche, 2003). Os métodos de desfusão mudam deliberadamente esse contexto de literalidade, violando uma ou mais das condições normais ou parâmetros de linguagem discutidos anteriormente, de modo a desestabilizar as funções momentâneas dos pensamentos problemáticos, possibilitando, assim, que os clientes se comportem de maneiras discordantes dos ditames dos pensamentos literais.

Um método clássico de desfusão é a repetição de palavras, descrita pela primeira vez há mais de 100 anos por Titchener (1907). Suponha que uma pessoa tenha dito a palavra "leite" em voz alta uma vez. Uma variedade de imagens pode aparecer como resultado. O ouvinte pode imaginar um copo cheio de leite ou imaginar o gosto do leite ou a sensação de quando o leite está sendo consumido. O leitor pode dispor de um tempo para pensar nas várias qualidades perceptuais do leite antes de ler a frase seguinte. Agora, como exercício, diga a palavra "leite" em voz alta e rapidamente, repetindo-a por cerca de 30 segundos antes de seguir para o próximo parágrafo.

Você provavelmente percebeu que, depois de uns 20 segundos, a imagem e outras sensações originalmente evocadas pela palavra "leite" em grande parte desapareceram. Tudo o que permaneceu foram as sensações físicas na sua garganta e na sua boca, que repetidamente produziu um grasnido estranho que soava algo como "TILEI".

Quando usamos a linguagem literalmente, em geral não repetimos a mesma palavra indefinidamente. Fazer isso viola um parâmetro importante da linguagem inerente ao contexto da literalidade e expõe essa palavra pelo que ela formalmente é: sensações físicas e um som arbitrário. Quando falada ou pensada em um contexto de literalidade, a palavra funciona para tornar presente a imagem psicológica e as sensações, mesmo quando a "coisa" que está sendo referida não está ali.

O restante deste capítulo apresentará uma amostragem de técnicas de desfusão que podem ser usadas em terapia, além de uma breve revisão da literatura empírica que apoia a desfusão e ressalvas relacionadas ao seu uso. Veja Brackledge (2015) para um tratamento extenso da desfusão e seu uso prático.

IMPLANTAÇÃO

Como o uso de técnicas de desfusão envolve o uso da linguagem de maneiras que se afastam significativamente da norma, elas podem soar para os clientes como estranhas e ser potencialmente desmotivadoras. Até que possa ser construído um *rapport* e o cliente comece a compreender a premissa por trás dessas técnicas, geralmente é melhor usar estratégias de desfusão mais sutis. As convenções de linguagem de "mente" e "pensamento" que identificam os pensamentos como produtos da mente e sua rotulação simplesmente como "pensamentos" (em vez de como reflexos indubitáveis da realidade) podem ser usadas logo na primeira sessão de admissão para começar a reduzir a fusão do cliente com os pensamentos problemáticos. A breve transcrição a seguir demonstra algumas formas como essas convenções de linguagem podem ser usadas:

Cliente: É bem assim, durante a maior parte da minha vida, eu me senti como se não me encaixasse em lugar nenhum – que há algo de errado comigo.

Terapeuta (*empaticamente*): "Não me encaixo em lugar nenhum. Há algo de errado comigo." Esses são alguns pensamentos difíceis de ter. Que outros pensamentos surgem quando você pensa "há algo de errado comigo"?

Cliente: O que você quer dizer?

Terapeuta: Bem, estou imaginando que você pode pensar sobre coisas específicas que estão erradas com você, coisas que você fez de errado no passado...

Cliente: Oh, entendo o que você quer dizer. Eu fico muito ansioso com as coisas... Estou sempre estragando tudo.

Terapeuta: Com que frequência pensamentos como esse aparecem? Isso é constante ou é mais provável que aconteça em determinadas situações?

Cliente: Bem, acho que não é constante. Acho que é mais quando estou com outras pessoas... especialmente pessoas que eu gosto ou que quero fazer gostarem de mim.

Terapeuta: Sim, quando vem a pressão – é aí que esses pensamentos assustadores, essa ansiedade, essas dúvidas sobre si próprio aparecem?

Cliente: Exatamente.

Terapeuta: Que outros pensamentos a sua mente apresenta em momentos como esse?

Cliente: Depende. Geralmente eu me preocupo com o que a outra pessoa vai pensar de mim. Fico preocupado que vou dizer alguma coisa estúpida e que ela não vai gostar de mim.

Terapeuta: Acho que entendo. Parece que você tem muitos pensamentos pessimistas sobre fazer as coisas errado – muitos pensamentos sobre como as coisas não estão correndo bem.

Essas convenções sobre "pensamento" e "mente" são, na verdade, comuns em muitas formas de terapia e podem ajudar a explicar alguns dos benefícios precoces que os clientes experimentam nessas terapias. Tais convenções podem ser facilmente integradas à avaliação (e sessões posteriores), permitindo que os clínicos simultaneamente reúnam informações pertinentes sobre o cliente e ajudem-no a começar a ver seus pensamentos problemáticos por uma perspectiva diferente. Embora o uso dessa linguagem em geral não tenha um impacto profundo por si só ao longo do tempo, não é incomum que os clientes mais prontamente demonstrem pensamentos angustiantes e que esses pensamentos sejam um pouco menos provocativos emocionalmente quando ela é usada. De igual importância, o uso dessas convenções ajuda a moldar o cliente para reconhecer mais consistentemente os pensamentos como tal, auxiliando no uso de técnicas de desfusão mais robustas posteriormente.

MUDANDO OUTROS PARÂMETROS DE LINGUAGEM LITERAL

O "contexto de literalidade" de um cliente pode ser enfraquecido de várias maneiras mais robustas do que usando as simples convenções de linguagem da última sessão. Discutirei várias delas aqui. Deve ser enfatizado que, para evitar invalidar o cliente, as técnicas de desfusão mais invasivas em geral não devem ser usadas até que o terapeuta tenha demonstrado boa empatia com o cliente. Com o mesmo fim, o cliente deve entender que não é a sua narrativa individual *per se* que está sendo questionada, mas que o terapeuta e o cliente estão trabalhando juntos para expor como a linguagem e os pensamentos em geral são suspeitos e que nossas mentes alegam saber muito mais do que na verdade sabem. Por fim, em vez de serem usadas de uma forma estruturada pré-planejada, tais técnicas em geral são mais bem usadas como uma resposta natural e flexível às vezes em que um cliente está tendo dificuldades com uma questão e parece estar relativamente fusionado com o conteúdo de sua narrativa.

O exercício de repetição de palavras. O exercício de repetição de palavras, ou "leite", introduzido no começo deste capítulo pode ser usado como um exercício de desfusão relativamente invasivo. Uma maneira de experimentar seu uso é abordá-lo como um tipo de experimento:

Terapeuta: Eu gostaria de examinar aquilo com que você está tendo dificuldade por uma perspectiva um pouco diferente para ver se alguma coisa diferente acontece. Não sei como eliminar alguns desses pensamentos difíceis e habituais, mas sei como fazer alguma coisa que pode nos ajudar a olhar para eles de forma diferente. O exercício pode inicialmente parecer não ter muito a ver com o que estamos falando, mas você estaria disposto a tentar algo diferente como um tipo de experimento? Vamos, então, revertê-lo para que possamos ver se ele é útil.

Depois de introduzir a noção de um experimento, o exercício do "leite" é conduzido de forma muito parecida com a que foi apresentada algumas páginas antes. O terapeuta, então, pede que o cliente condense um pensamento angustiante nuclear em uma ou duas palavras (p. ex., alguém que acha que é uma má pessoa pode ter esse pensamento condensado para "Eu sou mau"). Como no exemplo do leite, o terapeuta pode pedir para o cliente dizer essa palavra ou frase uma vez em voz alta e observar os vários sentimentos, pensamentos e sensações que surgem. Então, o cliente repete as palavras em voz alta, rapidamente, por cerca de 30 segundos, e mais uma vez o terapeuta pede que ele observe as experiências e sensações que surgem. Trinta segundos é um tempo comum, pois pesquisas mostraram que os benefícios atingem uma assíntota depois dessa duração de tempo (Masuda, Hyes, Sackett, & Twohig, 2004). De modo geral, os clientes terão uma experiência significativamente diferente com a palavra ou frase ao final desse período. A intensidade do afeto associado a ela pode diminuir um pouco, e o cliente pode levar o pensamento menos a sério, ou pelo menos ver o quanto o mundo é estranho ou suspeito, etc. Uma boa maneira de encerrar o exercício é dizendo algo como:

Terapeuta: Fico pensando que "Eu sou mau" talvez seja muito parecido com "leite": sua mente é muito boa em lhe convencer de que isso é verdade quando você pensa nisso. Ela é muito boa em convencê-lo de que essa "maldade" está na sala, como também é muito boa em convencê-lo de que "leite" está na sala – mesmo quando realmente não está. E se isso for simplesmente o que as palavras fazem? Tentam nos convencer de que capturaram a completa verdade das coisas quando de fato elas são apenas sons e sensações?

"Ter" pensamentos. A convenção de linguagem "pensamento" discutida acima pode se tornar mais explícita. Quando um cliente está fusionado com uma narrativa angustiante ou contraproducente, pedir-lhe que fale a frase "Estou tendo o pensamento de que..." antes de cada pensamento nessa narrativa geralmente pode ajudá-lo a desfusionar esses pensamentos. Esta técnica possivelmente facilita a desfusão por no mínimo duas razões. Em primeiro lugar, ela explicitamente nomeia cada pensamento como um "pensamento", algo que não é feito quando uma pessoa interpreta a linguagem literalmente. Em segundo lugar, a repetição um tanto trabalhosa da frase antes de cada pensamento na narrativa desacelera as coisas, reduzindo o curso relativamente rápido dos pensamentos – uma característica do contexto da literalidade – a um ritmo mais desajeitado e hesitante que normalmente modifica a forma como esses pensamentos são experimentados. Uma conversa entre terapeuta e cliente usando esta técnica pode ser representada da seguinte forma:

Cliente: As coisas são assim há quase 20 anos. Eu simplesmente não consigo sair disso. Já tentei tudo o que é imaginável, mas não consigo fazer dar certo. Sinto-me sem esperança, e sempre estarei sem esperança. Isso simplesmente não tem sentido. Não adianta eu tentar melhorar, porque simplesmente não consigo fazer.

Terapeuta: Estou ouvindo você. Tem sido assim há muito, muito tempo. Estou pensando que talvez possamos desacelerar isso um pouco. Você parece encurralado por todos esses pensamentos. Você estaria disposto a examiná-los por uma perspectiva um pouco diferente, de modo que possamos criar algum espaço?

Cliente: Acho que sim. Que perspectiva?

Terapeuta: Bem, pode ser perigoso levarmos ao pé da letra cada um dos nossos pensamentos. Se estiver disposto, eu gostaria que você continuasse me contando sobre a situação em que se encontra. Porém, desta vez, eu gostaria que você dissesse "Estou tendo o pensamento de que" antes de cada sentença que falar.

Cliente: Não vejo como isso vai me tirar dessa. Já venho pensando assim há muito tempo.

Terapeuta: Entendo. E isso provavelmente não irá mudar esses pensamentos, mas poderia mudar como você olha para eles. Você está disposto a experimentar?

Cliente: Ok.

Terapeuta: Bom, então, você estava falando sobre como as coisas parecem sem esperança, sobre como você não consegue fazer as coisas darem certo na sua vida.

Cliente: Eu não consigo. Isto é, eu estava lhe falando antes sobre como estraguei tudo naquela conversa com minha esposa. Eu...

Terapeuta: Ok, e deixe-me interrompê-lo. Você pode dizer "Estou tendo o pensamento de que eu realmente estraguei tudo naquela conversa com minha esposa"?

Cliente: Estou tendo o pensamento de que eu realmente estraguei tudo naquela conversa com minha esposa.

Terapeuta: E se você pudesse começar o próximo pensamento com "Estou tendo o pensamento de que..."

Cliente: Mas eu realmente estraguei... quero dizer, estou tendo o pensamento de que eu realmente estraguei as coisas com minha esposa. Eu não deveria ter sido tão duro...

Terapeuta: E esse pensamento também.

Cliente: Estou tendo o pensamento de que eu não deveria ter sido tão duro com ela.

Terapeuta: E o próximo?

Cliente: Estou tendo o pensamento de que sempre faço isso... Estou tendo o pensamento de que eu não entendo por que ela ainda está comigo.

Terapeuta: Bom.

Cliente: Estou tendo o pensamento de que não sou suficientemente bom para ela... Estou tendo o pensamento de que não sou suficientemente bom para nada.

Terapeuta: Ok.

Fala lenta, cantar e vozes bobas. Alterar drasticamente o ritmo da fala (Hayes et al., 1999) ou expressar os pensamentos de forma marcantemente inconsistente com seu conteúdo pode resultar em desfusão. Em relação a alterar o ritmo da fala, é mais simples fazer um cliente falar em um ritmo confiavelmente lento *versus* suficientemente rápido. Razões similares às listadas nas transcrições anteriores podem ser usadas para introduzir a tarefa. O ritmo da fala deve ser muito lento – contar rapidamente até 5 por sílaba (cerca de 2 segundos) parece ser um ritmo efetivo quando usamos esta técnica. Falar mais rápido do que isso tende a reter muito do significado das palavras.

Há uma variedade de formas para ajudar um cliente a expressar pensamentos que diferem enormemente da forma como ele "deveria" expressá-los se quisesse comunicar com precisão as emoções que estão subjacentes a eles. Há uma variedade de aplicativos disponíveis para *smartphones* que transformam as qualidades do áudio de pensamentos verbalizados. Esses aplicativos registram temporariamente tudo o que você diz e então reproduzem novamente em uma voz alterada. Uma vantagem desses aplicativos é que o cliente pode usá-los com facilidade, quando necessário, entre as sessões. Muitos deles apresentam múltiplas opções predefinidas (p. ex., vozes de "esquilo", "robô" e "gás hélio"), que em geral mudam drasticamente o tom e a altura de uma voz gravada. Uma busca na loja de aplicativos irá revelar dúzias de *apps*, embora deva ser observado que muitos deles não mudam as vozes de forma suficientemente marcante para facilitar a desfusão. É aconselhável primeiro testar um aplicativo que você irá recomendar para um cliente e até mesmo ajudá-lo a encontrar as definições de voz dentro do aplicativo escolhido que pareçam produzir graus mais elevados de desfusão.

O terapeuta pode pedir diretamente ao cliente para "mudar seu tom". Se o cliente estiver interessado, o terapeuta pode lhe pedir que expresse um pensamento problemático na voz de um de seus personagens preferidos de desenho animado ou super-herói (ou algum personagem da TV ou cinema com um tom de voz altamente idiossincrático). O tom e a "percepção" global da voz devem ser pelo menos significativamente inconsistentes com o tom emotivo original do pensamento. Por exemplo, verbalizar pensamentos ansiosos e inseguros na voz do Batman de Christian Bale ou pensamentos carregados de tristeza na voz do Mickey Mouse pode rapidamente facilitar a desfusão. De forma alternativa, o cliente pode cantar os pensamentos angustiantes no tom de uma música animada, com uma voz de ópera ou exagerada de outra forma ou emotivamente inconsistente, ou de qualquer forma que seja inconsistente com as funções literais dos pensamentos. Essas técnicas invasivas de desfusão devem estar baseadas em uma relação terapêutica empática boa e na clara compreensão por parte do paciente de que a sua narrativa não está sendo ridicularizada, mas vista por uma perspectiva diferente.

Pensamentos em cartões. Anotar os pensamentos e as emoções angustiantes do cliente, um por um, e espalhá-los a sua frente sobre uma mesa ou escrivaninha pode facilitar a desfusão. Essa estratégia provavelmente funcionará melhor se cada pensamento for escrito em um cartão de fichário separado ou em uma folha de papel (em vez de continuamente em uma única folha), para desmembrar a narrativa espacialmente e destacar visualmente cada pensamento como separado. Mesmo os pensamentos que são reações ou comentários sobre o exercício devem ser anotados para enfatizar que *todos* os pensamentos são apenas pensamentos e para construir um contexto de desfusão mais consistente. Como ocorre com a convenção de linguagem "Estou tendo o pensamento de que...", o terapeuta deve ser cuidadoso para anotar cada pensamento que o cliente expressa. Isso ajuda a combater o impulso natural e terapêutico de discutir o que o cliente está dizendo em um nível literal.

Depois de gerados muitos cartões (talvez dezenas deles), eles podem ser usados de múltiplas maneiras. Simplesmente fazer o cliente olhar para a variedade de pensamentos separados enquanto eles são registrados e colocados sobre a mesa pode servir a uma função desfusiva potente. Se o cliente se dispuser, ele pode dobrar e carregar os cartões no bolso enquanto realiza atividades importantes que provavelmente produzirão pensamentos e sentimentos similares. Eles servem como um lembrete e como uma extensão da lição original da experiência e como uma lição metafórica para o cliente de que os pensamentos problemáticos podem simplesmente ser carregados por ele enquanto vive sua vida.

Outro exercício ao vivo faz o terapeuta jogar cada cartão sobre o colo do cliente enquanto este permanece sentado, fazendo o possível para evitar contato com seus vários pensamentos. Faça o cliente refletir sobre como foi a experiência, o que normalmente envolve observar o quanto esta foi frenética e como ele ainda acabou tendo contato com a maioria dos seus pensamentos indesejados. Depois repita o exercício e peça que o cliente simplesmente permita que os "pensamentos" pousem no seu colo. Em geral, os clientes percebem que podem simplesmente permitir que os pensamentos problemáticos fiquem ali como pensamentos e que eles não precisam realizar esforços penosos e infrutíferos para mantê-los afastados.

APOIO EMPÍRICO

Os efeitos das intervenções de desfusão cognitiva foram avaliados inúmeras vezes em pesquisas publicadas, estudos dos resultados de terapia, estudos mediacionais e experimentos laboratoriais análogos (p. ex., veja Blackledge, 2015, para um resumo recente). Foram desenvolvidas novas medidas da desfusão cognitiva que atuam de formas teoricamente coerentes (p. ex., Gillanders et al., 2014). Uma metanálise recente (Levin, Hildebrandt, Lillis, & Hyes, 2012) mostra que os métodos de desfusão têm um efeito consistentemente positivo na credibilidade dos pensamentos difíceis e penosos.

ADVERTÊNCIAS

A maioria das técnicas de desfusão tem o potencial de fazer um cliente se sentir invalidado se não houver uma aliança terapêutica forte ou se a justificativa do tratamento não estiver clara (ver Blackledge, 2015). Ao usar métodos de desfusão com outros métodos, duas advertências adicionais se aplicam.

Misturando estratégias de mudança do pensamento e desfusão. O uso de técnicas de desfusão juntamente com técnicas que implicam que o cliente deva passar a pensar de forma diferente sobre suas experiências pode levar a uma confusão tanto para o cliente quanto para o terapeuta. Os terapeutas que elegem técnicas de desfusão em terapia devem refletir cuidadosamente sobre os pressupostos existentes por trás de outras técnicas que estão sendo usadas para ver se existe alguma contraindicação direta ou implícita que possa criar confusão. Se o terapeuta decide usar uma combinação de técnicas com pressupostos potencialmente contraditórios, isso por si só já requer uma justificativa coerente. Por exemplo, o terapeuta pode pedir que o cliente considere que aprender a pensar sobre os pensamentos de forma diferente pode ser útil para oferecer novas alternativas emocionais ou comportamentais. Se estratégias cognitivas de mudança forem úteis, então use-as; se aprender a ver os pensamentos simplesmente como pensamentos funcionar melhor, então use *essas* estratégias.

Usando desfusão isoladamente. Dentro do contexto da terapia cognitivo-comportamental moderna orientada para processos, a desfusão cognitiva é um processo psicológico entre muitos que podem ser usados para ajudar o cliente a "desengajar" de pensamentos contraproducentes e facilitar maior flexibilidade psicológica na presença de sofrimento psicológico. Até o momento, estudos análogos sobre a desfusão dos componentes sugeriram que a desfusão pode reduzir o sofrimento psicológico pelo menos em curto prazo, e estudos de resultados de terapia demonstraram repetidamente que a desfusão leva à redução no sofrimento ao longo do tempo. No entanto, em ambos os casos, a desfusão é usada explícita e consistentemente como uma maneira de experimentar uma vida mais satisfatória e vital *mesmo quando* o sofrimento psicológico está presente. Com alguns clientes, a desfusão pode suscitar questões sobre o papel adequado do julgamento e significado, e os clientes podem ficar confusos sobre quando usar a desfusão. O uso de desfusão juntamente com estratégias de tratamento orientadas para valores (ver o Cap. 25) pode ajudar a responder a essas questões, especialmente que a desfusão é uma ferramenta que pode promover a busca de valores e significado por parte do paciente quando há a interferência de pensamentos automáticos.

REFERÊNCIAS

Arch, J. J., Wolitzky-Taylor, K. B., Eifert, G. H., & Craske, M. G. (2012). Longitudinal treatment mediation of traditional cognitive behavioral therapy and acceptance and commitment therapy for anxiety disorders. *Behaviour Research and Therapy, 50*(7–8), 469–478.

Beck, A. T. (1976). *Cognitive therapy and the emotional disorders*. New York: International Universities Press.

Bishop, S. R., Lau, M., Shapiro, S., Carlson, L., Anderson, N. D., Carmody, J., et al. (2004). Mindfulness: A proposed operational definition. *Clinical Psychology: Science and Practice, 11*(3), 230–241.

Blackledge, J. T. (2015). *Cognitive defusion in practice: A clinician's guide to assessing, observing, and supporting change in your client*. Oakland, CA: New Harbinger Publications.

Fonagy, P., & Target, M. (1997). Attachment and reflective function: Their role in self-organization. *Development and Psychopathology, 9*(4), 679–700.

Fresco, D. M., Moore, M. T., van Dulmen, M. H. M., Segal, Z. V., Ma, S. H., Teasdale, J. D., et al. (2007). Initial psychometric properties of the experiences questionnaire: Validation of a self-report measure of decentering. *Behavior Therapy, 38*(3), 234–246.

Gillanders, D. T., Bolderston, H., Bond, F. W., Dempster, M., Flaxman, P. E., Campbell, L., et al. (2014). The development and initial validation of the cognitive fusion questionnaire. *Behavior Therapy, 45*(1), 83–101.

Hayes, S. C., Barnes-Holmes, D., & Roche, B. (2003). *Relational frame theory: A post-Skinnerian account of human language and cognition*. New York: Kluwer Academic/Plenum Publishers.

Hayes, S. C., & Strosahl, K. (2004). *A practical guide to acceptance and commitment therapy*. New York: Springer.

Hayes, S. C., Strosahl, K. D., & Wilson, K. G. (1999). *Acceptance and commitment therapy: An experiential approach to behavior change*. New York: Guilford Press.

Hayes, S. C., Strosahl, K. D., & Wilson, K. G. (2012). *Acceptance and commitment therapy: The process and practice of mindful change* (2nd ed.). New York: Guilford Press.

Levin, M. E., Hildebrandt, M. J., Lillis, J., & Hayes, S. C. (2012). The impact of treatment components suggested by the psychological flexibility model: A meta-analysis of laboratory-based component studies. *Behavior Therapy, 43*(4), 741–756.

Masuda, A., Hayes, S. C., Sackett, C. F., & Twohig, M. P. (2004). Cognitive defusion and self-relevant negative thoughts: Examining the impact of a ninety year old technique. *Behaviour Research and Therapy, 42*(2), 477–485.

Titchener, E. B. (1907). *An outline of psychology*. New York: Macmillan.

Wells, A. (2008). Metacognitive therapy: Cognition applied to regulating cognition. *Behavioural and Cognitive Psychotherapy, 36*(6), 651–658.

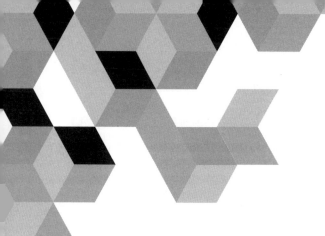

24

Cultivando a aceitação psicológica

John P. Forsyth, PhD
Timothy R. Ritzert, MA
*Department of Psychology, University at Albany,
State University of New York*

DEFINIÇÕES E HISTÓRICO

A ideia da aceitação é muito antiga. Ela aparece nas tradições religiosas, nas práticas contemplativas orientais e na maioria das abordagens de psicoterapia quando discutimos a aliança terapêutica e o processo terapêutico. Mais recentemente, foi introduzida na psicoterapia baseada em evidências como um processo central, tanto da psicopatologia quanto da mudança terapêutica. *Aceitação psicológica*, como a estruturamos aqui, é "a adoção voluntária de uma postura intencionalmente aberta, receptiva, flexível e isenta de julgamentos com respeito à experiência momento a momento" (Hayes, Strosahl, & Wilson, 2012, p. 272). Essa experiência inclui eventos *internos* (p. ex., pensamentos, emoções, memórias, sensações físicas, ímpetos/impulsos) e situações *contextuais* intimamente relacionadas que os evocam. Pensada dessa maneira, aceitação psicológica é abrir-se para o que a vida está oferecendo, assim como ela é. Aceitação é uma competência, não meramente um conjunto de técnicas. Também é um processo, e não simplesmente um resultado.

Aceitação como termo pode facilmente ser mal compreendida. Não significa desistir, tolerar ou resignar-se passivamente. Ela é, antes de tudo, um comportamento e uma escolha. Envolve abordar eventos psicológicos (frequentemente penosos) e situações relacionadas sem desnecessariamente tentar mudá-los, evitá-los, suprimi-los, fugir deles ou prolongá-los. Escolher se aproximar e se abrir para as experiências psicológicas difíceis é, paradoxalmente, fazer algo novo.

Aceitação implica uma mudança em *como* abordamos os eventos psicológicos (Cordova, 2001), respondendo a eles com receptividade, flexibilidade e compaixão. Assim, um componente-chave desse trabalho é alterar de alguma maneira a relação do cliente com as experiências que ele está tendo. De forma metafórica, a postura de aceitação pode ser demonstrada experimentalmente com o simples gesto de levantar-se, com os olhos bem abertos, e, com alguma animação, estender os braços o máximo possível. Essa postura receptiva contrasta com o gesto de fechar os braços e cruzá-los na frente do peito o mais apertado possível, mantendo-se rigidamente com os olhos bem fechados.

Aceitação não tem a ver com chafurdar no sofrimento, nem com adotar uma tática inteligente para controlar um conteúdo privado difícil. Ao contrário, é um processo concebido para ajudar os clientes a deixar de lado um esforço desnecessário, viver no momento presente, fazer escolhas guiadas por valores pessoais e tomar atitudes importantes para eles e buscar melhorar a qualidade de vida. Quando surgem experiências psicológicas difíceis, a aceitação pergunta: "Você está disposto a ter essa coisa, plenamente e sem defesa, como ela é, e seguir adiante, caso isso signifique que você pode fazer o que realmente é importante para você?".

Pesquisas sugerem que intervenções baseadas na aceitação atuam não alterando diretamente os pensamentos e as emoções, mas reduzindo sua *influência* inútil sobre o comportamento (Levin, Luoma, & Haeger, 2015). No processo, novas possibilidades se abrem, e os esforços de mudança podem ser guiados pela autorregulação focada em vitalidade, alegria, significado e propósito.

POR QUE A ACEITAÇÃO É FREQUENTEMENTE NECESSÁRIA

As neurociências nos ensinam que os seres humanos são históricos – nosso sistema nervoso é aditivo, não subtrativo. O que entra permanece dentro, na ausência de dano ou lesão cerebral. Vistas sob esse prisma, as dificuldades que nossos clientes experimentam agora são simplesmente um produto de tudo o que veio antes.

Como criaturas históricas, ingressamos neste mundo como se fôssemos recipientes vazios, diferindo nas predisposições genéticas, mas basicamente reservatórios conscientes da nossa experiência. Como um *chef* que cria uma sopa, as experiências da vida continuamente adicionam vários ingredientes aos nossos recipientes. Alguns ingredientes são claramente discerníveis – o trauma, a festa de aniversário de 5 anos –, e cada um tem seu sabor único: alguns doces, outros azedos, outros amargos. Sabores mais sutis emergem do que acontece na mistura em algum momento. Não há uma forma saudável de *remover* os ingredientes e sabores depois que eles são adicionados. Novos ingredientes podem ser adicionados, mas estes não subtraem do que já está presente.

Linguagem e cognição (ver o Cap. 7) aumentam nossa habilidade de acessar nossa história. Nenhum humano verbalmente capaz escapa da possibilidade de sentir dor, porque ela pode ser trazida à mente a qualquer momento, em qualquer lugar, por meio da linguagem e da cognição. Ironicamente, mesmo que a dor psicológica seja uma parte normal da experiência humana (Eifert & Forsyth, 2005; Hayes et al., 2012), quando a experiência é considerada inaceitável, é provável que a dor aumente porque leva à esquiva experiencial (EE). EE é a relutância em experimentar eventos psicológicos mesmo quando os esforços para escapar ou evitar tais eventos causaram prejuízos comportamentais (Hayes, Wilson, Gifford, Follette, & Strosahl, 1996). A EE parece estar na base de muitas formas de sofrimento psicológico precisamente porque, quando aplicada *rigidamente* e *inflexivelmente*, tende a aumentar a dor e o sofrimento e interfere na ação significativa (p. ex., Chawla & Ostafin, 2007; Eifert & Forsyth, 2005). Um grande corpo de evidências sugere que a EE é onerosa, trabalhosa e ineficaz em longo prazo (p. ex., Gross, 2002; Wenzlaff, & Wegner, 2000).

Embora as estratégias de controle funcionem bem externamente, elas em geral são aplicadas de modo errôneo internamente, em que pensamentos, memórias e emoções não podem ser facilmente controlados ou eliminados. Em resumo, se você não quer, você tem. O que *podemos* fazer é alterar nossa relação com os pensamentos e sentimentos. É aí que a aceitação pode fazer uma grande diferença.

CULTIVANDO A ACEITAÇÃO PSICOLÓGICA

Cultivar a aceitação envolve criar um contexto no qual se possa experimentar os pensamentos e as emoções. O restante deste capítulo oferece orientações práticas sobre como cultivar a aceitação.

Confronte a impraticabilidade do controle

Um precursor importante do trabalho de aceitação é ajudar os clientes a reconhecerem quais aspectos da experiência não podem controlar e a se abrirem a fazer alguma coisa nova. Normalmente, isso pode ser feito na primeira ou na segunda sessão e depois pode ser revisitado quando necessário. Duas perguntas simples são centrais para esse processo:

O que você tentou fazer até agora para resolver o(s) problema(s)?

Na sua experiência, como isso funcionou? Em curto prazo? Em longo prazo?

Quando exploradas com compaixão e gentileza, essas perguntas começam a expor a impraticabilidade e os custos do próprio esforço. A própria experiência do cliente frequentemente revela que o controle funciona em curto prazo, sobretudo em termos da oferta de alívio psicológico. No entanto, essa breve lua de mel longe da dor tem seu preço – emocionalmente, fisicamente e pelos momentos em que se fica distante de fazer alguma coisa importante. Neste breve diálogo clínico com uma mulher de 27 anos que tem antigas dificuldades com ansiedade social, o terapeuta começa a promover isso.

Terapeuta: Como é para você quando a ansiedade aparece?

Cliente: Bem, eu tenho uma sensação ruim no estômago, fico tensa e não quero fazer nada. Fico sentada sozinha, assistindo à TV.

Terapeuta: Então, se eu a ouvi direito, uma das coisas que você faz quando a ansiedade aparece é sentar-se sozinha em frente à TV? Na sua experiência, como isso funcionou para dar conta da ansiedade?

Cliente (*confusa*): Honestamente, só funciona por pouco tempo. Na verdade, eu apenas me sento ali me sentindo mal comigo mesma e pensando como todos os outros estão lá fora, se divertindo, vivendo suas vidas – e eu não.

Terapeuta: Então, não fazer nada e assistir à TV não parece estar ajudando e pode até mesmo fazer você se sentir pior. E sua mente está lhe dizendo que você está perdendo alguma coisa. O que mais você tentou?

Por fim, o terapeuta pode simplesmente refletir o que a cliente está dizendo (p. ex., "Parece que a sua experiência está lhe dizendo que o que parecem ser estratégias sensatas acabam não dando certo em longo prazo. É assim que lhe parece?"). A intenção não é fazer a cliente se sentir mal, mas revelar o custo do próprio esforço e ajudá-la a considerar a possibilidade de sua experiência ser válida, independentemente do que sua mente esteja dizendo.

Metáforas ou exercícios bem colocados podem identificar os custos dos esforços de controle desnecessários e orientar o cliente para direções novas e mais esperançosas. A terapia de aceitação e compromisso contém inúmeras metáforas que podem ser facilmente usadas para esse propósito (ver Hayes et al., 2012; Stoddard & Afari, 2014). Por exemplo, pode ser dada a um cliente uma corda curta e ser encenado na terapia um cabo de guerra com a emoção. O diálogo com o terapeuta pode orientar o cliente para a aparente necessidade de vencer esse cabo de guerra com os "monstros" internos (emoções) mesmo que a luta adie a possibilidade de fazer coisas mais úteis (p. ex., quando terapeuta e cliente puxam suas extremidades da corda).

Terapeuta: Sua mente está lhe dizendo que você precisa me derrotar antes que possa avançar. O que está surgindo na sua mente agora?

Cliente: Que eu preciso puxar com mais força!

Terapeuta: E isso não é o que na verdade você tem feito? Algumas vezes as coisas não são assim?

Cliente: Bem assim.

Terapeuta (*continuando a puxar*)**:** Você já venceu esse cabo de guerra de uma vez por todas? E observe também que você não está indo ao baile que você quer ir.

Esse tipo de diálogo continua na interação (ver Eifert & Forsyth, 2005; Hayes et al., 2012) até que o cliente acabe vendo uma alternativa: largar a corda. Essa ação então se transforma em uma metáfora física para a aceitação e para os truques da mente que impedem que ela seja usada.

Pode ser útil fazer os clientes usarem uma folha de exercícios iniciais, registrando (a) situações difíceis, pensamentos e sentimentos que surgem; (b) o que fazem em resposta a eles (incluindo as vezes em que "pegaram a corda"); e (c) as consequências de curto e longo prazos (i.e., do que eles desistiram ou o que perderam quando ficaram presos ao cabo de guerra com seus monstros).

Ensine competências para adotar uma perspectiva

Não podemos verdadeiramente aceitar o que não sabemos ou vemos. É por isso que a aceitação está articulada sobre *competências para adotar uma perspectiva* ou aprender a observar as experiências psicológicas exatamente como elas são. Competências para desfusão (aprender a olhar *para* os pensamentos e as emoções, em vez de olhar *a partir* deles; ver o Cap. 23) podem facilitar a adoção de uma perspectiva saudável e a aceitação.

Uma variedade de exercícios experienciais desenvolve competências para a adoção de perspectivas, incluindo exercícios formais e informais de *mindfulness* (ver o Cap. 26). A meditação tradicional focada na respiração e outros exercícios concretos de *mindfulness* (Kabat-Zinn, 2005) promovem a habilidade de observar os pensamentos e sentimentos com receptividade. Os terapeutas também podem estimular a adoção de perspectivas encorajando os clientes a falarem como um observador de sua experiência na sessão (p. ex., "Estou notando que estou experimentando um impulso de me fechar e me retirar."). Além disso, podem demonstrar e moldar a adoção de perspectivas associadas à abertura emocional na sua própria fala (p. ex., "Observo que estou tendo uma sensação de urgência dentro de mim... como se eu precisasse fazer rapidamente alguma coisa para ser útil a você.").

Cultive autobondade e compaixão

Muitos clientes são incrivelmente duros consigo mesmos e relacionam-se com sua história e conteúdo psicológico e emocional difícil com resistência, raiva e autoacusação, adicionando mais sofrimento a sua dor. O trabalho de aceitação não tem a ver com pedir que os clientes *gostem* do que pensam e sentem. Em vez disso, estamos convidando os clientes a mudar a qualidade de sua relação com as experiências que estão tendo de qualquer forma. Em vez de se afastar, a aceitação pede que o cliente flexibilize, se abra e se defronte com o conteúdo difícil com bondade, amizade, gentileza e, ousamos dizer, amor.

Autocompaixão e *autobondade* não são sentimentos – são ações a serem praticadas, tanto dentro quanto fora da sessão. Elas envolvem maior consciência de que (a) a dor na vida é inevitável e (b) todos os seres humanos enfrentam obstáculos, problemas e dor (Neff, 2003).

Frequentemente usamos a metáfora de um pai lidando com um filho difícil quando damos início a esse trabalho:

> Quando o filho está perturbado ou faz algo errado, os pais aprendem que gritar ou dizer para o filho parar de chorar às vezes é ineficaz e piora a situação. Algumas vezes, os pais optam por suavizar a abordagem. Eles não recorrem a brigas ou a um comportamento punitivo simplesmente porque seu filho está se comportando mal. Eles veem além desse primeiro impulso (reagir com energia negativa) e, em vez disso, desejam que seu filho conheça bondade e amor e, então, respondem de uma forma acolhedora que mostra isso. Será que poderia ser útil você abordar sua história da mesma forma? Não é verdade que a autoacusação só piorou a situação? Não é hora de fazer algo novo?

Você pode pedir que os clientes segurem seu conteúdo doloroso como se ele fosse um bebezinho, embalando-o junto ao coração com compaixão e bondade. Exercícios de meditação guiada, tais como "segurar a ansiedade delicadamente", podem ser usados para cultivar respostas compassivas (ver Forsyth & Eifert, 2016). Depois de levar o cliente até um estado de consciência aberta com os olhos fechados, convide a pessoa a fazer o seguinte:

> *Junte as duas mãos em concha para que tenham o formato de uma vasilha, com as palmas viradas para cima. Deixe-as repousarem suavemente sobre o colo. Note a qualidade dessas mãos e a forma em que estão. Elas estão abertas e prontas para segurar alguma coisa. Quando você entrar em contato com isso, tome consciência de que essas mesmas mãos já foram usadas por você de muitas maneiras. Elas já foram usadas para trabalhar, para amar, tocar e ser tocado [continue com mais meia dúzia de coisas similares]. Permita-se mergulhar na bondade contida em suas mãos.*
>
> *A partir desse lugar de bondade, veja se consegue permitir, mesmo que apenas por um momento, que um pedaço pequeno, minúsculo, da sua [nomeie a preocupação emocional aqui; p. ex., ansiedade] se instale aqui. Como uma pluma flutuando, imagine que esse pedaço dela acaba caindo no meio das suas bondosas e amorosas mãos.*
>
> *Tire um tempo para mergulhar nisso – esse pedaço de [preocupação emocional] agora está repousando dentro da bondade das suas mãos. Como é segurá-lo dessa maneira? Simplesmente observe, respire e sinta o aconchego e a bondade das suas mãos. Não há nada mais a fazer aqui.*

Estimule a disponibilidade e a aceitação atenta

Disponibilidade é uma escolha de estar aberto a tudo o que a mente e a história oferecem. É um tipo de salto de fé – um mergulho no futuro, aberto, mas sem verdadeiramente saber o que vai acontecer. Assim, quando perguntamos aos clientes se estão dispostos a experimentar o que surgir, convidamo-nos a exercer controle em termos das suas escolhas e comportamento, não sabendo o que poderão experimentar quando ingressarem no desconhecido.

O objetivo é que eles estejam dispostos a ter uma postura compassiva e atenta em relação às suas experiências quando elas se apresentarem. A aprendizagem dessa postura é promovida começando aos poucos, focando no desenvolvimento de competências de aceitação e depois expandindo-se para conteúdos mais difíceis. As práticas de *mindfulness* (Brach, 2004; ver também o Cap. 26) fornecem uma estrutura útil para aprender como aplicar a disponibilidade. Por exemplo, meditações guiadas que direcionam a atenção, um domínio e área de cada vez para emoções, sensações corporais, pensamentos e similares (p. ex., o "exercício de aceitação de pensamentos e sentimentos" de Forsyth & Eifert, 2016) podem ser usadas na sessão para a prática da aceitação atenta. Por exemplo, uma lembrança difícil pode ser desmembrada em uma série de pensamentos, imagens, sensações físicas e/ou impulsos, e cada parte pode, então, ser explorada e contatada com disponibilidade, atenção plena e compaixão (ver o exercício do "monstro de lata" em Hayes et al., 2012). Esses exercícios são, em essência, um tipo de exercício de exposição, feitos em um contexto de disponibilidade e autocompaixão.

Enquadre a aceitação no contexto dos valores do cliente

Uma prática que ajuda a motivar a aceitação é associá-la aos *valores* do cliente – qualidades escolhidas de ser e fazer (ver o Cap. 25) e outras formas de motivação positiva (ver o Cap. 27). Fazer isso ajuda a evitar que a aceitação seja uma nova forma de esquiva ou autotranquilização.

O trabalho de enquadramento da aceitação no contexto dos valores do cliente é particularmente importante ao ser feito o trabalho baseado na exposição. O objetivo é ajudar o cliente a aprender a mudar sua *relação* com aspectos desagradáveis de sua história, ao mesmo tempo expandindo a gama de opções comportamentais. Um breve diálogo com a cliente socialmente ansiosa mencionada anteriormente mostra como o terapeuta começou a configurar isso.

Terapeuta: Na última vez, conversamos sobre ver como seria para você sair para dançar com alguns dos seus amigos no próximo fim de semana. Eu queria verificar se você vai manter isso.

Cliente: Não sei... Pensei nisso a semana inteira e estou muito ansiosa.

Terapeuta (*Percebe que o conteúdo difícil está aparecendo na sala e vê isso como uma oportunidade de fazer algum trabalho de aceitação do tipo exposição.*)**:** O que está surgindo para você neste momento? Ou seja, onde você sente isso no seu corpo?

Cliente: (*Aponta o estômago.*)

Terapeuta: Quais são as sensações?

Cliente: É como borboletas... Eu me sinto enjoada, como se fosse ficar doente, e então acho que fiz papel de boba.

Terapeuta: Ok, então vamos observar isso. Você está sentindo alguma coisa em seu corpo. E sua mente está protestando e se intrometendo enquanto isso... lhe dizendo que isso é inaceitável e que você não está bem. Vamos reservar um momento para observar isso... pensamentos surgindo... e ver se podemos permitir que eles estejam aqui. Agora, eu gostaria de convidá-la a fazer alguma coisa, caso você esteja disposta.

Cliente: Ok. Mas você não vai me fazer segurar aquela corda de novo, não é? (*Sorrindo*)

Terapeuta: Não, sem cordas desta vez. Em vez disso, eu gostaria que reservássemos um momento para ver o que realmente há aqui. Gostaria de convidá-la a fechar os olhos e entrar em contato com a sua respiração, como já fizemos muitas vezes anteriormente. Quando começar a se sentir conectada com a sua respiração, seu refúgio seguro, eu gostaria que você observasse essa sensação na barriga. Simplesmente a observe e, a cada respiração, veja se consegue mais espaço para que a sensação dentro de você apenas fique ali. (*Pausa por cerca de 30 segundos*) Enquanto você abranda isso, olhe novamente e veja se essa sensação é realmente sua inimiga. Você consegue suavizá-la e mantê-la delicadamente, e com alguma gentileza, enquanto se vê saindo com seus amigos, dançando e aproveitando a liberdade que isso lhe dá? Espere alguns momentos e, quando tiver notado algum espaço e delicadeza, volte a apenas estar aqui e, lentamente, abra os olhos quando estiver pronta.

O terapeuta, então, explorou outras sensações, impulsos e pensamentos com a cliente – um de cada vez, com qualidades de consciência plena e permissão gentil. Ele avaliou sua disponibilidade e também o que era novo ou diferente na sua experiência enquanto ela explorava o conteúdo difícil ou barreiras que atrapalharam sua saída e conexão com os amigos quando saiu para dançar.

A cliente, por sua vez, se sentiu encorajada a praticar a disponibilidade e a aceitação atenta em casa, primeiramente dançando sozinha e, por fim, dando um passo em uma direção valorizada, saindo e indo dançar com seus amigos. Quando o monstro da ansiedade apareceu na pista de dança, ela não "pegou a corda"; em vez disso, tratou-o com bondade e compaixão. Na sessão da semana seguinte, a cliente até fez uma piada dizendo que dançou "com seus monstros da ansiedade no clube" e se sentiu capaz e viva fazendo isso.

RECOMENDAÇÕES, ARMADILHAS COMUNS E ERROS CLÍNICOS

O trabalho de aceitação pode ser desafiador para os terapeutas. A seguir, descrevemos algumas sugestões e algumas armadilhas comuns e erros que você pode experimentar no caminho.

A postura terapêutica e seu trabalho pessoal. O trabalho de aceitação requer que o terapeuta entre em lugares difíceis com os clientes enquanto demonstra uma postura aberta, receptiva e compassiva. Isso pode ser desafiador, e é por isso que a esquiva experiencial do *terapeuta* prediz uma falha no uso das estratégias de exposição (p. ex., Scherr, Herbert, & Forman, 2015). Para que a aceitação seja instigada, demonstrada e apoiada, os terapeutas precisam praticar a aceitação com seus próprios eventos psicológicos difíceis. Não é necessário que eles sejam os mestres da aceitação, porque modelos de enfrentamento são, na verdade, mais efetivos. Quando nós, como terapeutas, estamos trabalhando para abordar nossa própria história e imperfeições com bondade, compaixão e paciência, fica mais fácil apoiar os esforços dos clientes para fazerem o mesmo.

Resista à tentação de oferecer explicações fáceis ou correções rápidas. Embora, em terapia, seja grande a tendência a se apressar em oferecer soluções, explicações ou promessas em relação a pensar e sentir-se melhor, fazer isso pode ser prejudicial no contexto do trabalho de aceitação. É mais importante focar no alinhamento com os clientes e suas experiências como elas são e avançar para as modificações a partir desse fundamento da abertura. Isso não significa aceitar o que não deu certo na experiência do cliente, aprovar comportamentos não saudáveis do cliente ou "aceitar" ambientes ou situações insalubres. Significa começar pela validade da experiência do cliente e permitir que a experiência dele guie a terapia na direção do que pode dar certo.

Torne experiencial. Exercícios experienciais são mais efetivos do que meras instruções sobre como aceitar pensamentos e sentimentos (McMullen et al., 2008). Conversas intelectuais *sobre* aceitação raramente são úteis em contextos terapêuticos. A aceitação é mais como andar de bicicleta: é aprendida por meio da experiência direta. Se você alguma vez se pegar explicando aceitação ou tentando convencer o cliente a aceitar, simplesmente pare e diga algo como "Você notou o que acabou de acontecer? Nossas duas mentes realmente conseguiram chegar lá". Então retorne a alguma coisa experiencial.

Estabeleça as bases e evite usar aceitação em um contexto de controle. É improvável que aceitação com o fim de eliminar eventos privados difíceis seja útil em longo prazo. Ir direto para a aceitação sem explorar os custos do controle desnecessário pode ser prejudicial porque os clientes veem a aceitação como uma nova maneira inteligente de "vencer o cabo de guerra" em vez de fazerem o que está na etimologia da palavra "aceitação": receber o presente que se encontra dentro das experiências difíceis. É necessária uma postura que envolva bondade, curiosidade, compaixão e abertura antes que esse presente seja capaz de ser recebido.

Aceitação é um processo, não uma técnica do tipo "uma vez e pronto". Frequentemente é grande a tentação de focar nas técnicas de aceitação, talvez até utilizando-as de forma linear, esquecendo-se de que a aceitação é um processo funcional. Como processo, a aceitação em geral se desenvolve gradualmente e é revisitada repetidas vezes de várias maneiras no curso da terapia e durante toda a vida. Muitos métodos baseados em evidências (exposição, *mindfulness*, ativação comportamental) contêm a oportunidade de aprender aceitação como um processo. Os terapeutas que têm foco em processos terão mais chances de sucesso no trabalho com os clientes para cultivar a aceitação.

Enquadre a aceitação no contexto dos valores do cliente. Os valores dignificam o trabalho árduo da terapia, particularmente o trabalho baseado na aceitação. Sem um foco positivo na vida, a aceitação pode parecer com afundar na lama sem uma direção. O propósito não é se abrir para a dor como um fim em si. O objetivo é promover aquilo com o que o cliente realmente se importa. Assim, é importante associar esse trabalho ao que importa para o cliente e permitir que o trabalho de aceitação seja relacionado a isso.

APLICAÇÕES E CONTRAINDICAÇÕES

Em linhas gerais, a aceitação é mais aplicável a experiências *internas*, enquanto esforços de mudança direta são frequentemente mais aplicáveis ao mundo *externo*. A aceitação não é indicada quando o cliente é capaz de mudar efetivamente alguma coisa em relação ao ambiente e ao comportamento que produziria melhor qualidade de vida. Por exemplo, se um cliente está sofrendo discriminação racial no ambiente de trabalho, não seria útil aceitar esse estado de coisas. Pelo contrário, devemos trabalhar com o cliente para ajudá-lo a aceitar a ansiedade que acompanha o contato com o departamento de recursos humanos para reportar a discriminação. Isso também se aplica a algumas experiências internas, embora aqui precisemos ser cuidadosos. Se um cliente tem dor de cabeça e a experiência e os dados sugerem que a aspirina a aliviaria sem prejudicar, não há razão para ele não tomar o medicamento. Por sua vez, uma pessoa com síndrome de dor crônica pode precisar aprender a carregar a dor consigo porque, por exemplo, o impacto de opiáceos em longo prazo será inútil.

Para fazer essa diferenciação, pode ser útil pensar funcionalmente, levando em consideração perguntas como estas:

- Este é um problema antigo, uma parte da história do cliente e/ou um problema para o qual o controle racional e esforços de mudança em grande parte fracassaram (pense em longo prazo)?
- O resultado dos esforços de controle e mudança é de expansão e maior vitalidade e amplitude de funcionamento ou não?
- Com base na experiência do cliente com o problema, fazer mais do mesmo ofereceria alguma esperança?
- Se o cliente não tivesse mais como objetivo a luta e o controle, isso abriria novas oportunidades que aparentemente estão indisponíveis agora?

Ao que parece, a partir das evidências, essa aceitação tem aplicação muito mais ampla do que os clientes e clínicos inicialmente supõem. Dito isso, é importante desenvolver um contexto para o trabalho e competências com base na aceitação e estar aberto a alternativas. Depois que o cliente cultivou competências de aceitação como uma alternativa nova e potencialmente mais importante ao projeto de mudança tradicional, a própria vida pode ajudá-lo a aprender quando essa é a melhor abordagem e quando não é.

CONCLUSÕES

A aceitação psicológica é uma forma radicalmente fortalecedora de mudança clínica. Em vez de mudar primeiro antes de se estar aberto ao que está presente, a aceitação foca em descobrir se é possível ser um ser humano funcional, inteiro e completo agora. Embora muitos clientes entrem em terapia aparentemente presos em uma gaiola de sofrimento e desespero, aflitos para encontrar uma saída, a aceitação apenas ilumina uma porta que esteve aberta o tempo todo. Existe enorme liberdade nisso. Uma crescente base de evidências mostra que as competências de aceitação são centrais para o bem-estar psicológico e ajudam a guiar e explicar o impacto da psicoterapia em muitas formas de sofrimento humano.

REFERÊNCIAS

Brach, T. (2004). *Radical acceptance: Embracing your life with the heart of a Buddha.* New York: Bantam Books.

Chawla, N., & Ostafin, B. (2007). Experiential avoidance as a functional dimensional approach to psychopathology: An empirical review. *Journal of Clinical Psychology, 63*(9), 871–890.

Cordova, J. V. (2001). Acceptance in behavior therapy: Understanding the process of change. *Behavior Analyst, 24*(2), 213–226.

Eifert, G. H., & Forsyth, J. P. (2005). *Acceptance and commitment therapy for anxiety disorders: A practitioner's treatment guide to using mindfulness, acceptance, and values-based behavior change strategies.* Oakland, CA: New Harbinger Publications.

Forsyth, J. P., & Eifert, G. H. (2016). *The mindfulness and acceptance workbook for anxiety: A guide to breaking free from anxiety, phobias, and worry using acceptance and commitment therapy* (2nd ed.). Oakland, CA: New Harbinger Publications.

Gross, J. J. (2002). Emotion regulation: Affective, cognitive, and social consequences. *Psychophysiology, 39*(3), 281–291.

Hayes, S. C., Strosahl, K. D., & Wilson, K. G. (2012). *Acceptance and commitment therapy: The process and practice of mindful change* (2nd ed.). New York: Guilford Press.

Hayes, S. C., Wilson, K. G., Gifford, E. V., Follette, V. M., & Strosahl, K. D. (1996). Experiential avoidance and behavioral disorders: A functional dimensional approach to diagnosis and treatment. *Journal of Consulting and Clinical Psychology, 64*(6), 1152–1168.

Kabat-Zinn, J. (2005). *Wherever you go, there you are: Mindfulness meditation in everyday life* (10th anniversary ed.). New York: Hachette Books.

Levin, M. E., Luoma, J. B., & Haeger, J. A. (2015). Decoupling as a mechanism of change in mindfulness and acceptance: A literature review. *Behavior Modification, 39*(6), 870–911.

McMullen, J., Barnes-Holmes, D., Barnes-Holmes, Y., Stewart, I., Luciano, M. C., & Cochrane, A. (2008). Acceptance versus distraction: Brief instructions, metaphors and exercises in increasing tolerance for self-

-delivered electric shocks. *Behaviour Research and Therapy, 46*(1), 122-129.

Neff, K. (2003). Self-compassion: An alternative conceptualization of a healthy attitude toward oneself. *Self and Identity, 2*(2), 85-101.

Scherr, S. R., Herbert, J. D., & Forman, E. M. (2015). The role of therapist experiential avoidance in predicting therapist preference for exposure treatment for OCD. *Journal of Contextual Behavioral Science, 4*(1), 21-29.

Stoddard, J. A., & Afari, N. (2014). *The big book of ACT metaphors: A practitioner's guide to experiential exercises and metaphors in acceptance and commitment therapy.* Oakland, CA: New Harbinger Publications.

Wenzlaff, R. M., & Wegner, D. M. (2000). Thought suppression. *Annual Review of Psychology, 51,* 59-91.

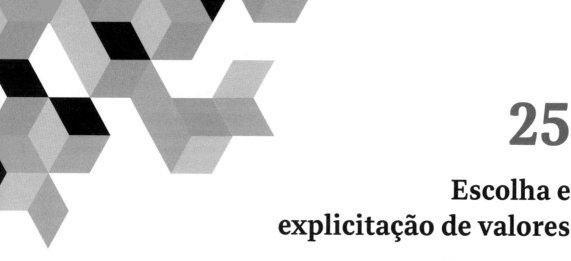

25

Escolha e explicitação de valores

Tobias Lundgren, PhD
Andreas Larsson, PhD
*Department of Clinical Neuroscience, Center for Psychiatry Research,
Karolinska Institute; Stockholm Health Care Services*

DEFINIÇÕES E HISTÓRICO

Os clientes com frequência entram em terapia presos a uma situação de vida difícil, com emoções, pensamentos, memórias e dores físicas problemáticos. Em suas dificuldades, não é incomum que tenham perdido contato com o que dá significado e propósito à vida. Os tratamentos cognitivos e comportamentais cada vez mais se mostram capazes de abordar esse déficit, reorientando-os à escolha de seus valores.

Os valores e as discussões das escolhas valorizadas são parte essencial da terapia de aceitação e compromisso (Hayes, Strosahl, & Wilson, 1999, 2011), da ativação comportamental (ver o Cap. 19), da entrevista motivacional (ver o Cap. 27) e de uma ampla variedade de outros métodos baseados em evidências. Historicamente falando, o trabalho com os valores em psicoterapia foi a esfera de atuação das psicoterapias humanistas. Viktor Frankl escreveu exaustivamente sobre a busca por *significado*, com base em sua experiência em um campo de concentração nazista durante a II Guerra Mundial e aplicou suas ideias na logoterapia (Frankl, 1984). Carl Rogers, outro humanista famoso, considerava a busca dos valores essencial na autoatualização e, em última análise, na saúde psicológica. Usando uma tarefa de classificação de cartões comparando a autopercepção de um cliente com um *self* ideal antes e depois da terapia, ele desenvolveu dados apoiando sua abordagem centrada na pessoa (Rogers, 1995). As ideias de Rogers foram trazidas para a terapia baseada em evidências, particularmente pela entrevista motivacional (Miller & Rollnick, 2002).

Valores na literatura cognitivo-comportamental foram definidos de muitas maneiras (Dahl, Plumb, Stewart, & Lundgren, 2009; Hayes et al., 2011), mas, para os fins deste capítulo, iremos adotar a definição de "consequências livremente escolhidas e verbalmente construídas de padrões de atividade contínuos, dinâmicos e progressivos que estabelecem reforçadores predominantes para essa atividade que são intrínsecos na concretização do próprio padrão comportamental valorizado" (Wilson & DuFrene, 2009, p. 64). Parece ser importante analisar essa definição para vermos como ela pode nos guiar no trabalho com os valores.

Os valores são livremente escolhidos. "Livremente escolhidos" significa que eles são escolhidos em um contexto livre de controle aversivo. Tanto quanto possível, uma redução no controle aversivo é quase um pré-requisito para a escolha de valores. As pessoas formulam e escolhem valores que são *delas*, e o terapeuta precisa ter cautela para não sugerir que seus próprios valores são preferíveis às escolhas do cliente.

Os valores são consequências verbalmente construídas de padrões de atividade contínuos, dinâmicos e progressivos. Os valores não são apenas as consequências diretas da ação – eles são construídos como consequências importantes por meio da fala e do pensamento simbólico (ver o Cap. 7). Os valores fazem parte do contexto dos sistemas de ação e não podem ser separados da ação. Eles não são algum tipo de entidade externa a ser descoberta ou mantida.

Os valores estabelecem reforçadores predominantes para essa atividade que são intrínsecos ao envolvimento no próprio padrão comportamental valorizado. Valores se referem ao que é importante e buscado. Os valores são uma parte inseparável do comportamento que eles reforçam no momento em que o comportamento ocorre.

Por exemplo, imagine que você está em casa com seu filho e que há muito trabalho a ser terminado que você deixou incompleto quando estava no escritório. Nesse momento, vendo que seu filho precisa da sua atenção, você larga o *laptop* e escolhe se envolver totalmente em conversar e brincar com ele. Se esse momento de conexão com a importância da paternidade ativa uma maior probabilidade de que você faça o mesmo da próxima vez, podemos dizer que ser um pai ou mãe ativo é um valor que você tem.

O trabalho com os valores pode funcionar na terapia como um motivador para mudança, como um parâmetro para a eficácia das ações e como um guia no desenvolvimento de novos repertórios comportamentais. O trabalho com os valores pode ser feito em qualquer ponto no processo terapêutico. Intervenções nos valores são usadas para ajudar os clientes a interromperem os ciclos de vida negativos e viciosos e entrarem em contato com padrões de comportamento mais efetivos.

IMPLANTAÇÃO

Daremos um exemplo estendido do trabalho com valores usando o Bull's-Eye Values Survey (BEVS). Durante a última década, o BEVS também foi desenvolvido e investigado como um resultado e uma medida mediadora em pesquisa. Mudanças na vida valorizada conforme medido pelo BEVS estão associadas a maior qualidade de vida e menos depressão, ansiedade e estresse (Lundgren, Luoma, Dahl, Strosahl, & Melin, 2012). Os escores no BEVS são mediadores de mudanças na saúde comportamental (Lundgren, Dahl, & Hayes, 2008) e em áreas da saúde mental (Hayes, Orsillo, & Roemer, 2010). Os objetivos do BEVS são (1) ajudar os clientes a explicitarem seus valores, (2) medir o quão bem estão vivendo de acordo com seus valores, (3) operacionalizar os obstáculos para uma vida valorizada e medir seu efeito percebido e (4) criar um plano de ação valorizado ambicioso, mas razoável, que desafie os obstáculos expressos. Na seção a seguir, uma interação entre cliente e terapeuta demonstrará as quatro partes do BEVS.

Este exemplo clínico está baseado no caso de Erik, um carpinteiro de 40 anos. Erik sofre de depressão e sintomas de ansiedade e está em reabilitação de uma lesão nas costas que o deixou com dor crônica. Ele tem dois filhos, e sua esposa trabalha na creche em que eles ficam.

Quando Erik entrou no consultório, parecia cansado. Respondeu às perguntas, mas não estava particularmente receptivo ao contato visual ou em sua linguagem corporal. Depois de duas sessões criando *rapport* e coletando informações, o terapeuta decidiu ajudar Erik a explicitar seus valores profundamente arraigados de modo a aumentar a probabilidade de desenvolver novas vias de ação em sua vida.

Terapeuta: Erik, eu gostaria de entender o que você perdeu durante sua luta contra depressão, ansiedade e dor.

Erik: Perdi tudo, minha vida...

Terapeuta: (*Faz uma pausa por alguns momentos*) Fale mais sobre a vida que você perdeu...

Erik: Perdi o contato com meus filhos, minha esposa, perdi meus amigos, meu amor por esportes... perdi o cuidado comigo mesmo. Isso me traz lembranças de como as coisas eram antes. (*Olhando para o terapeuta*) Lembro-me de praticar esportes com meus filhos, conversar sobre a vida com minha esposa e sair com os amigos, jogar basquete e rir. Sinto muita falta disso.

Terapeuta: Ok, parece que há algo muito importante aqui. Tudo bem para você olhar mais de perto para isso?

Erik: Claro, se isso puder me ajudar a ficar melhor, estou aberto a tudo.

Erik havia perdido muito em sua luta contra a depressão e a ansiedade. Na próxima seção, ilustraremos como o BEVS pode ser usado para explorar esta questão: explicitar valores e investigar sua consistência.

O alvo usado no BEVS é uma representação visual das quatro áreas da vida que são importantes nas vidas das pessoas: trabalho/instrução, lazer, relações e crescimento/saúde pessoal. Essas áreas podem ser usadas conforme são definidas aqui, e todas elas são percorridas com o cliente; uma alternativa é não ter os domínios predefinidos e, em vez disso, defini-los com o cliente. As descrições a seguir dessas quatro áreas devem esclarecer o que entendemos por "valores" e devem estimular o pensamento em torno deles:

1. *Trabalho/instrução* se refere aos objetivos na carreira, aos valores relacionados a melhorar a instrução e o conhecimento e, geralmente, ao desejo de utilizá-los com aqueles que são próximos a você ou em sua comunidade (i.e., voluntariado, supervisão das questões domésticas, etc.).
2. *Lazer* se refere a como você vive a vida, como se diverte, seus *hobbies* ou outras atividades que faz no seu tempo livre (p. ex., jardinagem, costura, treinamento do time de futebol do filho, pescaria, esportes).
3. *Relações* se refere à intimidade na vida – relações com os filhos, família de origem, amigos e contatos sociais na comunidade.
4. *Crescimento/saúde pessoal* se refere a sua vida espiritual, seja em uma religião organizada, seja em expressões pessoais de espiritualidade; exercícios; nutrição; e atenção a fatores de risco, como bebida, uso de drogas, tabagismo e sobrepeso.

Explicite seus valores

Inicie seu trabalho com o BEVS pedindo que o cliente descreva seus valores dentro de cada uma das quatro áreas. O terapeuta convida o cliente a pensar acerca de cada área em termos de seus sonhos, como se ele tivesse a possibilidade de ter seus desejos completamente realizados. Quais são as qualidades que ele gostaria de obter de cada área e quais são suas expectativas dessas áreas da vida? Seus valores devem refletir como ele gostaria de viver a vida ao longo do tempo em vez de um objetivo específico. Por exemplo, casar poderia ser um *objetivo* que reflete o *valor* de ser um parceiro afetuoso, honesto e amoroso. Acompanhar seu filho a um jogo de beisebol seria um *objetivo*; ser um pai envolvido e interessado seria o *valor*.

Sugestões para aprofundar o trabalho com os valores

Expanda as experiências. Houve alguma época no passado em que seu cliente teve uma vida que valia a pena ser vivida? Peça que ele feche os olhos, respire duas vezes e se conecte com situações no passado quando a vida era boa e realmente valia a pena ser vivida. Ajude-o a se ver em uma dessas situações. Aprofunde a experiência perguntando sobre emoções e imagens. Como era essa vida e como seu cliente estava agindo naquela época? O que ele consegue ver? Há outras pessoas envolvidas nessas memórias? Como ele agia e como eram as interações para ele? Tente fazer o cliente realmente se conectar com a experiência passada de ter uma vida que valia a pena ser vivida.

Não precisa ter pressa. Se seu cliente estiver aberto, disponível e capaz de se conectar com experiências passadas de uma vida com propósito e significado, não apresse o trabalho. Ajude-o a ficar dentro do contexto dos valores. Você quer ajudar seu cliente a ser capaz de fazer isso fora do consultório de terapia e, então, dá início ao processo na terapia. Explore o valor, sinta-o e estimule uma maior exploração dele.

Você encontra valores no sofrimento. Com frequência são encontrados valores dentro do sofrimento. Por exemplo, um cliente raramente teria medo de outras pessoas ou de ser rejeitado se os relacionamentos não fossem importantes. Isso significa que os valores em si e a conversa sobre valores também podem evocar sofrimento. Vá com calma e reconheça que sofrimento e valores frequentemente andam lado a lado.

Vá além dos objetivos. Frequentemente os clientes podem começar descrevendo objetivos em vez de valores. Tente ajudá-los a ir *além* dos objetivos. Se um cliente diz que gostaria de começar a fazer exercícios três vezes por semana, pergunte por que fazer isso é importante para ele. Por que cuidar do corpo por meio de exercícios é importante? Como ele quer fazer os exercícios? Quais são as qualidades importantes nas ações do seu cliente que tornarão os exercícios uma boa experiência? Como eles estão relacionados com uma vida significativa?

Equilibre pressão e escolha. Esteja ciente de que algumas vezes o trabalho com valores não é a melhor maneira de prosseguir. Se o sofrimento for muito intenso, perguntas sobre valores podem cair por terra. Se você pressionou para encontrar os valores e isso não funcionou, esteja pronto para mudar sua abordagem. Primeiro, você poderá precisar fazer outras intervenções terapêuticas e retornar aos valores mais tarde. No entanto, algumas vezes pode ser efetivo pressionar. A arte da psicoterapia é estar presente com o cliente e continuamente ter sua análise funcional em mente. Você deve descobrir como precisa agir para ser útil ao seu cliente.

Na conversa a seguir, Erik e seu terapeuta aprofundaram seu trabalho com valores.

Terapeuta: Neste exercício, quero que examinemos mais de perto os seus valores. Existe alguma área na vida pela qual você gostaria de começar?

Erik: A coisa mais importante para mim é o contato com meus filhos. Minha esposa também, é claro, mas eu diria que as crianças primeiro.

Terapeuta: Ok. Vamos começar por aí, então. Você consegue entrar em contato com uma experiência, um momento no passado em que você era como quer ser com eles? Use o tempo que precisar.

Erik: Sim. (*Sorri*) Eu me lembro de quando estávamos jogando futebol no jardim. Nos divertimos e rimos juntos; eu não pensava em dores possíveis ou em ruminar. Só estávamos ali, juntos, passeando. Pensar nisso também me deixa um pouco triste. Sinto falta daquele contato.

Terapeuta: Há sentimentos misturados aqui: alegria e tristeza. O que esse contato significa para você?

Erik: Significava e significa o mundo para mim! Eu posso realmente sentir nossa relação, a conexão, a alegria no meu corpo e meu amor por eles.

Terapeuta: Se pudéssemos fazer um esforço para trazer aquele relacionamento de volta a sua vida, você estaria disposto a trabalhar para isso?

Erik: Certamente! Eu faria qualquer coisa!

Terapeuta: Reserve alguns momentos e escreva uma breve descrição da relação que você gostaria de ter com seus filhos. O que há nessa experiência com a qual você entrou em contato? Como você estava agindo com eles naquela época?

Erik, então, escreveu esta declaração de valores em relação aos seus filhos:

Quero ser um pai presente. Quero brincar com meus filhos, vê-los e estar disponível para eles não só quando nos divertirmos, mas também quando eles tiverem dificuldades. Quero ser ativo, ouvir e mostrar-lhes que me preocupo com eles. Mesmo que fisicamente eu não possa ser a pessoa que eu era, amo meus filhos e preciso e quero encontrar uma maneira de estar com eles. Quero que eles saibam que eu os amo muito.

Erik e o terapeuta poderiam ter reinvestigado os valores enquanto a terapia prosseguia, mas nesse ponto na terapia o terapeuta usou uma declaração de Erik para o trabalho com BEVS. Eles estabeleceram um valor para guiar a terapia e ajudar a motivar Erik a romper padrões de ação viciosos e estabelecer outros novos. Para efeitos deste capítulo, não vamos analisar todas as áreas do BEVS. Em vez disso, usaremos a relação de Erik com seus filhos como um exemplo de como pode ser feito o trabalho de explicitação dos valores e explicar as diferentes funções do trabalho com valores.

Erik e seu terapeuta, então, investigaram como as ações de Erik coincidiam com seus valores.

Terapeuta: Agora olhe para este alvo que desenvolvemos. Vamos usar a área dos relacionamentos. A parte central do alvo, a mosca, representa ser um pai presente e ativo: o pai que você quer ser com e para seus filhos. Agora marque um X no alvo no ponto que melhor representa o quanto você agiu de acordo com esses valores durante as últimas duas semanas. Um X na mosca significa que você tem vivido completamente de acordo com a forma como quer ser como pai. Um X longe da mosca significa que você não tem vivido como quer em relação aos seus filhos.

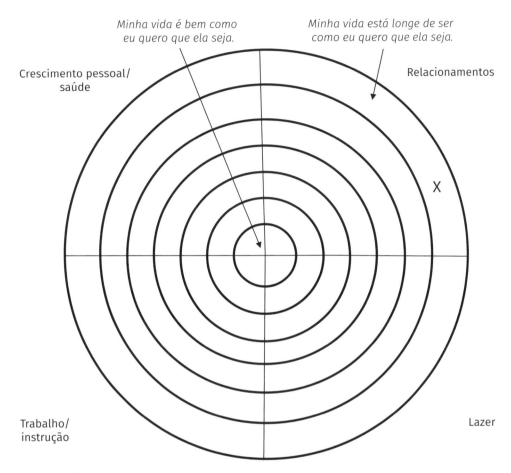

FIGURA 25.1 | Erik colocou um X longe da mosca.

Então, Erik e o terapeuta continuaram conversando sobre a discrepância entre como ele queria ser com seus filhos e como ele realmente agiu durante as duas semanas anteriores. Suas ações não coincidiam com seu valor, e essa discrepância se tornou um motivador para mudança.

Terapeuta: Em nossas conversas anteriores, você me disse que suas ações ultimamente têm sido evitar a vergonha e a culpa por não ser um pai suficientemente bom. O que olhar para o alvo lhe diz?

Erik: Isso me diz que estou muito longe de ser o pai que eu quero... Isso me deixa triste por um lado, mas também motivado. Eu quero mais. Quer estar na mosca. Eu nunca mais pensei sobre o pai que eu quero ser ou naqueles momentos que tivemos juntos há muito tempo. Tenho estado tomado por ansiedade e pensamentos sobre não ser suficientemente bom. Quando penso no pai que sou hoje, vejo que estou muito longe do que eu quero ser. Preciso fazer uma mudança.

Terapeuta: Isso parece muito importante e também doloroso – ver o que você está perdendo.

Ver a discrepância entre os valores de Erik e suas ações criou um espaço que ele estava ansioso para preencher com significado e ações valorizadas. A expectativa é a de que esse trabalho possa estabelecer um operante verbal para motivar escolhas em consonância com seus valores.

O terapeuta e Erik, então, examinaram os obstáculos à mudança.

Terapeuta: Erik, quero que você entre em contato novamente com os obstáculos que surgem para você quando pensa em ser o pai que deseja ser. Leve o tempo que precisar e realmente se conecte com isso.

Erik: (*Interrompendo*) Eu me sinto envergonhado por não ter me saído melhor... Eu me sinto cansado... sem esperança... medo de que se começar a ser ativo isso aumentará a minha dor e também que eles me rejeitem.

Terapeuta: Sentimentos e pensamentos interligados em torno do medo de não ser o pai que você imaginou que seria... Posso lhe fazer uma pergunta? Quando esses pensamentos e sentimentos emergem em situações relacionadas aos seus filhos, com que frequência eles estão controlando o que você faz? (*O terapeuta dá a Erik uma folha de papel com uma linha de números na horizontal, com 1 representando pouco controle dos sentimentos e 7 representando controle completo. O terapeuta o instrui a circular o número que melhor representa a frequência com que seus sentimentos e pensamentos o impedem de ser o pai que deseja ser.*)

Em situações com seus filhos, e quando Erik pensava em seu papel como pai, surgiam obstáculos, e ele começava a evitar seus valores em vez de agir de acordo com eles. A esquiva reduz o medo e a dor em curto prazo, mas em longo prazo ela pode reduzir a qualidade de vida. Suas ações limitavam sua trajetória de vida. É importante observar que, como terapeutas, precisamos trabalhar com esses obstáculos usando todo nosso conhecimento dos tratamentos cognitivos e comportamentais. O trabalho com os valores complementa e apoia esse trabalho.

O passo final no BEVS é criar um plano de ação valorizado. O terapeuta pediu que Erik formulasse medidas que poderia tomar na vida cotidiana que lhe diriam que ele estava acertando na mosca na área de ser o pai que desejava ser. Essas ações poderiam ser pequenos passos em direção a um objetivo particular ou poderiam ser apenas ações que refletissem como ele queria ser como pai. Normalmente, dar um passo valorizado inclui estar disposto a encontrar o obstáculo ou obstáculos que o cliente identificou anteriormente e tomar a atitude de qualquer forma. O terapeuta pediu que Erik identificasse pelo menos uma atitude baseada em valores que ele estava disposto a tomar na área de ser o pai que desejava ser.

Terapeuta: Erik, qual seria o passo que você estaria disposto a dar que o moveria na direção de ser o pai presente e ativo que quer ser, mesmo em face de dificuldades emocionais e pensamentos obstrutivos? Não precisa ser um grande passo, porém frequentemente o passo significa que você vai desafiar um pouco os seus medos.

1   2   3   4   5   ⑥   7

Não me impede de modo algum   Me impede completamente

Erik: Uma coisa que eu pensei é convidar meu filho mais velho para ir a um jogo de hóquei. Já fizemos isso antes, mas agora tenho tido medo de me sentir cansado e precisar cancelar, então nem mesmo convido. Contudo, Ludwig e eu de fato gostávamos de ir aos jogos, e tenho certeza de que ele gostaria de fazer isso de novo.

Terapeuta: Ótimo. Posso ver que isso significa alguma coisa para você. Então, quando vai ter um jogo ao qual vocês poderiam ir? E quando você pode convidá-lo?

Erik: Vai ter um jogo em casa neste fim de semana, e eu poderia convidá-lo hoje à noite porque provavelmente vamos precisar comprar os ingressos em seguida.

Terapeuta: Ok, então você vai convidá-lo hoje à noite, e vão comprar os ingressos juntos. Como é para você planejar reconectar-se com seu filho?

Erik: É muito bom fazer isso e também um pouco assustador. E se eu ficar ansioso, e se ele disser não?

Terapeuta: Seus medos provavelmente irão surgir agora e depois neste processo. Você consegue deixar que eles o acompanhem quando se reconectar com Ludwig?

Erik: Claro. Pelo meu filho, com certeza!

Resumo do trabalho com BEVS

Erik estava ocupado com pensamentos e emoções perturbadores, e o trabalho com BEVS o ajudou a explicitar seus valores e o que suas ações ocasionaram em curto e longo prazos. Antes do contato de Erik com o terapeuta, seus valores haviam sido adiados. Durante o trabalho conjunto, o terapeuta e Erik voltaram a direcionar a atenção, estimulando novos comportamentos. Esse não foi o fim da jornada terapêutica para Erik – o trabalho com valores geralmente prepara o terreno para intervenções concebidas para lidar com os obstáculos que surgem depois que os valores são colocados em ação. Esses métodos são discutidos em outro ponto neste livro.

ARMADILHAS CLÍNICAS

As palavras são capciosas. Preste atenção em como seus clientes falam sobre seus valores. Afirmações como "Eu realmente *preciso* ser um pai melhor" ou "Eu *devo* fazer isso ou aquilo" podem indicar que os valores estão emaranhados na esquiva e no sofrimento.

Os resultados podem dominar o processo. O trabalho com valores tem a ver com forçar resultados comportamentais. Frequentemente os terapeutas sugerem objetivos ou ações e, quando uma ação ocorre, eles presumem que a terapia foi um sucesso. É importante focar em como ocorrem as ações valorizadas, porque, quando elas são verdadeiramente valorizadas, tendem a se tornar uma parte natural do repertório comportamental do cliente.

Apenas faça! Se for feito de forma incorreta, o trabalho com valores pode soar como "Ignore a sua dor e siga em frente, custe o que custar". Esse tipo de mudança resignada não é o que queremos como terapeutas. Queremos que os clientes desenvolvam novas competências e, assim, vivam uma vida significativa e psicologicamente saudável.

Objetivos *versus* valores. Este é um lugar onde os terapeutas frequentemente ficam travados, sobretudo os terapeutas iniciantes. Se um cliente responder a perguntas sobre valores com objetivos concretos, tente subir na hierarquia para qualidades de ser e fazer.

Moral *versus* valores. É fácil ficar preso ao que é certo e errado quando se trata de valores. No trabalho com valores, queremos ajudar nossos clientes a formularem afirmações que funcionem para motivar ações que estejam em concordância com viver uma vida pessoalmente boa. Se seu cliente afirmar valores que você não está disposto a apoiar, você deve considerar encaminhá-lo a outro terapeuta. Isso não acontece com frequência, mas, se acontecer, tente ver o que é melhor para seu cliente.

Os clientes não estão afirmando valores na forma como eu conheço os valores! Estamos procurando desenvolver afirmações de valores, intimamente conectados com experiências dos clientes, que motivam a ação em direções úteis. A topografia das palavras não é interessante em si mesma. Se você se pegar em luta com seu cliente para que ele diga as palavras "certas", pare, reflita e peça que ele lhe fale mais sobre as coisas com que se importa, do que ele sente falta na vida e o que é importante para ele. Não o pressione a formular valores com certas palavras. Isso não será tão eficaz quanto tentar entender e adotar a perspectiva de seu cliente. Seja curioso e aprenda e entender as palavras que seu cliente está usando para expressar os valores dele.

Barreiras do cliente transformam-se em barreiras na terapia. Se você começar a pensar *Esta pessoa precisa de X antes que possa se mover em uma direção valorizada*, provavelmente irá encontrar uma barreira, muitas vezes uma barreira que o cliente também está experimentando. Geralmente isso significa que você está preso ao pensamento de que as expressões do cliente dos obstáculos são verdades literais. Mas não são; elas são expressões do sofrimento e da inflexibilidade daquele momento que você precisa tratar funcionalmente. Tente trabalhar com a barreira usando suas intervenções terapêuticas normais e investigue para ver se consegue encontrar uma forma de ajudar seu cliente, permitindo que os valores e as barreiras expressas coexistam.

Valores fusionados tornam-se novas maneiras de se punir. Se as afirmações dos valores se tornarem rígidas e aversivas, elas já não são valores como os entendemos. Sobretudo para pessoas que são altamente propensas a vergonha ou têm autoestima baseada no desempenho, os valores podem se tornar uma forma de punir a si mesmo. Frequentemente isso por si só se torna uma barreira para avançar nas direções valorizadas.

APLICAÇÕES

O trabalho com valores pode ser uma parte importante de qualquer tratamento. Mesmo que estes não sejam abordados explicitamente, os terapeutas devem, em geral, incluir algum trabalho com valores em sua análise do comportamento do cliente e suas funções. Os valores são frequentemente úteis quando são estabelecidos objetivos de tratamento mais tradicionais. Estes são alguns exemplos clínicos comuns, divididos em áreas-problema:

Estresse no local de trabalho. É difícil superestimar a pressão que uma organização bem elaborada pode fazer sobre um indivíduo. Isso não quer dizer que as organizações sejam más, apenas que, ao se construir uma organização, certas propriedades funcionais são aplicadas para tornar as pessoas produtivas. Isso pode levar algumas pessoas a criarem regras baseando sua autovalorização na produtividade. Se, por uma razão ou outra, produzem menos, isso pode impactar seu senso de autovalor.

Transtornos alimentares. Transtornos alimentares, bulimia e anorexia nervosa são caracterizados por indivíduos que tentam controlar as experiências internas por meio da ingestão alimentar, mais frequentemente para corresponder a uma aparência idealizada. Essa é praticamente uma inversão dos valores. Devido à pesada dominância do controle aversivo e ao tempo em que os transtornos estão presentes com as pessoas – isto é, elas têm muita prática em ser aversivamente controladas –, o trabalho com os transtornos alimentares geralmente requer a construção de um repertório de valores.

Medicina do comportamento. Na medicina do comportamento, o trabalho com valores pode ser especialmente importante com condições crônicas, como dor, diabetes ou epilepsia. Os valores costumam ser adiados quando se está enfrentando condições médicas. É importante trazer os valores de volta para o contexto do indivíduo para ajudar a pessoa a encontrar motivação para crescimento e mudança, mesmo se a condição médica persistir.

Dependência. No trabalho com dependência, é comum que falhas passadas nos domínios valorizados (p. ex., paternidade) devidas a uma adição predominem sobre o envolvimento nas oportunidades que surgem no momento (p. ex., cuidar do seu filho que está na sua frente agora). A importância das ações valorizadas fica especialmente clara durante as recaídas. Quando pessoas que estão lutando para largar a dependência dão uma guinada para um caminho valorizado, é comum pensar: *Eu quebrei a regra, então também posso fazer um bom trabalho com isso!* Retornando à conversa sobre valores, torna-se possível que a pessoa veja que a verdadeira escolha está entre um padrão de abandono/recaída/abandono e abandono/recaída/fracasso. Se os valores por trás da abstinência, sobriedade ou moderação permaneceram vigentes, essa escolha é mais clara (Wilson, Schnetzer, Flynn, & Kurtz, 2012).

Depressão. A falta de acesso a reforço congruente com os valores parece ser um ingrediente-chave para a manutenção da depressão. O trabalho com valores é usado para associar a mudança no comportamento com propriedades imediatamente reforçadoras. Aparentemente, fazer mais coisas que são significativas é útil na depressão, e é melhor que os clientes façam essas coisas significativas não porque querem sair da depressão, mas porque essas coisas importam profundamente para eles e os movem em direções valorizadas que conduzem a uma vida mais saudável, gratificante e significativa.

Problemas de ansiedade. Para ansiedade, o trabalho com valores e a exposição podem andar lado a lado. O trabalho com valores reduz o controle aversivo. Se, como terapeuta, você realiza exposição baseada em valores em vez de na redução dos sintomas, você está não só apoiando um comportamento não evitativo como também pode estar ajudando a reduzir o controle aversivo mais globalmente, construindo a parte "livremente escolhida" da definição de valores dada anteriormente.

RESUMO

O trabalho com valores pode fortalecer a maioria das formas de terapia baseada em evidências, associando a mudança de comportamento a um significado e propósito. Escolher e explicitar os valores parecem ser processos-chave com ampla aplicabilidade entre os tipos de problemas e métodos de tratamento.

REFERÊNCIAS

Dahl, J., Plumb, J. C., Stewart, I., & Lundgren, T. (2009). *The art and science of valuing in psychotherapy: Helping clients discover, explore, and commit to valued action using acceptance and commitment therapy.* Oakland, CA: New Harbinger Publications.

Frankl, V. E. (1984). *Man's search for meaning: An introduction to logotherapy* (Rev. and updated). New York: Pocket Books.

Hayes, S. A., Orsillo, S. M., & Roemer, L. (2010). Changes in proposed mechanisms of action during an acceptance-based behavior therapy for generalized anxiety disorder. *Behaviour Research and Therapy, 48*(3), 238–245.

Hayes, S. C., Strosahl, K. D., & Wilson, K. G. (1999). *Acceptance and commitment therapy: An experiential approach to behavior change.* New York: Guilford Press.

Hayes, S. C., Strosahl, K. D., & Wilson, K. G. (2011). *Acceptance and commitment therapy: The process and practice of mindful change* (2nd ed.). New York: Guilford Press.

Lundgren, T., Dahl, J., & Hayes, S. C. (2008). Evaluation of mediators of change in the treatment of epilepsy with acceptance and commitment therapy. *Journal of Behavioral Medicine, 31*(3), 225–235.

Lundgren, T., Luoma, J. B., Dahl, J., Strosahl, K., Melin, L. (2012). The Bull's-Eye Values Survey: A psychometric evaluation. *Cognitive and Behavioral Practice, 19*(4), 518–526.

Miller, W. R., & Rollnick, S. (2002). *Motivational interviewing: Helping people change.* New York: Guilford Press.

Rogers, C. R. (1995). *On becoming a person: A therapist's view of psychotherapy.* New York: Houghton Mifflin.

Wilson, K. G., & DuFrene, T. (2009). *Mindfulness for two: An acceptance and commitment therapy approach to mindfulness in psychotherapy.* Oakland, CA: New Harbinger Publications.

Wilson, K. G., Schnetzer, L. W., Flynn, M. K., & Kurtz, S. (2012). Acceptance and commitment therapy for addiction. In S. C. Hayes & M. E. Levin (Eds.), *Mindfulness and acceptance for addictive behaviors: Applying contextual CBT to substance abuse and behavioral addictions* (pp. 27–68). Oakland, CA: New Harbinger Publications.

26
Prática de *mindfulness*

Ruth Baer, PhD
Department of Psychology, University of Kentucky

DEFINIÇÕES E HISTÓRICO

Na literatura psicológica, *mindfulness* é frequentemente descrita como uma forma de atenção não crítica a experiências no momento presente; estas incluem fenômenos internos, como sensações, cognições, emoções e impulsos, além de estímulos ambientais, como imagens, sons e aromas. *Mindfulness* também inclui consciência da atividade atual e é frequentemente contrastada com um comportamento automático ou mecânico com a atenção focada em outro lugar. O estabelecimento de um consenso acerca de uma definição mais precisa de *mindfulness* tem sido difícil, em parte porque o termo é usado em uma variedade de intervenções, cada uma com seus próprios fundamentos teóricos. As raízes budistas dos vários métodos atuais baseados em *mindfulness* e tentativas de descrever a *mindfulness* contemporânea de formas consistentes com os ensinamentos budistas básicos também contribuíram para a falta de consenso quanto a uma definição; esse problema é complicado pela variedade de formas como *mindfulness* é descrita dentro dos textos budistas (Dreyfus, 2011). Apesar dessas dificuldades, uma análise das descrições psicológicas contemporâneas de *mindfulness* mostra que muitas incluem dois elementos gerais que podem ser livremente caracterizados como *o que fazemos* e *como fazemos*. Os exemplos disso apresentados na Tabela 26.1 sugerem que *mindfulness* é, de modo geral, definida como um tipo de atenção ou consciência que é aberta, curiosa, receptiva, amigável, não crítica, compassiva e bondosa.

Uma definição mais técnica e baseada na teoria é encontrada na terapia de aceitação e compromisso (ACT; Hayes, Strosahl, & Wilson, 2012), que conceitua que *mindfulness* tem quatro elementos: contato com o momento presente, aceitação, desfusão e *self* como contexto; cada um desses elementos é definido em termos da ACT e da teoria do quadro relacional (Fletcher & Hayes, 2005; ver os Caps. 23 e 24 neste livro). Embora conceitualmente rigorosa, essa abordagem para definição de

TABELA 26.1 | Descrições psicológicas contemporâneas de *mindfulness*: o que e como

AUTOR	O QUE	COMO
Kabat-Zinn, 1994, 2003	Prestar atenção ou a consciência que surge ao prestar atenção...	... intencionalmente, no momento presente e sem crítica. ... com uma qualidade afetuosa e compassiva, uma sensação de presença e interesse aberto e amigável.
Marlatt & Kristeller, 1999	Trazer toda a atenção para experiências presentes...	... momento a momento, com uma atitude de aceitação e gentileza amorosa.
Bishop et al., 2004	Autorregulação da atenção de modo que ela seja mantida na experiência imediata...	... com uma orientação caracterizada por curiosidade, abertura e aceitação.
Germer, Siegel, & Fulton, 2005	Consciência da experiência presente...	... com aceitação: uma extensão do não julgamento que adiciona uma medida da bondade ou amabilidade.
Linehan, 2015	O ato de focar a mente no momento presente...	... sem julgamento ou apego, com abertura à fluidez de cada momento.

mindfulness é bastante consistente com a estrutura de *o que* e *como*. Experiências no momento presente, particularmente pensamentos e sentimentos, são observadas de uma maneira particular: com disposição para experimentá-las como são, reconhecimento de que não precisam de comportamento de controle e a compreensão de que não definem a pessoa que as está experimentando. Formulações similares são centrais para outras intervenções baseadas em *mindfulness* (Segal, Williams, & Teasdale, 2013).

Muitos autores concordam que o que e como são essenciais para uma clara compreensão da *mindfulness*. Por exemplo, uma pessoa que está com humor triste pode estar intensamente consciente de que se sente triste, mas pode responder à tristeza julgando o humor triste como ridículo; criticando-se como fraca e tola por se sentir triste; ruminando sobre como o humor triste surgiu e como se livrar dele; ou tentando suprimir, evitar ou escapar dos sentimentos de tristeza de formas prejudiciais. Essas respostas à tristeza são in-consistentes com *mindfulness* e aumentam o risco de uma espiral descendente até a depressão (Segal et al., 2013).

A consciência plena (*mindfulness*) da tristeza inclui observar atentamente as sensações associadas, incluindo onde no corpo elas são sentidas e se estão mudando com o tempo. O observador atento (*mindful*) da tristeza traz para a experiência uma atitude de abertura, interesse amigável e compaixão, ao mesmo tempo permitindo que a tristeza esteja presente. Quando surgem padrões de pensamento ruminativo, o observador atento gentilmente direciona sua atenção para as sensações do momento presente. O propósito da consciência da tristeza é encorajar escolhas inteligentes sobre respostas potencialmente adaptativas: tomar medidas construtivas para abordar o problema, realizar uma atividade para melhorar o humor ou simplesmente permitir que a tristeza siga seu curso natural sem reagir a ela de forma que cause danos ou que seja inconsistente com valores e objetivos de mais longo prazo.

IMPLANTAÇÃO

Intervenções baseadas em *mindfulness* (IBMs) têm um corpo de apoio crescente (para uma metanálise recente, ver Khoury et al., 2013). As IBMs com a base de evidências mais forte são a ACT e sua prima mais próxima, a terapia comportamental baseada em aceitação (Roemer, Orsillo, & Salters-Pednault, 2008); a terapia comportamental dialética (DBT; Linehan, 1993, 2015); a terapia cognitiva baseada em *mindfulness* (MBCT; Segal et al., 2013) e os métodos intimamente relacionados de redução do estresse baseados em *mindfulness* (MBSR; Kabat-Zinn, 1982) e prevenção de recaída baseada em *mindfulness* (Bowen, Chawla, & Marlatt, 2011). Métodos de meditação da gentileza amorosa e focados na compaixão (Gilbert, 2014; Hofmann, Grossman, & Hinton, 2011) também têm apoio promissor. Cada um desses programas inclui uma variedade de exercícios e práticas para cultivar competências de *mindfulness*. Alguns envolvem meditação formal, enquanto outros encorajam a consciência plena das atividades da rotina diária.

Práticas meditativas

A meditação sentada é uma prática comumente usada com fortes raízes nas tradições da meditação. Em uma postura confortável e relaxada, mas acordados e alertas, os participantes direcionam sua atenção para uma série de focos internos ou externos, frequentemente começando com as sensações e os movimentos da respiração. Sem tentar controlar a respiração, simplesmente observam como ela entra e sai do corpo na sua própria velocidade e ritmo. Sem muita demora, a atenção provavelmente irá vaguear. Quando isso acontece, os participantes são encorajados a reconhecer que a mente está vagueando, observar rapidamente para onde ela foi (p. ex., planejar, recordar, devanear) e delicadamente trazer sua atenção de volta para a respiração enquanto se desprendem de julgamentos e críticas sobre a mente que está vagueando. Na continuidade da prática, o foco da atenção costuma mudar sequencialmente para outras experiências no momento presente, incluindo sensações corporais, sons, pensamentos e emoções. Essas experiências são observadas com interesse cuidadoso, aceitação e compaixão enquanto vêm e vão, sejam elas agradáveis, desagradáveis ou neutras. A identificação breve e silenciosa da experiência observada é algumas vezes encorajada. Por exemplo, os participantes podem dizer "doendo", "pensamentos autocríticos estão aqui" ou "um sentimento de raiva está surgindo" enquanto observam esses fenômenos.

Uma varredura no corpo é outra prática meditativa amplamente usada. Os participantes se sentam ou deitam confortavelmente com os olhos fechados e focam sua atenção sequencialmente em muitas partes do corpo, observando as sensações com interesse amigável. Quando suas mentes vagueiam, o que é descrito como inevitável, eles observam isso e suavemente trazem sua atenção de volta para o corpo enquanto se desprendem do julgamento e da autocrítica. Caso surja dor, eles observam suas qualidades da melhor forma possível. A vontade de se mover é observada sem críticas. Se os participantes optam por agir segundo essa vontade, são convidados a observar com curiosidade amistosa a intenção de agir, as próprias ações e os efeitos secundários ou consequências. A varredura corporal cultiva várias competências essenciais de *mindfulness*, incluindo o direcionamento da atenção de formas particulares; observar quando a mente vagueou; trazê-la de volta gentilmente para o momento presente; e não ser crítico, ser curioso e receptivo com a experiência observada, seja ela agradável ou desagradável.

Práticas baseadas no movimento

Várias IBMs usam movimentos da ioga com atenção plena e caminhada consciente para cultivar consciência plena durante o movimento ou alongamento do corpo. Os participantes são convidados a observar suas sensações corporais com consciência compassiva, observar quando suas mentes vagueiam e suavemente trazer sua atenção de volta para as sensações. O objetivo não é fortalecer os músculos, melhorar a flexibilidade ou o equilíbrio ou melhorar a forma física, embora tais mudanças possam ocorrer com a prática contínua. O único objetivo é praticar consciência plena e aceitação do corpo e da mente como eles estão no momento.

Mindfulness das atividades rotineiras

Muitas IBMs convidam os participantes a trazer a consciência não julgadora momento a momento para as atividades diárias, como alimentar-se, dirigir ou lavar os pratos. Como ocorre com as outras práticas, os participantes suavemente trazem sua atenção de volta para a atividade quando a mente vagueia, se afastando, e trazem uma atitude de aceitação, permissão, abertura, curiosidade, bondade e amizade para todas as experiências observadas, mesmo aquelas que são indesejadas ou desagradáveis. A consciência plena da respiração na vida diária é outra forma de encorajar a consciência constante do momento presente. A respiração é um alvo útil da observação consciente porque ela cria sensações e movimentos observáveis contínuos. Respirar não requer controle voluntário e, portanto, proporciona aos indivíduos uma oportunidade de permitir que a experiência seja observada como ela é, sem tentar mudá-la. Além disso, as qualidades da respiração (velocidade, profundidade, ritmo) mudam com os estados emocionais e corporais. Observando esses padrões, as pessoas podem se tornar mais conscientes das flutuações constantes das emoções e sensações que experimentam na vida diária.

Com crianças ou populações com atraso no desenvolvimento ou com déficits cognitivos, outras âncoras atencionais, como as solas dos pés, são algumas vezes usadas (Singh, Wahler, Adkins, & Myers, 2003). Esse alvo pode ajudar os participantes a aprender a regular o comportamento disruptivo, porque eles podem prestar atenção aos seus pés no *playground* ou durante interações sociais.

Espaços para respiração

O espaço para respiração, que se originou na MBTC, é uma prática em três passos concebida para encorajar os participantes a aplicar competências de *mindfulness* na vida diária, especialmente em situações estressantes. Primeiro, eles trazem a atenção para a paisagem interna dos pensamentos, das emoções e das sensações; cuidadosamente observam essas experiências e permitem que elas sejam como são, como se fossem padrões climáticos na mente e no corpo. Depois, restringem a atenção para focar somente na respiração e, então, ampliam-na novamente para incluir o corpo todo. O espaço para respiração é ensinado como um exercício de 3 minutos, mas pode ser praticado mais rapidamente ou lentamente, dependendo das demandas da situação. Ele não é uma estratégia de escape ou distração, mas uma oportunidade de sair dos padrões automáticos, ver mais claramente o que o momento presente contém e fazer escolhas inteligentes sobre o que fazer a seguir.

Outros exercícios de *mindfulness*

Várias intervenções desenvolveram outros exercícios criativos concebidos para cultivar competências de *mindfulness*. Em DBT, por exemplo, cada pessoa em um grupo pode receber um objeto, como um limão ou um lápis. Depois de alguns momentos observando de perto sua forma, tamanho, cor, textura e marcas, todos os objetos são devolvidos ao líder do grupo, que, então, os embaralha no meio de uma mesa e pede que os participantes vejam se conseguem encontrar aquele que examinaram. Os participantes também podem ser convidados a cantar uma canção ou jogar um jogo conscientemente. Uma prática curta e de certa forma meditativa é o exercício da esteira rolante da DBT. Com os olhos fechados, os participantes são convidados a imaginar que a mente é como uma esteira rolante que traz à consciência pensamentos, emoções e sensações. Cada um é observado sem julgamento na forma como surge, inclusive pensamentos negativos (i.e., *uma perda de tempo*), e a mente vagando. A ACT inclui um exercício parecido, conhecido como *cubbyholing*.[1] Os participantes examinam rapidamente uma lista de categorias, como sensação, pensamento, memória, emoção e impulso, então fecham os olhos por alguns minutos e observam as experiências que surgem, registrando com uma única palavra a categoria que cada uma representa.

Meditação da gentileza amorosa e da compaixão

A meditação da gentileza amorosa e a meditação da compaixão estão intimamente relacionadas a *mindfulness* e algumas vezes estão incluídas em IBMs. Em geral, os participantes as praticam sentados eretos, frequentemente com os olhos fechados. Eles estendem benevolência a si mesmos e a uma série de outras pessoas, repetindo silenciosamente frases curtas como: "Que ele [eu, ela, eles] esteja seguro", "Que ele seja saudável", "Que ele seja feliz", "Que ele esteja em paz". Uma revisão recente (Hofmann et al., 2011) conclui que essas práticas, embora menos estudadas do que as práticas de *mindfulness*, podem ser úteis no tratamento de uma ampla gama de problemas e transtornos.

---

[1] N. de R.T.: Exercício básico de monitorar abertamente a experiência quando nos deparamos com um estímulo qualquer, a fim de perceber padrões associativos e automáticos de resposta.

APOIO EMPÍRICO

Em contextos de saúde mental, *mindfulness* não é praticada puramente por si só, mas porque as competências de *mindfulness* parecem ter efeitos benéficos sobre os sintomas psicológicos e o bem-estar. De fato, revisões sistemáticas de estudos sobre meditação (Gu, Strauss, Bond, & Cavanagh, 2015; Van der Vekden et al., 2015) relatam que há evidências consistentes de que MBSR e MBTC levam a aumentos significativos em competências de *mindfulness* autorrelatados e que a aquisição dessas competências está fortemente associada a melhoras na saúde mental. Os processos psicológicos específicos por meio dos quais as competências de *mindfulness* exercem esses benefícios são menos claros. Vários modelos teóricos e resumos da literatura relevante propõem listas dos mecanismos potenciais (Brown, Ryan, & Creswell, 2007; Hölzel et al., 2011; Shapiro, Carlson, Astin, & Freedman, 2006; Vago & Silberswieg, 2012). Elas incluem formas de consciência (consciência corporal ou autoconsciência geral), formas de autorregulação (regulação da atenção, regulação emocional) e perspectivas sobre o *self* e experiência interna (metaconsciência, descentralização, repercepção). O restante deste capítulo discute mecanismos com embasamento empírico de análises de meditação em estudos de resultados de IBMs (ver Ciarrochi, Bilich, & Godsell, 2010; Gu et al., 2015; e Van der Velden et al., 2015, para revisões). Os mecanismos com o melhor embasamento incluem mudanças na reatividade cognitiva e emocional, pensamento negativo repetitivo (ruminação e preocupação), autocompaixão, descentralização (também conhecida como consciência metacognitiva ou metaconsciência) e flexibilidade psicológica. Alguns estudos também examinaram o papel do afeto positivo. Esses processos foram definidos e operacionalizados dentro de uma variedade de contextos teóricos e empíricos, e vários deles parecem sobrepor-se conceitualmente e funcionalmente. Eles estão resumidos nas próximas seções.

Reatividade cognitiva

Conforme definida originalmente, a *reatividade cognitiva* é a medida na qual um estado disfórico leve ativa padrões de pensamento disfuncionais (Sher, Ingram, & Segal, 2005). Ela é geralmente estudada com uma tarefa de laboratório, em que o experimentador induz um estado disfórico temporário pedindo que os participantes se detenham em uma experiência triste ouvindo uma música melancólica, ou procedimentos similares. Os participantes completam uma medida de atitudes disfuncionais (p. ex., felicidade requer sucesso em todas as empreitadas, pedir ajuda é sinal de fraqueza, o valor pessoal depende das opiniões dos outros) antes e depois da indução do humor. Foi demonstrado que a reatividade cognitiva aumenta em atitudes disfuncionais imediatamente após a indução. Pessoas com história de episódios depressivos apresentam maior reatividade cognitiva ao humor induzido, mesmo que estejam em remissão quando testadas. Escores mais altos para reatividade cognitiva também estão associados a maior suscetibilidade a episódios depressivos futuros (Segal et al., 2013).

A reatividade cognitiva também pode ser avaliada com o Índice Leiden de Sensibilidade de Depressão-Revisado (LEIDS-R; Van der Does, 2002), um questionário que define o construto mais amplamente como a tendência a apresentar várias reações mal-adaptativas a humor deprimido, incluindo ruminação, esquiva das dificuldades (negligenciar tarefas), comportamento agressivo (sarcasmo, explosões de raiva) e perfeccionismo. Os escores no LEIDS-R são consistentemente mais altos em adultos previamente deprimidos do que naqueles que nunca estiveram deprimidos; os escores também predizem a quantidade de mudança no pensamento disfuncional depois de uma indução de humor negativo. Um estudo de uma amostra da comunidade encontrou que a MBCT levou a decréscimos significativos na reatividade quando avaliada pelo LEIDS-R e que esse efeito foi mediado pelo grau em que os participantes aprenderam competências de *mindfulness* durante a intervenção (Raes, Dewulf, van Heeringen, & Williams, 2009).

Reatividade emocional

Diversos estudos mostraram relações entre *mindfulness* e reatividade emocional ao estresse, especificamente quanto ao tempo de recuperação depois da indução de humor negativo ou outra experiência desagradável (ver Britton, Shahar, Szepsenwol, & Jacobs, 2012 para um resumo). Em um ensaio randomizado comparando MBCT com um controle em uma lista de espera em adultos com depressão em remissão parcial, Britton e colaboradores (2012) estudaram a reatividade emocional com o Teste de Estresse Social Trier (Kirschbaum, Pirke, & Helhammer, 1993), administrado antes e depois do tratamento. Esse teste requer que os participantes façam um discurso de 5 minutos e depois executem uma tarefa aritmética mental difícil em voz alta na presença de uma câmera e de juízes. A reatividade emocional foi medida com autoclassificações do estresse pré-tarefa, durante a tarefa, imediatamente após a tarefa e 40 e 90 minutos pós-tarefa.

Depois do curso de oito semanas, o estresse dos participantes na MBCT antes e durante a tarefa permaneceu inalterado em relação a antes do tratamento. No entanto, foram vistas reduções significativas na reatividade emocional pós-tarefa, em pontos de avaliação aos 40 minutos e 90 minutos, sugerindo que depois do treinamento em *mindfulness* a tarefa continuou a causar estresse, mas os participantes se recuperaram mais rapidamente. Os participantes na lista de espera não apresentaram mudança no período de oito semanas, mas seus escores pré-tarefa aumentaram, sugerindo que a ansiedade antecipatória era pior para sua segunda experiência com a tarefa.

Embora o estudo não tenha examinado o que os participantes no tratamento estavam fazendo durante a fase pós-tarefa, a MBCT ensina a aceitação amigável das sensações e emoções enquanto descentraliza do conteúdo dos pensamentos e se afasta dos padrões de pensamento ruminativos. Assim, parece plausível que, após o treinamento em *mindfulness*, os participantes fossem mais capazes de evitar formas de reatividade ao estresse associado à tarefa.

Pensamento negativo repetitivo

Inúmeros estudos examinaram o papel que a ruminação e a preocupação desempenham na explicação dos efeitos terapêuticos das IBMs em sintomas psicológicos, como depressão, ansiedade e estresse. Em sua revisão sistemática, Gu e colaboradores (2015) encontraram evidências consistentes de que reduções no pensamento negativo repetitivo são mediadoras significativas dos efeitos do tratamento baseado em *mindfulness* sobre os resultados. Van der Velden e colaboradores (2015) reportam que as evidências para ruminação e preocupação como mediadoras de mudança em MBCT para depressão são inconclusivas. No entanto, eles observam que, embora a frequência da ruminação possa nem sempre diminuir após o tratamento, a relação entre ruminação e recaída posterior pode mudar se os participantes desenvolverem competências para desviar do conteúdo dos pensamentos negativos.

Autocompaixão

De acordo com Neff (2003), a *autocompaixão* tem três componentes: autobondade diante do sofrimento, ver as próprias dificuldades como parte de uma experiência humana mais ampla e "manter seus pensamentos e sentimentos penosos em consciência equilibrada em vez de se superidentificar com eles" (p. 223). Gu e colaboradores (2015) encontraram três estudos de autocompaixão como mediadora dos efeitos de IBMs, e os resultados foram conflitantes. Dois dos estudos usaram amostras não clínicas e constataram que a MBSR levou a aumentos significativos na autocompaixão, mas esses aumentos não mediaram efeitos na expressão de raiva ou ansiedade. Entretanto, o mais forte dos três estudos (Kuyken et al., 2010) comparou MBCT com medicação antidepressiva para clientes com depressão recorrente e encontrou que aumentos na autocompaixão no curso de oito semanas de MBCT mediaram reduções na probabilidade de um episódio depressivo durante os 15 meses seguintes.

Kuyken e colaboradores (2010) também incluíram no estudo a tarefa de reatividade cognitiva descrita anteriormente, identificando que a reatividade cognitiva era inesperadamente mais alta no grupo com MBCT do que no grupo com medicação ao fim do tratamento de oito semanas. No entanto, no grupo com medicação, a reatividade cognitiva pós-tratamento predizia a probabilidade de recaída durante os 15 meses seguintes, enquanto no grupo com MBCT a reatividade pós-tratamento não estava relacionada a recaída posterior. A autocompaixão moderou esse padrão, de maneira que a relação tóxica entre a reatividade cognitiva pós-tratamento e a recaída depressiva durante os 15 meses seguintes estava ausente para aqueles que apresentaram mais melhoras na autocompaixão. Esse achado sugere que uma resposta amável e não crítica a pensamentos disfuncionais, quando eles surgem, pode enfraquecer a ligação entre esses pensamentos e o início posterior de episódios depressivos.

Descentralização

Descentralização também é conhecida como metaconsciência ou consciência metacognitiva e é similar a desfusão, conforme definida na literatura de ACT. Hölzel e colaboradores (2011) descrevem um construto similar como uma mudança na perspectiva em que os conteúdos da consciência são reconhecidos como experiências constantemente flutuantes e transitórias. *Descentralização* é o termo usado na literatura de MBCT, na qual se refere a uma perspectiva a partir da qual pensamentos e sentimentos são reconhecidos como fenômenos temporários em vez de como verdadeiros ou reflexos importantes da realidade ou como aspectos essenciais de si mesmo. Uma perspectiva descentralizada permite que as pessoas interpretem seus pensamentos e sentimentos menos literalmente e sejam menos guiadas por eles. A descentralização demonstrou mediar os efeitos da MBCT para depressão (Van der Velden et al., 2015) e da MBSR para transtorno de ansiedade generalizada (Hoge et al., 2015).

Flexibilidade psicológica

Flexibilidade psicológica é o construto teórico central em ACT e inclui seis componentes. Quatro deles, conforme observado anteriormente, são conceituados como elementos de *mindfulness* (contato com o momento presente, aceitação, desfusão e *self* como contexto). Os outros dois componentes (valores e ação comprometida) são processos de mudança do comportamento. *Flexibilidade psicológica*, portanto, é a habilidade de estar plenamente consciente do momento presente e comportar-se de formas consistentes com os valores, mesmo quando pensamentos e sentimentos difíceis estão presentes. A ACT inclui muitos exercícios e práticas concebidos para cultivar os componentes de *mindfulness*, além de estratégias para ajudar os participantes a identificarem seus valores e se engajarem em comportamentos consistentes com os valores. Um grande corpo de literatura mostra que aumentos na flexibilidade psicológica são mediadores dos efeitos benéficos da ACT em uma ampla gama de amostras adultas, incluindo pessoas com transtornos de ansiedade e humor, dor crônica, comportamento de autolesão e objetivos relacionados à saúde, tais como cessação do tabagismo e controle do peso (Ciarrochi et al., 2010).

Afeto positivo

Alguns estudos sugerem que o treinamento em *mindfulness* aumenta as experiências diárias de afeto positivo e que esse pode ser um mediador importante do efeito da MBCT nos sintomas depressivos e no risco de recaída (Geschwind, Peeters, Drukker, van Os, & Wichers, 2011; Batink, Peeters, Geschwind, van Os, & Wichers, 2013). Embora os processos pelos quais isso ocorre não sejam bem estudados, uma teoria recentemente articulada de *mindfulness* para significado (Garland, Farb, Goldin, & Fredrickson, 2015) sugere que *mindfulness* leva à descentralização dos pensamentos e das emoções, o que facilita reavaliar a adversidade e saborear as experiências positivas. Isso, por sua vez, aumenta o envolvimento intencional com a vida. São necessários estudos adicionais dessa teoria promissora.

Resumo dos processos de *mindfulness*

Conforme observado anteriormente, a literatura sobre os mecanismos de *mindfulness* inclui uma variedade de perspectivas conceituais e teóricas, cada uma com seus próprios termos e construtos, que são usados de formas relativamente sobrepostas. Em geral, a literatura sugere que a prática de *mindfulness* ensina os participantes a adotar uma nova perspectiva sobre as próprias experiências internas (sensações, cognições, emoções, impulsos) ou uma nova relação com elas. Essa perspectiva inclui descentralização ou desfusão; aceitação ou permissão; curiosidade cordial, bondade e compaixão; e a compreensão de que pensamentos e sentimentos não são fatos, não têm que controlar o comportamento e não definem a pessoa que os está tendo. A adoção dessa perspectiva parece reduzir reações inúteis a eventos estressantes e os comportamentos e sentimentos desconfortáveis associados a eles. Por exemplo, a consciência plena de experiências difíceis pode evitar o desencadeamento de atitudes disfuncionais e ruminação; ou, então, se esses padrões cognitivos surgirem, a pessoa pode ser capaz de descentralizar ou desfusioná-los mais rapidamente, com uma atitude de bondade e compaixão. Isso pode facilitar a recuperação mais rápida de estresse e dor e aumentar o afeto positivo e a capacidade de fruição, o reconhecimento mais claro dos valores e objetivos e o comportamento consistente com os valores. A Figura 26.1 resume as conclusões da literatura atual sobre como *mindfulness* pode influenciar a saúde mental.

CONCLUSÕES

Durante anos, as terapias cognitiva e comportamental focaram sobretudo em métodos de mudança. Um grande corpo de literatura apoia a eficácia de estratégias para mudar o comportamento, cognições, emoções e aspectos do ambiente. Até recentemente, poucas

```
Intervenção
baseada em
mindfulness
```

```
Consciência aumentada de experiências internas
(sensações corporais, cognições, emoções, impulsos)
e novas maneiras de se relacionar com elas.

Observação com aceitação não crítica, curiosidade cordial
e uma perspectiva descentralizada ou desfusionada.
```

```
Menos reatividade aos estressores.
Menos preocupação e ruminação.
Mais autocompaixão.
Mais afeto positivo e capacidade de fruição.
Comportamento mais consistente
com os valores.
```

```
Melhor saúde mental.

Menos suscetibilidade a psicopatologia
e melhor enfrentamento de estresse,
dor e condições de saúde.
```

FIGURA 26.1 | Modelo resumindo as conclusões da literatura empírica atual sobre os mecanismos de treinamento em *mindfulness*.

estratégias estavam disponíveis para o controle de realidades penosas que não podem ser facilmente mudadas ou pensamentos e sentimentos difíceis que paradoxalmente se intensificam quando são feitas tentativas de mudá-los. A introdução de *mindfulness* às terapias cognitiva e comportamental fornece um conjunto de princípios e práticas que ajudam as pessoas a desenvolverem as competências para lidar com essas experiências. Por essa razão, o treinamento em *mindfulness* é frequentemente descrito como uma abordagem baseada na aceitação, mas não promove passividade ou desamparo. Cultiva a habilidade de ver o que está acontecendo no momento presente e poder fazer escolhas inteligentes sobre como responder.

Consciência plena, portanto, pode fornecer as bases para o uso efetivo das competências e dos métodos discutidos neste livro. O treinamento em *mindfulness* parece ajudar os clientes a reconhecer e admitir suas experiências internas (pensamentos, emoções, sensações, impulsos) e escolher maneiras construtivas de responder a elas. Em algumas circunstâncias, as respostas úteis podem incluir estratégias baseadas em mudança, como redução da excitação, reestruturação cognitiva, ativação comportamental, solução de problemas, ou o uso de competências interpessoais. Em outras circunstâncias, competências de desfusão e aceitação podem ser mais úteis. Respostas que são autocompassivas e consistentes com valores e objetivos pessoais têm probabilidade de promover prosperidade e bem-estar. *Mindfulness*, portanto, pode ser essencial para uma perspectiva abrangente de como aliviar os problemas e ajudar as pessoas a prosperar.

REFERÊNCIAS

Batink, T., Peeters, F., Geschwind, N., van Os, J., & Wichers, M. (2013). How does MBCT for depression work? Studying cognitive and affective mediation pathways. *PLoS One, 23*(8), e72778.

Bishop, S., Lau, M., Shapiro, S., Carlson, L., Anderson, N. D., Carmody, J., et al. (2004). Mindfulness: A proposed operational definition. *Clinical Psychology: Science and Practice, 11*(3), 230–241.

Bowen, S., Chawla, N., & Marlatt, G. A. (2011). *Mindfulness-based relapse prevention for addictive behaviors: A clinician's guide.* New York: Guilford Press.

Britton, W. B., Shahar, B., Szepsenwol, O., & Jacobs, W. J. (2012). Mindfulness-based cognitive therapy improves emotional reactivity to social stress: Results from a randomized controlled trial. *Behavior Therapy, 43*(2), 365–380.

Brown, K. W., Ryan, R. M., & Creswell, J. D. (2007). Mindfulness: Theoretical foundations and evidence for its salutary effects. *Psychological Inquiry, 18*(4), 211–237.

Ciarrochi, J., Bilich, L., & Godsell, C. (2010). Psychological flexibility as a mechanism of change in acceptance and commitment therapy. In R. A. Baer (Ed.), *Assessing mindfulness and acceptance processes in clients: Illuminating the theory and practice of change* (pp. 51––76). Oakland, CA: New Harbinger Publications.

Dreyfus, G. (2011). Is mindfulness present-centred and nonjudgmental? A discussion of the cognitive dimensions of mindfulness. *Contemporary Buddhism, 12*(1), 41–54.

Fletcher, L., & Hayes, S. C. (2005). Relational frame theory, acceptance and commitment therapy, and a functional analytic definition of mindfulness. *Journal of Rational-Emotive and Cognitive-Behavioral Therapy, 23*(4), 315–336.

Garland, E. L., Farb, N. A., Goldin, P. R., & Fredrickson, B. L. (2015). Mindfulness broadens awareness and builds eudaimonic meaning: A process model of mindful positive emotion regulation. *Psychological Inquiry, 26*(4), 293–314.

Germer, C. K., Siegel, R. D., & Fulton, P. R. (Eds.). (2005). *Mindfulness and psychotherapy.* New York: Guilford Press.

Geschwind, N., Peeters, F., Drukker, M., van Os, J., & Wichers, M. (2011). Mindfulness training increases momentary positive emotions and reward experience in adults vulnerable to depression: A randomized controlled trial. *Journal of Consulting and Clinical Psychology, 79*(5), 618–628.

Gilbert, P. (2014). The origins and nature of compassion focused therapy. *British Journal of Clinical Psychology, 53*(1), 6–41.

Gu, J., Strauss, C., Bond, R., & Cavanagh, K. (2015). How do mindfulness-based cognitive therapy and mindfulness-based stress reduction improve mental health and wellbeing? A systematic review and meta-analysis of mediation studies. *Clinical Psychology Review, 37*, 1–12.

Hayes, S. C., Strosahl, K. D., & Wilson, K. G. (2012). *Acceptance and commitment therapy: The process and practice of mindful change* (2nd ed.). New York: Guilford Press.

Hofmann, S. G., Grossman, P., & Hinton, D. E. (2011). Loving-kindness and compassion meditation: Potential for psychological interventions. *Clinical Psychology Review, 31*(7), 1126–1132.

Hoge, E. A., Bui, E., Goetter, E., Robinaugh, D. J., Ojserkis, R., Fresco, D. M., et al. (2015). Change in decentering mediates improvement in anxiety in mindfulness-based stress reduction for generalized anxiety disorder. *Cognitive Therapy and Research, 39*(2), 228–235.

Hölzel, B. K., Lazar, S. W., Gard, T., Schuman-Olivier, Z., Vago, D. R., & Ott, U. (2011). How does mindfulness meditation work? Proposing mechanisms of action from a conceptual and neural perspective. *Perspectives on Psychological Science, 6*(6), 537–559.

Kabat-Zinn, J. (1982). An outpatient program in behavioral medicine for chronic pain patients based on the practice of mindfulness meditation: Theoretical considerations and preliminary results. *General Hospital Psychiatry, 4*(1), 33–47.

Kabat-Zinn, J. (1994). *Wherever you go, there you are: Mindfulness meditation in everyday life.* New York: Hyperion.

Kabat-Zinn, J. (2003). Mindfulness-based interventions in context: Past, present and future. *Clinical Psychology: Science and Practice, 10*(2), 144–156.

Khoury, B., Lecomte, T., Fortin, G., Masse, M., Therien, P., Bouchard, V., et al. (2013). Mindfulness-based therapy: A comprehensive meta-analysis. *Clinical Psychology Review, 33*(6), 763–771.

Kirschbaum, C., Pirke, K. M., & Hellhammer, D. H. (1993). The "Trier Social Stress Test": A tool for investigating psychobiological stress response in a laboratory setting. *Neuropsychobiology, 28*(1–2), 76–81.

Kuyken, W., Watkins, E., Holden, E., White, K., Taylor, R. S., Byford, S., et al. (2010). How does mindfulness-based cognitive therapy work? *Behaviour Research and Therapy, 48*(11), 1105–1112.

Linehan, M. M. (1993). *Cognitive-behavioral treatment of borderline personality disorder.* New York: Guilford Press.

Linehan, M. M. (2015). *DBT skills training manual* (2nd ed.). New York: Guilford Press.

Marlatt, G. A., & Kristeller, J. L. (1999). Mindfulness and meditation. In W. R. Miller (Ed.), *Integrating spirituality into treatment: Resources for practitioners* (pp. 67–84). Washington, DC: American Psychological Association.

Neff, K., (2003). The development and validation of a scale to measure self-compassion. *Self and Identity, 2*, 223–250.

Raes, F., Dewulf, D., van Heeringen, C., & Williams, J. M. G. (2009). Mindfulness and reduced cognitive reactivity to sad mood: Evidence from a correlational study and a non-randomized waiting list controlled study. *Behaviour Research and Therapy, 47*(7), 623–627.

Roemer, L., Orsillo, S. M., & Salters-Pednault, K. (2008). Efficacy of an acceptance-based behavior therapy for generalized anxiety disorder: Evaluation in a randomized controlled trial. *Journal of Consulting and Clinical Psychology, 76*(6), 1083–1089.

Segal, Z. V., Williams, J. M. G., & Teasdale, J. D. (2013). *Mindfulness-based cognitive therapy for depression* (2nd ed.). New York: Guilford Press.

Shapiro, S. L., Carlson, L. E., Astin, J. A., & Freedman, B. (2006). Mechanisms of mindfulness. *Journal of Clinical Psychology, 62*(3), 373–386.

Sher, C. D., Ingram, R. E., & Segal, Z. V. (2005). Cognitive reactivity and vulnerability: Empirical evaluation of construct activation and cognitive diatheses in unipolar depression. *Clinical Psychology Review, 25*(4), 487–510.

Singh, N. N., Wahler, R. G., Adkins, A. D., & Myers, R. E. (2003). Soles of the feet: A mindfulness-based self-control intervention for aggression by an individual with mild mental retardation and mental illness. *Research in Developmental Disabilities, 24*(3), 158–169.

Vago, D. R., & Silbersweig, D. A. (2012). Self-awareness, self-regulation, and self-transcendence (S-ART): A framework for understanding the neurobiological mechanisms of mindfulness. *Frontiers in Human Neuroscience, 6*(Article 296), 1–30.

Van der Does, A. (2002). Cognitive reactivity to sad mood: Structure and validity of a new measure. *Behaviour Research and Therapy, 40*(1), 105–120.

Van der Velden, A. M., Kuyken, W., Wattar, U., Crane, C., Pallesen, K. J., Dahlgaard, J., et al. (2015). A systematic review of mechanisms of change in mindfulness-based cognitive therapy in the treatment of recurrent major depressive disorder. *Clinical Psychology Review, 37*, 26–39.

Estimulando a motivação[1]

James MacKillop, PhD
Peter Boris Centre for Addictions Research, Department of Psychiatry e Behavioural Neurosciences, McMaster University; Homewood Research Institute, Homewood Health Centre

Lauren VanderBroek-Stice, MS
Department of Psychology, University of Georgia

Catharine Munn, MD, MSc
Peter Boris Centre for Addictions Research, Department of Psychiatry and Behavioural Neurosciences, McMaster University; Student Wellness Centre, McMaster University

HISTÓRICO

Um fato inegável para uma pessoa que procura tratamento psicológico é que ela deseja melhorar. Por sua vez, um corolário desse pressuposto é que quando um profissional de saúde mental oferece uma forma de entender o problema e, particularmente nas terapias comportamental e cognitiva, formula um plano de ação para tratá-lo, o cliente irá adotar vigorosamente as medidas necessárias para minorar o sofrimento existente. A realidade, no entanto, é que o curso do tratamento psicológico é frequentemente muito menos simples e linear. Os clientes evitam as atividades prescritas entre as sessões, não fazem a tarefa de casa, faltam às sessões ou recaem nos comportamentos penosos que foram a motivação para o tratamento.

Uma razão para os resultados abaixo do ideal é que, fundamentalmente, a mudança do comportamento não é fácil. Isso ocorre, em parte, porque comportamentos aparentemente disfuncionais estão servindo a uma função, em geral mantendo uma experiência que é ainda mais indesejável do que os sintomas manifestos em curso. Em outras palavras, comportamentos mal-adaptativos geralmente servem como soluções para problemas que são, em última análise, exacerbados em um círculo vicioso. Assim, é atingida uma homeostase comportamental doentia, e esses comportamentos funcionais/disfuncionais adquirem um dinamismo persistente que desafia a mudança. Isso se agrava pelo fato de que os clientes podem não se comprometer com o tratamento devido à ambivalência em abordar o problema presente. É importante

---

[1] Este trabalho foi parcialmente aprovado por uma subvenção do Ontario Ministry of Training, Colleges e Universities Mental Health Innovation Fund (James MacKillop e Catharine Munn). O Dr. MacKillop é titular do Peter Boris Chair in Addictions Research, o qual particularmente apoiou seu papel.

ressaltar que essa ambivalência não significa que eles sejam indiferentes aos resultados. Os clientes são ambivalentes no sentido literal de serem atraídos em duas direções: por um desejo de mudança e pela inércia dos padrões comportamentais existentes. As primeiras formas de tratamento psicológico, iniciadas com Freud, reconheciam o "paradoxo neurótico" que essa ambivalência cria. Os terapeutas comportamentais igualmente a reconheceram como um desafio aos pressupostos racionais do comportamento aprendido (Mowrer, 1948). Fundamentalmente, a pergunta é por que, se um comportamento mal-adaptativo leva a sofrimento e ao desejo de mudança, a mudança comportamental real não acontece naturalmente.

No contexto contemporâneo, essa incapacidade de mudar pode ser entendida como um problema de motivação. Em âmbito superficial, a motivação do cliente é geralmente assumida como autoevidente pelo fato de o tratamento ter sido buscado. Os terapeutas erroneamente assumem que esse é um traço sólido e estável. Ao contrário, a motivação para mudança é cada vez mais entendida como um processo dinâmico e flutuante, com uma periodicidade que aumenta e diminui. Considerar e cultivar ativamente a motivação para mudança no tratamento psicológico é o foco deste capítulo, o qual se baseia no amplo corpo de trabalho sobre entrevista motivacional (EM; Miller & Rollnick, 2002, 2013), um método terapêutico para facilitar a motivação intrínseca do cliente para mudar o comportamento. Independentemente da modalidade de tratamento ou forma de psicopatologia, a motivação é uma condição essencial para o sucesso na mudança do comportamento, e a EM demonstrou ser uma intervenção poderosa, tanto isoladamente quanto como uma plataforma para outras intervenções psicológicas.

A EM foi originalmente desenvolvida no tratamento de adição, para o qual a ambivalência é indubitavelmente uma característica do transtorno, mas seu alcance vai muito além dos transtornos aditivos. Este capítulo irá introduzir alguns aspectos da linguagem e os conceitos de EM, mas não deve ser considerado como equivalente do treinamento formal. Como Miller e Rollnick (2009) sábia e concisamente observaram, a "EM é simples, mas não é fácil" (p. 135), e há evidências de que aprender EM requer mais do que um treinamento superficial (Bawick, Bennett, Johnson, McGowan, & Moore, 2012; Madson, Loignon, & Lane, 2009; Miller, Yahne, Moyers, Martinez, & Pirritano, 2004).

A EM tem suas raízes na pesquisa de William Miller sobre transtornos devidos ao uso de álcool no início da década de 1980, quando foi descoberto que a empatia era mais preditiva do resultado do tratamento do que os efeitos ativos do tratamento comportamental (Miller, Taylor, & West, 1980). Esse achado inesperado levou a subsequentes explorações de como os processos interpessoais e o estilo clínico promovem mudança no comportamento e a uma descrição inicial da EM como uma abordagem que enfatiza a terapia empática centrada na pessoa que foca na evocação e no fortalecimento dos argumentos do cliente para mudança (Miller, 1983). Incluído nessa abordagem estava um embasamento teórico mais profundo que enfatizava dois elementos importantes. O primeiro era a ênfase humanística de Rogers (1959) no valor de um ambiente positivo e empático em que os clientes podem expressar sentimentos e explorar os problemas sem medo de julgamento. O segundo incluía (a) a ideia de Festinger (1957) de que ocorre dissonância cognitiva quando os indivíduos realizam uma ação que entra em conflito com uma crença ou valor nuclear e leva à motivação para recuperar a consistência das ações e conflitos e (b) a teoria da autopercepção de Bem (1967), que propôs que as pessoas se tornam mais apegadas a atitudes que elas defendem verbalmente. Refletindo essas ideias, a EM cultiva uma forte relação entre cliente e clínico caracterizada por altos níveis de empatia e chama a atenção para discrepâncias entre as circunstâncias atuais dos clientes e seus valores usando um estilo socrático que evoca a discrepância dos clientes em suas próprias palavras (evocando, não contando). Mais concretamente, a EM combina um estilo terapêutico empático com o reforço seletivo intencional da linguagem do cliente que favorece a mudança (Miller & Rose, 2009).

Essa perspectiva diferia drasticamente dos modelos dominantes de tratamento para adição na época. Na década de 1980, a visão prevalente dos indivíduos com transtornos devidos ao uso de substâncias era a de que muitos estavam em "negação" de seus problemas, uma atribuição que lamentavelmente persiste e para a qual existem poucas evidências (Chiauzzi & Liljegren, 1993; MacKillop & Gray, 2014). Os clínicos comumente procuravam persuadir os clientes a mudar e argumentar contra sua resistência, com frequência inadvertidamente provocando os clientes a defender o *status quo*. A perspectiva da EM era qualitativamente diferente, assumindo, em vez disso, que muitos indivíduos afetados estavam conscientes da necessidade de mudança e tinham algum grau de motivação para isso, um pressuposto que é robustamente apoiado por relatos dos clientes sobre a motivação para mudança.

Foi importante a EM ter surgido contemporaneamente ao modelo transteórico de mudança (Prochaska & Di Clemente, 1982), embora a EM seja distinta. A estrutura transteórica enfatiza a motivação para a mudança como um *continuum* e a importância de encontrar-se com os clientes no seu próprio nível motivacional ao longo dos estágios de pré-contemplação, contemplação, preparação, ação e manutenção (e potencialmente recaída, com a pessoa retornando a um estágio anterior). A EM é altamente compatível com essa perspectiva, na medida em que é adequada para trabalhar com clientes que estão menos motivados e pode ser entendida como uma estratégia para fazê-los avançar em termos dos estágios de mudança (Miller & Rollnick, 2013).

PROCESSOS E PRINCÍPIOS

A EM é menos uma técnica terapêutica do que um método de interação com os clientes. Para captar o "espírito da EM" (Miller & Rollnick, 2013), existem quatro princípios nucleares. A relação entre cliente e clínico é vista como uma *parceria*, uma colaboração ativa entre especialistas: o clínico, que tem *expertise* profissional, e o cliente, que é um especialista nele mesmo. O espírito da EM enfatiza a *aceitação*, definida como a tentativa ativa de respeitar a autonomia do cliente, entender a perspectiva do cliente e reconhecer os pontos fortes e esforços do cliente (ver o Cap. 24). Sobretudo, aceitação não implica que o clínico deve concordar com as crenças e ações do cliente ou endossá-las. Outro princípio é a *compaixão*, que envolve um esforço genuíno para priorizar as necessidades, os objetivos e os valores do cliente, embora com uma orientação para mudança do comportamento e resultados saudáveis. Por fim, o princípio da *evocação* se refere ao pressuposto de que o cliente já tem todas as qualidades e sabedoria necessárias para mudar e de que o clínico serve como um guia que pode ajudar o cliente a trazer à tona sua própria motivação e pontos fortes para atingir os objetivos.

Diversos elementos interacionais são críticos na comunicação entre cliente e clínico, denotados pelo acrônimo OARS (Miller & Rollnick, 2013), que se refere a fazer perguntas "abertas" (*open*), "afirmar" (*affirming*), usar a escuta "reflexiva" (*reflective*) e "resumir" (*summarizing*). Um estilo interacional caracterizado pelos quatro elementos de OARS é a base sobre a qual o clínico desenvolve as discrepâncias entre a situação atual do cliente e suas prioridades e valores. Compreender o que as pessoas valorizam e como seus comportamentos atuais estão em conflito com esses valores é a chave para a resolução do conflito e encaminha o cliente na direção da mudança (ver o Cap. 25). Isso pode acontecer por meio de perguntas abertas (p. ex., "Como você espera que sua vida seja daqui a um ano? E daqui a dez anos?") ou por técnicas específicas discutidas a seguir.

Além de ponderarmos sobre o que dizemos como clínicos, também é essencial estarmos atentos ao que ouvimos de um cliente. A EM é, de certa forma, única porque o discurso do cliente fornece *feedback* imediato que pode informar a abordagem que o clínico faz de um problema. *Discurso de mudança* é qualquer linguagem do cliente que sugere que ele está considerando a possiblidade de mudar positivamente um comportamento particular. Em contraste, o *discurso de manutenção* é aquela linguagem que favorece o *status quo*.

Aumentar o discurso de mudança é um processo-chave que fomenta os efeitos da EM (Amrhein, Miller, Yahne, Palmer, & Fulcher, 2003; Moyers et al., 2007). Apodaca e Longabaugh (2009) investigaram os mecanismos de mudança da EM para o tratamento de abuso de substâncias e encontraram que tanto as declarações do cliente na sessão quanto as experiências de uma discrepância entre comportamento e valores estavam relacionadas a melhores resultados, enquanto comportamentos inconsistentes com a EM (p. ex., confrontar, direcionar, alertar) por parte do clínico estavam associados a resultados piores.

Ao que parece, esse discurso de mudança requer certo nível de facilidade cognitiva para que seja efetivo. Um estudo recente de EM para uso de cocaína (Carpenter et al., 2016) encontrou uma relação entre o discurso de mudança do cliente na sessão e resultados clínicos positivos, mas somente entre os participantes que – em uma tarefa experimental de "estrutura relacional" (ver o Cap. 7) – conseguiram aprender a derivar relações simbólicas entre estímulos relacionados a cocaína, palavras sem sentido e as consequências do uso da droga.

Alguns clientes acreditam que a mudança é importante, mas não têm confiança em sua habilidade para mudar. Além disso, a confiança de um cliente pode diminuir depois de aparentes reveses e entraves no percurso. Portanto, um objetivo secundário da EM é apoiar a autoeficácia do cliente durante o processo de mudança. O processo de evocação do *discurso de confiança* do cliente, ou linguagem de habilidade, é similar à evocação do discurso de mudança de forma mais ampla. O clínico ouve e reflete as afirmações que incluem "posso", "possível" e "capaz". O clínico também faz perguntas abertas para obter informações sobre uma situação passada em que o cliente teve sucesso ao fazer mudanças positivas na vida, ideias que o cliente tem sobre como fazer para realizar mudanças e obstáculos que o cliente pode encontrar e como eles podem ser contornados.

Aprender a reconhecer essas diferentes formas de discurso na sessão é descrever adequadamente como "detectar um sinal dentro do ruído. Não é necessário eliminar... o ruído, apenas seguir o sinal" (Miller & Rollnick, 2013, p. 178). Os clínicos precisam observar a linguagem que expressa um desejo ou intenção de mudar, otimismo quanto à habilidade do cliente para mudar, razões ou benefícios da mudança e a necessidade de mudar ou os problemas que existirão caso as coisas continuem como estão (Rosengren, 2009). O discurso de manutenção pode aparecer na forma de defesa de uma posição ou comportamento, interromper o clínico ou se afastar da conversa (p. ex., ignorando o clínico ou parecendo distraído). Um aumento no discurso de manutenção deve sinalizar ao clínico a necessidade de lidar com a resistência reduzindo o ritmo, reavaliando a conversa ou incluindo o cliente no processo de solução dos problemas (Miller & Rollnick, 2013). Pode ser apropriado que o clínico se desculpe por entender mal o cliente, afirme o ponto de vista do cliente para diminuir a defensividade ou mude a conversa, afastando-a do tópico sensível em vez de intensificá-lo. Estar consciente desses padrões verbais é importante porque o estilo do clínico afeta a proporção entre o discurso de mudança e o discurso de manutenção (p. ex., Glynn

& Moyers, 2010), especialmente em populações com uso de substâncias (p. ex., Apodaca, Magill, Longabaugh, Jackson, & Monti, 2013; Vader, Walters, Prabhu, Houck, & Field, 2010). Além do engajamento do cliente no tratamento, conforme medido pela participação e realização do tratamento, não está claro quais processos específicos contribuem para os resultados positivos da EM em outras áreas de trabalho clínico, como transtornos do humor e de ansiedade, psicose e condições comórbidas (Romano & Peters, 2015).

Se a EM estiver funcionando conforme previsto, a conversa não será mais se o cliente deseja mudar, e sim como a mudança pode ser obtida, algumas vezes referido como o ponto de escolha ou ponto de decisão. Para saber se o momento é certo, o clínico deve procurar aumento no discurso de mudança (e diminuição no discurso de manutenção), linguagem de compromisso mais forte, maior resolução pessoal aparente, questões sobre mudança ou sinais de que o cliente tomou medidas concretas para experimentar a mudança. Quando o cliente parece suficientemente pronto, o clínico deve fazer um teste perguntando diretamente se ele está pronto para começar a planejar a mudança, seja resumindo suas motivações para a mudança, seja formulando uma pergunta-chave (p. ex., "Então, o que você pensa em fazer?" ou "Para onde você quer ir a partir daqui?").

APOIO EMPÍRICO

No que diz respeito à eficácia, estudos iniciais buscaram determinar os fatores que influenciam a motivação do cliente para iniciar um tratamento formal, estendido para uso de álcool (Miller, Benefield, & Tonigan, 1993; Miller, Sovereign, & Krege, 1988). Esses estudos envolviam uma intervenção de uma única sessão que combinava EM com o *feedback* de uma avaliação pessoal do hábito de beber do indivíduo em relação às normas e às recomendações (i.e., "Drinker's Check-up"; Miller et al., 1988). Embora os resultados não mostrassem que a intervenção de EM tenha provocado altas taxas de engajamento no tratamento formal posterior, os participantes exibiram redução autodirigida significativa na ingestão alcoólica no acompanhamento em geral. Uma revisão de estudos similares encontrou que a eficácia de intervenções breves com EM era comparável com tratamentos mais intensivos para redução de comportamentos problemáticos relacionados ao álcool (Bien, Miller, & Tonigen, 1993). Levando em consideração esses achados promissores, as pesquisas sobre EM foram ampliadas para avaliar sua utilidade independente em diferentes capacidades e com várias populações e condições.

Desde esses achados iniciais, literalmente centenas de estudos avaliaram a eficácia da EM. As evidências são mais fortes para transtornos devidos ao uso de substâncias, incluindo o uso de álcool, maconha, tabaco e outras drogas (Heckman, Egleston, & Hofmann, 2010; Hettema, Steele, & Miller, 2005). Em um grande ensaio clínico multicêntrico, uma intervenção de quatro sessões com EM gerou resultados equivalentes a oito sessões de tratamento cognitivo-comportamental ou facilitação em 12 passos (Project MATCH Research Group, 1997, 1998). Além disso, dentro de uma gama de comportamentos-problema em constante expansão, a EM demonstrou efeitos positivos significativos nos resultados comportamentais, incluindo redução nos comportamentos de risco (p. ex., sexo sem proteção, compartilhamento de agulhas), promoção de comportamentos saudáveis (p. ex., exercícios, melhores hábitos alimentares) e maior engajamento no tratamento (para uma revisão de quatro metanálises, ver Lundahk & Burke, 2009). Em todos os comportamentos-problema estudados, a EM é significativamente mais efetiva do que controles padrão e é igualmente efetiva quanto outros tratamentos ativos, embora a EM leve menos tempo para ser implementada (Lundahl, Kunz, Brownell, Tollefson, & Burke, 2010).

Em relação ao formato do tratamento, a EM pode ser implantada como uma intervenção breve independente, mas seu efeito é maior quando combinada com outro tratamento ativo, como terapia cognitivo-comportamental (Burke, Arkowitz, & Menchola, 2003). Quando usada juntamente com outra intervenção, a EM é útil como um precursor para aumentar o engajamento inicial do cliente e como uma estratégia para manter a motivação durante o tratamento (Arkowitz, Miller, & Rollnick, 2015). A EM demonstrou resultados positivos para os clientes independentemente da gravidade de seu problema, gênero, idade e etnia, embora seu tom apoiador não confrontador possa ser seletivamente mais efetivo para alguns grupos étnicos, como os nativos americanos que dependem de padrões de comunicação similares (Hettema et al., 2005). A EM também pode ser mais efetiva do que a terapia cognitivo-comportamental para clientes com transtorno devido ao uso de álcool que relatam níveis mais altos de raiva e dependência no nível dos traços (Project MATCH Research Group, 1997).

FERRAMENTAS

Quanto às ferramentas dentro da sessão, talvez as medidas mais versáteis e eficientes sejam as "réguas" ou "degraus" motivacionais (Boudreaux et al., 2012; Miller & Rollnick, 2013). Estas são perguntas com um item que avaliam a prontidão para mudança, a importância da mudança e/ou a confiança na habilidade para mudar (em uma escala de 0 a 10). Elas podem ser administradas verbalmente, por escrito ou via computador e servem a duas funções principais. Primeiro, essas medidas quantificam a motivação do cliente de uma forma curta e com validade. Segundo, essas medidas permitem que a discussão se ramifique em torno do número reportado. Por exemplo, a autoeficácia pode ser explorada perguntando-se o que faz a classificação de confiança do cliente ser 8 de 10 ou por que uma classificação de importância do cliente é 9 de 10. Sobretudo, perguntar o que faz esses valores serem tão altos estimula afirmações em favor da mudança (p. ex., o que os faz se sentirem prontos ou o que lhes dá confiança). No entanto, o oposto também é verdadeiro: perguntar aos clientes por que suas classificações não são mais altas evocará as razões para não mudar, e, assim, isso deve ser evitado.

Outra estratégia para implantação da EM é completar colaborativamente um exercício de balança decisacional ou plano para mudança. Estes são procedimentos relativamente curtos que formalizam os custos e os benefícios do comportamento problemático ou os passos que serão dados após a sessão. O exercício de balança decisacional envolve completar colaborativamente uma matriz de dois por dois que cruza os custos e os benefícios com o *status quo versus* efetuar uma mudança. Esta é uma maneira simples e direta para o cliente e o clínico articularem e formalizarem as forças motivacionais impulsionadoras e opositoras em questão. Entretanto, um risco incluído nessa ferramenta é que a matriz completamente cruzada inclui um foco nas razões para não mudar e os custos da mudança. Assim, ela pode ter a consequência indesejada de evocar um discurso de manutenção se usada sem habilidade.

Um plano de mudança é uma folha de exercícios que o cliente completa durante a discussão com o clínico. As seções comuns incluem as mudanças que o indivíduo deseja fazer, as razões mais importantes para fazê-lo, os passos que já estão sendo dados, os impedimentos potenciais, as pessoas que podem ajudar e os parâmetros para medir o sucesso. Um benefício do plano de mudança é que ele proporciona ao clínico um ângulo oblíquo a partir do qual encorajar o cliente a descrever metas objetivas. Se a mudança desejada for muito nebulosa, o objetivo é prejudicado porque não fica claro se a pessoa está tendo sucesso ou fracassando, exceto em termos brutos. Por exemplo, "Está na hora de ter controle sobre o meu comportamento de beber" é um excelente discurso de mudança, mas em grande parte está indefinido. Por sua vez, "Eu realmente preciso parar de beber durante a semana, e não mais de quatro drinques na sexta-feira e no sábado à noite" reflete um discurso de mudança e metas objetivas claras que podem ser estabelecidas e alcançadas.

Essas duas ferramentas podem ser pensadas como apoios para os pontos de escolha que naturalmente emergem no tratamento; o exercício da balança decisional reflete o processo crítico do cultivo da motivação máxima para mudança, e o plano de mudança oferece um formato para a identificação de metas e planos objetivos depois que cliente e clínico concordaram que a mudança é uma prioridade. O clínico frequentemente entrega essas folhas de exercícios ao cliente, e elas são estímulos poderosos que servem como lembrete entre as sessões.

Uma estratégia mais extensa é um exercício estruturado de classificação de cartões referentes aos valores (ver o Cap. 25). Para essa atividade, o cliente classifica em pilhas até cem valores pré-gerados e gerados pelo cliente, com base no quanto os valores listados são importantes para ele. O clínico acompanha a atividade fazendo perguntas de final aberto que levam o cliente a explorar por que os valores selecionados são importantes e como eles são expressos (ou não expressos) na vida do cliente. Então, isso pode ser acompanhado com perguntas sobre como o problema presente é incongruente com os valores pessoais do cliente. A atividade pode ocupar uma sessão inteira e fornece um meio poderoso para o indivíduo operacionalizar os valores pessoais e considerar os efeitos do problema presente na justaposição direta com esses valores.

Duas recomendações adicionais para implantação também podem ser úteis. Primeiro, uma microtécnica que pode ser muito poderosa é integrar convites diretos ao cliente durante o curso do diálogo terapêutico. Por exemplo, isso pode acontecer quando o clínico faz a transição de um diálogo não estruturado para um aspecto mais estruturado da sessão, como oferecer *feedback* objetivo sobre o desempenho em avaliações específicas (p. ex., níveis de ingestão alcoólica, gravidade do sintoma): "A seguir, eu gostaria de lhe dar um *feedback* objetivo sobre como seu comportamento de beber se compara com outros alunos aqui. Você gostaria de ver isso?" (ou "Você está interessado?" ou "O que lhe parece?"). Esses convites em geral suscitam uma resposta afirmativa (e são altamente informativos quando é negativa) e implicitamente enfatizam a autonomia e a agência do cliente, comunicando que prosseguir é uma escolha sua. Incluir convites diretos é uma forma sutil de comunicar respeito pelo cliente e estimular uma parceria colaborativa.

Segundo, uma estratégia de implantação que ajuda a orientar o clínico é considerar a função do comportamento terapêutico na sessão em termos dos componentes da EM: expressar empatia, desenvolver discrepância, adaptar-se à resistência e apoiar a autoeficácia (Miller & Rollnick, 2002). Por exemplo, desenvolver um plano de mudança e estratégias de mudança do comportamento específicas para solução de problemas claramente apoia a autoeficácia. Considerar explicitamente como uma atividade ou diálogo se adapta a um domínio da EM pode ser especialmente útil para os clínicos iniciantes.

Uma variedade de ferramentas e medidas adicionais está disponível para apoiar o trabalho da EM (ver http://www.motivationalinterviewing.org), mas uma revisão abrangente vai além do escopo deste capítulo. No entanto, considerando o amplo e rico leque de recursos, é recomendado que os clínicos os utilizem ao máximo.

CONCLUSÕES

A motivação para mudança é um ponto-chave em todas as formas de intervenção clínica. A EM é uma estrutura para pensar sobre como os clínicos podem ajudar os clientes a se ajudarem; é uma mentalidade que reconhece a natureza flutuante da motivação e sua importância essencial na mudança do comportamento.

REFERÊNCIAS

Amrhein, P. C., Miller, W. R., Yahne, C. E., Palmer, M., & Fulcher, L. (2003). Client commitment language during motivational interviewing predicts drug use outcomes. *Journal of Consulting and Clinical Psychology, 71*(5), 862-878.

Apodaca, T. R., & Longabaugh, R. (2009). Mechanisms of change in motivational interviewing: A review and preliminary evaluation of the evidence. *Addiction, 104*(5), 705-715.

Apodaca, T. R., Magill, M., Longabaugh, R., Jackson, K. M., & Monti, P. M. (2013). Effect of a significant other on client change talk in motivational interviewing. *Journal of Consulting and Clinical Psychology, 81*(1), 35-46.

Arkowitz, H., Miller, W. R., & Rollnick, S. (Eds.). (2015). *Motivational interviewing in the treatment of psychological problems* (2nd ed.). New York: Guilford Press.

Barwick, M., Bennett, L. M., Johnson, S. N., McGowan, J., & Moore, J. E. (2012). Training health and mental health professionals in motivational interviewing: A systematic review. *Children and Youth Services Review, 34*(9), 1786-1795.

Bem, D. J. (1967). Self-perception: An alternative interpretation of cognitive dissonance phenomena. *Psychological Review, 74*(3), 183-200.

Bien, T. H., Miller, W. R., & Tonigan, J. S. (1993). Brief interventions for alcohol problems: A review. *Addiction, 88*(3), 315-335.

Boudreaux, E. D., Sullivan, A., Abar, B., Bernstein, S. L., Ginde, A. A., & Camargo Jr., C. A. (2012). Motivation rulers for smoking cessation: A prospective observational examination of construct and predictive validity. *Addiction Science and Clinical Practice, 7*(1), 8.

Burke, B. L., Arkowitz, H., & Menchola, M. (2003). The efficacy of motivational interviewing: A meta-analysis of controlled clinical trials. *Journal of Consulting and Clinical Psychology, 71*(5), 843-861.

Carpenter, K. M., Amrhein, P. C., Bold, K. W., Mishlen, K., Levin, F. R., Raby, W. N., et al. (2016). Derived relations moderate the association between changes in the strength of commitment language and cocaine treatment response. *Experimental and Clinical Psychopharmacology, 24*(2), 77-89.

Chiauzzi, E. J., & Liljegren, S. (1993). Taboo topics in addiction treatment: An empirical review of clinical folklore. *Journal of Substance Abuse Treatment, 10*(3), 303-316.

Festinger, L. (1957). *A theory of cognitive dissonance.* Stanford, CA: Stanford University Press.

Glynn, L. H., & Moyers, T. B. (2010). Chasing change talk: The clinician's role in evoking client language about change. *Journal of Substance Abuse Treatment, 39*(1), 65-70.

Heckman, C. J., Egleston, B. L., & Hofmann, M. T. (2010). Efficacy of motivational interviewing for smoking cessation: A systematic review and meta-analysis. *Tobacco Control, 19*(5), 410- 416.

Hettema, J., Steele, J., & Miller, W. R. (2005). Motivational interviewing. *Annual Review of Clinical Psychology, 1*, 91-111.

Lundahl, B., & Burke, B. L. (2009). The effectiveness and applicability of motivational interviewing: A practice-friendly review of four meta-analyses. *Journal of Clinical Psychology, 65*(11), 1232-1245.

Lundahl, B. W., Kunz, C., Brownell, C., Tollefson, D., & Burke, B. L. (2010). A meta-analysis of motivational interviewing: Twenty-five years of empirical studies. *Research on Social Work Practice, 20*(2), 137-160.

MacKillop, J., & Gray, J. C. (2014). Controversial treatments for alcohol use disorders. In S. O. Lilienfeld, S. J. Lynn, & J. M. Lohr (Eds.), *Science and pseudoscience in clinical psychology* (2nd ed., pp. 322-363). New York: Guilford Press.

Madson, M. B., Loignon, A. C., & Lane, C. (2009). Training in motivational interviewing: A systematic review. *Journal of Substance Abuse Treatment, 36*(1), 101-109.

Miller, W. R. (1983). Motivational interviewing with problem drinkers. *Behavioural Psychotherapy, 11*(2), 147-172.

Miller, W. R., Benefield, R. G., & Tonigan, J. S. (1993). Enhancing motivation for change in problem drinking: A controlled comparison of two therapist styles. *Journal of Consulting and Clinical Psychology, 61*(3), 455-461.

Miller, W. R., & Rollnick, S. (2002). *Motivational interviewing: Preparing people for change* (2nd ed.). New York: Guilford Press.

Miller, W. R., & Rollnick, S. (2009). Ten things that motivational interviewing is not. *Behavioural and Cognitive Psychotherapy, 37*(2), 129-140.

Miller, W. R., & Rollnick, S. (2013). *Motivational interviewing: Helping people change* (3rd ed.). New York: Guilford Press.

Miller, W. R., & Rose, G. S. (2009). Toward a theory of motivational interviewing. *American Psychologist, 64*(6), 527-537.

Miller, W. R., Sovereign, R. G., & Krege, B. (1988). Motivational interviewing with problem drinkers: II. The Drinker's Check-up as a preventive intervention. *Behavioural Psychotherapy, 16*(4), 251–268.

Miller, W. R., Taylor, C. A., & West, J. C. (1980). Focused versus broad-spectrum behavior therapy for problem drinkers. *Journal of Consulting and Clinical Psychology, 48*(5), 590–601.

Miller, W. R., Yahne, C. E., Moyers, T. B., Martinez, J., & Pirritano, M. (2004). A randomized trial of methods to help clinicians learn motivational interviewing. *Journal of Consulting and Clinical Psychology, 72*(6), 1050–1062.

Mowrer, O. H. (1948). Learning theory and the neurotic paradox. *American Journal of Orthopsychiatry, 18*(4), 571–610.

Moyers, T. B., Martin, T., Christopher, P. J., Houck, J. M., Tonigan, J. S., & Amrhein, P. C. (2007). Client language as a mediator of motivational interviewing efficacy: Where is the evidence? *Alcoholism: Clinical and Experimental Research, 31*(s3), 40s–47s.

Prochaska, J. O., & Di Clemente, C. C. (1982). Transtheoretical therapy: Toward a more integrative model of change. *Psychotherapy: Theory, Research, and Practice, 19*(3), 276–288.

Project MATCH Research Group. (1997). Project MATCH secondary a priori hypotheses. *Addiction, 92*(12), 1671–1698.

Project MATCH Research Group. (1998). Matching alcoholism treatments to client heterogeneity: Project MATCH three-year drinking outcomes. *Alcoholism: Clinical and Experimental Research, 22*(6), 1300–1311.

Rogers, C. R. (1959). A theory of therapy, personality, and interpersonal relationships, as developed in the client-centered framework. In S. Koch (Ed.), *Psychology: A study of a science* (Vol. 3, pp. 184–256). New York: McGraw-Hill.

Romano, M., & Peters, L. (2015). Evaluating the mechanisms of change in motivational interviewing in the treatment of mental health problems: A review and meta-analysis. *Clinical Psychology Review, 38*, 1–12.

Rosengren, D. B. (2009). *Building motivational interviewing skills: A practitioner workbook.* New York: Guilford Press.

Vader, A. M., Walters, S. T., Prabhu, G. C., Houck, J. M., & Field, C. A. (2010). The language of motivational interviewing and feedback: Counselor language, client language, and client drinking outcomes. *Psychology of Addictive Behaviors, 24*(2), 190–197.

28

Tratamento e manejo de crises suicidas por uma perspectiva comportamental

Katherine Anne Comtois, PhD, MPH
Department of Psychiatry and Behavioral Sciences, University of Washington

Sara J. Landes, PhD
Department of Psychiatry, University of Arkansas for Medical Sciences, and Central Arkansas Veterans Healthcare System

HISTÓRICO

Quando surge ideação suicida na psicoterapia, há dois caminhos a seguir: manejo do risco de suicídio e tratamento das variáveis de controle para resolver a ideação suicida. O manejo inclui as medidas que tomamos para minimizar o risco agudo de suicídio e autolesão, incluindo o manejo de meios letais, o desenvolvimento de um plano de segurança e a geração de esperança. Embora o manejo do risco seja importante, os terapeutas frequentemente o confundem com tratamento para prevenção de suicídio. Tratamento é um processo colaborativo e em geral relativamente longo entre terapeuta e cliente para mudar as variáveis controladoras para suicídio e autolesão e os fatores que fazem a vida não valer a pena ser vivida, como dor, isolamento ou falta de significado.

Essa confusão entre o manejo e o tratamento da ideação suicida geralmente surge porque os terapeutas veem suicídio e autolesão apenas como sintomas ou tangentes do transtorno ou problema que estão tratando. Sua expectativa é a de que a ideação suicida se resolva à medida que o transtorno ou problema se resolver e que ela por si só não requeira tratamento.

Uma alternativa mais poderosa é focar a ideação suicida diretamente com manejo e tratamento. Esse método pode ajudar a resolver sintomas/problemas imediatos, e aqueles que persistirem depois que a ideação suicida for resolvida podem ser focados sem a preocupação de que o cliente tente ou se suicide antes que tenham sido resolvidos.

Os princípios e as diretrizes neste capítulo estão baseados nos princípios e protocolos da terapia comportamental dialética (DBT; Linehan, 1993, 2015a, 2015b) e do Linehan Risk Assessment and Management Protocol, ou LRAMP, anteriormente University of Washington Risk Assessment and Management Protocol, ou UWRAMP (Linehan, Comtois, & Ward-Ciesielski, 2012; Linehan Institute, Behavioral Tech, n.d.; Linehan, 2014). Este breve capítulo pretende dar orientações gerais para o manejo comportamental e o tratamento da ideação suicida, mas recomenda-se treinamento formal adicional em DBT e nos métodos LRAMP.

MANEJO DO RISCO DE SUICÍDIO

O manejo do risco de suicídio inclui inúmeras tarefas: avaliação do risco de suicídio, tomada de decisão sobre o risco de suicídio, planejamento da resposta de segurança ou crise e segurança dos meios. Cada uma será descrita em detalhes a seguir.

Avaliação do risco de suicídio

O manejo do risco de suicídio começa com a busca de uma compreensão compartilhada com os clientes do que levou ao comportamento suicida passado e ao pensamento suicida atual. O alvo inclui seu comportamento e o de outros, além das emoções, cognições, sensações corporais e impulsos associados à ideação suicida. Pode ser útil reunir dados usando uma avaliação, como a Escala de Ideação Suicida (BSI; Beck, Brown, & Steer, 1997; Beck, Kovacs, & Weissman, 1979) na entrevista ou em forma de questionário. Essa medida classifica áreas-chave, incluindo desejo de vida e morte, história de tentativas, medo da morte e outras barreiras ao suicídio, além dos esforços para preparar o suicídio, e foi demonstrado que ela prediz morte por suicídio entre pacientes ambulatoriais de saúde mental (Beck, Brown, Steer, Dahlsgaard, & Grisham, 1999). A avaliação pode ser administrada para ideação suicida atual e também para ideação no seu pior momento, sendo que esta última é um forte previsor de suicídio subsequente (Beck et al., 1999).

É essencial coletar uma história de todas as tentativas de suicídio e condutas de autolesão sem intencionalidade suicida (CASIS). Duas medidas podem ser consideradas. A Suicide Attempt Self-Injury Interview (SASII; Linehan, Comtois, Brown, Heard, & Wagner, 2006) é uma entrevista estruturada que é essencialmente uma análise funcional reformulada como uma série de perguntas sobre o método, os precipitantes, as consequências e as funções da autolesão. A Lifetime Suicide Attempt Self-Injury Count (L-SASI; Comtois & Linehan, 1999; Linehan & Comtois, 1996), uma versão abreviada da SASII, examina a variação do comportamento suicida ao longo da vida (ou um período de tempo recente) usando as escalas de classificação SASII. A L-SASI é uma avaliação inicial eficiente que pode ser completada em 3 a 20 minutos (dependendo do número de comportamentos suicidas). Ela começa com algumas perguntas sobre as primeiras autolesões, a mais recente e a mais severa e depois reúne eficientemente uma contagem total das tentativas de suicídio e CASIS por método, letalidade e tratamento médico. Uma combinação da L-SASI com a SASII completa na tentativa de suicídio mais recente e na pior oferece uma história abrangente dos comportamentos na qual basear as decisões de manejo.

Além de coletar a história, é importante observar algum padrão do qual o cliente possa não ter consciência. O ambiente do cliente pode reforçar operativamente a ideação suicida, CASIS ou as comunicações de suicídio. Por exemplo, os pais podem apresentar uma reação intensa e/ou proporcionar a ajuda necessária quando seu filho se machuca, mas, quando o adolescente não está se autolesionando, os pais podem direcionar sua atenção para outras coisas. Eles podem negligenciar ou até mesmo punir tentativas de pedido de ajuda e não prestar atenção no filho até que ocorram comunicações ou ações suicidas. Assim, existe um reforço limitado para o comportamento adaptativo, punição para expressões normativas de dor e pedidos de ajuda e reforço de comportamentos suicidas. Outro exemplo é um cliente que funciona em um nível alto até que se sente sobrecarregado e então tenta suicídio. A esposa provavelmente só teve conhecimento de como seu marido se sentia um fardo e precisava de assistência (como frequentemente é o caso em situações como essa) depois que ocorreu o comportamento suicida. As tentativas de então dar apoio ou remover tarefas insuportáveis são inadvertidamente oportunizadas com o comportamento suicida, portanto o reforçam no futuro. Esses padrões em geral se desenvolvem sem a intenção consciente do cliente ou de outras pessoas – um fato que precisa estar claro para o cliente e os outros. No entanto, para prevenir suicídio, é igualmente essencial que essas contingências não sejam ignoradas ou negligenciadas, mas compreendidas e mudadas.

Tomada de decisão sobre o risco de suicídio

Depois que o risco e os fatores protetivos são conhecidos, o próximo passo é determinar o nível de risco e a resposta imediata ao tratamento. Claro apoio empírico sugere que tratamentos psicossociais ambulatoriais sejam os mais eficazes na redução de ideação suicida, tentativas e mortes (Brown & Green, 2014; Comtois & Linehan, 2006; Hawton et al., 2000). Não foram realizados estudos rigorosos comparando tratamento de saúde mental com internação e ambulatorial. Foi realizado apenas um estudo controlado randomizado de hospitalização (Waterhouse & Platt, 1990), que não encontrou diferença nas tentativas de suicídio subsequentes. Entretanto, o estudo foi falho, já que foram incluídos apenas aqueles com baixo risco de suicídio e a intervenção com internação foi mínima. Portanto, há pouca evidência empírica na qual basear a tomada de decisão clínica referente à hospitalização. Predizer o risco individual é essencialmente impossível dada a baixa taxa básica de tentativas de suicídio e suicídio.

Tratamentos para ideação suicida baseados em evidências recomendam basear a tomada de decisão clínica referente ao risco de suicídio não só no risco epidemiológico e nos fatores protetivos, mas também controlar as variáveis para o risco de suicídio do indivíduo ou seu compromisso com um plano de tratamento ambulatorial. Aqueles em alto risco e risco iminente de suicídio dispostos e capazes de tomar uma atitude para reduzir seu risco imediato em curto prazo podem ser manejados em um contexto ambulatorial, enquanto os indivíduos em risco mais baixo, mas que não estão interessados ou não são capazes de se engajar em tratamento ambulatorial, podem requerer encaminhamento para serviços de emergência ou hospitalização. O conhecimento das variáveis controladoras para comportamento suicida é, portanto, essencial para a tomada de decisão. Para cada variável controladora, é essencial avaliar a capacidade e a motivação do indivíduo para mudança. Se os indivíduos forem capazes de mudar a variável controladora por conta própria ou com a ajuda da família, de outro apoio ou de serviços sociais, então o tratamento ambulatorial será mais viável. Essa habilidade de mudar as variáveis controladoras é a justificativa para que o ensino de competências e estratégias de enfrentamento seja central para as psicoterapias comportamentais que trabalham com indivíduos suicidas. Entretanto, capacidade sem motivação para mudança é de valor limitado. Com base na avaliação da capacidade de um indivíduo, no seu compromisso para mudar e na percepção do que constitui uma vida que vale a pena ser vivida, clínico e cliente podem determinar qual deve ser a resposta inicial ao tratamento.

Não há uma fórmula que possa dizer ao clínico se determinado cliente fará uma tentativa de suicídio se for tratado em um contexto ambulatorial. Essa é uma questão de julgamento clínico que está baseada na avaliação de maior qualidade possível. Os terapeutas se beneficiam mais tomando essas decisões em consulta com uma equipe clínica ou, no mínimo, com um colega familiarizado com o cliente. O que os clínicos, a família e os amigos mais precisam quando um cliente comete suicídio é a convicção de que os clínicos que trabalham com o cliente fizeram tudo o que podiam (para orientações de manejo dessa situação, ver Sung, 2016). O clínico chega melhor a essa convicção consultando outros clínicos ao tomar decisões, estabelecendo as variáveis controladoras e a avaliação da habilidade do cliente e seu compromisso em mudar para que os outros possam oferecer sua perspectiva, fazendo perguntas adicionais de avaliação e concordando com o plano de tratamento ou ajudando a editá-lo. Essa ideia é, então, documentada nos registros médicos. O risco de negligência (i.e., a base para uma ação legal contra o terapeuta) é reduzido quando o processo de tomada de decisão é claro e muitos clínicos concordam com o plano, o que aumenta a confiança de todos os envolvidos e os protege contra a dúvida e/ou culpa que se segue a um suicídio.

Pode parecer que passar pelo esforço de ter um plano inteiramente avaliado impedirá seu desenvolvimento, mas é exatamente o contrário. Os princípios comportamentais se aplicam tanto ao clínico quanto ao cliente, e a revisão futura dos registros clínicos, e ainda mais uma tentativa de suicídio ou morte por suicídio, é um evento muito raro para funcionar diretamente como uma consequência. Um sentimento de alívio ou tranquilização pode ser um reforço poderoso, mas um plano funcionará como reforço apenas se tiver sido cuidadosamente avaliado e confirmado por aqueles que o revisarem – como uma seguradora de erro médico, advogado, escritório de gerenciamento de risco de uma agência particular, liderança organizacional, especialista em prevenção de suicídio, etc. – no caso de um resultado negativo. Reservar um tempo para desenvolver o plano e a documentação e tê-los revisados e endossados pelos atores relevantes pode ajudar muito a tranquilizar e proporcionar alívio para o clínico, o que aumenta a probabilidade de que essa consulta e a documentação sejam feitas para todos os clientes subsequentes.

Se o plano sobreviver a um resultado negativo, e o resultado for aquilo para que o plano foi concebido e não for traumatizante para o clínico, o conforto que este sentirá por ter seguido o plano também aumentará.

Simultaneamente, a aversão para completar a papelada extra deve receber atenção. Se forem colocadas em ação diretrizes ou um plano que seja trabalhoso, especialmente para um desfecho raro como comportamento suicida, o clínico inevitavelmente será ressaltado por evitá-lo ou minimizá-lo. O desenvolvimento de modelos – seja em formulários de papel, seja em formulários mantidos em registros de saúde eletrônicos – é uma estratégia que pode melhorar a qualidade da documentação e a probabilidade de que um clínico a preencha corretamente. Exemplos incluem o Suicide Status Form (Jobes, 2006; Jobes, Kahn-Greene, Greene, & Goeke-Morey, 2009), o Linehan Suicide Safety Net (Linehan et al., 2012; Linehan Institute, Behavioral Tech, n.d.), o manejo do risco terapêutico (Homaifar, Mtarazzo, & Wortzel, 2013; Wortzel, Matarazzo, & Homaifar, 2013) e os modelos de registro de saúde eletrônico do Department of Veterans Affairs para avaliação do risco de suicídio e planos de segurança.[1] Os modelos têm inúmeras vantagens. Por exemplo, contêm lembretes para todas as principais áreas de conteúdo (risco de suicídio ou fatores protetivos, etc.) para que o clínico não precise se preocupar com a possibilidade de omitir componentes importantes. Além disso, muitos itens envolvidos na tomada de decisão sobre suicídio são de um padrão normal e se prestam como modelos, permitindo que os clínicos os selecionem entre opções de textos já preparados (p. ex., "Conduzida avaliação do

---

[1] No Brasil, o Centro de Valorização da Vida (CVV) realiza apoio emocional e prevenção do suicídio, atendendo voluntária e gratuitamente todas as pessoas que querem e precisam conversar, sob total sigilo, por telefone (basta discar 188), *e-mail* e *chat* 24 horas todos os dias.

risco e fatores protetivos"; "Preenchido plano de segurança com o cliente", etc.) ou combinações de textos preparados e campos para texto aberto (p. ex., "Considerada hospitalização ou plano de tratamento ambulatorial contínuo e decidido não hospitalizar porque..." ou "Risco e fatores protetivos permanecem os mesmos da última avaliação, exceto..."). Essas opções poupam os clínicos de digitações substancialmente longas, ao mesmo tempo que transmitem muitas informações.

Plano de segurança ou resposta à crise

Assumir um compromisso público com a vida pode ser terapêutico (Rudd, Mandrusiak, & Joiner Jr., 2006), e os clientes fazem isso sem ter que fazer uma promessa contratual de não causarem danos a si mesmos. Um plano de segurança ou resposta a crises é um método mais eficaz e útil. Esses planos incluem dois componentes: o que os indivíduos podem fazer por si mesmos e como buscar ajuda de forma efetiva. Por exemplo, no plano de segurança desenvolvido por Greg Brown, Barbara Stanley e colaboradores (Kayman, Goldstein, Dixon, & Goodman, 2015; Stanley et al., 2015), o clínico e o cliente identificam (a) sinais de alerta de que pode aparecer ideação suicida para que possa ser tomada uma atitude precoce, (b) estratégias de enfrentamento que o indivíduo pode usar e (c) pessoas e lugares que o cliente pode utilizar para distração até que o momento suicida passe. Essas estratégias são concebidas para promover ação por parte dos clientes e ensiná-los a automanejar sua ideação suicida. O plano de segurança também inclui apoio social a quem o cliente pode recorrer para pedir ajuda, inclusive profissional.

Por diversas razões, os clínicos devem considerar firmemente fazer os indivíduos com risco de suicídio usarem linhas telefônicas para atendimento de crise em vez do pronto-socorro (PS). Em primeiro lugar, a não ser que o PS tenha um serviço de emergência psiquiátrica ou um especialista em saúde mental de plantão, a equipe médica/cirúrgica do PS tem menos conhecimento em prevenção de suicídio do que os clínicos de saúde mental e pode ter pouco a oferecer além de proteger temporariamente o paciente. Uma combinação de voluntários e supervisores compõe a equipe das linhas telefônicas para atendimento de crise, e a avaliação e resposta ao risco suicida é sua área de *expertise*. As linhas telefônicas para atendimento de crise afiliadas ao National Suicide Prevention Lifeline, fundado pela Substance Abuse and Mental Health Services Administration, contam com padrões específicos e avaliações regulares para assegurar que seja utilizada assistência baseada em evidências ao indivíduo com risco de suicídio (p. ex., Gould et al., 2016; Gould, Munfakth, Kleinman & Lake, 2012; Joiner et al., 2007). Em segundo lugar, uma visita ao PS é demorada e cara para o cliente e frequentemente envolve meios coercitivos, como contenção física ou química, que podem ser estressantes ou traumáticos. Uma linha telefônica para atendimento de crise é gratuita e resulta em ajuda imediata sem meios coercitivos. A linha de crise tem ligações com a polícia e os serviços de emergência, portanto, caso sua avaliação do risco indique que é necessário socorro imediato – voluntário ou involuntário –, ela pode garantir que isso seja feito rápida e eficientemente. Terceiro, encaminhar pacientes ao PS pode ter consequências iatrogênicas. Por exemplo, o cliente pode achar que o encaminhamento significa que o terapeuta não é capaz de ajudá-lo ou pode até mesmo encarar isso como abandono. A menos que o terapeuta realmente não seja capaz de ajudar, o encaminhamento para o PS deve ser evitado.

As linhas telefônicas para atendimento de crise também oferecem apoio continuado aos clientes, que complementa a disponibilidade do terapeuta. Esse apoio reduz a quantidade de tempo que o terapeuta precisa passar trabalhando com um cliente agudamente suicida, além das demandas emocionais, liberando seu tempo e energia emocional para as sessões de psicoterapia e para o contato fora da sessão que o terapeuta fornece dentro de seus limites pessoais e profissionais. Isso, por sua vez, ajuda o terapeuta a ficar com um cliente que se torna suicida até que a ideação suicida possa ser tratada e resolvida. Assim, o ideal é uma intervenção como uma linha telefônica para atendimento de crise que ofereça apoio adicional a indivíduos com risco de suicídio e lhes permita permanecer com seu terapeuta.

Segurança dos meios

Um plano de segurança inclui uma estratégia para a segurança dos meios, anteriormente denominada restrição dos meios, termo que foi abandonado devido a sua conotação negativa contraprodutiva (Anglemyer, Horvath, & Rutherford, 2014; I.H. Stanley, Hom, Rogers, Anestis, & Joiner, 2016; Yip et al., 2012). No tratamento psicossocial ambulatorial, é fundamental que os clientes deixem seu ambiente livre dos meios pelos quais podem impulsivamente tirar sua vida. São várias as diretrizes para segurança dos meios que os clínicos podem consultar para facilitar essa discussão com os clientes (Harvard T. H. Chan School of Public Health, n.d.; Suicide Prevention Resource Center, n.d.). Remover o acesso a meios letais é o cenário ideal. No entanto, quando o cliente não está disposto ou é relutante em fazê-lo, o clínico enfrenta o dilema de agir assertivamente para reduzir o acesso do cliente aos meios e arrisca perder o acesso ao cliente (p. ex., o cliente abandona o tratamento ou mente para o clínico).

Como ocorre com a tomada de decisão sobre suicídio, não há uma regra a ser seguida quando se tomam decisões sobre a segurança dos meios. Mais uma vez, a estratégia mais efetiva é encontrar consenso com outros clínicos, os quais consideram as alternativas e concordam que a estratégia do terapeuta é a mais efetiva considerando-se as limitações da situação. O clínico deve colaborar com o cliente na sessão para tomar uma decisão inicial. Exceto nos raros casos de risco iminente, há uma ampla oportunidade nas horas e nos dias seguintes à sessão para consultar outros clínicos e, se for recomendado, mudar o plano telefonando para o cliente ou como parte de uma sessão posterior. Sejam quais forem as decisões, a tomada de decisão e quem é consultado devem estar claros no registro médico. No caso de um desfecho trágico, a possibilidade de revisar a documentação que mostra as reflexões e informações disponíveis no momento é essencial, tanto para o terapeuta – para que se sinta tranquilo quanto ao seu trabalho com o cliente – quanto para outros que revisarem os registros.

TRATANDO A IDEAÇÃO SUICIDA

São duas as principais intervenções para comportamento suicida com ensaios randomizados replicados: DBT (Linehan, 1993; Linehan, Comtois, Murray et al., 2006; Stoffers et al., 2012) e terapia cognitivo-comportamental (TCC) para prevenção de suicídio (Brown et al., 2005; Rudd et al., 2015; Wenzel, Brown, & Beck, 2009). As duas intervenções apresentam várias áreas comuns que os clínicos podem trazer para seu trabalho: foco no suicídio em vez de no diagnóstico; foco no engajamento ativo e na retenção no tratamento; avaliação funcional dos fatores precipitantes e controle das variáveis do comportamento suicida; solução de problemas; postura ativa e diretiva para ajudar os clientes a desenvolver formas alternativas de pensar e se comportar durante períodos de sofrimento agudo em vez de apresentar comportamento suicida; e gerar esperança para o futuro.

O primeiro ponto comum é o foco no suicídio como alvo primário do tratamento. Isso significa que, embora depressão, uso de substâncias ou outros diagnósticos sejam abordados no tratamento, a ideação suicida não é considerada um sintoma ou uma complicação do diagnóstico que necessariamente será resolvida quando a condição diagnóstica melhorar. Em vez disso, ela é considerada não só uma questão independente, mas também uma questão primária do tratamento que permanece sendo o foco até que se resolva.

Fazer um tratamento sobre prevenção de suicídio e resolver o desejo do cliente de morrer requer que o cliente também esteja engajado e comprometido com esse objetivo. O engajamento do cliente também é, portanto, um foco. Tanto a DBT quanto a TCC reúnem estratégias explícitas para engajar o cliente no tratamento, prevenir o abandono e solucionar problemas e superar as barreiras aos cuidados. A estrutura da DBT prioriza que os próprios clientes tomem atitudes, enquanto a TCC inclui um braço de engajamento ativo no caso; entretanto, ambas antecipam que os clientes podem ter problemas para comparecer ao tratamento e consideram que a responsabilidade de permanecer em tratamento é compartilhada entre terapeuta e cliente. A DBT também inclui estratégias de compromisso ativo bem definidas para unir o tratamento aos objetivos do cliente, além de prevenir o suicídio. A TCC reforça o compromisso dando aos clientes a oportunidade de compartilhar sua narrativa suicida, com validação ativa do terapeuta e também por meio de psicoeducação.

Um elemento central das intervenções comportamentais para prevenção de suicídio é uma avaliação funcional do pensamento e do comportamento suicidas para determinar as variáveis controladoras, conforme discutido em detalhes anteriormente. O objetivo é ter uma compreensão idiográfica que levará a soluções idiográficas. Depois que os problemas são identificados, a solução destes é uma estratégia de terapia importante para resolver as variáveis controladoras que são solucionáveis. Simultaneamente, o terapeuta ensina estratégias para tolerar o que não pode ser resolvido ou para enfrentamento até que os problemas sejam resolvidos. O objetivo é colaborar com os clientes para encontrarem as soluções mais efetivas para os problemas que motivam o pensamento suicida e fazê-los praticar essas soluções – mesmo quando as emoções são intensas e a perspectiva é limitada, como é o caso em momentos de risco de suicídio.

Por fim, um aspecto crítico da terapia para prevenção de suicídio é criar uma visão de futuro e esperança. Isso direcionará a pessoa para uma vida que vale a pena ser vivida, em vez de para o suicídio, e evitará a necessidade de lidar com o suicídio. Um princípio central do tratamento com DBT é atingir uma vida que vale a pena ser vivida e de qualidade suficiente para que o suicídio não seja mais uma questão. Dessa forma, a DBT é um tratamento mais longo. O enfrentamento suicida é geralmente substituído pelo enfrentamento hábil dentro dos primeiros quatro meses de DBT, o que é típico da TCC e de outras intervenções comportamentais. O restante da terapia (seis meses, um ano ou mais) se concentra na qualidade da resolução dos comportamentos que interferem na vida e impedem que o cliente conquiste uma vida que valha a pena ser vivida. O comportamento que interfere na terapia – que é abordado no início e durante o tratamento para aumentar o engajamento hábil do cliente na terapia e prevenir o abandono – situa-se entre o alvo primário do comportamento e da crise suicidas e o alvo da qualidade de vida.

Por sua vez, as abordagens de TCC da ideação suicida são muito mais breves – 16 sessões ou menos –, com foco em lidar com a ideação e o comportamento suicidas e prevenir a recaída. Os clientes podem prosseguir a terapia em outro lugar para buscar qualidade de vida em geral. Assim, nessas terapias mais curtas, o foco é na esperança, e não em atingir uma vida que valha a pena ser vivida. Uma estratégia fundamental em TCC é o "*kit* da esperança", uma caixa ou outro recipiente que contém itens e lembranças, como fotografias e cartas, que servem como lembretes de razões para viver. O *kit* da esperança serve como um lembrete poderoso e pessoal da conexão do cliente com a vida que pode ser usado quando surgirem sentimentos suicidas. Os clientes geralmente acham o processo de construção desse kit muito gratificante, já que os leva a descobrir ou redescobrir razões para viver.

REFERÊNCIAS

Anglemyer, A., Horvath, T., & Rutherford, G. (2014). The accessibility of firearms and risk for suicide and homicide victimization among household members: A systematic review and meta-analysis. *Annals of Internal Medicine, 160*(2), 101–110.

Beck, A. T., Brown, G. K., & Steer, R. A. (1997). Psychometric characteristics of the Scale for Suicide Ideation with psychiatric outpatients. *Behaviour Research and Therapy, 35*(11), 1039–1046.

Beck, A. T., Brown, G. K., Steer, R. A., Dahlsgaard, K. K., & Grisham, J. R. (1999). Suicide ideation at its worst point: A predictor of eventual suicide in psychiatric outpatients. *Suicide and Life-Threatening Behavior, 29*(1), 1–9.

Beck, A. T., Kovacs, M., & Weissman, A. (1979). Assessment of suicidal intention: The Scale for Suicide Ideation. *Journal of Consulting and Clinical Psychology, 47*(2), 343–352.

Brown, G. K., & Green, K. L. (2014). A review of evidence-based follow-up care for suicide prevention: Where do we go from here? *American Journal of Preventive Medicine, 47*(3, Supplement 2), S209–S215.

Brown, G. K., Ten Have, T., Henriques, G. R., Xie, S. X., Hollander, J. E., & Beck, A. T. (2005). Cognitive therapy for the prevention of suicide attempts: A randomized controlled trial. *JAMA, 294*(5), 563–570.

Comtois, K. A., & Linehan, M. M. (1999). *Lifetime parasuicide count: Description and psychometrics*. Paper presented at the 9th Annual Conference of the American Association of Suicidology, Houston, TX.

Comtois, K. A., & Linehan, M. M. (2006). Psychosocial treatments of suicidal behaviors: A practice-friendly review. *Journal of Clinical Psychology, 62*(2), 161–170.

Gould, M. S., Lake, A. M., Munfakh, J. L., Galfalvy, H., Kleinman, M., Williams, C., et al. (2016). Helping callers to the National Suicide Prevention Lifeline who are at imminent risk of suicide: Evaluation of caller risk profiles and interventions implemented. *Suicide and Life-Threatening Behavior, 46*(2), 172–190.

Gould, M. S., Munfakh, J. L. H., Kleinman, M., & Lake, A. M. (2012). National Suicide Prevention Lifeline: Enhancing mental health care for suicidal individuals and other people in crisis. *Suicide and Life-Threatening Behavior, 42*(1), 22–35.

Harvard T. H. Chan School of Public Health. (n.d.). Lethal means counseling. https://www.hsph.harvard.edu/means-matter/lethal-means-counseling/.

Hawton, K., Townsend, E., Arensman, E., Gunnell, D., Hazell, P., House, A., et al. (2000). Psychosocial versus pharmacological treatments for deliberate self harm. *Cochrane Database of Systematic Reviews, 2*(CD001764).

Homaifar, B., Matarazzo, B., & Wortzel, H. S. (2013). Therapeutic risk management of the suicidal patient: Augmenting clinical suicide risk assessment with structured instruments. *Journal of Psychiatric Practice, 19*(5), 406–409.

Jobes, D. A. (2006). *Managing suicidal risk: A collaborative approach*. New York: Guilford Press.

Jobes, D. A., Kahn-Greene, E., Greene, J. A., & Goeke-Morey, M. (2009). Clinical improvements of suicidal outpatients: Examining Suicide Status Form responses as predictors and moderators. *Archives of Suicide Research, 13*(2), 147–159.

Joiner, T., Kalafat, J., Draper, J., Stokes, H., Knudson, M., Berman, A. L., et al. (2007). Establishing standards for the assessment of suicide risk among callers to the National Suicide Prevention Lifeline. *Suicide and Life-Threatening Behavior, 37*(3), 353–365.

Kayman, D. J., Goldstein, M. F., Dixon, L., & Goodman, M. (2015). Perspectives of suicidal veterans on safety planning: Findings from a pilot study. *Crisis: The Journal of Crisis Intervention and Suicide Prevention, 36*(5), 371–383.

Linehan, M. M. (1993). *Cognitive behavioral treatment of borderline personality disorder*. New York: Guilford Press.

Linehan, M. M. (2014). Linehan Risk Assessment and Management Protocol (LRAMP). Seattle: Behavioral Research and Therapy Clinics. Retrieved from http://blogs.uw.edu/brtc/files/2014/01/SSN-LRAMP-updated-9-19_2013.pdf.

Linehan, M. M. (2015a). *DBT skills training handouts and worksheets* (2nd ed.). New York: Guilford Press.

Linehan, M. M. (2015b). *DBT skills training manual* (2nd ed.). New York: Guilford Press.

Linehan, M. M., & Comtois, K. A. (1996). Lifetime Suicide Attempt and Self-Injury Count (L-SASI). (Formerly Lifetime Parasuicide History, SASI-Count). Seattle: University of Washington. Retrieved from http://depts.washington.edu/uwbrtc/resources/assessment-instruments/.

Linehan, M. M., Comtois, K. A., Brown, M. Z., Heard, H. L., & Wagner, A. (2006). Suicide Attempt Self-Injury Interview (SASII): Development, reliability, and validity of a scale to assess suicide attempts and intentional self-injury. *Psychological Assessment, 18*(3), 303-312.

Linehan, M. M., Comtois, K. A., Murray, A. M., Brown, M. Z., Gallop, R. J., Heard, H. L., et al. (2006). Two--year randomized controlled trial and follow-up of dialectical behavior therapy vs. therapy by experts for suicidal behaviors and borderline personality disorder. *Archives of General Psychiatry, 63*(7), 757-766.

Linehan, M. M., Comtois, K. A., & Ward-Ciesielski, E. F. (2012). Assessing and managing risk with suicidal individuals. *Cognitive and Behavioral Practice, 19*(2), 218-232.

Linehan Institute, Behavioral Tech (n.d.). Linehan Suicide Safety Net. Retrieved from http://behavioraltech.org/products/lssn.cfm.

Rudd, M. D., Bryan, C. J., Wertenberger, E. G., Peterson, A. L., Young-McCaughan, S., Mintz, J., et al. (2015). Brief cognitive-behavioral therapy effects on post--treatment suicide attempts in a military sample: Results of a randomized clinical trial with 2-year follow--up. *American Journal of Psychiatry, 172*(5), 441-449.

Rudd, M. D., Mandrusiak, M., & Joiner Jr., T. E. (2006). The case against no-suicide contracts: The commitment to treatment statement as a practice alternative. *Journal of Clinical Psychology, 62*(2), 243-251.

Stanley, B., Brown, G. K., Currier, G. W., Lyons, C., Chesin, M., & Knox, K. L. (2015). Brief intervention and follow-up for suicidal patients with repeat emergency department visits enhances treatment engagement. *American Journal of Public Health, 105*(8), 1570-1572.

Stanley, I. H., Hom, M. A., Rogers, M. L., Anestis, M. D., & Joiner, T. E. (2016). Discussing firearm ownership and access as part of suicide risk assessment and prevention: "Means safety" versus "means restriction." *Archives of Suicide Research, 13*, 1-17.

Stoffers, J. M., Völlm, B. A., Rücker, G., Timmer, A., Huband, N., & Lieb, K. (2012). Psychological therapies for people with borderline personality disorder. *Cochrane Database of Systematic Reviews, 8*(CD005652).

Suicide Prevention Resource Center. (n.d.). CALM: Counseling on Access to Lethal Means. http://www.sprc.org/resources-programs/calm-counseling-access-lethal-means.

Sung, J. C. (2016). Sample individual practitioner practices for responding to client suicide. March 21. https://www.sprc.org/resources-programs/sample-individual--practitioner-practices-responding-client-suicide.

Waterhouse, J., & Platt, S. (1990). General hospital admission in the management of parasuicide: A randomised controlled trial. *British Journal of Psychiatry, 156*(2), 236-242.

Wenzel, A., Brown, G. K., & Beck, A. T. (2009). *Cognitive therapy for suicidal patients: Scientific and clinical applications*. Washington, DC: American Psychological Association.

Wortzel, H. S., Matarazzo, B., & Homaifar, B. (2013). A model for therapeutic risk management of the suicidal patient. *Journal of Psychiatric Practice, 19*(4), 323-326.

Yip, P. S., Caine, E., Yousuf, S., Chang, S.-S., Wu, K. C.-C., & Chen, Y.-Y. (2012). Means restriction for suicide prevention. *Lancet, 379*(9834), 2393-2399.

29

Direções futuras em TCC e terapia baseada em evidências

Steven C. Hayes, PhD
Department of Psychology, University of Nevada, Reno

Stefan G. Hofmann, PhD
Department of Psychological and Brain Sciences, Boston University

Nos primeiros tempos do movimento da terapia comportamental, o falecido Gordon Paul, poucos anos após ter recebido seu PhD, escreveu uma das perguntas mais citadas sobre o verdadeiro objetivo de uma ciência de intervenções baseadas em evidências (1969, p. 44): "Que tratamento, realizado por quem, é o mais efetivo para este indivíduo com esse problema específico, sob qual conjunto de circunstâncias, e como ele acontece?". Incluímos essa citação no Capítulo 1 porque ela abriu as portas para uma abordagem científica da intervenção terapêutica que associa procedimentos baseados em evidências contextualmente específicos a processos baseados em evidências que resolvem os problemas e promovem a prosperidade de pessoas em particular. No entanto, essa abordagem não foi muito longe porque, nos primeiros tempos da terapia comportamental, havia uma crença muito grande de que os princípios e as teorias da aprendizagem formavam uma base adequada para os procedimentos clínicos. De fato, isso pode explicar por que dois anos antes Paul (1967) não havia incluído a frase "e como ele acontece" na formulação original dessa questão, em vez disso focando inteiramente em procedimentos baseados em evidências contextualmente específicos. Os processos de mudança eram algo secundário.

Uma abordagem verdadeiramente baseada em processos dá alta prioridade a processos baseados em evidências e a procedimentos baseados em evidências, pois eles estão ligados a tais processos. Neste ponto do livro, estamos finalmente em uma posição de colocar maior ênfase na questão fundamental na qual o campo da mudança clínica precisa focar para fazer uma escolha de prioridades. A questão central na psicoterapia moderna e na ciência da intervenção agora é: "Quais processos biopsicossociais nucleares devem ser focados com este cliente levando em conta este objetivo nesta situação, e como eles podem ser mudados de forma mais eficiente e efetiva?". Responder a essas perguntas é o objetivo de qualquer forma de *terapia empírica baseada em processos*, mas defendemos que agora, mais especialmente, este está se tornando o objetivo da terapia cognitivo-comportamental (TCC) baseada em processos.

Aliviar o sofrimento humano é um objetivo desafiador em todos os aspectos. Requer ferramentas conceituais poderosas que analisem a complexidade humana dividindo-a em inúmeras questões manejáveis. Requer criatividade clínica, que levará ao foco bem-sucedido em domínios e dimensões fundamentais do funcionamento humano. Depende de ferramentas metodológicas que permitam o desenvolvimento de conhecimento generalizável a partir da experiência detalhada com uma infinidade de indivíduos.

Nos primeiros tempos, os princípios de aprendizagem e uma abordagem engenhosa da análise funcional eram essencialmente o que estava disponível para realizar essa abordagem, e isso não era suficiente. Os princípios e procedimentos eram muito limitados, e sua ligação aos indivíduos – uma tarefa em si – necessitava de mais suporte da ciência. Nas décadas que se seguiram, o movimento comportamental expandiu seu arsenal conceitual e procedimental, transformando-se na TCC como consequência. Esse foi um passo à frente, embora, conforme exploramos na Parte II deste livro, o campo ainda esteja aprendendo como melhor desenvolver e usar um conjunto de princípios mais abrangentes e organizá-los em formas pragmaticamente úteis e, como mostramos na Parte III, muitos procedimentos modernos estão apenas começando a entrar em cena, cientificamente falando.

As agências governamentais também queriam ver o desenvolvimento da terapia baseada em evidências (EBT), mas elas tinham suas próprias ideias de como fazer isso, impulsionadas em grande parte pelas ideias do *establishment* psiquiátrico. Depois que a terceira versão do *Manual diagnóstico e estatístico de transtornos mentais* da American Psychiatric Association foi desenvolvida, em 1980, o Instituto Nacional de Saúde Mental americano (National Institute of Mental Health – NIMH) decidiu investir recursos no financiamento de ensaios randomizados de protocolos específicos voltados para síndromes psiquiátricas. Essa combinação teve um impacto enorme no campo da TCC, e na EBT de modo mais geral, trazendo prestígio e chamando a atenção para os desenvolvedores de psicoterapia, mas também inadvertidamente restringindo sua visão.

No grande arco da história, esses desenvolvimentos contribuíram muito para o campo. O estudo de protocolos para as síndromes capturou parte da essência da agenda de Paul, e houve grande aumento na quantidade de dados disponíveis sobre psicoterapia e outras intervenções psicossociais, sobre o impacto dos medicamentos psiquiátricos, o desenvolvimento da psicopatologia e outras questões-chave. Entre outras coisas, as preocupações levantadas por Eysenck (1952) sobre se a psicoterapia baseada em evidências poderia se revelar melhor do que não fazer absolutamente nada foram respondidas de uma vez por todas. A TCC foi a beneficiária principal desse crescimento das evidências, levando a sua posição atual como a abordagem de intervenção mais bem embasada.

No entanto, a biomedicalização do sofrimento humano que está subjacente a esses desenvolvimentos abandonou várias características essenciais da pergunta clínica de Paul. A nova pergunta – "Que protocolo é melhor para os sintomas desta síndrome?" – a que os cientistas intervencionistas estavam respondendo não conseguiu captar adequadamente as necessidades do indivíduo, o contexto das intervenções, a especificidade dos procedimentos, a especificidade dos problemas e a ligação com os processos de mudança. Em outras palavras, a terapia empírica baseada em protocolos e síndromes abandonou inúmeras características definidoras de uma abordagem de terapia empírica baseada em processos.

O campo ainda está lidando com os desafios práticos e intelectuais resultantes. A teoria sofreu quando se desenvolveu uma abordagem mais puramente tecnológica. O quanto são importantes os processos e princípios se eles são apenas usados como uma configuração vaga para as tecnologias e não são formalmente testados como moderadores ou mediadores da intervenção? Deve-se esperar uma incapacidade para desenvolver teorias robustas da mudança do comportamento se o desenvolvimento da teoria for meramente um ritual não testado que realizamos antes que ocorra a ação real do desenvolvimento do protocolo associado às síndromes.

À medida que o novo programa de pesquisa foi se desenvolvendo no período de 30 anos entre 1980 e 2010, foi extremamente desencorajador, cientificamente falando, que o foco nas síndromes nunca parecesse levar a evidências conclusivas sobre a etiologia, o curso e a resposta ao tratamento. Dito de outra forma, uma abordagem das síndromes jamais levou à descoberta de doenças, que é o objetivo final da classificação sindrômica. A heterogeneidade entre comorbidade e cliente era tão grande dentro dos grupos sindrômicos que o diagnóstico tradicional parecia mais um ritual vazio do que um processo vitalmente importante e progressivo. Depois de 2010, o NIMH começou a retirar seu interesse – de fato, abandonando a própria abordagem que havia adotado como sua estratégia desenvolvimental 30 anos antes, trazendo consigo os pesquisadores em TCC. O DSM-5 foi editado em 2013 com notável falta de entusiasmo em quase todo canto da área.

A TCC também passou por mudanças. Neste livro, evitamos a linguagem da "terceira onda" porque pode parecer ofensiva para alguns no campo, e nosso objetivo é tentar reunir as diferentes vertentes e tradições com uma abordagem mais baseada em processos. De qualquer modo, é importante olhar além das reações a esse rótulo específico para a nova geração de trabalho que estava emergindo dentro da TCC (Hayes, 2004); as principais características que esses desenvolvimentos enfatizaram são formas de possivelmente melhorar a compreensão e os resultados. Uma afirmação original em itálico resumindo ideias da terceira onda enfatizava que o que estava emergindo era uma "abordagem empírica focada em princípios... [que] é particularmente sensível ao contexto e às funções dos fenômenos psicológicos... e reformula e sintetiza as gerações prévias da terapia comportamental e cognitiva e as faz avançar como perguntas, problemas e domínios previamente abordados principalmente por outras tradições" (Hayes, 2004, p. 658). Dito de outra forma, a TCC chegou a um ponto em que uma abordagem empírica baseada em processos pode ser usada para abrir a tradição à completa gama de questões que podem ser examinadas em EBT.

Este livro procura avançar nesse caminho. Uma abordagem baseada em processos reflete até certo ponto as pressões que levaram o NIMH a focar na estrutura do Research Domain Criteria Initiative em vez de no DSM como uma via de progresso (Insel et al., 2010), mas faz isso levando a ciência da intervenção em uma direção baseada em processos. Organizamos o livro em torno do recente documento de consenso (Klepac et al., 2012) da Inter-Organizational Task Force on Cognitive and Behavioral Psychology Doctoral Education, em parte porque esse documento mostra como o campo em geral está desenvolvendo maior sofisticação sobre o que é necessário para reorientar o campo em uma era pós-DSM.

Quando a teoria e os processos de mudança se tornaram mais centrais, a força-tarefa corretamente defendeu que é necessário mais treinamento em filosofia da ciência, estratégia científica, ética e a ampla gama de domínios a partir dos quais os princípios podem surgir. Mais treinamento é necessário para ligar os procedimentos aos princípios e para adequar os procedimentos às necessidades específicas do caso em particular de uma maneira ética e sensível às evidências. Concordamos com as conclusões da força-tarefa, e os capítulos deste livro são em parte um esforço para responder a esse desafio. Este livro não é uma resposta abrangente – para isso será necessária uma série de volumes, dos quais este é o primeiro que planejamos publicar.

A esta altura do livro, é importante levar em conta o que o futuro reserva se o campo desenvolver uma ligação empírica maior entre procedimentos e processos que amenizam problemas e promovem prosperidade para as pessoas. Dito de outra forma: o que irá se desenrolar em uma era de terapia empírica baseada em processos? Não podemos dizer com certeza, mas as linhas gerais parecem suficientemente claras. Em diversas áreas, os capítulos deste livro antecipam algumas das mudanças que aparentemente temos pela frente.

PROVÁVEIS DESENVOLVIMENTOS FUTUROS

O declínio das terapias nomeadas. Quando os pacotes e protocolos forem desmembrados em procedimentos ligados a processos, as terapias nomeadas se tornarão muito menos dominantes. De fato, o termo "terapia cognitivo-comportamental" se tornou muito restrito porque a mudança terapêutica que ocorre não está de forma alguma restrita a processos cognitivos e comportamentais; também estão envolvidos processos sociais, motivacionais, emocionais, epigenéticos, neurobiológicos, evolucionistas e muitos outros processos baseados em evidências. Muitos deles foram descritos nos capítulos deste livro.

Podemos argumentar, ainda, que TCC não é um termo singular, mas que existem muitas TCCs, algumas mais baseadas em evidências, fundamentadas na teoria e orientadas para processos do que outras. No entanto, permitir que o tratamento baseado em evidências continue a se desenvolver sob uma montanha de tratamentos especificamente nomeados (p. ex., dessensibilização e reprocessamento por meio dos movimentos oculares, terapia de processamento cognitivo, terapia comportamental dialética, etc.) manterá o campo preso a uma era de pacotes e protocolos. Esses nomes que estão associados a modelos teóricos bem desenvolvidos e específicos podem ser acomodados como nomes para modelos teóricos, mas, em uma era baseada em processos, simplesmente não há necessidade de nomear cada *design* arquitetônico ou *layout* das ruas da cidade.

Poucos dos capítulos da Parte III apresentam métodos que precisariam ser ligados a uma terapia nomeada para serem efetivos. O Capítulo 3 enfatiza que os clínicos frequentemente precisam ir além dos protocolos, usando a formulação de caso que especifica como os alvos do tratamento baseado em evidências estarão associados a processos de mudança robustos. Os protocolos nomeados continuarão a ter um papel por algum tempo, mas, quando os procedimentos e processos ocuparem o palco central, a maioria deles começará a passar para o segundo plano.

O declínio das teorias gerais e o surgimento de modelos testáveis. Os sistemas amorfos e as reivindicações teóricas gerais irão se incorporar a modelos e teorias mais específicos e testáveis ou serão reconhecidos como reivindicações filosóficas amplas. Distintos conjuntos de pressupostos filosóficos permanecerão distintos, precisamente porque os pressupostos estabelecem as bases para o teste empírico e, assim, não estão totalmente sujeitos à testagem empírica (essa questão é abordada amplamente no Capítulo 2, sobre a filosofia da ciência). Essa realidade não significa que abordagens filosoficamente distintas não possam coexistir e até mesmo cooperar. Neste livro, defendemos que a cooperação será mais provável se as diferenças nos pressupostos forem apreciadas. Em alguns aspectos, este livro mesmo é um teste dessa ideia, reunindo métodos de diferentes vertentes e tradições na TCC.

Modelos testáveis e teorias específicas são altamente úteis na ciência, especialmente se forem vistos sob mais de um ângulo quanto a sua utilidade. Na era dos protocolos sindrômicos, a teoria com frequência recebeu pouca atenção na sua influência sobre a intervenção. Isso com certeza deverá mudar. No entanto, modelos e teorias pragmaticamente úteis estarão sujeitos a grande escrutínio em várias dimensões essenciais, incluindo as quatro que mencionaremos a seguir.

O surgimento da mediação e da moderação. Mesmo agora, com o prenúncio dessas mudanças, agências e associações que certificam métodos de intervenção baseados em evidências, como a Divisão 12 (psicologia clínica) da Associação Americana de Psicologia, não exigiram evidências de processos de mudança associados ao modelo teórico subjacente e procedimentos implantados (Tolin, McKay, Forman, Klonsky, & Thombs, 2015). Isso não pode continuar em uma era baseada em processos. Modelos teóricos subjacentes a um procedimento de intervenção precisam especificar os processos de mudança associados a esse procedimento para um problema particular. Mesmo que o procedimento funcione bem, se o processo de mudança especificado não puder demonstrar ser consistentemente aplicável, o modelo subjacente estará errado. O campo pode tolerar um curto atraso enquanto as questões de medidas são desenvolvidas, mas a tarefa de desenvolvimento de uma avaliação adequada recai sobre aqueles que propõem modelos e teorias, não sobre aqueles que demandam apropriadamente evidências para os processos de mudança.

A distinção entre um fracasso do modelo e um fracasso procedural também é importante na outra direção. Por exemplo, se um procedimento supostamente não consegue alterar processos críticos de mudança que podem se revelar importantes em estudos longitudinais da psicopatologia desenvolvimental, então o modelo permanece sem ser testado mesmo que o procedimento fracasse. Nesse caso, o campo pode tolerar um curto atraso enquanto os detalhes procedurais são desenvolvidos para produzir melhor impacto nos processos de mudança em áreas específicas.

O ponto mais importante é que um procedimento deve ser considerado baseado em evidências somente quando a ciência apoia esse procedimento, seu modelo subjacente e sua relação. Se um procedimento produz ganhos confiavelmente *e* manipula um processo mediador desses ganhos, *então* ele está pronto para ser admitido no arsenal da terapia empírica baseada em processos.

Mesmo assim, há mais a fazer em termos práticos. Se a moderação não estiver especificada, ela ainda precisa ser investigada vigorosamente, porque a história dos métodos baseados em evidências mostra que poucos processos são sempre positivos, independentemente do contexto (p. ex., Brockman, Ciarrochi, Parker, & Kashdan, 2016). Assim, em um campo maduro, orientado para processos, evidências de mediadores e moderadores teoricamente coerentes serão tão importantes quanto evidências de benefícios procedurais. Esperamos ansiosamente pelo dia em que as metanálises de mediação procedural sejam tão comuns e tão importantes quanto as metanálises de impacto procedural.

Novas formas de diagnóstico e análise funcional. À medida que as abordagens baseadas em processo se desenvolvem, processos nucleares usados em novas formas de análise funcional e aplicações baseadas em pessoas se tornarão mais centrais. O surgimento de modelos estatísticos que podem analisar curvas de crescimento individuais e redes cognitivas e comportamentais pessoais alimenta a esperança de uma reemergência do indivíduo em abordagens baseadas em evidências. Por exemplo, a complexa abordagem em rede pode oferecer uma alternativa ao modelo de doença latente. Essa abordagem sustenta que os problemas psicológicos não são expressões de entidades patológicas subjacentes, mas elementos inter-relacionados de uma rede complexa. Essa abordagem, que é uma extensão da análise funcional, não só oferece uma estrutura para a psicopatologia como também pode ser usada para predizer mudança terapêutica, recaída e recuperação em algum ponto no tempo (Hofmann, Curtiss, & McNally, 2016).

Precisamos de uma abordagem para focar em intervenções que não seja tão transdiagnóstica (um termo com os pés colocados desconfortavelmente sobre uma divisão que provavelmente irá aumentar) quanto uma abordagem alternativa para o diagnóstico. Para que a TCC e a EBT baseada em processos prosperem, são necessárias alternativas ao DSM bem desenvolvidas que possam orientar a pesquisa e a prática.

De abordagens nomotéticas para idiográficas. A nosologia psiquiátrica contemporânea, que encara os problemas psiquiátricos como expressões de entidades mórbidas latentes, força um sistema nomotético no sofrimento humano. Consistente com essa abordagem, no protocolo para a TCC na era das síndromes, o protocolo X foi desenvolvido para tratar a doença psiquiátrica X, enquanto o protocolo Y de TCC foi desenvolvido para tratar a doença Y, ao mesmo tempo ignorando as diferenças entre os indivíduos.

Entretanto, para responder à pergunta clínica de Paul (1969), uma abordagem nomotética descendente não será útil. Essa pergunta requer uma abordagem idiográfica ascendente para compreender por que em um caso particular um problema psicológico é mantido e como o processo de mudança pode ser iniciado. Os princípios nomotéticos são essenciais, mas sua base e sua aplicação precisam incluir a intensa análise do indivíduo. Frequentemente a pesquisa qualitativa informará esses desenvolvimentos. Os psicólogos já estão bem equipados com muitas das ferramentas metodológicas para lidar com tais questões, variando de delineamentos experimentais de caso único (Hayes, Barlow, & Nelson-Gray, 1999) até avaliações ecológicas momentâneas, e o uso dessas ferramentas metodológicas provavelmente aumentará, especialmente quando estiverem associadas a métodos estatísticos modernos, conforme observamos com a tendência imediatamente anterior.

Os processos precisam especificar os elementos modificáveis. As necessidades práticas dos profissionais apresentam ao campo uma agenda analítica natural. Essa é uma razão por que diferentes filosofias da ciência (ver o Cap. 2) podem mais prontamente coexistir dentro da TCC do que em muitas outras áreas da ciência: os contextualistas podem encarar os resultados pragmáticos como critérios da verdade em si mesmos, enquanto os realistas elementares podem vê-los como a consequência natural do conhecimento ontológico, mas ambos podem concordar quanto à importância prática dos resultados para o trabalho de intervenção. Uma implicação é que processos que são claramente modificáveis e teorias e modelos que especificam elementos contextuais que podem ser usados para modificar processos de mudança são inerentemente privilegiados em uma abordagem baseada em processos da terapia empírica. Cognições, emoções e comportamento são variáveis dependentes da ciência da intervenção. A ciência desse simples fato se soma à próxima característica essencial.

A importância do contexto. Se uma variável dependente tiver que mudar em psicologia, em última análise isso precisa ser feito mudando a história ou circunstância situacional. Dito de outra forma, o contexto precisa mudar. Isso é exatamente o que uma técnica terapêutica faz.

Os cientistas intervencionistas são muito melhores na medição das respostas emocionais, cognitivas ou comportamentais das pessoas do que na medição do contexto histórico, social e situacional. Isso é compreensível, mas este último precisa de atenção contínua em uma abordagem baseada em processos.

Esse truísmo sobre as medidas sugere que teorias e modelos que especificam a relação dos processos de mudança com métodos de manipulação desses processos devem ser privilegiados em relação a outras teorias e modelos que omitem esse passo essencial. A identificação dessa relação é um critério exigente a que poucos modelos e teorias atuais atendem. É mais fácil desenvolver modelos de mudança que não estejam especificamente associados aos componentes da intervenção.

Até certo ponto, a terapia baseada em processos pode resolver esse problema empiricamente: ensaio e erro podem determinar quais componentes movem quais processos de mudança. Em longo prazo, entretanto, precisamos saber *por que* determinados métodos movem determinados processos, não simplesmente que eles os movem. As teorias que explicam a ligação entre processos baseados em evidências e componentes se tornarão, assim, mais importantes à medida que amadurecer uma abordagem empírica baseada em processos.

Análises dos componentes e a reemergência de estudos baseados em laboratório. As considerações que abordamos aqui são parte de por que estudos de componentes cuidadosamente elaborados tiveram uma reemergência na TCC. É possível detalhar de forma muito precisa questões específicas baseadas em processos com populações clínicas no laboratório, mas, em ensaios controlados randomizados de pacotes e protocolos, isso seria mais difícil de fazer (p. ex., Campbell-Sills, Barlow, Brown, & Hofmann, 2006). É imprudente permitir que existam pacotes por muitos anos antes que sejam desmontados, mas, em uma era mais baseada em processos, as informações sobre os processos componentes podem ser construídas de maneira ascendente, permitindo até mesmo que uma metanálise dos escores dos estudos componentes informe o trabalho clínico (Levin, Hildebrandt, Lillis, & Hayes, 2012).

Integração da ciência comportamental e psicológica com as outras ciências biológicas. A ciência comportamental e psicológica não vive e não pode viver em um mundo à parte: o comportamento faz parte das ciências biológicas de modo mais geral. O grande crescimento da atenção voltada para as neurociências na ciência intervencionista moderna reflete esse *Zeitgeist* mais holístico e biologicamente favorável – na era moderna, queremos saber como os eventos psicológicos nos modificam como organismos, e vice- -versa. No entanto, ainda há outros aspectos inevitáveis que fazem parte desse mesmo *Zeitgeist*. Sabemos, por exemplo, que processos epigenéticos impactam a organização do cérebro (Mitchell, Jiang, Peter, Goosens, & Akbarian, 2013), mas eles próprios são afetados por experiências que são protetivas em áreas da saúde mental (p. ex., Dusek et al., 2008; Uddin & Sipahi, 2013). Algumas delas são abordadas no Capítulo 10, sobre a ciência da evolução.

Um interesse na biologia não precisa ser reducionista. História e contexto são tão importantes para um biólogo evolucionista quanto são para um psicoterapeuta; essa é uma das razões por que incluímos um capítulo sobre a ciência da evolução neste livro. Cada nível de análise tem seu próprio lugar e uma malha unificada da ciência. Na era moderna, entretanto, é provável que os cientistas intervencionistas sejam cada vez mais chamados a ser treinados de modo mais abrangente nas ciências biológicas e a terem conhecimento sobre os desenvolvimentos nessas áreas.

Novas formas de prestação de assistência. Como mostra o Capítulo 4, sobre o papel dinâmico da prática, o mundo dos aplicativos, *websites*, telemedicina e intervenção via telefone está à nossa porta. Por décadas, os treinadores em psicoterapia têm-se preocupado que jamais haverá psicoterapeutas suficientes disponíveis, dada a enorme necessidade humana de assistência psicológica. Essa noção de uma necessidade avassaladora só aumenta quando pensamos nas necessidades globais de saúde mental ou quando percebemos que os métodos de terapia são relevantes para os problemas sociais (p. ex., preconceito) ou para a prosperidade humana (p. ex., psicologia positiva e qualidade de vida).

Felizmente, não há razão para pensar na psicoterapia como limitada a uma intervenção de 50 minutos, individual e frente a frente. Os seres humanos podem mudar porque leem um livro (Jeffcoat & Hayes, 2012), usam um aplicativo em seu *smartphone* (Bricker et al., 2014) ou recebem um rápido telefonema de acompanhamento de uma enfermeira (Hawkes et al., 2013). Uma abordagem baseada em processos é capaz de abranger esses métodos devido às estratégias de pesquisa relativamente controladas que podem documentar e estudar as mudanças dos processos quando esses métodos são usados e devido às possibilidades derivadas, interativas e dinâmicas que muitas formas de intervenção tecnológica permitem.

Uma ciência da relação terapêutica. Conforme discutido no Capítulo 3, a relação terapêutica e outros processos nucleares comuns requerem uma análise. Não basta saber que as características gerais da terapia predizem os resultados; os processos nucleares comuns precisam ser manipulados e comprovar que são importantes *experimentalmente*. Conforme mencionamos na introdução do livro, os métodos de intervenção baseados em evidências estão tendo um impacto na nossa compreensão da própria relação terapêutica (Hofmann & Barlow, 2014). Por exemplo, foi demonstrado empiricamente que a flexibilidade psicológica pode explicar o impacto da terapia de aceitação e compromisso, mas também pode ajudar a explicar o impacto da aliança terapêutica (p. ex., Gifford et al., 2011).

Usando a clínica como uma fonte de dados. As pesquisas em TCC começaram na clínica.

Uma abordagem empírica baseada em processos parece ter probabilidade de capacitar os profissionais a se envolverem na geração de conhecimento, especialmente à medida que métodos analíticos focados mais individualmente continuarem a emergir. Diversidade é importante em uma abordagem focada em processos, e os profissionais que estão na linha de frente veem um grupo de clientes mais diversificado do que os centros médicos acadêmicos em grandes áreas urbanas.

Usando a comunidade mundial como uma fonte de dados. Apenas alguns países no planeta conseguem bancar o tipo de infraestrutura de subsídios para financiar grandes estudos de resultados bem controlados. Todos eles estão no Ocidente e todos são predominantemente brancos. Entretanto, ao mesmo tempo, o mundo está acordando para as imensas necessidades de saúde por todo o globo, incluindo necessidades de saúde mental e comportamental.

É importante examinar se os processos de mudança em EBT estão associados à cultura – em geral, a resposta até agora parece ser tranquilizadora (p. ex., Monestès et al., 2016). A terapia baseada em processos alimenta a esperança de ser capaz de melhor se adequar às necessidades de informações adicionais e extrair essas informações da comunidade mundial. Por exemplo, se um processo é mediador dos resultados e é culturalmente válido, a criatividade clínica pode ser colocada a serviço de descobrir como melhor mover esse processo em procedimentos culturalmente sólidos e contextualmente apropriados que sejam ajustados para se adaptar a necessidades específicas.

A mudança da TCC como a conhecemos. Ironicamente, com o passar do tempo, uma abordagem baseada em processos provavelmente parecerá encurtar a vida da TCC como uma abordagem claramente distinta comparada com a EBT em geral. Isso não vai ocorrer porque todos os métodos baseados em evidências mostrarão que emergem da TCC. Ao contrário, como a TCC se reorienta para questões que previamente foram o foco somente de outras tradições de terapia, haverá cada vez menos razões para distinguir a TCC do trabalho analítico, existencial, humanista ou sistêmico.

Sempre haverá uma necessidade de clareza sobre os pressupostos filosóficos, porém muitos sistemas teóricos já existem dentro da TCC, e um melhor treinamento na filosofia da ciência deve capacitar os pesquisadores em TCC a entrar na cova dos leões dos sistemas teóricos mais diversos sem perder o equilíbrio. Não estamos (ainda) reivindicando um fim para o uso do termo "terapia cognitivo-comportamental". No entanto, se a abordagem contida neste livro for seguida, poderemos ver o dia em que o termo acrescentará pouco à nossa descrição do campo atual. É possível que, se todas as tendências discutidas neste livro se desenvolverem, isso signifique o fim da TCC como a conhecemos – mas este só será o caso se ocorrer um progresso considerável na direção de um futuro novo e empoderador de uma forma mais ampla e profunda de EBT.

Não temos certeza de que todas essas tendências irão evoluir, nem se isso acontecerá em breve. Entretanto, muitas delas já estão em curso, portanto não pode haver dúvida de que o mundo da intervenção psicológica mudará. De maneira geral, acreditamos que essas tendências são positivas e que uma abordagem mais baseada em processos ajudará os estudantes de hoje a ampliar as fronteiras do consenso no futuro. O objetivo não é convulsão. O objetivo é progresso. As pessoas estão necessitadas e estão procurando respostas do nosso campo. Depende de nós fornecê-las. Esperamos que este livro ofereça não só um instantâneo de onde nos encontramos atualmente, mas também lance luz na direção que podemos seguir.

REFERÊNCIAS

Bricker, J. B., Mull, K. E., Kientz, J. A., Vilardaga, R. M., Mercer, L. D., Akioka, K. J., et al. (2014). Randomized, controlled pilot trial of a smartphone app for smoking cessation using acceptance and commitment therapy. *Drug and Alcohol Dependence, 143*, 87–94.

Brockman, R., Ciarrochi, J., Parker, P., & Kashdan, T. (2016). Emotion regulation strategies in daily life: Mindfulness, cognitive reappraisal and emotion suppression. *Cognitive Behaviour Therapy, 46*(2), 91–113.

Campbell-Sills, L., Barlow, D. H., Brown, T.A., & Hofmann, S. G. (2006). Effects of suppression and acceptance on emotional responses of individuals with anxiety and mood disorders. *Behaviour Research and Therapy, 44*(9), 1251–1263.

Dusek, J. A., Otu, H. H., Wohlhueter, A. L., Bhasin, M., Zerbini, L. F., Joseph, M. G., et al. (2008). Genomic counter-stress changes induced by the relaxation response. *PLoS One, 3*(7), e2576.

Eysenck, H. J. (1952). The effects of psychotherapy: An evaluation. *Journal of Consulting Psychology, 16*(5), 319–324.

Gifford, E. V., Kohlenberg, B. S., Hayes, S. C., Pierson, H. M., Piasecki, M. P., Antonuccio, D. O., et al. (2011). Does acceptance and relationship focused behavior therapy contribute to bupropion outcomes? A randomized controlled trial of functional analytic psychotherapy and acceptance and commitment therapy for smoking cessation. *Behavior Therapy, 42*(4), 700–715.

Hawkes, A. L., Chambers, S. K., Pakenham, K. I., Patrao, T. A., Baade, P. D., Lynch, B. M., et al. (2013). Effects of a telephone-delivered multiple health behavior change intervention (Can-Change) on health and behavioral outcomes in survivors of colorectal cancer: A randomized controlled trial. *Journal of Clinical Oncology, 31*(18), 2313–2321.

Hayes, S. C. (2004). Acceptance and commitment therapy, relational frame theory, and the third wave of behavioral and cognitive therapies. *Behavior Therapy, 35*(4), 639–665.

Hayes, S. C., Barlow, D. H., & Nelson-Gray, R. O. (1999). *The scientist practitioner: Research and accountability in the age of managed care* (2nd ed.). New York: Allyn and Bacon.

Hofmann, S. G., & Barlow, D. H. (2014). Evidence-based psychological interventions and the common factors approach: The beginnings of a rapprochement? *Psychotherapy, 51*(4), 510– 513.

Hofmann, S. G., Curtiss, J., & McNally, R. J. (2016). A complex network perspective on clinical science. *Perspectives on Psychological Science, 11*(5), 597–605.

Insel, T., Cuthbert, B., Garvey, M., Heinssen, R., Pine, D. S., Quinn, K., et al. (2010). Research Domain Criteria (RDoC): Toward a new classification framework for research on mental disorders. *American Journal of Psychiatry, 167*(7), 748-751.

Jeffcoat, T., & Hayes, S. C. (2012). A randomized trial of ACT bibliotherapy on the mental health of K-12 teachers and staff. *Behaviour Research and Therapy, 50*(9), 571-579.

Klepac, R. K., Ronan, G. F., Andrasik, F., Arnold, K. D., Belar, C. D., Berry, S. L., et al. (2012). Guidelines for cognitive behavioral training within doctoral psychology programs in the United States: Report of the Inter-Organizational Task Force on Cognitive and Behavioral Psychology Doctoral Education. *Behavior Therapy, 43*(4), 687-697.

Levin, M. E., Hildebrandt, M. J., Lillis, J., & Hayes, S. C. (2012). The impact of treatment components suggested by the psychological flexibility model: A meta-analysis of laboratory-based component studies. *Behavior Therapy, 43*(4), 741-756.

Mitchell, A. C., Jiang, Y., Peter, C. J., Goosens, K., & Akbarian, S. (2013). The brain and its epigenome. In D. S. Charney, P. Sklar, J. D. Buxbaum, & E. J. Nestler (Eds.), *Neurobiology of mental illness* (4th ed., pp. 172--182). Oxford: Oxford University Press.

Monestès, J.-L., Karekla, M., Jacobs, N., Michaelides, M., Hooper, N., Kleen, M., et al. (2016). Experiential avoidance as a common psychological process in European cultures. *European Journal of Psychological Assessment*. DOI: 10.1027/1015-5759/a000327.

Paul, G. L. (1967). Strategy of outcome research in psychotherapy. *Journal of Consulting Psychology, 31*(2), 109-118.

Paul, G. L. (1969). Behavior modification research: Design and tactics. In C. M. Franks (Ed.), *Behavior therapy: Appraisal and status* (pp. 29-62). New York: McGraw-Hill.

Tolin, D. F., McKay, D., Forman, E. M., Klonsky, E. D., & Thombs, B. D. (2015). Empirically supported treatment: Recommendations for a new model. *Clinical Psychology: Science and Practice, 22*(4), 317-338.

Uddin, M., & Sipahi, L. (2013). Epigenetic influence on mental illnesses over the life course. In K. C. Koenen, S. Rudenstine, E. S. Susser, & S. Galea (Eds.), *A life course approach to mental disorders* (pp. 240-248). Oxford: Oxford University Press.

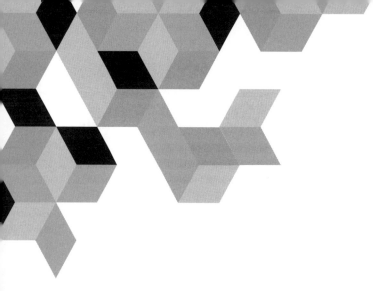

Índice

A
abordagem de rede complexa, 15, 341
abordagem funcional-analítica, 98-102
abordagens idiográficas, 342
abordagens nomotéticas, 342
ação, valorizada, 302-303
aceitação, 286-294; aplicabilidade da, 293-294; ativação comportamental e, 237; entrevista motivacional e, 320; orientação sobre o cultivo, 288-292; praticando diferentes tipos de, 210; razões para precisar, 287-288; recomendações para trabalhar com, 292-293; redes cerebrais associadas a, 134-135; regulação emocional e, 205-207; visão geral explanatória da, 286-287
aceitação implícita, 237
aceitação psicológica. *Ver* aceitação
acomodação, 268
acrônimo OARS, 320
acrônimo PICO, 43-44, 48
acrônimos TRAP e TRAC, 241
afeto embotado, 246
afeto positivo, 314
Affordable Care Act (ACA), 156-157
afirmações de enfrentamento, 190-191
afirmações reinterpretativas, 191
agorafobia, 225
Aldao Amelia, 205
algoritmos, 43
aliança terapêutica, 11; analisando a ciência da, 343; entrevista motivacional e, 320; tratamentos baseados na internet e, 57-58
alogia, 246
alterando o controle do estímulo, 215-174
ambientes afetuosos, 42
ambientes de baixa validade, 41
ambientes maléficos, 41
American Psychological Association (APA), 68, 340
análise do impulso, 173
análise dos meios e fins, 43, 48
análise funcional, 12-13, 240, 341-342

análises dos componentes, 343
Andersson, Gerhard, 53
antecedentes do comportamento, 84, 185, 188
antecedentes explícitos, 185-186
antecedentes ocultos, 186
antecipação de recompensa, 131-132
apego, 269
aplicativos para smartphone, 55, 59
apoiadores nativos, 251
aprendizagem: comportamento e, 185-186; inibitória, 226; latente, 97, 99; observacional, 87-88; tipos principais de, 185
aprendizagem associativa, 126-127
aprendizagem congruente com o humor, 114
aprendizagem hebbiana, 122
aprendizagem por contingência direta, 81-88; aprendizagem observacional como, 87-88; condicionamento clássico como, 82-84; condicionamento operante como, 84-87; habituação e sensibilização como, 82; linguagem e cognição relacionada a, 90-92
aprendizagem por contingências. *Ver* aprendizagem por contingência direta
aprendizagem por discriminação, 88-89
aprendizagem social, 88
aprendizagem tácita, 41
aproximações sucessivas, 176
aquisição de conhecimento, 61
aquisição de um novo comportamento, 179
Aristóteles, 256
Arntz, Arnoud, 267
assimilação, 268
Association for Behavioral and Cognitive Therapies (ABCT), 1-2, 7
atenção: emoção e, 142; momento presente, 236
ativação comportamental (AC), 48, 235-242; barreiras à, 241; competências clínicas básicas para, 235-237; redes cerebrais associadas à, 131-132; resumo da, 241-242; técnicas e processos de, 237-240; visão geral explanatória da, 235

ativação comportamental para depressão (BADT), 235
autoafirmações, 190-191
autoajuda guiada, 58-59
autobondade, 289-290, 313
autocompaixão, 289-290, 313
autoeficácia, 321, 323, 325
autogênica, 193, 200-202
autogerenciamento, 127-128; avaliação da mudança de comportamento, 186-187; avaliação funcional, 187; definições relacionadas a, 184; mudança do comportamento emocional, 189-191; mudança no comportamento operante, 187-189; processo de implantação, 191
autoinstrução, 188
autolesões não suicidas (NSSI), 328
autossugestão, 193, 200
avaliação: da mudança do comportamento, 186-187; de funções do comportamento, 187; do risco de suicídio, 328-329, 333
avaliação funcional, 187, 240, 333
avaliações: pensamento mal-adaptativo, 259-261; sociais, 111; visão do mundo, 30-32

B
Baer, Ruth, 307
Barlow, David, 69
Barnes-Holmes, Dermot, 95
Barnes-Holmes, Yvonne, 95
Beck, Aaron T., 205, 256
Behaviour Research and Therapy, 8
biblioterapia, 53
Blackledge, J.T., 277
Bull's-Eye Values Survey (BEVS), 297-303

C
Canadian Psychological Association (CPA), 68-69
cantando os pensamentos, 283
características paralinguísticas, 244-245
cartões de enfrentamento, 264
catastrofização, 261
causação contígua, 96-97
cessação do tabagismo, 61, 156-162
ciência: filosofia da, 21-25, 342; preocupação primária da, 21; psicológica, 19-21
ciência da evolução: conceitos-chave da, 142-151; emoções e, 110-111, 114; genética e, 142; terapia baseada em evidências e, 142, 151
circularidade, 167-168
clarificação do problema, 217-218
classes de estímulos, 167-169; características/perceptuais, 167-169; contingência/arbitrários, 169; funcionais, 167-169
Classificação internacional de doenças mentais e problemas relacionados à saúde (CID-10), 9
classificação no *continuum* multidimensional, 272
clientes que se autolesionam, 232, 328-329
clientes suicidas, 327-334; avaliação de risco para, 328-329; caminhos para terapia com, 327-328; controlando o risco de suicídio em, 328-332; exposição e, 232; linhas telefônicas para atendimento de crise para, 331-332; planos de segurança para, 331; segurança dos meios para, 332; tomada de decisão para, 329-330, 332; tratamentos para, 332-334
Coan, James, 121
cognição: abordagem funcional analítica da, 98-102; como processamento da informação, 96-98; definição de Neisser de, 96; influência emocional na, 113-114; interação dos princípios comportamentais com, 90-92; psicologia nos dias atuais e o papel da, 95-96
cognição implícita, 102
cognição inconsciente, 97-98
cognição social: competências interpessoais e, 245; redes cerebrais associadas a, 132
combine e negocie, 248
comorbidade, 13-14
competência ética, 66-77; códigos de ética e, 67-69; efeitos contextuais e, 73-75; evidências de pesquisas e, 69-71; exemplos de desafios à, 66-67; leis, padrões, regulação e, 72; passos úteis para exercitar, 76-77; vieses cognitivos e, 76-77
competências interpessoais, 243-254; definições referentes a, 244-245; demonstração usada em dramatizações de, 249-250; entendendo os problemas com, 243-244; estudo de caso relacionado a, 252-254; fatores psicológicos e, 245-246; *feedback* positivo e corretivo em, 249-251; focando nos componentes centrais das, 248-249; métodos de treinamento para, 246-251; passos no uso comum, 247-248; processos de mudança e, 252; redes cerebrais associadas a, 132; tarefas para praticar em casa sobre, 251; visão geral explanatória de, 243
competências para adotar perspectiva, 289
competências sociais. *Ver* competências interpessoais
comportamento: antecedentes do, 84, 185, 188; aprendizagem e, 185-186; consequências do, 84-87, 188-189; interferente na terapia, 334; modelagem do, 178-182; orientação funcional-contextual do, 99; processos nucleares do, 81-92; relacionado a estímulos, 166-167
comportamento-alvo, 184
comportamentos: de aproximação, 230, 234; de esquiva, 226, 241; de segurança, 207-208, 210, 231; habituais, 185-186; não verbais, 244, 245
Comtois, Katherine Anne, 327
condicionamento: clássico, 82-84, 185, 269; de esquiva, 85; de segunda ordem, 83; operante, 84-87, 155, 185, 269; por vestígios, 83; prospectivo, 83; respondente, 83-84, 185; retroativo, 83; simultâneo, 83; vicário, 225
confiança excessiva, 42
consciência metacognitiva, 277
consentimento informado, 69, 72-73
consequências, 84-87, 188-189
consequências aversivas, 85
consequências demoradas, 86
consequências positivas, 85
construção de gráfico, 187
construção de nichos, 147
construtivismo, 22-25
conteúdo verbal, 244

contexto: competência ética relacionada ao, 73-75;
  importância terapêutica do, 342-343;
  princípio evolutivo do, 147-148;
  regulação emocional e, 207-210
contextualismo, 28-30
contingência A-B-C, 84
contingência de quatro termos, 99
contingência de três termos, 84, 89, 99
contraste comportamental, 88
controle: confrontando a impraticabilidade do, 288-289.
  Ver também controle dos estímulos
controle aversivo, 144
controle de estímulos, 166-174; alteração do,
  173-174; definição de, 169; implantação do,
  170-174; instruções verbais e, 172; modelagem e, 126,
  171-172; na prática clínica e educacional, 169-170;
  persistência do, 172-173; reforço diferencial e,
  170-171; visão geral explanatória, 166-167
convites diretos, 324-325
cordialidade, expressando, 236
Craske, Michelle G., 225
crenças encapsuladas, 270
crenças incondicionais, 268
crenças instrumentais, 268
crenças nucleares, 267-275; descobrindo e formulando,
  269-271; explicação de, 267-269; mudando,
  271-274; origens das, 269; resumo de, 275.
  Ver também modificação de crenças

D
dados da duração, 186
dados da intervenção, 85
dados da linha de base, 186
dados da magnitude, 186
dados relacionados à qualidade, 187
dados sobre a frequência, 186
Darwin, Charles, 112
Davies, Carolyn D., 225
Dawkins, Richard, 142
DBT. Ver terapia comportamental dialética
De Houwer, Jan, 23, 95
déficit comportamental, 184
definição do problema, 221-223
delineamentos longitudinais, 16
demonstração, 185, 188, 233, 250, 269
dependência de cocaína, 156, 162
depressão: ativação comportamental para, 235;
  experiência emocional e, 117; funcionamento social e,
  245; teoria cognitiva de Beck da, 105;
  trabalho com valores para, 305;
  tratamento baseado na internet para, 55, 60
descoberta guiada, 260
desfusão. Ver desfusão cognitiva
desfusão cognitiva, 256, 277-284; alertas quanto ao uso,
  284; apoio empírico para, 284; implantação da,
  279-280; redes cerebrais associadas a, 133-134;
  técnicas para prática, 280-284;
  visão geral explanatória da, 277-279
desliteralização, 277
desregulação emocional, 14, 194, 218

dessensibilização sistemática, 189-190
diferenças culturais: competência ética e, 75;
  exposição adaptada para, 234; processos de mudança
  e, 344; resposta emocional e, 110-111
diretrizes do tipo se-então, 43, 46
discurso de confiança, 321
discurso de manutenção, 320-321
discurso de mudança, 320-322, 324
disfunções prejudicais, 12
disposição, 290-291
dissonância cognitiva, 320
distanciamento, 133-134, 277
Dixon, Mark R., 81
dramatização de defesa inversa, 221
dramatizações focadas no presente, 274
dramatizações históricas, 273-274
dramatizações simbólicas, 274
dramatizações, reavaliação cognitiva, 261; competências
  interpessoais, 249-250, 252; crença nuclear, 273-274;
  defesa inversa, 221
drift regulatório, 207-208

E
economia comportamental, 156
efeito, 173
efeito de aversão ao gosto, 83
elogios, dando, 248
emoção de curta duração, 41
emoções, 109-117; atenção afetada pelas, 142;
  expressões faciais das, 112-142; fisiologia das,
  258; funções das, 114-115; mindfulness e, 312-313;
  mudanças cognitivas relacionadas às, 113-114;
  natureza e características das, 109-112; regulação
  das, 14, 115-117, 205-212; variabilidade cultural das,
  110-111
emoções egoístas, 111
emoções hipercognitizadas, 111
emoções morais, 104
empatia, 236, 320
empirismo colaborativo, 260
enfrentamento, 129, 205, 334
enfrentamento focado nas emoções, 205
ensaio imaginário, 217-218
ensaios controlados randomizados (RCTs), 37
entrevista motivacional (EM), 319-325; apoio empírico
  para, 322-323; ferramentas usadas no processo da,
  323-325; formato do tratamento para; 323; processos
  e princípios da, 320-322; recursos disponíveis para,
  325; visão geral explanatória da, 319-320
epigenética, 142-343
Epstein, Emerson M., 109
equilíbrio iterativo, 244-245
equivalência de estímulos, 100
erro de predição, 135-136
Escala para Ideação Suicida, 328
escalas de razão, 84-85
escuta ativa, 247-248
esquemas, 267-269, 275
esquiva experiencial (EE), 287-288
estimativa, 125

estímulos: classes de, 167-169; descrição dos, 166-167
estímulos autorrelevantes, 109
estímulos discriminativos, 88
estratégia de restrição, 188
estratégia de simplificação, 217
estratégia dos pensamentos em cartões, 284
estresse no local de trabalho, 304-305
estrutura funcional-cognitiva (FC): explicações da, 28-33, 103-104; implicações para a psicologia clínica, 104-106
estrutura reduzida, 41
estrutura transteórica, 320-320
evocação, 320
excesso comportamental, 184
exercício da esteira rolante, 311; de *cubby-holing*, 311; de equilíbrio decisional, 324; de repetição de palavras, 279-281; estruturado de classificação de cartões, 324
experimento Little Albert, 83-84
experimentos comportamentais, 261
exposição, 225-234; aplicações da, 232; base teórica para, 225-226; como funciona, 226-227; contraindicações para, 232; dicas para sucesso com, 232-234; estratégias de estímulo para, 230-231; explicação da, 225; implantação da, 228-230; redes cerebrais e, 130-131; redução da excitação e, 194; tipos de, 227-228
exposição ao vivo, 227
exposição imaginária, 227-228
exposição interoceptiva, 227, 232
exposição por escrito, 228
expressão das emoções, 112-142
expressão das emoções no homem e nos animais, A (Darwin), 112
expressões faciais, 112-142, 247-248
extinção, 86-87; aprendizagem inibitória e, 226; aprofundada, 230-231; condicionamento respondente e, 185; mudança do comportamento emocional e, 189; redes cerebrais associadas à, 130-131; reforçada, 230-231; reforçamento diferencial e, 176; seleção relacionada a, 146
extinção aprofundada, 230-231
extinção do reforço parcial (PRE)
extinção reforçada, 230-231
Eysenck, Hans-Jürgen, 7-8, 15, 337

F
fatores comuns, 10-11
fatores de iniciação, 12
fatores de manutenção, 12-13
feedback corretivo, 249-251
feedback positivo, 249-251
feedback, sobre competências sociais, 249-251
ferramentas multitarefas, 217-218
fichas, 188
filosofia da ciência, 21-25, 342
fisiologia das emoções, 112, 115
flexibilidade psicológica, 256, 314
fobias, 168-169, 194, 225, 227
foco atencional, 231
formação científica funcional, 5

formismo, 26
formulação de casos, 46
Forsyth, John P., 286
Frankl, Viktor, 296
funcionamento social: fatores psicológicos que influenciam, 245-246; treinamento de competências interpessoais e, 252
fusão cognitiva, 278

G
generalização, 89-90
generalização de estímulos, 89-90
generalização de respostas, 90
generalização do estímulo primário, 168
genética, 142-142, 150
geração de alternativas, 222-223
gráfico da responsabilidade em forma de pizza, 271-272
granularidade das emoções, 112
Greenfield, Alexandra P., 215
grupos: aprendizagem social em, 88; treinamento de competências interpessoais em, 246-247
grupos cooperativos, 149

H
habituação, 82
Hayes, Steven C., 1-2, 7, 141, 336
heurística, 40, 42, 49, 114
heurística prescritiva, 48
hierarquia do medo, 228-229
hierarquia dos estímulos, 190
hierarquias: alvo do tratamento, 46-47; estímulo, 190; medo, 228-229
hierarquias alvo do tratamento, 46-47
Higgins, Stephen T., 155
Hofmann, Stefan G., 1-2, 7, 336
homossexualidade, 75-77
Hughes, Sean, 19

I
ideias da terceira onda, 338
imaginação: crenças nucleares e, 270, 273-274; redução da excitação e, 200; solução de problemas e, 217-218, 221
imaginação guiada, 217-218
implantação e verificação da solução, 223
improvisação disciplinada, 42-49
incentivos financeiros, 156-162
incentivos, manejo de contingências, 156-163
incorporação, 142
Índice Leiden de Sensibilidade de Depressão (LEIDS-R), 312
informação desconfirmada, 268, 275
Iniciativa Critérios de Domínio da Pesquisa (RDoC), 14, 339
insônia, 172
Instituto Nacional de Saúde Mental (NIMH), 14, 337-339
instruções verbais, 172
integração das biológicas, 343

Inter-Organizational Task Force on Cognitive and Behavioral Psychology Doctoral Education, 1-2, 7, 339
intervenções adaptadas, 46, 56
intervenções baseadas em *mindfulness* (IBMs), 309
intervenções experienciais, 273-274
intervenções *online*. *Ver* tratamentos baseados na internet
investigando as relações causais, 271

J
Jacobson, Edmond, 195
julgamento: falhas no, 76; informado, 70
julgamento clínico, 40-42

K
Kahneman, Daniel, 40
Keith, Diana R., 155
kit da esperança, 334
Kleinman, Arthur, 75
Koerner, Kelly, 36
Kurti, Allison N., 155

L
Landes, Sara J., 327
lapsos e recaídas, 191
Larsson, Andreas, 296
Lifetime Suicide Attempt Self-Injury Count (L-SASI), 328-329
Linehan Risk Assessment and Management Protocol (LRAMP), 328
Linehan Suicide Safety Net, 330
linguagem: abordagem funcional-analítica da 98-102; aprendizagem por contingência direta e, 90-92; desfusão cognitiva e, 279-280
linhas telefônicas para atendimento de crise, 331-332
livros de autoajuda, 58
Lundgren, Tobias, 296

M
Mabley, Moms, 143
MacKillop, James, 318
Maharishi Mahesh Yogi, 193
manejo de contingências (MC), 155-163; componentes básicos do, 157; direções futuras para, 162-163; estudo de caso sobre o uso do, 157-162; incentivos no, 156-163; redes cerebrais associadas ao, 125-126; visão geral explanatória do, 155-157
manejo do risco terapêutico, 330
manejo dos antecedentes, 188; manejo das consequências, 188-189
Manual diagnóstico e estatístico de transtornos mentais (DSM), 8, 13-14, 337
Martell, Christopher R., 235
McIlvane, William J., 166
McKay, Matthew, 36
mecanismo Neurosynth, 123-125
mediação, 340-341
medicina do comportamento, 305
meditação, 190; contagem da respiração, 199-200; sentado, 309. *Ver também mindfulness*; varredura do corpo, 198-199; 309

meditação com contagem da respiração, 199-200
meditação com exploração do corpo, 198-199, 309
meditação da gentileza amorosa, 309, 311
meditação sentado, 309
medo: comportamentos de esquiva relacionados a, 226; condicionamento clássico do, 83-84, 225; exposição para tratar, 225-226, 232-234; redes cerebrais associadas a, 130-131; *Ver também* transtornos de ansiedade.
memória: influência emocional na, 113-114; plasticidade neural da, 122-123; técnicas de imaginação e, 273-274
mentalização, 277
método de distração, 191
métodos focados na compaixão, 309, 311, 320
Miller, Bryon G., 176
Miller, William, 320
Miltenberger, Raymond G., 176
mindfulness, 307-316; aceitação e, 291; apoio empírico para, 311-314; descrições psicológicas de, 308; desfusão cognitiva e, 277; efeitos epigenéticos e, 142; implantação de, 309-311; prática baseada no movimento, 309; prática meditativa de, 309; prática na vida diária de, 199-200, 309-310; redes cerebrais associadas a, 136; redução da excitação e, 198-200; redução do estresse através de, 193; respiração relacionada a, 309-310; resumo de, 314-316; usando tratamento baseado na internet, 56, 60; visão geral explanatória de, 307-309; *Ver também* meditação.
modelagem, 176-183; aplicações da, 178-182; controle de estímulos e, 126, 171-172; exemplos de, 177-178; explicação de, 176; geração de novos comportamentos usando, 179; implementação de, 178-179; mudando dimensões dos comportamentos usando, 181-182; oportunidades para uso psicoterapêutico de, 182; recuperando comportamentos previamente exibidos usando, 179-181; reforçamento diferencial e, 176, 178, 185
modelo biomédico, 10-11, 338
modelo de elaboração e coerência relacional (REC), 102
modelo de infusão do afeto (AIM), 114, 117
Modelo de Processo Componente das emoções, 111, 116
modelo diátese-estresse, 12
modelo do processo gerador de emoções, 14
modelo dos fatores comuns, 48
modelos testáveis, 340
moderação, 340-341
modificação de crenças, 271-275; estratégias de reavaliação para, 261, 263; intervenções experienciais para, 273-274; raciocínio para, 271-272; redes cerebrais associadas à, 133; teste empírico para, 272-273; *Ver também* crenças nucleares.
modulação de respostas, 116
Monestès, Jean-Louis, 141
monitoramento das atividades, 238
monitoramento progressivo, 42, 49
moral *versus* valores 303-304
motivação: mudança de comportamento e, 319-320; redes cerebrais associadas a, 136-137

mudança no comportamento: avaliação, 186-187; manutenção da, 191; motivação e, 319-320; operante, 187-189. *Ver também* processos de mudança.
mudança do comportamento emocional, 189-191; métodos afetivos e cognitivos para, 190-191; métodos comportamentais para, 189-190
Mueser, Kim T., 243
mulheres grávidas, 156-162
multifinalidade, 207-209
multiplismo crítico, 24
Munn, Catharine, 318

N
Nada na biologia faz sentido, exceto à luz da evolução (Dobzhansky), 142
National Registry of Evidence-Based Programs and Practices (NREPP), 8
neurociência, 121-137; benefícios de compreender, 121-122; processos de mudança psicoterapêutica e, 123-137; redes cerebrais psicologicamente relevantes na, 122-125; *Ver também* redes cerebrais.
Nezu, Arthur M., 215
Nezu, Christine Maguth, 215
nomeação do afeto, 231
Novotny, Marissa A., 176

O
objetivo final, 184
objetivos comportamentais, 184
objetivos vs. valores, 299, 303
organicismo, 27-28
organismos multicelulares, 148

P
Papa, Anthony, 109
paradoxo neurótico, 319
Paul, Gordon, 15, 336
Pelletier, Kenneth, 193
pensamento mal-adaptativo, 258-263; avaliando, 259-261; identificando, 258-259; modificando, 262-263
pensamento negativo, 220-221, 312-313
pensamento negativo repetitivo, 312-313
pensamento saudável, 220-221
pensamentos: automáticos, 257, 261-262; congruentes, 114, desfusão dos, 277-284; negativos, 220-221, 312-313
Pepper, Stephen, 21, 25-26
pergunta da epistemologia, 22-24
pergunta da metodologia, 24-25
pergunta de axiologia, 24
pergunta ontológica, 21-22
persistência do controle do estímulo, 172-173
pesquisa: desafios à dependência de, 37-40; em tratamentos baseados na internet, 60-61; ética de estar atualizado com, 69-71
pistas contextuais, 101
pistas para recuperação, 231
plano de descatastrofização, 261
plano de mudança, 324

plano de tratamento de componente modular, 45
planos de segurança, 331
plasticidade, 122-123
Plate, Andre J., 205
Pope, Kenneth S., 66-77
positivismo, 22-25
pós-positivismo, 22-24
postura terapêutica, 292
prática baseada em evidências (EBP), 3-4, 8, 36-49; definição e componentes da, 36; desafios baseados em evidências e, 30-40; improvisação disciplinada e, 42-49; julgamento clínico e, 40-42; mudanças organizacionais e, 49; processos de mudança e, 47-49; trabalho padronizado
prática de *mindfulness* baseada no movimento, 309
prática do espaço de respiração, 310
predições: leitura mental, 233; redirecionamento, 232
pressupostos condicionais, 268
prevenção de recaída baseada em *mindfulness* (MBRP), 309
princípios da tempestade de ideias, 223
princípios evolutivos, 142-151; contexto, 147-148; retenção, 146-147; seleção multidimensional, 150-151; seleção multinível, 148-150; seleção, 145-146; uso psicoterapêutico dos, 151; variação, 143-145
Procedimento de Avaliação Relacional Implícita (IRAP), 102
procedimento de esvanecimento, 188
procedimento de externalização, 217
procedimento de *prompting*, 188
procedimento SSTA., 218-220
processamento ascendente, 110, 114, 117
processamento da informação, 96-98
processamento descendente, 111, 114
processo de descentralização, 257, 264-265, 277, 313
processo de pensamento de grupo, 76
processo de raciocínio, 271-272
processos comportamentais nucleares, 81-92; aprendizagem por contingência direta e, 81-88; aprendizagem por discriminação e, 88-89; generalização e, 89-90; linguagem e cognição e, 90-92
processos de avaliação social, 111
processos de mudança: associando objetivos a, 47-49; crenças nucleares e, 268-269, 271-275; diversidade cultural e, 344; motivação e, 319-320; redes cerebrais envolvidas, 123-137; treinamento de competências interpessoais e, 252; *Ver também* mudança do comportamento.
processos simbólicos, 91, 146, 150
programa com intervalo, 85
programação das atividades, 235, 238
programação de eventos agradáveis, 235, 238
programação múltipla, 88
programas autoguiados, 54
programas de reforço, 84-85
protocolos, terapia, 43
protocolos transdiagnósticos, 14; tratamentos baseados na internet e, 55-56; visões categorizadas sobre, 47-47
protocolos unificados de tratamento, 14

pseudoconflitos, 20-21, 31
psicologia clínica: estrutura funcional-cognitiva, 3, 104-106; relação das visões de mundo com, 26-27, 29-30; utilização de dados provenientes da, 343-344
psicopatologia: ausência de variação comportamental em, 143-144; *drift* regulatório e, 207-208; funcionamento social e, 246; identificando dimensões centrais da, 14-15; manutenção de esquemas e, 268; processo evolucionista da, 146; psicoterapia interpessoal, 55
psicoterapia: definindo os alvos da, 11-14; desafio à eficácia da, 7-8; identificação de processos nucleares em, 15-16; melhorias da pesquisa em, 8-10; neurociência relevante para processos nucleares em, 121-137; pressupostos filosóficos relacionados à, 20-21; princípios evolucionistas usados em, 151; tecnologia da informação e, 53-61; treinamento de competências interpessoais em, 247-248; *Ver também* psicologia clínica.
psicoterapia psicodinâmica, 55
punição, 84, 156, 188

Q
quadros relacionais, 100-102
quebra de expectativa, 230-231
questionamento socrático, 260-261

R
raciocínio analógico, 101-102
raciocínio motivado, 40-41
reabilitação cardíaca, 162
reatividade cognitiva, 312-313
reatividade emocional, 312-313
reatribuição, 260-261
reavaliação. *Ver* reavaliação cognitiva
reavaliação cognitiva, 256-265; *drift* regulatório e, 207-208; ferramentas para conduzir, 263-264; níveis de cognição visados na, 257; praticando diferentes tipos de, 209-210; redes cerebrais associadas à, 132-133; reestruturação cognitiva e, 256, 258-263; regulação emocional e, 116, 205-207; resumo da, 264-265; visão geral explanatória da, 256-257
recaída, comportamental, 191
recordação dependente do estado de humor, 113-114
recuperação mental, 231
rede de recompensas, 123-125, 131
rede de saliência, 123-124
rede *default*, 123-124
rede executiva central, 123-124
redes cerebrais, 122-137; chave para a mudança psicológica, 123-125; descrição da mudança nas, 122-123; envolvidas nos processos de mudança terapêutica, 123-137; metanálises Neurosynth sobre, 137; metodologia para estudo, 123-125. *Ver também* neurociência.
redes cerebrais (específicas), 125-137; aceitação psicológica, 134-135; ativação comportamental, 131-132; autogerenciamento, 127-128; competências interpessoais, 132; controle de estímulos e modelagem, 126-127; desfusão/distanciamento, 133-134; escolha/clarificação de valores, 135-136; estratégias de exposição, 130-131; estratégias motivacionais, 136-137; manejo de contingências e estimativa, 125-126; *mindfulness*, 136; modificação de crenças nucleares, 133; reavaliação, 132-133; redução da excitação, 128-129; regulação emocional e enfrentamento, 129; solução de problemas, 129-130
redes de processamento da informação social, 123-125
redução da excitação, 193-202; antecedentes históricos para, 193; aplicações da, 193-194; autogênica para, 193, 200-202; considerações de dose para, 202; escolhendo um protocolo de relaxamento para, 202; reações paradoxais a, 202; redes cerebrais associadas a, 128-129; relaxamento muscular progressivo para, 195-197; relaxamento passivo para, 197; técnicas de *mindfulness* para, 198-200; técnicas respiratórias para, 194-195; treinamento de relaxamento aplicado para 197-198; visualização para, 200
redução de estresse baseada em *mindfulness* (MBSR), 193, 309, 313
reescrita imaginária, 273, 275
reestruturação cognitiva, 132, 256, 258-263; avaliando o pensamento mal-adaptativo, 259-261; identificando o pensamento mal-adaptativo, 258-259; modificando o pensamento mal-adaptativo, 262-263
reforçamento diferencial, 88; controle de estímulos e, 88, 170-171; modelagem e, 176, 178, 185
reforçamento direto, 100-101
reforço: contingências diretas de, 100-101; definição de, 155-156, 184; diferencial, 88, 170-171, 176; manejo de contingências e, 155-156; positivo vs. negativo, 85-86, 188; programações de, 84-85
reforço negativo, 85-86, 188
reforço positivo, 85, 188
registro de pensamentos, 263-264
regras: explícitas e ocultas, auto, 92; como redes relacionais, 101
regras próprias, 92
regras verbais, 91, 101, 144
regulação emocional (RE), 14, 115-117, 205-212; aceitação e, 205-207; definição e histórico da, 205; *drift* regulatório e, 207-208; ensinando flexibilidade e, 209-211; folha de exercícios com mapa para, 212; multifinalidade e, 207-209; reavaliação cognitiva e, 205-207; redes cerebrais associadas a, 129; redução da excitação e, 194; variabilidade contextual e, 207-210
regulação emocional baseada nos antecedentes, 14, 117
regulação emocional focada na resposta, 14
Rehfeldt, Ruth Anne, 81
reinterpretação do drama, 273-274
relatório da força-tarefa Divisão 12, 8-9
relaxamento controlado por pistas, 197
relaxamento muscular progressivo (PMR), 190, 193, 195-197
relaxamento passivo, 197
respiração: consciência plena da, 309-310; usando a redução da excitação, 194-195, 199-200
respiração diafragmática, 194-195
resposta relacional, 101-102

resposta relacional arbitrariamente aplicável (AARR), 100-101
resposta relacional derivada, 91
resposta relacional generalizada, 101
respostas emocionais breves e imediatas (BIRRs), 102
respostas equilibradas, 262-263
respostas relacionais estendidas e elaboradas (EERRs), 103
retenção, princípio da 146-147
Ritzert, Timothy R., 286
Rogers, Carl, 296
rotinas de trabalho padronizadas, 42-46
rotinas e, 42-46; hierarquia alvo do tratamento e, 46-47
ruminação, 241, 312-313

S
Sarafino, Edwad P., 184
saúde, redução da excitação para, 194
saúde mental: emoções e, 117-117; *mindfulness* e, 315
S-delta, 88
segurança dos meios, 332
seleção: multidimensional, 150-151; multinível, 148-150; princípio evolutivo da, 145-146; visão do mundo, 30
seletividade excessiva de estímulos, 89
sensibilização, 82
Siegle, Greg J., 121, 135
simbotipos, 146
sinais de segurança, 231
Skinner, B. F., 70-71, 170
sobre este livro, 1-4
sobrecarga cognitiva, 217-218
Sociedade de Psicologia Clínica, 8
solicitações, fazendo, 248
solução de problemas: intervenção psicossocial baseada em, 215-224; prevenção de suicídio e, 333; redes cerebrais associadas à, 129-130
solução de problemas planejada, 221-223
spirit catches you and you fall down, The (Fadiman), 75
Stricker, George, 70
Suicide Attempt Self-Injury Interview (SASII), 328-329
Suicide Status Form, 330

T
tarefas para praticar em casa, 251
TCC. *Ver* terapia cognitivo-comportamental
technology of teaching, The (Skinner), 170
técnica da fala lenta, 283
técnica da seta descendente, 259, 269-270
técnica das múltiplas cadeiras, 274
técnica das vozes tolas, 283
técnica de relaxamento rápido, 197-198
técnica para "ter" pensamentos, 281-283
técnicas de relaxamento, 190, 194-198; orientação para escolha, 202; reações paradoxais a, 202; relaxamento muscular progressivo, 190, 193, 195-197; relaxamento passivo, 197; treinamento de relaxamento aplicado, 197-198; *Ver também* redução da excitação.
tecnologia: usada para reavaliação cognitiva, 264. *Ver também* tratamentos baseados na internet

tecnologia da informação, 53-61
tempo: e aprendizagem latente, 97; e reforço, 86
teoria da seleção multinível, 148-150
teoria do controle das emoções, 115-116
teoria do processamento dual, 40
teoria do quadro relacional (RFT), 100-102, 308
teorias: avaliação/teste das, 31; declínio das gerais, 340;
terapia baseada em evidências (EBT), 141, 337, 344
terapia baseada em processos, 3-4, 151, 336-337, 339, 344
terapia baseada em síndromes, 338
terapia cognitiva baseada em *mindfulness* (MBCT), 309-310, 312-314
terapia cognitivo-comportamental (TCC), 8, 13-14, 337
terapia cognitivo-comportamental (TCC): ativação comportamental e, 235; direções futuras na, 339-344; identificação de processos nucleares em, 15-16; treinamento de competências interpessoais com, 252; entrevista motivacional com, 323; programas de tratamento *on-line* baseados na, 55; prevenção de suicídio e, 332-334; história e status atual da, 7-10, 337-339; evidências de eficácia da, 8-10; modelo biomédico e, 10-11;
terapia cognitivo-comportamental para insônia (TCC-I), 172
terapia comportamental dialética (DBT): competências de aceitação em, 206; *mindfulness* em, 194; prevenção de suicídio e, 328, 332-334
terapia de aceitação e compromisso (ACT): competências de aceitação em, 206; *mindfulness* em, 308-309, 311, 314; terapia comportamental baseada na aceitação, 309; tratamento pela internet baseado na, 56
terapia de controle da raiva, 69, 194
terapia de exposição a pistas (CET), 173-174
terapia de família, 247-248
terapia para solução de problemas (PST), 215-224; competências para estimular multitarefas em, 217-218; estudo de caso ilustrando, 216-223; kits de ferramentas usados em, 216-224; orientação para implantação, 224; pensamentos sadio e imaginação positiva em, 220-221; procedimento SSTA. em, 218-220; solução de problemas planejada e, 221-223; visão geral explanatória da, 215-216
terapias nomeadas, 339-340
Teste de Estresse Social Trier, 312-313
teste empírico, 272-273
Thinking, fast and slow (Kahneman), 40
tomada de decisão: condições para o especialista, 41; risco de suicídio, 329-330, 332; solução planejada de problemas e, 223
transformação das funções, 101
transtorno de ansiedade generalizada (TAG), 194
transtorno de ansiedade social, 194, 225
transtorno de estresse pós-traumático (TEPT): exposição para, 225, 227; redução de excitação para, 194
transtorno do pânico, 225, 230
transtorno obsessivo-compulsivo (TOC), 225, 227
transtornos alimentares, 305
transtornos clínicos relacionados ao sistema de recompensa (RSRCDs), 173

transtornos de ansiedade: comportamentos de esquiva relacionados a, 226; eficácia da TCC para, 9; exposição para, 225-226, 233-234; redução da excitação para, 194; trabalho com valores para, 305; tratamento para, baseado na internet, 55

transtornos devido ao uso de substâncias: entrevista motivacional para, 320, 322; manejo de contingências para, 156-157, 162

transtornos emocionais, 194

transtornos mentais: definições de, 12; razões para classificar, 13-14

tratamento para adição, 305, 319-320

tratamento para procrastinação, 60

tratamento psicodinâmico focado no afeto, 56

tratamentos baseados na internet, 54-61; apoio clínico para, 54-58; autoajuda guiada e, 58-59; barreiras à implantação, 57-58; desenvolvimentos constantes e futuros em, 59-61; estudos de pesquisa sobre, 60-61; sem contato com o clínico, 54; vantagens do, 56-57

tratamentos baseados na web. Ver tratamentos baseados na internet

tratamentos psicológicos apoiados por pesquisas (RSPTs), 8

treinamento: controle da respiração, 195; exemplar múltiplo, 168; codificação da atenção, 60; relaxamento aplicado, 197-198

treinamento de competências interpessoais, 246-254; estudo de caso sobre, 252-254; formato e logística do, 246-248; história e fundamentos teóricos do, 246-247; métodos de treinamento usados em, 247-251; passos na abordagem geral do, 249-251; processos de mudança e, 252

V

validação, 236-237

valores, 296-306; aceitação ligada a, 291-293; aplicações do trabalho com, 304-305; aprofundando seu trabalho com, 298-303; armadilhas clínicas relacionadas a, 303-304; ativação comportamental baseada em, 237-238; quatro áreas de vida relacionadas a, 298; redes cerebrais associadas a, 135-136; trabalho de implantação com, 297-303; visão geral explanatória dos, 296-297

valores de recompensa, 188

Vander Broek-Stice, Lauren, 318

variabilidade, exposição, 230-231

variação, princípio da, 143-145

variação cega, 143

variação comportamental, 143-144

variáveis, representação gráfica das, 187

viés de confirmação, 41

vieses cognitivos, 76-77, 268

vinculação mútua, 101

vinculação mútua combinatória, 101

visão de mundo mecanicista, 26-27

visões de mundo: avaliação das, 30-32; classificação de Pepper das, 25-30; comunicação entre as, 32-33; definição de, 21; questões inter-relacionadas sobre, 21-25; seleção das, 30. Ver também visões de mundo filosóficas

visões de mundo filosóficas, 2-3; avaliação das, 30-32; ciência psicológica e, 20-21, 30; classificação de Pepper de, 25-30; definição de, 21; na comunicação, 32-33; pergunta da axiologia e, 24; pergunta da metodologia e, 24-25; pergunta epistemológica e, 22-24; pergunta ontológica e, 21-22; seleção de, 30

visualização: processo de solução de problemas e, 217-218, 221; redução da excitação e, 200. Ver também imaginação.

W

Watson, John B., 83

Wenzel, Amy, 256

Why I do not attend case conferences (Meehl), 76

Wilson, David Sloan, 141

Wolpe, Joseph, 195

Z

Zerger, Heather H., 176